新・法律相談シリーズ

医療の法律相談

畔柳達雄・児玉安司・樋口範雄 編

有斐閣
YUHIKAKU

はしがき

本書の題名は『医療の法律相談』ですが，実質は各論から出発した広義の「医事法学入門書」です。「医事法」の意味については，編者の樋口範雄教授が本書冒頭で簡にして要を得た解説をしています。しかし，本書の対象は，狭義の医療をめぐる法律問題を超えて生殖補助医療，臓器・組織移植医療，終末期医療，実験的医療などなど法律と倫理という境界領域にまで考察の範囲を拡げています。19世紀・20世紀の著しい科学技術の発展を現代医療が受け入れた結果，過去の人類が経験したことのない法と倫理の抵触という難問が発生し，その迅速な解決を医療関係者と法律家に対して突きつけているからです。もともと医療に関する法を研究する目的で作られた日本医事法学会（1979〔昭和54〕年改正日本医事法学会規約参照）が，いつの間にか医療倫理にも研究対象を拡げてきたように，1990（平成2）年前後から，医師など医療関係者と法律家の間で，医療倫理の問題を論ずる機会と必要性が急増しています。その象徴的現象が，世界最大の会員を擁し，かつ古い歴史のあるアメリカの学会「American Society of Law & Medicine」が，1993年から「American Society of Law, Medicine & Ethics」と改称し，医療と法に関する「The American Journal of Law & Medicine」と医療と法，倫理に特化した「The Journal of Law, Medicine & Ethics」の2種類の雑誌を定期的に刊行していることにも表れています。わが国でも，この傾向は今後益々強くなることが予想されます。

本書は，第1部「医療・倫理・法」，第2部「医業・医療従事者」，第3部「医療提供体制」，第4部「診療情報の利用と保護」，第5部「医学研究をめぐる問題」，第6部「医療事故の問題」，第7部「出生をめぐる問題」，第8部「臓器移植・終末期医療」，第9部「様々な患者をめぐる問題」の9部立て，109項目の問い・答えから構成されています。この章立ては，大まかなもので，論理的に整理されていません。原稿ができあがった段階で，改めて見直してみると，内容的に関連しながらまったく違う章に入っている例が若干散見されますが，当初案どおりの配列としました。

第１部Ⅰは，いわゆる医事法の性格を説明し，Ⅱで「医師と患者」の法的関係を論じ，Ⅲで「倫理委員会」の歴史・機能・責任について説明しています。倫理委員会は，患者・被験者を擁護する組織ですが，形骸化している例も少なくありません。倫理委員会に出席して具体的事案を扱っている法律家の眼で，問題点が指摘されています。

第２部Ⅰ「医療行為の意義と資格」は，医師および医療関連諸職種の業務独占の意味を根底から問い直し，痰の吸引，AED普及を遅滞させた厚労省的法解釈の問題点を明らかにしています。Ⅱ「医師法上の義務」では，医師法中の代表的な医師の義務規定が１世紀前のままであることを取り上げ，これらの規定が時代変化の中で最早実用に耐えられないことを明らかにしました。Ⅲ「その他」では，看護記録の法的な意義を改めて解説し，看護師法改正の議論中に潜む落し穴について注意を喚起しています。また，多くの患者・家族を悩ませる日本社会の悪しき伝統である医療の際のお礼・金品授受に関する法的な問題点を考察しました。

第３部は，医療法中で，近年，急速に制度改正が進んでいる２つの分野を取り上げて，重点的に解説を試みています。Ⅰ「医療法人と医療法の規制」は，わが国を代表する商法学者の１人が，本書のため，書下しの解説を寄稿しました。内閣府，法務省を中心とする法人制度改革検討の中で得られた最新知見に基づき，医療法人問題を解説したものです。従来，専門学者がほとんど顧みなかった分野なので，近年多発傾向のみられる医療法人をめぐる紛争処理に裨益するところ大であると考えます。Ⅱ「病院の評価と情報提供」は，近年禁止から開放へ転じた病院広告の問題，広告・宣伝とインターネットの関係という新しい問題を検討しました。

第４部Ⅰ「医療情報の取扱い」は，患者個人情報の淵源（媒体）である診療諸記録の取扱いについて，様々な場面を設定して多角的に検討しました。Ⅱ「現行法における診療情報の保護規定」は，医師などの守秘義務と個人情報保護法制定により発生した患者・第三者からの診療諸記録・診療情報の開示要請との抵触・対立関係について，しばしば起きる場面を設定して検討しています。

第５部Ⅰ「臨床試験と医学研究」は，治験，臨床試験，医学研究という人間

（患者・被験者）を対象とする実験的医療という分野を取り上げて解説したほか，研究成果の発表と被験者のプライバシー（個人情報）保護のあり方などについても検討しています。また，「ES 細胞を用いた研究」という最先端の問題を紹介すると同時に，最も古典的で基礎的な動物実験の問題点についても解説しています。Ⅱ「人体試料と医学研究」では，かつて廃棄処分の対象とされていた臓器・組織・血液など人体由来の試料が，疾病の研究，創薬などのため，重要性を帯びてきたことから発生した新しい法律問題を扱っています。現在，多くの問題が，国のガイドラインで運用されていますが，問題の重要性に鑑み，死体解剖保存法改正を含めて，新しい事態，内容に即した法解釈，さらには根本的な法整備の必要性があるのかもしれません。

第 6 部Ⅰ「医療事故の動向」は，医療事故により発生する民事責任を中心として，医療裁判のしくみ，患者被害救済のしくみなどについて解説しています。Ⅱ「民事責任――医師の注意義務」，Ⅲ「患者側への説明と治療の決定」は，具体的な裁判事例を参照しながら，医師の民事責任決定の核心である注意義務の問題，医療の様々な局面における同意・承諾（インフォームド・コンセント）の問題，あるいはⅣとも関係する死因究明の病理解剖の提案について考察しています。Ⅳ「医療事故発生から民事訴訟へ」の前半部分では，事故発生直後の医師と患者・遺族の対応について，実体法的側面から検討し，後半部分では「証明妨害」，「鑑定」など民事訴訟法上の論点，「時効」などについて解説しました。Ⅴ「民事責任に関わるその他の問題」は，医療事故紛争のある意味では最終帰結である損害賠償額の決定に関する裁判の動向を紹介し，賠償金支払を担保する医療に関する賠償保険制度のしくみ，予防接種被害，医薬品被害に対する救済制度などを重点的に紹介しています。また，現実には非常に頻度の高い一方的に病院に来なくなる患者と医師の責任の関係，あるいは時代の言葉となった感のあるセカンド・オピニオンを取り上げて検討しました。Ⅵ「刑事責任・行政責任・倫理的責任」は，今世紀到来とともに医療関係者が強い関心を寄せている医療事故と刑事責任・行政処分との関係について現状を紹介するとともにその改善策を論じています。後半では，欧米諸国で職業倫理の１つとして確立している同僚による他者の批判などを含めて，医師，看護師の職業倫理について考えてみました。

第７部Ⅰ「生殖補助医療」は，最近の最高裁判決などを取り上げて，精子・卵子・胚提供等による生殖補助医療が国内外で行われた場合に生ずる法律問題に関する議論を紹介・整理し，今後進むべき方向についての意見を述べています。Ⅱ「人工妊娠中絶」は，比較的最近に，優生保護法から母体保護法に法律の名称が変更され，大幅な条文の削除，改訂がなされた意味を考えながら，未成年の場合と成年の場合に分けて，中絶の真の決定権者は誰かという問題を考えています。Ⅲでは，わが国で多くの法律家が敢えて避けている「障害新生児の治療中止」を取り上げています。すべてが現場の問題として放置され，適切な法整備がなされていない日本の現状が浮き彫りにされています。

第８部Ⅰは臓器移植の問題，Ⅱは終末期医療の問題を取り上げています。いずれも医療技術の急速な発達の中から発生した，新しくてかつ解決困難な問題です。ここでは臓器提供者の提供意思と家族意思の関係，終末期医療における本人の（リビング）意思と家族の意思の抵触という困難な問題に迫りました。さらに後者では，殺人事件として起訴された東海大学病院事件と川崎協同病院事件判決を素材に議論しており，角度を変えた判例評釈ということができます。

第９部は「様々な患者をめぐる問題」とあるように，未成年者，高齢者，精神障害者など国際的な倫理的宣言で「Vulnerable populations（傷つきやすい人々）」と呼ばれる人々の保護に関する法律問題を扱っています。高齢者については，まさにここ数年来に社会問題として顕在化した問題であり，高齢者の虐待に関する法律を解説しています。また精神障害者に関しては，精神保健福祉法が制定されるに至るまでの，精神病関係法の歴史的な考察を行い，精神科医療をめぐって起きたいくつかの事件の判決にまで説明の範囲を拡げています。またⅣでは，美容整形とインフォームド・コンセントの問題，最近次第に増えている獣医師に対する損害賠償請求事件の判決についても項目を立てて解説しています。

東京大学に樋口範雄教授を中心とする「『医療をめぐる情報と倫理と法』研究会」という小さな研究会があります。この問題に関心を寄せる法律学者，医師，大学院生，東大在留の外国人学者，法律実務家として児玉安司弁護士（医師）と筆者が参加する拘束のない出入り自由の勉強会です。年間7・8回，法学部新館461号室に集まり，お弁当屋さんの弁当を食べながら，夕方6時から9時過ぎまで，その時々の新しい問題について誰かが発表し，学際的，比較法的に検討することを繰り返しています。

2003（平成15）年2月，有斐閣から樋口教授のもとに『医療の法律相談』の企画が持ち込まれました。メンバーに諮ったところ賛同を得たので，早速，同年夏，仙台の作並温泉で行われた研究会の合宿の際に，設問を作ることを決定しました。その時集まったのが，樋口範雄，早川眞一郎，神作裕之，水野謙，小粥太郎，織田有基子，溜箭将之，岩田太，石川優佳，畑中綾子，佐藤智晶，Robert Leflar，児玉安司，小生です。レフラーを除き，当日出席できなかった木戸浩一郎（帝京大学医学部の産婦人科医），佐藤恵子（京都大学大学院医学研究科社会健康医学系専攻），三瀬朋子が加わり，合計16名が分担して本書を執筆することになり，当初の予定では2005（平成17）年秋の上梓を考えていました。そのため2004（平成16）年春までに，原稿を書き上げた人々がいます。しかし2004（平成16）年4月の法科大学院の発足は，多くの執筆予定者に多大の負担を負わせることなって，執筆作業は遅々として捗りませんでした。また，ほぼ同じ時期に，東京大学法学部が申請した学術創成プロジェクト「生命工学・生命倫理と法政策」に対する研究助成が文部科学省から認められ，メンバーの多くがこのプロジェクトに参加し，多大の時間を割かれたことも作業停滞の要因となっています。2007（平成19）年3月，学術創成プロジェクト事業が終了した時点で原稿の集まり状況をみたところ未完成部分が沢山残っており，秋を目途に編者の責任で執筆を促進することになりました。結果的に編者の樋口教授が109件のうち32件を単独執筆し，9件を共同執筆されるという大作業をすることによって漸く12月末までに，全原稿が完成しました。予定より2年余遅れたことは編者の1人として有斐閣に申し訳ないと思っています。もっともこの2年間は医事関係法規をめぐる問題があちこちで噴出しており，そのお陰で，日本の医事関係諸法規が現在抱えている問題状況が一挙に鮮明になった期間でもあります。執筆の際にこのような大変化に接したことは記述内容の質と密度を高める効果をもたらし，さらに医事関係法制の今後の改善を考えるために幸いだったのではないかと考えています。

本書作成を牽引したのは樋口 D51，児玉 D52 という 2 台の強力な蒸気機関車であり，自走可能な早川以下 13 台の列車がその後に続き，筆者は赤いテールランプを灯した末尾車輌で前に行く車輌を眺めていただけです。後ろからみているのでいえますが，みんな全力疾走し，努力しました。時間と紙数が限られた中の執筆なので，舌足らずの点，不正確な点がないとはいえません。また，誤りなきを期しましたが，われわれは God にはほど遠い人間なので，随所で誤りを起こしている可能性があります。読書中誤りを発見されましたら，ご指摘下さると同時に，有名な「To Err is Human」の言葉に免じてお許し下さい。

本書は，冒頭述べたように「法律相談」と銘打っていますが，個別具体的な事件の解決をめざしたものではありません。具体的な事件の法律相談は，専門家である弁護士に具体的な事実関係を提供した上で，その判断を求めるべきものです。同じにみえる判決でも，事実関係が僅かに違うだけで，まったく反対の結論になる例が少なくないからです。生兵法は大怪我のもとという言葉を銘記して下さい。

最後に，何時までも執筆ができないわれわれを温かく見守り，本書完成まで見捨てずにお付き合い下さった有斐閣編集部の藤本依子さん，植田朝美さんに執筆者を代表して心からお礼申し上げます。また，本書の少なくとも 40% 近くの執筆者であり，編者でもある樋口教授がいなければ本書は絶対にできなかったのであり，本書の中心部分は「樋口版・医事法入門」と呼ぶのにふさわしいことを，特に強調して編者・執筆者代表の言葉とさせていただきます。

2008 年 2 月

編者を代表して

畔 柳 達 雄

目　次

第1部　医療・倫理・法

I　医事法の性格

医事法とは？　その内容と特色【設問1】 *2*

II　医師と患者

1　患者の権利【設問2】 *5*
2　医師患者関係――診療契約のとらえ方【設問3】 *9*
3　診療契約の当事者――保険診査医の場合【設問4】 *13*
4　産業医や保険診査医と受診者の関係【設問5】 *16*
5　謝罪と説明――良好な医師患者関係のために【設問6】 *20*

III　倫理委員会

1　倫理委員会の意義と機能【設問7】 *23*
2　倫理委員会の法的責任【設問8】 *26*

第2部　医業・医療従事者

I　医療行為の意義と資格

1　医療行為の意義と医業独占【設問9】 *30*
2　医師ではない者の注意義務――民間療法の施術【設問10】 *34*
3　柔道整復師によるエックス線撮影【設問11】 *37*
4　外国人の医師国家試験の受験資格【設問12】 *41*

II　医師法上の義務

1　医師の応招義務・診療義務【設問13】 *44*
2　電話での相談と遠隔医療への道【設問14】 *46*
3　死亡診断書・死体検案書(1)【設問15】 *50*

4　死亡診断書・死体検案書(2)【設問 16】 *53*
5　診療録・診療諸記録【設問 17】 *56*
6　異状死届出の患者遺族の拒絶【設問 18】 *60*

Ⅲ　そ の 他

1　看護記録の法的意義【設問 19】 *63*
2　医療に関する金品授受【設問 20】 *66*

第 3 部　医療提供体制

Ⅰ　医療法人と医療法の規制

1　医療法人【設問 21】 *70*
2　社団たる医療法人と財団たる医療法人【設問 22】 *73*
3　経過措置型医療法人の持分【設問 23】 *76*
4　医療法人における理事長と病院長の法的地位【設問 24】 *79*
5　医療法人の承継【設問 25】 *82*

Ⅱ　病院の評価と情報提供

1　病院への公的な評価のしくみ【設問 26】 *85*
2　ネット上での病院の評価【設問 27】 *88*
3　医療機関の広告規制【設問 28】 *92*

第 4 部　診療情報の利用と保護

Ⅰ　医療情報の取扱い

1　医療面での個人情報保護法の意義【設問 29】 *98*
2　診療録の取扱い【設問 30】 *101*
3　医院の承継・譲渡と医療情報の取扱い【設問 31】 *105*
4　産業医と医療に関する個人情報【設問 32】 *108*
5　電子カルテと診療情報提供【設問 33】 *112*

Ⅱ 現行法における診療情報の保護規定

1 個人情報保護法とカルテ開示【設問 34】 *116*
2 診療報酬——レセプトの開示【設問 35】 *119*
3 医師の守秘義務と報告義務【設問 36】 *124*
4 院内感染と患者への情報の提供【設問 37】 *128*
5 個人情報保護と捜査関係事項照会【設問 38】 *132*
6 医師の守秘義務と警察通報【設問 39】 *136*

第 5 部 医学研究をめぐる問題

Ⅰ 臨床試験と医学研究

1 臨床試験・医学研究における正義【設問 40】 *142*
2 症例報告と患者のプライバシー【設問 41】 *146*
3 治験（新薬の臨床試験）【設問 42】 *150*
4 臨床試験と個人情報保護法【設問 43】 *154*
5 ES 細胞を用いた研究【設問 44】 *160*
6 動物実験【設問 45】 *163*

Ⅱ 人体試料と医学研究

1 臓器や細胞など人体試料と法律の考え方【設問 46】 *166*
2 既存試料を研究に利用する問題【設問 47】 *171*
3 病理解剖と組織の返還
——病理診断（ネクロプシー）のための組織の採取【設問 48】 *175*

第 6 部 医療事故の問題

Ⅰ 医療事故の動向

1 医療裁判のしくみ【設問 49】 *180*
2 医療事故被害者早期救済のための制度【設問 50】 *185*

Ⅱ　民事責任――医師の注意義務

1　医師の注意義務――救急病院の医師の注意義務【設問 51】 *192*
2　医療水準――未熟児網膜症の例【設問 52】 *195*
3　医師の専門分化と注意義務【設問 53】 *198*
4　保険適用外の診療行為【設問 54】 *202*
5　医療における注意義務と医療慣行【設問 55】 *205*
6　入院患者への安全配慮義務【設問 56】 *210*
7　患者に「褥瘡」（床ずれ）が生じた場合【設問 57】 *214*
8　特に開業医についての転医を勧める義務【設問 58】 *217*
9　健康診断における責任――特に人間ドックにおける注意義務【設問 59】 *220*

Ⅲ　患者側への説明と治療の決定

1　医師の説明義務と患者の自己決定権【設問 60】 *223*
2　インフォームド・コンセント（患者への説明）の内容と方法【設問 61】 *226*
3　治療方法の決定【設問 62】 *229*
4　家族に対する告知・説明義務【設問 63】 *232*
5　確定診断のための検査拒絶時の医師の注意義務【設問 64】 *236*
6　先駆的な医療行為を提供する際の留意点【設問 65】 *240*
7　患者の治療拒否と医師の注意義務【設問 66】 *244*
8　遺族に対する病理解剖提案義務【設問 67】 *247*

Ⅳ　医療事故発生から民事訴訟へ

1　医療事故報告書の開示【設問 68】 *250*
2　死因の究明【設問 69】 *257*
3　医療事故と家族への説明【設問 70】 *260*
4　証明妨害(1)【設問 71】 *264*
5　証明妨害(2)【設問 72】 *269*
6　医療裁判における鑑定【設問 73】 *273*
7　鑑定結果の評価【設問 74】 *276*
8　医療過誤訴訟の消滅時効・除斥期間【設問 75】 *279*

Ⅴ　民事責任に関わるその他の問題

1　損害賠償額の算定――因果関係の認定との関係【設問 76】 *282*

2　損害額の算定――患者の疾病を理由とする減額の可否【設問 77】 *285*
3　免責条項（同意書）【設問 78】 *288*
4　医師の責任――賠償責任保険【設問 79】 *290*
5　予防接種の問診義務と救済制度【設問 80】 *293*
6　薬害と製造物責任【設問 81】 *297*
7　病院に来ない患者【設問 82】 *301*
8　セカンド・オピニオン（second opinion）【設問 83】 *303*

Ⅵ　刑事責任・行政責任・倫理的責任

1　医療事故と刑事責任【設問 84】 *306*
2　医療事故に関する行政処分等の傾向【設問 85】 *310*
3　医師に対する行政処分【設問 86】 *313*
4　同僚医師の無能力と医師の倫理【設問 87】 *316*
5　医療事故報告と看護師の職業上の倫理【設問 88】 *322*

第 7 部　出生をめぐる問題

Ⅰ　生殖補助医療

1　生殖補助医療と法（国内問題としての事例）【設問 89】 *328*
2　生殖補助医療（海外での代理出産）【設問 90】 *333*

Ⅱ　人工妊娠中絶

1　人工妊娠中絶（未成年者の場合）【設問 91】 *339*
2　人工妊娠中絶（配偶者の同意）【設問 92】 *341*

Ⅲ　重症障害新生児の問題

障害新生児の治療中止【設問 93】 *344*

第 8 部　臓器移植・終末期医療

Ⅰ　脳死問題と臓器移植

1　脳死移植と遺族の承諾【設問 94】 *348*

2　臓器移植――提供者への医師の責任【設問 95】 *351*
3　臓器移植に関する法と外国での移植【設問 96】 *354*

Ⅱ　終末期医療

1　安楽死・尊厳死・延命治療の中止【設問 97】 *357*
2　終末期医療とリビング・ウィル【設問 98】 *361*
3　リビング・ウィルと家族の意思【設問 99】 *365*

第 9 部　様々な患者をめぐる問題

Ⅰ　未成年

1　未成年者の同意【設問 100】 *372*
2　未成年者への輸血【設問 101】 *375*

Ⅱ　高齢者

1　高齢者の転倒【設問 102】 *378*
2　高齢者虐待の可能性と患者の保護【設問 103】 *381*

Ⅲ　精神障害者

1　精神医療（強制入院）【設問 104】 *385*
2　精神障害者による院内外での自傷・殺傷事故【設問 105】 *389*
3　精神医療（精神科病院内での患者の暴力）【設問 106】 *393*
4　精神医療と医師法 20 条【設問 107】 *397*

Ⅳ　その他

1　美容整形とインフォームド・コンセント【設問 108】 *400*
2　獣医師への損害賠償【設問 109】 *403*

＊　＊　＊　＊　＊

設問一覧 *405*
事項索引 *427*
判例索引 *431*

コラム

診療契約の定義　*12*
科料と過料　*19*
謝罪の変遷　*22*
異状死とは？　*62*
サイバー空間での評価のマナー　*91*
病院・診療所の倒産　*107*
レセプト IT 化の光と陰　*123*
新薬認可ルールの統一化へ向けて　*145*
医師不足　*149*
死刑と医師　*153*
みなすことと推定すること　*165*
献体と手術の研修　*174*
裁判は医師に有利か？　*184*
新型インフルエンザと配分的正義　*201*
アメリカの患者自己決定法　*228*
性同一性障害と法　*239*
入院患者拳銃で撃たれる　*263*
ADR　*268*
よきサマリア人法　*315*
行政処分と行政行為　*356*
判決の主文　*364*
フグ毒と医療過誤訴訟　*369*
民事と刑事の区別　*374*
症例報告と患者のプライバシー　*380*
人間の痛みとホスピス　*384*
精神科医と利益相反　*388*
航空機内の迷惑行為　*396*
心神喪失者等医療観察法　*399*
医学教育のあり方　*402*

凡　例

◆法令の略記等

＊（　）内での法令名の表記は，有斐閣六法全書「法令名略語」に従いました。

＊なお，法令の引用にあたっては，平成20年1月1日現在において公布されている法令を引用しました。

＊昭和23法205＝昭和23年法律第205号

◆判例・判例集・雑誌名の略記

＊最判平12・3・24民集54・3・1155＝最高裁判所平成12年3月24日判決，最高裁判所民事判例集54巻3号1155頁

《判　例》

大判(決)	大審院判決(決定)	高判(決)	高等裁判所判決(決定)
最判(決)	最高裁判所判決(決定)	地判(決)	地方裁判所判決(決定)
最大判(決)	最高裁大法廷判決(決定)		

《判例集》

刑録	大審院刑事判決録	下民	下級裁判所民事裁判例集
民集	大審院民事判例集または最高裁判所民事判例集	行集	行政事件裁判例集
		東高時報	東京高等裁判所判決時報
刑集	大審院刑事判例集または最高裁判所刑事判例集	交民	交通事故民事裁判例集
		LEX/DB 文献番号	LEX/DB(TKC)判例データベースの文献番号
高刑	高等裁判所刑事判例集		

《雑　誌》

医事法	年報医事法学	判時	判例時報
鹿法	法学論集(鹿児島大学)	判タ	判例タイムズ
金判	金融・商事判例	判評	判例評論(判例時報付録)
銀法	銀行法務21	法協	法学協会雑誌
現刑	現代刑事法	法教	法学教室
自研	自治研究	民情	民事法情報
ジュリ	ジュリスト	立命	立命館法学
時法	時の法令	リマークス	私法判例リマークス

編者・執筆者紹介

【　】＝執筆設問№

◆畔柳達雄（くろやなぎ・たつお）
【13，15～17，30，50，68，71，72】弁護士　1932年生
主著：『医療事故訴訟の研究』（日本評論社，1987），『医療事故と司法裁判』（判例タイムズ社，2002），『医の倫理』（共同監修，日本医師会，2006），『わかりやすい医療裁判処方箋』（共編，判例タイムズ社，2004），『民事弁護と裁判実務6損害賠償2医療事故・製造物責任』（共編，ぎょうせい，1996）

◆樋口範雄（ひぐち・のりお）
【1～9，11，14，19，29，31，35，40，43，46，48，49，55，57，59，63～67，73，80，85，89，91，92，95，97，104～108】東京大学教授　1951年生
主著：『医療と法を考える』（有斐閣，2007），『生命倫理と法Ⅱ』（共編，弘文堂，2007），『生命倫理と法』（共編，弘文堂，2005），『ケーススタディ生命倫理と法』（編著，有斐閣，2004）

◆児玉安司（こだま・やすし）
【32，33，38，39】弁護士　1958年生
主著：『生命倫理と法Ⅱ』（共著，弘文堂，2007），『生命倫理と法』（共著，弘文堂，2005），『事例に学ぶ医療事故』（共著，医学書院，第2版，2002），『ヘルスケアリスクマネジメント』（共著，医学書院，2000）

＊　＊　＊　＊　＊

◆石川優佳（いしかわ・ゆか）
【28，41，53，83，94，99】大阪学院大学講師

◆岩田　太（いわた・ふとし）
【34，36，37，45，70，84，86～88，98，103】上智大学教授

◆織田有基子（おだ・ゆきこ）
【12，56，75，81，101，109】北海学園大学教授

◆神作裕之（かんさく・ひろゆき）
【21～25】東京大学教授

◆木戸浩一郎（きど・こういちろう）
【89～92】帝京大学講師・医師

◆小粥太郎（こがゆ・たろう）
【27，52，62，69，78，79，82】東北大学教授

◆佐藤恵子（さとう・けいこ）
【44，47】京都大学准教授

◆佐藤智晶（さとう・ちあき）
【64～67】東京大学大学院博士課程・ワシントン大学マクダネル・フェロー

◆溜箭将之（たまるや・まさゆき）
【26，58，90】立教大学准教授

◆畑中綾子（はたなか・りょうこ）
【18，54，93，102】東京大学特任研究員

◆早川眞一郎（はやかわ・しんいちろう）
【20，42，61，96，100】東京大学教授

◆水野　謙（みずの・けん）
【10，51，60，74，76，77】学習院大学教授

◆三瀬朋子（みせ・ともこ）
【55，57】武蔵大学非常勤講師・東京大学特任研究員

第1部

医療・倫理・法

Ⅰ　医事法の性格
Ⅱ　医師と患者
Ⅲ　倫理委員会

医事法とは？　その内容と特色

設　問　1

私は医師ですが，医療に関して様々な法律問題に関係する場面があります。一般に，医師はどのような法律に気をつければよいのでしょうか。医師に関係する法とは，そもそもどのような法律があるのでしょうか。

医事法とは　医療に関する法を全体として医事法と呼びます。法律の中には，文字通り，医師の資格や業務のあり方を定める「医師法」や病院の開設要件を定める「医療法」という名前の法律があります。そこで医師法とか医療法という呼び方では，それぞれの法律だけを指すことになりがちであるため，「医師法」や「医療法」を含めて，一般に医師や病院など医療の全体に関わる法分野を医事法と呼ぶのが普通です。

医療に関する法律だけを収めた『基本医療六法』という書物が毎年刊行されていますが，そこには70を超える法律が並んでいます。冒頭には日本国憲法が掲げられ，民法（ただし抄録），刑法（これも抄録）等が続き，章別の構成は，基本法，医療施設，医療関係者，臓器移植・死体解剖，薬事，予防衛生，保健衛生，環境，社会保障，国際医療となっています。これら様々な法律は，日本国憲法の医療に関する部分，医療に関する規制法，医療に関する刑事法，医療に関する私法の4つに分けることができます。これらが全体として医師の知っておくべき法律になります。以下，概要を簡単に説明します。

日本国憲法と医療　まず，日本国憲法は25条に次のように記しています。

「1　すべて国民は，健康で文化的な最低限度の生活を営む権利を有する。
2　国は，すべての生活部面について，社会福祉，社会保障及び公衆衛生の向上及び増進に努めなければならない」。

ここには健康という言葉と公衆衛生という言葉が明記されており，公衆衛生とは英語でいえばpublic healthのことですから，要するに，国は国民1人ひとりの健康とみんなの健康に配慮する責務を負うということが書かれています。医師をはじめとする医療従事者は，国の責務の実現にあたる専門職であるわけです。

しかし，25条は一般にプログラム規定と解されており，国に「健康で文化的な最低限度の生活」を実現する措置を計画し予算措置を行って実行する政治的責任を負わせているものと考えられています。言い換えると，ある国民が「健康な生活」を営むことができないので何らかの措置を国に要求する訴訟を，直接，この憲法25条に基づいて行うことはできないと考えられています。政治的な目標を掲げているのであって，裁判上請求できる国民の権利を保障しているのではないという意味で「プログラム規定」と呼ばれているのです。また，25条は国の責務が書かれているのであり，医師や病院の責任がこれによって発生するものではありません。

国は次に述べるような様々な法律を制定して国民の健康の実現を図っており，その法律に自ら違反すれば裁判で訴えられることになります。同時に，これらの法律に基づいて資格を得た医療専門家も一定の義務を負い，義務違反について裁判に訴えられる可能性が出てきます。

実際には，憲法に基づく法律こそ重要ということになりますが，憲法25条は医療に関する様々な法律の基本的な方向性を定めているという意味ではやはりすべての事柄の基本を定める意味をもちます。人々の健康と公衆衛生の向上および増進に努める義務が国にあると宣言しているわけですから。

3種類の法律

憲法が指示するように，医事法の目的は，人々の健康を増進するところにあります。医師法や医療法の第1条にも同じ趣旨が明記されています。そのために制定されてきた様々な法律には，大きく分けて次の3つの種類があります。

第1に，医療に携わるために一定の資格のあることを要件としたり，病院を開設するための条件を定めたり，さらに実際に医療を行う際に一定の行為義務（例えば，診療記録の保存義務など）を課すものがあります。これらは健康に関する国の行政を担当する機関（わが国でいえば厚生労働省）が医療専門家や医療機関を規制するための法律であり，一括して，医療に関する規制法または行政法規と呼ぶことができます。これに違反すれば，医師の資格を剝奪されるなど行政処分が行われます。先に述べた『基本医療六法』に収録されている法律の大半はこれにあたります。

第2に，わが国の医療については刑事法が重要な役割を果たしています。例えば刑法134条は，医師，薬剤師，医薬品販売業者，助産師を明示して，患者の秘密を漏らした場合に6ヵ月以下の懲役または10万円以下の罰金という刑罰を定めています。また211条の業務上過失致死傷罪は重大な医療事故にも適用されてきており，5年以下の懲役もしくは禁錮または100万円以下の罰金に処するとされています。さらに，行政法規にも違反した場合に行政処分にとどまらず，刑罰の科されるものがたくさんあります。例えば，看護師などについて保健師助産師看護師法42条の2の規定は秘密を守る義務を明記し，44条の3で，刑法134条と同じ刑罰を定めています。

これら2つの類型の法律は，国と医療専門家の間に関する法という点で共通性があります。前者は，厚生行政をあずかる国の機関と医療専門家の間，後者は刑事法を司る警察や検察等の機関と医療専門家の間に関わるものです。これに対し，次に掲げる第3番目の類型の法律は，医療専門家や医療機関と患者やその家族との間の関係を対象とする法です。これを医療に関する私法と呼ぶことができます。ここでは，行政処分や刑罰は問題になりません。

この第3の関係における基本法は民法であり，主として，契約法と不法行為法が問題になります。例えば，患者が診療の予約を入れて医師や医療機関がそれに応ずるという関係は診療契約と呼ばれ，法律家は両者の間に契約関係が成立したと考えます。診療の中で医師や医療機関にミスがあり，法律上もこの契約に違反したとされると債務不履行になり，患者に損害賠償請求権が認められます。同じミスについて，医師や医療機関としての注意義務に違反する過失ありと構成して不法行為責任があるとされることもあります。この場合も，患者に認められる救済は損害賠償です。わが国の民法では，どちらの理屈によっても損害賠償の内容は変わらないと考えられています。この訴訟は，一般に医療過誤訴訟と呼ばれ，契約にせよ不法行為にせよ，医師や医療機関と患者との間のルールに違反したか否かが問われることになります。

なお私法上のルールは，医療事故に関わるものばかりではありません。患者に診断や治療内容の説明をする義務があることや，患者の方では医療費の支払義務があることなど，医師や医療機関と患者またはその家族との間を規律するルールがすべて入ります。

医師の違和感と医事法の正しい理解

以上に述べてきた医事法の内容に対しては，医師の立場からすると，違和感をもつ可能性があります。

まず，医師と患者の関係を契約関係だと考える医療専門家は多くはないと思われます。むしろ，契約という言葉から冷たい関係を想像して，自らが日常努力しているのはそのような関係を作るためではないと考える人も少なくないでしょう（この点については⇨〔設問3〕）。

次に，以上の説明による法というものは，全体として医師や医療機関には「縛るもの」と感じられるかもしれません。処分とか刑罰とかが先に立つような法は（そしてそれを扱う法律家は），できる限り敬遠したいということになります。

この点については，法や法律家の側にも大いに反省すべき点があります。医療専門家を脅かす手法で，国民の健康の増進を図ることができるかには疑問があるところです。そもそも医事法の内容と趣旨は，そのようなものばかりではありません。最初に述べたように，医事法の目的は人々の健康の増進にあり，それこそが医療専門家の存在理由でもあるはずです。手に手を携えて同じ目的に邁進できるような法の解釈，法の制定，法の改正が今後もなければなりませんし，本書もまた，医事法の正しい理解を促進するために作られています。

《参考文献》

＊基本医療六法（中央法規，平成19年版，2006）
＊手嶋豊・医事法入門（有斐閣，2005）

〔樋口範雄〕

1　患者の権利

設　問　2

患者の権利法を作る会では，次のような目標を掲げています。

「日本の法律のどこを探しても患者の権利という言葉を見つけることはできません。……

けれど，医療の主人公は，その医療によって病（やまい）を治そうとする患者その人にほかならず，患者には自分で自分の受けるべき医療を選択し，決定する権利があります。このことは国際的にも広く認められているところです。

ところが，法律に『患者の権利』が明記されていない日本では，残念ながら，この『患者の権利』は十分には守られていない，それどころか気付かれていないことさえあります。……

そこで，私たちは，『患者の権利法』を日本にもつくろう！　とよびかけ，もっとみんながそれぞれ持っている『患者の権利』について考えようと提案しています」。

患者の権利は，法律ではどのように守られているのでしょうか。法律で「患者の権利法」を作る必要があるのでしょうか。

患者の権利　患者の権利が唱えられるようになったのは権利意識が強いとされるアメリカでも1970年代のことだとされています。1973年にアメリカ病院会が患者の権利宣言を公表すると，1981年には，世界医師会が患者の権利に関するリスボン宣言を発表します。

しかし，どちらも医師の団体がこのようなものを作成し公表している点が興味深いところです。アメリカ医師会も，その倫理規定で，医師の倫理として，以下に掲げるような患者の権利を守ることを強調しています。

①　患者は，医師から情報の提供を受け，適切な治療の選択肢の中でそれぞれの利益とリスク，そして費用につき協議する権利を有する。患者は，医師から最適な治療法につき助言を得ることができる。また，患者は自分の医療記録に関し，コピーまたは要約を得ること，質問をして答えてもらうこと，医師がもつ可能性のある利益相反の事実を知らせてもらうこと，さらに医師の独立した専門家としての意見を得る権利がある。

②　患者は，医師が推奨した医療に関し，自ら決定する権利を有する。したがって，医師の勧める治療につき，承諾することも拒絶することもできる。

③　患者は，医療上の必要性に関し，礼譲と敬意と尊厳，きちんとした対応と適時の注意を払われる権利を有する。

④　患者は，秘密を守ってもらう権利を有する。医師は，患者との信頼関係の中で交わしたやりとりや情報を，患者の同意なくして明らかにしてはならない。ただし，法の定めに基づく場合，個人の福祉や公益を守るために開示が必要な場合を除く。

⑤　患者は，治療を継続して受ける権利を有する。医師は，医療上必要と

される治療を行うにあたり，他の医療従事者と協力する義務を負う。患者に対し合理的な援助と他の治療の機会を十分に与えることなく，治療がさらに必要とされるにもかかわらず，患者の治療を中止してはならない。

⑥ 患者は，利用可能な医療について適切な医療を受ける基本的権利を有する。医師は，社会の他の人たちとともに，この目標に向けて活動し続けなければならない。この権利が実現するか否かは，1人の患者も治療費が払えないために必要な医療を受けられないことがないよう，社会が資源を提供できるか否かにかかっている。医師は，最も基本的な医療を受ける資力のない者に医療を提供する責任の一部を伝統的に担ってきたが，それを継続すべきである。医師は，それが適切な場合には，患者が第三者と交渉する際に患者を援助しなければならない。

権利についての2つの視点

患者の権利に限らず，権利という場合に2つの視点を意識することが有用です。

1つは，スローガンとしての権利と厳密に法的な意味での権利との区別です。いま1つは，誰に対して権利を主張しているのかという視点です。

まず，前者の2つの意味の権利というのは，次のようなことです。

権利というのは法律用語です。通常それに対置されるのは義務であり，法律家がこの言葉を用いる場合には，権利を有するもの（権利者）が，義務を有するもの（義務者）が義務を果たさない場合に，裁判所に訴えて何らかの救済を得ることができる場合を指します。患者の権利をいう場合も，その権利の侵害に対し，患者が裁判に訴えることのできる場合を指すわけです。

しかしながら，先に掲げたアメリカ医師会の権利宣言や世界医師会の宣言がそのような性格のものであるかには疑問があります。むしろ，それは患者の力を強めようとする宣言，スローガンとしての性格が強いようです。

1970年代のアメリカでは医学研究に関する大きなスキャンダルが明るみに出され，患者である被験者に何も説明しないで，非人道的な実験が続けられていたことがわかりました。臨床の場面でも，従来であれば，医師に任せておけばよいとされていたものが，患者の自己決定が強調されるようになりました。このような新しい患者のとらえ方を象徴するものとして，患者の権利を列挙する宣言が出されたのです。

ある意味では，医師の団体が患者の権利宣言を出しているのがその証拠ともいえます。また，宣言であって，それらは決して患者の権利法ではないこともそれを示します。

しかし，もちろんスローガン的な権利に意味がないわけではありません。実際，これらの宣言は，医師患者関係に対する考え方や患者の利益の保護に関して，大きな影響を及ぼしました。

わが国では，患者の権利法をつくる会が1991（平成3）年に発足し，その年に「患者の権利法要綱案」を作成・公表しました。これは，明らかに法案と銘打っているので，単なるスローガンとして作成されたものではありません。しかし，その内容が，すべて，その違反に対し患者が裁判所に訴えることのできる規定かといえば，そうでもありません。要綱案という段階であるためでもありますが，2つめの視点，誰に対して権利を主張しているかという問題とも関係しています。

患者の権利法要綱案は，前文に始ま

り，1 医療における基本権，2 国および地方自治体の義務，3 医療機関および医療従事者の義務，4 患者の権利各則，5 患者の権利擁護システム，6 罰則という6章から成ります。

このうち前文は，どの法律でも，法律上の効果のないものだとされていますから，後の部分に注目すると，1 はいわば権利の宣言です。6 の罰則規定は実際にはまだ案が示されていません。2 と 3 では，明らかに患者の権利を訴える対象が異なりますが，この点は後に説明するとして，注目すべきは，4 の患者の権利各則の内容です。

その内容を項目だけ紹介します。

(a) 診療に関する自己決定権
(b) 診療に関して説明および報告を受ける権利
(c) インフォームド・コンセントの方式，手続に関する権利
(d) 医療機関を選択する権利と転医・退院を強制されない権利
(e) セカンド・オピニオンを得る権利
(f) 医療記録の閲覧謄写請求権
(g) 証明書等の交付請求権
(h) 個人情報を保護される権利
(i) 快適な施設環境と在宅医療および私生活を保障される権利
(j) 不当拘束や虐待を受けない権利
(k) 試験研究や特殊な医療での権利
(l) 医療被害の救済を受ける権利
(m) 苦情調査申立権

これらをみると，2つの点が明らかです。第1に，これらは，アメリカ医師会の倫理規定で医師が患者の権利を守る役割を果たすべきだとして，具体的に患者の権利を列挙している内容とほぼ同一だということがわかります。第2に，新たに法律を作らないと，患者にこれらの権利は認められていないのだろうかという疑問も生じます。例えば，その後，個人情報保護法が制定されて，情報に関する開示請求権等が認められています。医療被害を受けた場合に，救済を受ける権利はわが国ではずっと前から当然認められています。不当な拘束や虐待が論外であることは，法律に書くまでもありません。

したがって，患者の権利法がなくとも，すでに，ここに列挙されているような患者の権利は認められていると考えることができます。しかし，それでも法律を作ることには意味がある可能性があります。権利が認められていることと，常に権利が守られているかは別の問題です。あらためて法律を作って権利を確認することが，権利の実現を促進するのに役立つのであれば，それは意味があります。もう1つ，国および地方自治体その他にとって意味のあるケースがあります。

権利の対象

先に，権利についての第2番目の視点として，誰に対して権利を主張しているのかという要素に注目する見方を指摘しました。これは言い換えれば，患者の権利に対応して義務を負うのは誰かという問題でもあります。

医師その他の医療従事者の中には，患者の権利というと，自分たちへの権利主張がなされ，典型的には，裁判で訴えられることだけを心配する人たちがいます。しかし，そのような見方では，アメリカ医師会が，患者の権利の擁護者として医師を措定していることも理解しにくいし（おそらく偽善，欺瞞だとみなすのでしょう），また，患者の権利法要綱案が，医療機関および医療従事者の義務ばかりでなく，国および地方自治体の義務を掲げる点も読み飛ばすかもしれません。

しかし，患者の権利に対するのは医師の義務しかないと考えるのは，もはや時代遅れです。それは，1人の医師が1人の患者に対面して診療をするという昔ながらのイメージによるものです。今でも2人の当事者しかいないのなら，一方に権利を認めるのは他方に義務を課すことになりますが，現在の医療は，このような素朴な体制で提供されているものではありません。

アメリカ医師会が，現代において，患者の権利を強調するのは，患者と手を携えて対峙すべき第三者がいるからです。それは，本来は病気であるはずですが，その病気に対し最善の医療を提供する上で，医師にも患者にも自由がないケースがあります。アメリカの場合，患者が医療費を支払えない，医療保険に入っていないという問題が深刻です。しかし，医療保険に入っている場合でも，自由に診療ができるかといえばそうではありません。マネジド・ケアという言葉で象徴される，医療費削減のために，支払機関が診療内容をコントロールして無駄な医療を止めさせる動きが支配的になっているからです。医療も限られた資源であり，過剰な医療は止めるべきであって，必要な患者にその資源を振り向ける必要があります。その判断をするのは本来医師であったものが，今ではそうではないのです。そこで，アメリカ医師会は，患者とのパートナシップを強調し，医師は患者の権利を守るパートナーであると考えるようになったのです。

わが国においても，高齢社会を迎えて，医療費の削減が喫緊の課題となっています。アメリカと異なり，国民皆保険制度をもち，医療という生活の最も基本的なセーフティ・ネットが備えられている点をわが国は誇りにしてきたのですが，診療報酬が改訂され，長期療養の患者に病院の経営者が退院を迫る事態が報道される昨今です。医師が，この患者には，これだけの治療が必要だと判断しても，その判断は尊重されない事態が生まれている点では，実はアメリカと異ならないのです。

そう考えると，国や地方自治体等を対象とする患者の権利の重みが再認識されます。しかし，そこで列挙されている権利は，患者が裁判所に訴えて救済を得ることのできる性格のものかといえば，そうでないものがほとんどです。それでも，スローガンとしての意味はあります。また，国民の健康を主管する行政庁，つまり厚生労働省や地方自治体の部局は，仮に，このような意味での患者の権利が認められているなら，それを梃子にして，予算の措置など新たな行政措置の必要性を訴えることも可能になります。そうなれば，単なるスローガンではなくなります。

設問に返ると，法律を新たに作らなくとも，すでに患者の権利の多くは認められています。しかし，患者の権利法を作ることに意義がないかといえばそうでもありません。要するに，法は社会をよくする道具であり，使いようによっては役に立つということです。

《参考文献》

＊患者の権利法要綱案の掲載されているウェブ・アドレス（http://homepage.mac.com/kyushugodolo/kenriho/framepage.html）

〔樋口範雄〕

2 医師患者関係――診療契約のとらえ方

設 問 3

医師と患者の関係を法的にみると契約関係だと聞いたことがありますが，それはどのような意味をもつのでしょうか。例えば，契約であるなら，契約の自由が認められて，ちょうど患者がどの病院に行くかを選べるように，医師も患者を選べることになりそうですがそう考えてよろしいでしょうか。契約の自由は，診療内容についても自由に取決めできることを意味しているのでしょうか。
さらに，契約には義務も伴うはずですから，患者が医療費の支払をしない場合などでは，診療をやめることや退院を求めることもできるのでしょうか。

通説は準委任契約

わが国では，少なくとも法律家は，医師と患者の関係は診療契約で結ばれており，診療契約の性格は一般に準委任契約だと考えています。民法には，13種類の契約の類型が記されており，その中で，ある人が誰かに何かを依頼する関係の契約として，雇用契約（他人を雇って働かせる契約），請負契約（他人にある仕事の完成を約束させる契約），そして委任契約（他人に何かをするよう依頼する契約）の3種類が掲げられています。一般に，医師は患者に雇われるわけではなく，また現在の医学では完全に治癒を約束できないので結果を請け負うこともできないことから，この3つの中では診療行為を委任するという意味での委任契約が診療契約の性格に一番あてはまるものとされています。ただし，民法上の委任契約は法律行為（例えば不動産を購入する契約を結ぶこと）を委任するものだとされており，検査や手術のような行為は事実行為だと考えられているため，委任に準ずるという意味で準委任契約だとするのが通説です。

もっとも，医療行為の中には，比較的容易な技術によるもので結果の保証が可能なものもあります。したがって，少なくとも一部については請負契約の要素があるといわれることがあります。しかし，先に述べたように，現代医学では100％完全な結果の保証はできない場面が一般的であるため，やはり医療の関係の大部分については準委任契約とする見方が通説です。

医師にはない契約の自由

ところが，医師にはこのような見方に違和感をもつ人が多いようです。しかし，その点を問題にする前に，問いにあるように，医師患者関係を契約とする結果，医師の側から契約の自由を唱えて様々な主張ができるか否かを検討してみましょう。

結論からいうと，わが国の契約説は医師のサイドからの自由や権利を基礎づけるものではありません。

(1) 患者の方ではどの病院にかかるかを選択することができますが，医師には医師法19条「診療に従事する医師は，診察治療の求があった場合には，正当な事由がなければ，これを拒んではならない」という制約がかかります。この条文の意義については議論のあるところで，後の〔**設問13**〕で問題となりますが，ここでは，とりあえず契約といいながら，医師には契約締結の自由に一定の制約ありということだけを確認しておきます。

(2) 契約内容についても，実際には，医師と患者の間で自由に決めることはできません。患者の症状に応じて，一定の検査などの診断，その後の治療，さらに説明など，医師として当然なすべき内容が定まるのであり，通常の治療の範囲では，当事者の話合いで決定する部分は大きくありません。しかも，手術をするか否かなどは患者に自己決定権があるとされているので，その場面でも，医師と患者の合意によるわけではありません。また，かつては入院の際に「手術などの結果について責任を問いません」というような免責特約を含む書面が使われたことがありますが，法律上，このような特約は公序良俗に反するものとして無効とされています。文章を少し変えて「通常の過失については責任を問いません」という条項も同じく無効とされるでしょう。

(3) 契約終了の時点での自由についても，患者から通院しなくなったりする自由は認められていますが，医師の方から，まだ治療の終了していない患者に「もう来ないでください」とか「今すぐ退院してください」とはいえないことになっています。これは，患者が治療費の支払を滞った場合でも同様だといわれています。

以上のようにみてくると，医師の方からみて，医師患者関係を契約とみる見方にメリットはまったくないことになります。わが国の契約説は，2つの機能を営むためのものだからです。

第1に，医師が患者に対して負う義務のうち，医師法その他の法律に明記されていない義務を認めようとするときに，その根拠を医師患者間の契約に求めるためということがあります。

第2に，かつてのパターナリスティックな医師患者関係を是正し，患者を医師と対等の当事者として扱い，患者の権利を基礎づけるときに，契約という観念が有効だと考える法律家がいるからです。

ただし，医師の感ずる違和感は，わが国の法律家が唱える契約説が患者に有利な内容だからというものではないと思われます。実際，患者の方も契約という見方に両手を挙げて賛成しているかといえばそうではありません。法律家の見方と非法律家の見方に大きなギャップがあるといってよさそうです。

契約という見方の問題点

実は，契約という見方は医師患者関係をみる法律的な見方として唯一のものではありません。例えば，アメリカでは医師患者関係の信認的な性格を強調する見解があります。アメリカでは，弁護士と依頼人の関係も信認関係とされており，医師や法律家という専門家と素人である患者や依頼人との関係は，本来，契約関係が前提とする対等な関係であるはずがないと考えているからです。その代わり，強い立場にある医師や弁護士には，相手方である患者や依頼人の利益を第1に配慮しなければならないとする忠実義務など，様々な義務が課され，それは専門家責任であり，専門家としての倫理から派生するものだと考えられています。

ここで，医師患者関係を契約とする見方に伴う問題点をあげておきましょう。

(1) 契約では，誰と誰が契約当事者になるかがまず問題となります。1人の医師が1人の患者を診るというのが医師患者関係の基本にありますが，現在の医療においてこのような場面は実は少ないはずです。医師以外の医療専門家の関与があり，医師が病院という組織の中で働く場合も少なくありません。医療提供者サイドでみても，誰が契約当事者かは必ずしも明確でない場合があります。患者が病院に通ったり入院する場合，契約当事者は法人としての病院か病院の開設者だとされており，医師は契約当事者になりません。病院が契約上の義務を負い，医師は病院のために，病院に代わって医療を行うという形になりますが，「病院のため」の履行補助者や代理人だとする見方は，医師や患者にはいっそう違和感を感じさせるでしょう。

開業医のケースであれば医師が契約当事者になりますが，今度は，看護師は医師のために働く存在となり，専門職としての看護師は患者のために働くべきだという看護の倫理とも相容れません。契約関係を軸として問題を考えると，医療専門家としての責任がぼやける可能性があることになります。

(2) 他方の契約当事者である患者の側にも問題が発生します。例えば，意識不明の患者が運び込まれた場合，5歳の患者が親も付き添わず運び込まれた場合，さらに患者が死亡して遺族に説明する場合，これらはいずれも契約当事者たる患者はその時点で契約の能力がないか，あるいはすでに死亡していることになります。

(3) 契約であるとすると，医師の義務だけを問題とするわけにはいかず，どうしても患者の方ではどのような義務を負うのかという話になります。医療費の支払義務の他に，患者の方から進んで十分な情報を提供しなかったことが義務違反とされて，医療過誤をした医師への賠償額を過失相殺で減額するというような方向性が出てきます。

(4) 契約が終了すれば，互いに何ら義務もなくなるのが原則です。しかし，診療録の5年間保存義務をみても，さらに今後の電子カルテ化などをにらめば，ある意味で医師患者関係は永久的に継続します。しかし，いったん診療が終われば契約関係は終了しているはずであり，その後も医師に専門家の責任として一定の義務が残ることをどう説明するかが問題となります。

(5) そもそも医師が患者に対し「契約があるので次のようなことを行います」というような言い方をすることを，医師も患者も本当に望んでいるのでしょうか。医師は，契約というような観念を媒介とせず，「医師として」，「医療の専門家として」患者に向かい合う存在ではないでしょうか。

信認モデル――専門家責任論

医師患者関係の信認モデルは，医療について素人の患者が専門家たる医師を信頼することから生ずる医療倫理を基盤とする点で，医療の実態を反映するとともに医療の理想をも体現しているということができます。また，弁護士など他の専門家が負う義務との接点や共通性も論ずる可能性が生まれることでも，単なる契約論より優れています。何よりも，医師に対し「信認を負うもの＝患者の信頼を受けるもの」という位置づけを法的にも与えることが大きな意味をもつように思われます。

しかし，信認モデルにも少なくとも2つ問題点があげられます。

1つは，医師患者関係を強者と弱者の関係だと率直に認めるため，かつてのパターナリズム・モデルへの復帰を容易にするのではないかというおそれがあります。しかし，信認モデルは，強者にすべてのことが丸投げされて，強者の思うとおりにやれるということではありません。インフォームド・コンセントなどの情報提供義務・説明義務や患者の自己決定権は信認モデルの下でも，あるいは信認モデルの下でこそ認められます。というのは，現代の医療倫理がすでにそれを当然としているからです。

もう1つの問題点は，信認モデルのなじみの薄さです。この点は，医師の専門家責任と言い換えても同じことであり，少なくともわが国の法律家はその内容がいかに曖昧で無内容でも，契約という概念を愛用してきたのです。専門化と分業を必須の要素とする現代社会において，非専門家に対する専門家責任を確立するのは法律家の重大な任務です。

医師の責任の重さ　以上の考察から，たとえ医師患者関係を契約であるとしても，設問にあるように契約自由の原則が適用されるかというと，特に医師のサイドからみて契約自由の原則がほとんど適用されない特殊な契約であることになります。契約ではなく，信認モデルで考えても，やはり医師の専門家としての責任や倫理をより直截に重視する考えですから，やはり医師の自由は出てきません。ただし，信認モデルでの基礎には，医師の専門家としての判断により多くの信頼をおく姿勢があります。

《参考文献》

＊樋口範雄・医療と法を考える（有斐閣，2007）9頁

＊手嶋豊・医事法入門（有斐閣，2005）23頁

〔樋 口 範 雄〕

診療契約の定義

医師・患者間の法律関係を，正面から議論したことはほとんどありません。背景に1960年代半ば国民皆保険制度が実現し，契約関係締結時の最重要課題である当事者，診療報酬の決定と支払い問題を考える必要が消失したからです。保険診療に関し健康保険法で保険医の責務を定め，「保険医療機関及び保険医療養担当規則」で，微に入り細を穿って医師患者関係を規制しています。現在国内で行われる診療行為のほとんどが保険診療です。金銭の貸し借りなどと異なり，給付内容，報酬，支払時期を当事者で決める場面も必要もありません。また医師・患者関係を契約関係とする考え方は，医療事故訴訟の中で，患者側が契約責任を追及すると，証明責任が医師に転換されて有利になるとする学説が登場したからです。この説は債務内容特定が困難という点で破綻しましたが，準委任契約の内容に触れた判決をもたらしました。判決は「現代医学の知識，技術を駆使して，可及的速やかにAの疾病の原因ないし病名を適確に診断したうえ適宜の治療行為という事務処理を目的とする準委任契約」と表現しています（旭川地判昭45・11・25判時623・52）。結局は医師に任せたというだけで，信任関係と何処が違うか吟味する必要がありそうです。

〔畔 柳 達 雄〕

3 診療契約の当事者――保険診査医の場合

設問 4

Ａ医師はＢ生命保険会社の嘱託医です。保険加入のためＣさんが受診し，肺に問題のあることがわかりました。この場合，Ａ医師はＣさんに対し，診断結果を教える責任があるのでしょうか。Ｂ保険会社に健康診断の結果を正確に知らせれば十分でしょうか。法律的にはＣさんに対し何らかの義務を負っているのでしょうか。そもそも，Ａ医師とＣさんの間の関係はどのようなものなのでしょうか。

保険診査医 医師の中には，保険会社と契約を結んで，保険加入をしようとする人の健康診断を行う人がいます。このような人を保険診査医と呼びます。この場合の健康診断は，保険に加入できるかどうかを判断するための資料とするところに目的があり，受診者の健康状態をチェックして問題があれば治療を始めることを意図していません。保険加入を申し込んだ人も健康診断にあたった医師も，両者とも，そのような意識はないと考えられます。法律的にみても，保険診査医は保険会社との間で契約しているのであり，保険会社の代理人または履行補助者として受診者に対しているのであって，この設問でいえば，Ａ医師は受診者Ｃさんに対し，何ら契約上の義務を負わないことになります。わが国では，法律家は医師患者関係を準委任契約と考えていますから，その契約がない以上，Ａ医師とＣさんの間には医師患者関係がないことになります。

保険実務では，加入申請者が告知書によって自分の健康状態を申告し，医師の診査は不要とすることが少なくありません。そのようなケースでは，そもそもＡ医師は介在しないことになります。しかし，保険金額が高額な場合など，医師の診査を求められる場合もあり，設問のようなケースは十分にありうることです。その場合でも，尿検査などの健康診断結果がわかるには一定の時間が必要であり，医師が受診者に対し問診する機会があったとしても，その時点で検査結果が出ていない場合，実際上，医師は知らせるチャンスがないということも考えられます。さらに，その情報は，本来，保険会社の保険加入の可否に関する判断に用いられるものであるため，医師は一種の守秘義務を負い，むしろＣさんに知らせるべきではないという議論もあるかもしれません。

ともかく，法律的にみると，Ａ医師は保険会社との関係だけに注意すればよく，Ｃさんとのことは気にしなくてもよいことになります。

従来の法律論 したがって，従来，法律家は保険診査医の法的義務について以下のように論じてきました。

(1) 診査医には保険会社の専属の医師と嘱託の医師がいるが，いずれも保険会社との間に契約関係を有する存在である。

(2) 保険加入のための受診者に対す

る診査医の診断は治療を目的とするものではない。

⑶ 診断に関し善管注意義務を負うが，それは保険会社に対し負うのであり，受診者に対し負うものではない。

⑷ 診断に誤りがあって，そのために保険会社が損害を負うことがあれば，診査医は保険会社に対し損害賠償責任を負う。

⑸ 注意義務の基準は一般の開業医と同じとするのが判例学説であるが，保険診査の特質（受診者が保険加入を望んで問診に正確に答えないなどの事情）により義務の程度が低いと考えられる。

以上のような分析をみても，明らかに，保険診査医は保険会社の方を向いて職務を果たせばよいということになっていたわけです。

新たな課題

しかし，本当にそれでよいのでしょうか。アメリカでは次のような設例が問題になっています。

「たった今，あなたが進行した前立腺ガンであると宣告されたとしましょう。このタイプのガンは早期発見されていれば十分に治癒可能ですが手遅れになれば助かりません。さて，実は1年1カ月前に，あなたは生命保険の加入を申請し保険会社には診査のための血液検査の結果が渡っており，しかもその結果があなたに知らされていなかったとします。繰り返しになりますが，この種のガンは早期に発見していれば十分に治ったはずのものです。もし，1年1カ月前の時点でこの情報がわかっていたらと考えない人がいるでしょうか」。

このような問いを保険診査医であるA医師が突きつけられた場合，2つの答え方があります。

1つは，受診者の自己責任を強調するものです。例えば，健康診断の結果，保険加入が断わられていれば，自分で健康をチェックする機会を作るのが当然であるとか，あるいは，そもそも1年に1度くらい（保険加入とは関係のない）健康診断を受けるのが当然であって，早期発見できなかったことについては自らの不注意を問うべきだというものです。

もう1つは，問題の健康診断が保険加入のためである以上，その診断結果を知らせる義務があるとすればそれは保険会社であり，健康診断を行った医師ではないという主張です。

これらの反論には一定の正当性がありますが，保険診査医以外の人に責任ありと主張するのは，責任逃れという印象を与えます。何しろ，保険診査医は健康診断の結果を知ってそれを保険会社には報告しているはずですから。アメリカの設例でいえば，前立腺ガンの疑いが濃いという受診者についての情報をその時点で知っているのは自分だけかもしれないということがわかっているはずだからです。

しかし，繰り返していえば，わが国では今のところA医師は先ほどのような反論をする必要もありません。「それは私の義務とはされていません」というだけで済むのです。

アメリカ医師会倫理規定の対応とその影響

ところが，アメリカ医師会は1847年の創立以来の歴史をもつ「医師の倫理規定」を1999年に改訂した際，この問題を取り上げて次のような新しい条項を挿入しました。

⑴ 保険診査医が保険会社のために健康診断を行う場合であっても，限られた範囲ではあるが受診者との間で医

師患者関係は存在すると考えるべきである。

(2) 保険診査医は受診者に対し，通常の医師と同様，以下の義務が認められる。

① 受診者の健康状況や障害を客観的に評価する義務。

② 受診者の秘密を守る義務。

③ 利益相反について，完全に開示する義務。保険会社との関係を説明し，自分が伝統的な医師患者関係（患者のために働く医師という役割）と異なる立場にあることを受診者に説明する義務。

(3) （最も注目すべき点として）医師には，重要な医療情報や診査の結果発見した異常につき受診者に知らせる義務が認められる。さらに，可能な限りにおいて，受診者が当該問題や診断を理解していることを確認すべきである。

この新しい規定の趣旨は，その任務が保険加入のための健康診断であっても，保険診査医も受診者に対し一定の義務を負うということです。ただし，それが「倫理規定」であるため，いわば道徳的な目標の宣言であって，法的な義務ではないと思われるかもしれません。ところが，アメリカ医師会の倫理規定は，伝統的に，何が医師の義務であるか，どのような行動をとるのが医師として適切かが裁判で争われた際に，たびたび参考にされてきました。まだ実際の判例はないのですが，この規定も，法的な義務と同視される可能性が強いのです。

再びわが国では　しかし，いずれにせよそれは遠いアメリカの話です。ただ，わが国においては，保険会社が健康診断の結果を知って，保険加入の可否を判断するのにそれを用いた後，健康診断結果の詳しいデータまで知らせることは行われていないようです。どの程度の健康状態まで保険加入を認めるか否かは企業秘密のようです。

そうだとすると，わが国でもアメリカの設例のような事態は生じうることになります。医師のあり方が問われる今日，わが国においても，保険診査医の法的な立場や責任について，今後，再検討される可能性があることに留意する必要があります。

《参考文献》

＊大谷實・医療行為と法（弘文堂，新版補正第2版，1997）165頁
＊樋口範雄・医療と法を考える（有斐閣，2007）27頁

〔樋 口 範 雄〕

4 産業医や保険診査医と受診者の関係

設問 5

(1) 私は保険会社と契約をしている医師です。高額の生命保険に加入希望の男性がいて，その健康診断を依頼されました。腫瘍マーカー等で前立腺ガンの疑いがあることがわかり，保険会社に通知しました。保険加入は認められなかったようです。ところが，1年後に，その男性が前立腺ガンで死亡し，健康診断でわかっていたはずなのにそれを知らせてくれなかったという理由で私を訴えてきました。私には法律上何らかの責任があるのでしょうか。

(2) 私はある会社の嘱託医です。医務室に定期的に勤務しその会社の社員の健康管理にあたっています。ある時，具合が悪いといって医務室にきた男性を診察し，レントゲンや血液検査をしたところ，肺に重篤な病のある可能性が強いことがわかりました。会社の人事部に通知し，精密検査を受けさせるよう連絡しました。ところが，何らかのミスで，この情報が本人に伝わらず，死亡した後になって，遺族から私の診察ミスか，少なくとも説明義務違反があるという訴えがなされました。私には法律上何らかの責任があるのでしょうか。

産業医と保険診査医

医師の中で，企業に雇用されその企業の従業員の健康に配慮する医師がいます。これを産業医と呼び，労働安全衛生法で，企業は産業医を選任して労働者の健康管理にあたらせなければならないとされています（13条）。また，生命保険等の保険加入の際に，保険会社と契約の上で健康診断（診査）をする医師も，産業医に似た立場にあります。

このような産業医や診査医が，診断をした相手方に対しどのような義務を負うのかが設問の焦点になります。というのは，これらの医師は，通常の医師と患者との関係とは何らかの意味で異なる立場に立っているからです。

例えば，産業医の組織である日本産業衛生学会の定めた倫理指針は次のように宣言しています。

「産業保健専門職の立場

産業保健専門職はその役割の遂行にあたって，以下の立場で臨む。

1 専門職であることと所属組織の一員であることを両立させる心構えを持つ。」

この場合，専門職であることとは，受診者に対し医師として最善のことを行うという意味でしょう。しかし，同時に，所属組織である企業の一員でもあります。そしてそれを両立させなければなりません。

同様に，産業医の倫理綱領（健康科学開発研究会）という文書の中には次のような項目もあります。

「産業医の独立性と契約

産業医は産業医学の専門家として，常に独立性を保持しなければならない。これは労働者側と経営側の両方に責任を持つことを意味することに留意すべきである。どちらか一方に偏った立場をとったり，両者に無責任であってはならない。産業医契約事項の中に産業医の独立性の確保に関する規定が盛り込まれるべきであり，契約の際にはこのことを十分に双方で確認することが大切である。」

第１の事例——保険診査医

まず設問の第1番目の事例を考えてみましょう（⇨〔**設問 4**〕も参照）。

大谷實教授は，医療と法を論じた著書＊1の中で，生命保険診査医の義務と責任について次のように説いています。

⑴　診査医の診断は，健康診断の場合と同じく治療を目的としない。

⑵　診断に関し善管注意義務を負うが，それは保険者に対し負うのであり，被保険者（設問のケースでいえば保険の加入希望者）に対し負うものではない。

⑶　注意義務の基準は一般の開業医と同じとするのが判例学説であるが，保険診査の特質（受診者が保険加入を望んで問診に正確に答えないなどの事情）により義務の程度が低いと考えられる。

つまり，法律的な見方では，保険診査医と生命保険への加入を希望して健康診断を受けた男性との間に関係はありません。保険診査医が関係をもっているのは，健康診断を依頼してきた保険会社であり，契約関係は保険会社にしかないのです。したがって，注意義務も保険会社に対する義務としてだけ考えられています。今回の健康診断は，保険加入の適格性があるか否かだけを判断するためのものであり，医師はそのための正確な資料を保険会社に提供すれば医師の責任は果たしたことになります。あとは保険会社がそれに基づいて一定の判断を下し，それを受診者に示すことです。この設問の場合，健康診断で不適格になったこと以上の情報を保険会社が伝えなかったと思われますから，遺族が訴えるとすれば保険会社の方であって，医師ではないという理屈になります。

しかも，保険会社の方にも，前立腺ガンの疑いがあるとの情報まで知らせる義務があるかといえば，それを認定するのも難しいと多くの法律家は判断するでしょう。健康診断を受けて保険加入を断られたなら，受診者が自分で精密検査を受けるのが当然であり，それを怠っておいて，保険会社やその診査医を訴えるのは筋違いという議論になる可能性があります。

しかし，このケースでは，診査医は，保険会社と保険加入希望者との間に立って，相反する義務の間でその両立を図るというような場面でないことに気づくべきです。その機会があるなら，診査医が保険会社に健康診断の結果を伝えるとともに，同じ内容の情報を受診者に知らせても，保険会社に直接の損害があるとは思われません。たまたま保険加入のために受けた健康診断で異常がわかり，早期発見で治癒が可能になれば，こんなによいことはないはずです。

ところが，法律上は，医師にも保険会社にも説明義務（情報提供義務）がないとするのがおそらく現在の状況です。

第２の事例——産業医

産業医については，少し異なる法の対応がみられます。労働安全衛生法は，事業者に対し，従業員の健康診断を行う義務とともに，その診断結果を従業員に通知する義務を課しているからです（66条の6）。違反者には50万円以下の罰則もあります（120条）。そこでは，産業医ではなく事業者である企業に通知義務を課しているわけです。したがって，肺の病について通知を受けていなければ，それは明らかにこの企業のミスであり，企業を訴えて勝訴することができるはずです。逆に，産業医を訴えても，産業医が直接契約上の義務を負っているのは企業に対してであり，受診者ではないとして，責任は認められないと考えられます。

しかし，このような制度設計には問題点もあります。

⑴ 事業者を通知義務者にした場合，設問にもあるように，何らかのミスで本人に正確な情報提供のなされないリスクが生じます。これには，事業者が医療の専門家でないために通知内容の適切さを判断する能力がないということも含まれます。

⑵ 事業者が通知義務者であるということは，医療情報が事業者に伝わることを前提としています。従業員の健康が事業に影響を及ぼす場合（他の従業員の安全にも関わる場合）や，従業員自身の健康の確保のため事業者が何らかの措置を講ずべき場合には，そのようなしくみにも一定の合理性が認められます。しかし，事業への影響も少なく，従業員本人も事業者に知れることを望まないケースもあるかもしれません。わが国のしくみでは，このような場合に対処する用意がありません。

ただし，今回の設問は，⑵のようなケースではないと考えられます。⑵にあたるケースなら，冒頭で紹介したような，産業医の独立性や，事業者と労働者の両方に責任を負うというディレンマが直接問題になります。

しかし，この設問において産業医は，会社と労働者との間に立って，相反する義務の間でその両立を図るというような立場に置かれているわけではありません。産業医が会社に診断結果を伝えるとともに，同じ内容の情報をこの社員に知らせても，会社に直接の損害があるとは思われません。そうだとすると，医師に説明義務を課すことも十分考えられます。

アメリカでの方向性 実はアメリカでは，そのような方向に動いているのです。かつては，これらの設問のような事例がアメリカで生じた場合，医師には何の責任もないとされていました。

ところが，1999年，アメリカ医師会は「医師の倫理規定」に新しい条項を挿入しました。

⑴ 雇用者，事業者，保険者のために健康診断を行う場合であっても，限られた範囲ではあるが受診者との間で医師患者関係は存在すると考えるべきである。

⑵ （雇用者等の）第三者との関係があるにもかかわらず，このような場合の医師にも，通常の医師と同様，以下の義務が認められる。

① 患者の健康状況や障害を客観的に評価する義務。

② 患者の秘密を守る義務。

③ 利益相反について，完全に開示する義務。第三者との関係につき開示し，伝統的なフィデュシャリー（信認義務を負う者）としての役割と異なる立場にあることを説明する義務。

⑶ 医師には，重要な医療情報や診査の結果発見した異常につき患者に知らせる義務が認められる。さらに，可能な限りにおいて，患者が当該問題や診断を理解していることを確認すべきである。

この⑴と⑶の部分を再読してください。つまり，アメリカ医師会は，産業医や保険診査医に対し，その診断結果を説明する義務を課したのです。

これは医師会の倫理規定であり，法律上の話ではないと考えそうですが，実はそうでもありません。すでにアメリカの裁判例では，この規定を受けて，産業医の法的責任を認めた例があるのです。医師たちが自主的に定めたルールを，法がその内容に取り込んでいくのです。しかも，アメリカ医師会の倫理規定の新しいコメントでは，このような形で裁判に影響を与えたことを誇らしげに記述しています。

このような方向性はアメリカでだけ適切とされ，わが国では無関係なことでしょうか。わが国の法律論では，設問のようなケースで，まず医師（産業医および保険診査医）と診断の相手方との関係を考え，両者に契約関係がないとして，それで法律上の議論を打ち切る傾向があります。しかし，産業医であれ，保険加入のための診査であれ，診断を受ける者は，何らかの期待や不安を抱いて医師に向かうものです。両者に何の関係もないはずがありません。関係はあるのですが，法律は契約という中間的概念を入れてその間を遮断しているようにみえます。再検討の必要がある場面の１つだと考えられます。

＊1　大谷實・医療行為と法（弘文堂，新版補正第２版，1997）165 頁

《参考文献》

＊樋口範雄・医療と法を考える（有斐閣，2007）27 頁以下

〔樋 口 範 雄〕

科料と過料

『井上ひさしの日本語相談』（朝日文芸文庫・1995）には，「固い」，「堅い」，「硬い」の区別がわかりませんという小学生の質問に答える部分があります，確かに日本語では同音異義語が多く，なぜそれが多いのかの謎解きもしてくれているのですが，それにしても先の質問は難しいですね。

これに比べると，「科料」と「過料」の区別は明確です。前者は刑罰，後者は刑罰ではないというのですから。日本の刑罰は，「死刑，懲役，禁錮，罰金，拘留及び科料を主刑とし，没収を付加刑とする」と定められており，金銭的な刑罰である財産刑のうち１万円以上は罰金，1,000 円以上１万円未満が科料とされています。これに対し，過料の方は，例えば裁判員制度が始まって，裁判員候補者になった人が正当な理由なく出頭しなかったり（10 万以下の過料），法人の理事が登記を怠ったりした場合（50 万円以下の過料）など，様々な場合に適用されますが，犯罪ではありません。同じ読みでは誤解が生じやすいので，法律家は，科料は「とがりょう」，過料の方は「あやまちりょう」と呼ぶ人もいます。関連して，犯罪に対する刑罰は「科す」ですが，通常の義務は「課す」ものでやはり区別するのが普通です。

冒頭に掲げた本では，紋切り型表現の分析もしています。医療事故の場合の「再発防止に努力します」も単なる紋切り型表現にしてはならないことは明らかです。

〔樋 口 範 雄〕

5 謝罪と説明――良好な医師患者関係のために

設問 6

A医師は呼吸器を専門とする医師で公立病院に勤めています。最近次のような経験をしました。患者のBさんの肺に腫瘍が発見され，それが良性のものか悪性のものかの判断が困難で，部分切除の手術を行いました。その際に，インフォームド・コンセントを得る過程において，悪性である可能性を疑っているものの，良性の可能性もあることをBさんに伝えました。手術自体には問題がなく，術後の経過も良好でしたが，摘出した腫瘍部分の病理検査結果が判明し，良性のものであったことがわかりました。退院前の説明の際，結果的に良性の腫瘍について手術をしたことになったので「申し訳ありませんでした」と言葉を添えました。

後日，公立病院を監督する自治体の医療監督部から電話が来ました。Bさんから，誤診があったのではないかという相談があったというのです。しかも，A医師の申し訳ないという言葉で，そのような疑いが生じたというのです。A医師はこのような場合，どう対応すべきだったのでしょうか。

医師と患者の誤解

ゲーテの言葉に「医者をほんとに信頼することができないのに，しかも医者なしではやって行けないところに人間の大きな悩みがあります」*1というものがあります。この設問も，まさに医師と患者の間の微妙な関係を示すものです。患者のBがA医師の説明を聞いて手術を決断したのは，A医師を信頼したからです。Bは，A医師の説明を聞いて，このまま腫瘍を放置するリスクと，手術を受けて摘出する場合のリスクを比較し，医師の勧めに従い後者の道を選択したはずです。しかし，結果的に腫瘍が良性であるとわかった上に，A医師からの「申し訳ない」という言葉を聞いたため，A医師への信頼に揺らぎが生じ，何らかの過誤があったのではないかと疑うに至ったのです。しかも，その疑いをストレートにA医師にぶつけることができず，監督機関である地方自治体の担当者に相談することになりました。

これは東京都で実際に起こった事例であり，このとき東京都で医療監視を担当する担当者は，冷静に対応して，A医師とBさんの間の仲介役を務め，患者も納得して訴訟にはなりませんでした（参考文献参照）。しかし，医師と患者の間に誤解が生じやすいことは，この実例が示すとおりです。

誤解または認識のギャップの原因

この例における誤解は，次のような構造を示しています。

(1) 腫瘍を放置してそれが良性であるというチャンスにかけること（他方で，悪性であった場合には取り返しがつかないというリスクを引き受けること）と，腫瘍を摘出して悪性である場合のリスクを排除すること（他方で，良性であった場合には不要な手術であったことになり，肺を一部切除したことによるその後の生活への影響というリスクを甘受すること）との間で，選択を迫られる状況が存在し，医師の助言を得て患者が後者を選択したこと。

⑵　結果的に，腫瘍は良性であり，それによる後者の選択に伴うリスクが現実化したこと。

⑶　医師の「申し訳ない」という言葉が，結果が裏目に出てしまったことを残念に思うという人間的な共感・同情を示す趣旨であったにもかかわらず，患者には，手術前の段階で，この結果が予測できたはずであり，引き受けなくともよいリスクを医師の過誤のために引き受けさせられてしまったのではないかという疑念が生じたこと。

では，「申し訳ない」と医師がいわなければ，このような誤解は生じなかったのでしょうか。俗説では，アメリカにおいて医療過誤訴訟があまりに頻発するため，医療事故の後，アメリカの医療従事者は決してI am sorry.（申し訳ないという意味，過ちがあったことを認めての謝罪の意味にもとられかねない表現）をいわないというものがありますが，この設問が示唆するのは，わが国でもそのようにすべきだという教訓でしょうか。

そうではないと考えられます。「申し訳ない」という言葉は，重要な意味があると思われますが，それだけが今回の誤解の原因だとはいえません。それは，病理検査の結果，腫瘍が良性だとわかったということが，Bさんにとって完全に想定内のことであるなら，言い換えれば，自らがリスクを引き受けた範囲内のことだと意識されていれば，その後の「申し訳ない」という言葉も，現在の医学水準ではどうしようもない結果（つまり運命）に対する人間的共感をA医師が示してくれたものと受け取った可能性が強いからです。

そのように考えると，問題は，もっと以前から生じていたことになります。

誤解の防止策　この設問のような事例で，医師と患者の間に誤解が生じ紛争が起こるのを防ぐには，少なくとも3つの対応があります。

第1に，Bさんの病状の診断について，事前の説明をもっともっと丁寧にすべきだったと考えられます。一般に，医師としては10説明したと思っても，それを聞いた患者が理解している内容は10どころではなく，ずっと少ないものです。それには，医学的な知識の差，自らの病状について聞くときに冷静ではいられないという要素，さらに，患者の性格によって，リスクを過大にみる傾向のある人と，逆にリスクを過小に評価する傾向のある人がいるという個人差などが影響します。したがって，医師がこれで十分だと考える説明は，実はまだ十分でないと認識して，行動する必要があります。最も大事な点を書面にしておいて手渡すことや，患者1人ではなく付添いの人とともに説明をする方法，場合によっては同じ説明を複数回行うことなど，工夫が必要です。

第2に，手術の前の段階における複数の選択肢についてリスクを比較する必要があるわけですから，A医師の方で，患者にセカンド・オピニオンを求めて，現在の医療水準では問題の腫瘍が悪性とも良性とも決めかねる状況にあることを確認するよう勧めるという方法もあります。それは，A医師が自らの診断に自信がないからではなく，結局，リスクを引き受けるのは患者であるため，本当に納得して決めた方がよいからという趣旨であり，そのためにセカンド・オピニオンをとることも勧めるのだという点をはっきりさせておくべきです。そのような配慮は，患者にとって，A医師がそこまで自らの運命に配慮してくれているという思いを生むと同時に，そこまでやれば結果がどうであれできるだけのことはしたという気持ちになるでしょう。

第3に，手術後に病理結果が良性腫瘍を示した場合，それを正直に伝えることはもちろんですが，「申し訳ない」という言葉に，「事前の判断としてはやむをえなかったとしても結果的に残念だという意味であること」と，もしもそれがいえるのであれば，「同じような症状を呈した患者が今後出てきた場合に，今度のような経験が積み重なるようなら，良性腫瘍である可能性が強いとして，手術に踏み切らないケースが増えることになること」も付け加えたらよいと思われます。良性腫瘍であったことは，患者にとって基本的にはよかったという事実であり，しかも，手術に踏み切ったことも，全面的な失敗で意味のないことではない点を確認しておくべきです。それは，完全にはわからない病気・病状に立ち向かう，いわば同志としての医師と患者の関係を再確認することにほかなりません。

＊1 高橋健二編訳・ゲーテ格言集（新潮文庫，1952）

《参考文献》

＊櫻山豊夫・知っておきたい医療監視・指導の実際（医学書院，2004）220頁

〔樋口範雄〕

謝罪の変遷

歴史的には医療者がpaternalisticな時代には医療者はどちらかというと安易に申し訳ないという言葉を使ってきました。ところが，医師・患者関係の変化とともに言葉が文字どおりに解釈されて，法的責任・経済的賠償が厳しく求められるようになると，保険会社や事務部門の指示もあり軽々しく申し訳ないという言葉を発するのはご法度となるばかりか，直接会って，予め決められた言葉以外を交わすことに慎重になっています。ついには，人間関係がぎくしゃくして通りすがりの挨拶に言葉を交わすこともなくなってコミュニティーが破壊されてしまった事例もあるほどです。患者としては真実を知りたいという本来の希望が満たされず，不満が高まるばかりということにもなっています。そこで，米国などでは積極的に謝罪をする方がよいという考え方も出てきています。日本でもその考えを取り入れて「医療事故：真実説明・謝罪プロジェクトSMAN（stop-medical-accident. net)」といった流れがでてきています（http://www. stop-medical-accident. net/)。ただ形式的な謝罪ではなく内容を伴ったものにするため，制度的にも「医療関連死の死因究明モデル事業」の委員会では「医療従事者，法律関係者，遺族の立場を代表する者」により構成されるようになっています。本モデル事業をもとに2008年度から診療関連死の届出が全国的に展開されようとしています。ほかに，医師の過失が立証できなくても患者に金銭補償を行う「無過失補償制度」も検討されています。

〔木戸浩一郎〕

1　倫理委員会の意義と機能

設　問　7

A医師の属する病院に，ガン治療に関する多施設共同研究に加わってほしいとの依頼が来ました。参加を求められたA医師は，それを倫理委員会にかけるようにと言われました。臨床研究に関する倫理指針というものがあり，医学研究のためには倫理委員会の審査が必要であるという話を聞いたことがありますが，A医師には，その詳しい内容はわかりません。この場合の倫理委員会はどのような構成で何を審議するものなのでしょうか。

倫理委員会――アメリカの倫理委員会

わが国の倫理委員会は，アメリカで始まった制度を取り入れたものです。医療倫理が大きな社会問題として意識されるようになったのは，第二次大戦後，とりわけドイツのナチス体制において人体実験を行った多数の医学研究者たちが戦争犯罪者として訴追されたニュールンベルグ裁判と，そこで宣言されたニュールンベルグ・コードに始まるとされています。しかし，アメリカでは，これはナチス体制の特殊な事例だと考えられていました。ところが，1960年から70年代の初めに，タスキギー事件が明るみに出されます。1940年代に梅毒の特効薬が見つかった後も30年近くにわたって南部の黒人を中心とする多数の患者に薬を処方せず，梅毒の自然的経過の観察研究が続けられていたという事件です。しかも，それには連邦政府や有名な大学の研究機関が関与していました。この事実はアメリカ社会に強いショックを与え，医学研究の適正化のため，インフォームド・コンセントが強く主張されるようになりました。連邦議会は，1974年，医学研究に関する法律を制定し，適切な医学研究遂行のためには被験者のインフォームド・コンセントと倫理委員会の承認が必要であるという新たなしくみを義務づけることにしました。

この倫理委員会は，医学研究を行う機関内に設置することが義務づけられたので，機関内審査委員会（IRB, Institutional Review Board）と呼ばれています。新薬の承認手続の際にもこの研究倫理審査委員会の承認を得た治験が必要とされます。

他方で，臨床の場面でも従来にない新しい問題が生起するようになりました。例えば，終末期医療の場面での延命治療の是非や，重症の新生児にどこまでの医療措置を行うか，生体間の臓器移植の可否など，医学の進展で新たな課題が生まれました。また，手術に際し輸血拒否を主張する患者など，患者の自己決定権が伝統的な医師のパターナリスティックな考え方と衝突する場面も出てきました。そこで，臨床上の倫理的課題を議論する病院内倫理委員会（HEC, Hospital Ethics Committee）が自主的に設置されるようになりました。

わが国の倫理委員会は，これら2つの委員会の機能を合わせて取り入れたものです。

倫理委員会――わが国の場合

わが国の倫理委員会の最初は，1982（昭和57）年，徳島大学医学部において，体外受精・胚移植の臨床応用に関する倫理的検討を行うため設置されたものだそうです。その後10年ほどの間に全国すべての大学医学部・医科大学に倫理委員会が設置されました。アメリカでの倫理委員会設置の動きを経験した医学研究者が帰国しその経験を伝えたことが大きな力となったとされています。

一方，新薬の承認過程については，アメリカとヨーロッパおよび日本との間で薬事規制のハーモナイゼーションが検討され，1996（平成8）年に同じルールが適用されることになり，1997（平成9）年，「医薬品の臨床試験の実施に関する省令」（当時は厚生省。平成9・3・27）が定められます。医学研究のうちで新薬や医療器具の開発に関しては，法的な義務として治験審査委員会の設置が義務づけられることになりました。

その結果，わが国の大学等では，法令上義務づけられた治験審査委員会と，新薬や新しい医療器具の承認とは直ちに結びつかない医学研究や臨床の場面で起きる倫理的問題を扱う倫理委員会の2つの委員会が設置されています。アメリカでは，研究はIRB，臨床上の問題はHECというように分かれたものが，日本に入ってくると，法令上の義務のある治験の委員会とそれ以外の倫理委員会に分かれることになったわけです。したがって，わが国の倫理委員会では研究と臨床という異質な2つの問題を扱うことになりますが，研究と臨床の境界は必ずしも常に明確に分かれるわけではないので，それも許容することができるかもしれません。ただし，研究と臨床の場面では，明らかに異なる事情（例えば，医師がどんなに善意であっても，さらに一般的には研究熱心であること自体はどんなに賞賛されることであっても，医学研究については臨床の場面にない種類の医師自身の利益が介在すること）が認められるので，日本的なやり方はそれを曖昧にするおそれがあります。また，同じ医学研究なのに，別個の委員会で審議し，ルールが異なる可能性を作ることにも疑問を呈することができます。

倫理委員会の構成と役割

治験審査委員会の構成は，先に紹介した「医薬品の臨床試験の実施に関する省令」の28条によれば，次のようなものです。

「**第28条**　治験審査委員会は，次に掲げる要件を満たしていなければならない。

1　治験について倫理的及び科学的観点から十分に審議を行うことができること。

2　5名以上の委員からなること。

3　委員のうち，医学，歯学，薬学その他の医療又は臨床試験に関する専門的知識を有する者以外の者（次号の規定により委員に加えられている者を除く）が加えられていること。

4　委員のうち，実施医療機関と利害関係を有しない者が加えられていること。」

倫理委員会については法令上の定めはありませんが，実は，厚生労働省では研究のための倫理委員会に関するいくつかの指針を定めて公表しています。しかもそれはガイドラインにすぎないとはいえません。この指針を守らないと科学研究費など国からの資金を受けられないことになっているからです。例えば，2003（平成15）年に厚生労働省が定めた「臨床研究に関する倫理指針」(平成 15・7・30 医政発 0730009 号,平成 16・12・28 医政発 128001 号。2004年に全面改正) では,倫理的観点および科学的観点からの審査を行うという役割が定められ,メンバーの構成について次のように記されています。

「⑴ 倫理審査委員会は,医学・医療の専門家等自然科学の有識者,法律学の専門家等人文・社会科学の有識者及び一般の立場を代表する者から構成され,かつ,外部委員を含まなければならない。また,男女両性で構成されなければならない。

⑵ 審議又は採決の際には,自然科学分野だけではなく,人文・社会科学分野又は一般の立場を代表する委員が1名以上出席していなければならない。

⑶ 臨床研究機関の長など審査対象となる臨床研究に携わる者は,当該臨床研究に関する審議又は採決に参加してはならない。ただし,倫理審査委員会の求めに応じて,会議に出席し,説明することはできる」(第 3⑵細則)。

したがって,A 医師が研究計画書を提出する倫理委員会も次のような要件を満たしていることが予想されます。

① 人数の定めはないものの,おそらく 5 名以上の委員がいる。

② 医学専門家以外の者が委員に含まれ,とりわけ法律家を含む。

③ 専門家以外の「一般の立場を代表する者」も入っている。

④ 委員に男女両性を含むという要件も満たされている。

⑤ なお,仮に A 医師が倫理委員会の委員であった場合には,自分が関係する今回の共同研究については審議や採決に参加できない。

倫理委員会の課題 では,このような倫理委員会は,医学研究や臨床上の医学的措置について,「倫理的観点および科学的観点」からの審議を尽くし,それが大きな意義を有しているでしょうか。アメリカでは,ごく最近,医学研究で有名な大学でスキャンダルが生じ,被験者が訴訟を起こす事態となり,裁判所が,判決の中で,機関内審査委員会がまさに機関内であるために有効なチェック役を果たしていないと指摘することがありました。アメリカでは法令によって,構成メンバーも医療の専門家以外の人を多様な形で含むように定められているのですが,それが必ずしも十分に機能していないという指摘です。

わが国の場合,倫理委員会は指針という形での規制にとどまっていますが,それを法制化すれば問題が解決するというものでもありません。1989 (平成元) 年以来,わが国の医学部と医科系大学の倫理委員会は,「医学系大学倫理委員会連絡会議」を毎年定期的に開催していますが,これは「連絡会議」にすぎないとされています。しかし,せっかく,倫理委員会のメンバーが定期的に会合するのであれば,それぞれの倫理委員会が抱える問題を共通の課題としてそれに対処するルール作りを自ら始め,被験者の保護のために十分適切な役割を果たしているかを検証していく機関に変えていくことが求められていると思われます。

《参考文献》

＊赤林朗「倫理委員会の機能:その役割と責任性」浅井篤他編・医療倫理 (勁草書房,2002) 281 頁

＊星野一正「日本における医系大学の倫理委員会の歴史的背景」時法 1729 号 (2005) 69 頁

〔樋 口 範 雄〕

2 倫理委員会の法的責任

設 問 8

A医師は知人のB医師から，B医師の所属するC大学病院の倫理委員会で委員になってくれるよう頼まれました。1カ月に1度，委員会に参加して，C大学病院の医師たちが行う臨床研究の審査や，病院で生ずる倫理的な問題の審査に加わってほしいというのです。引き受けてもいいと思っているのですが，倫理委員会の委員には，その決定につき何らかの責任を伴うものでしょうか。その他，倫理委員会の委員になるについて，何か気をつけておくべき点はあるでしょうか。

倫理委員会の役割と構成

設問にあるような倫理委員会は，わが国のすべての大学医学部と医科系大学に設置されています。その役割は，医学研究と臨床上の倫理的問題について，科学的正当性と倫理的妥当性を審査することです。厚生労働省は2003（平成15）年に「臨床研究に関する倫理指針」（平成15・7・30医政発0730009号，平成16・12・28医政発128001号。2004年全面改正）を定めて，その中で倫理委員会の位置づけをしました。そこでは「倫理審査委員会は，医学・医療の専門家等自然科学の有識者，法律学の専門家等人文・社会科学の有識者及び一般の立場を代表する者から構成され，かつ，外部委員を含まなければならない。また，男女両性で構成されなければならない」とされており，A医師は医学・医療の専門家であると同時に，外部委員として参加することになります。この指針は文字通りのガイドラインのはずですが，実際にはどの大学病院もこれを遵守しています（倫理委員会については⇨〔**設問7**〕）。

倫理委員会の責任

倫理委員会は，C大学病院において，そこで行われる臨床研究の是非と実際の診療に関し重要な問題が出てきた場合にそれを審査するわけですから，その結果，次のような事態が生ずる可能性があります。

(1) 倫理委員会が認めた臨床研究の結果，被験者に予想以上の副作用が発生し，人的な被害が出て訴訟になる。

(2) 同様に，倫理委員会が認めた臨床的治療手段を実施したところ，結果がうまくいかず，患者または遺族から病院が訴えられる。

このようなケースで倫理委員会も責任を問われ，委員にも責任が及ぶことがあるでしょうか。

倫理委員会はそもそもアメリカで生まれたものであり，しかもアメリカは訴訟大国でもあります。したがって，倫理委員会が訴えられることは十分に考えられます。その場合，倫理委員会は法人ではないので，個々のメンバーが訴えられることになります。実際，1980年代に重度の障害を負った女性がすべての措置を拒絶した際，栄養管の強制的挿入を認めた倫理委員会をこの女性が訴えた例があります。しかし，訴えは途中で取り下げられました。その後も，それ以外に訴訟になったケースはないようです。

では，アメリカですら，倫理委員会のメンバーが委員会の決定に関し後に訴えられる危険がないかといえば，そうではないようです。ただし，被害者からすれば訴える相手として病院や研究・治療の責任者たる医師が存在するので，実際に訴えられるリスクは少ないといえます。このような事情はわが国にもあてはまります。

助言と決定

倫理委員会の責任については，倫理委員会が決定権をもつ場合と助言・勧告をするにすぎない場合とで異なるという見解もあります。医学研究についてアメリカの連邦規則に定める倫理委員会（IRB, Institutional Review Board，機関内審査委員会と呼ばれます）は，当該研究の承認をするか否かを決定する権限のあるものとして明確に位置づけられています。これに対し，わが国の厚生労働省指針では，「倫理審査委員会は，臨床研究機関の長から臨床研究計画がこの指針に適合しているか否かその他臨床研究に関し必要な事項について意見を求められた場合には，倫理的観点及び科学的観点から審査し，文書により意見を述べなければならない」（第3(1)）と定めており，明らかに，臨床研究機関の長に対し助言する役割だとされています。

この点は，日本の倫理委員会の方が法的な責任を問われる可能性が少ないとされる根拠になるでしょう。ただし，実際には，常に倫理委員会の意見どおりに長の決定がなされるのが通常であり，実質上の決定に大きく関与しているという意味で，助言にすぎないから責任を負わないという形式論が本当に通用するかは疑問が残るところです。

免責の明示

アメリカでは，ごく少数の州で，倫理委員会の法律上の責任免除を法律で定め，訴えられる可能性を排除しているところがあります。しかし，大多数の州では，そこまで明確な措置はとられていません。

その背景には，アメリカの場合，医療過誤訴訟が多数あるため，病院が，病院の職員やそこで働く医師をカバーする賠償責任保険に入っており，倫理委員会の構成員もそれに含まれるという理解があります。もちろん，保険によっては，倫理委員会のうちの外部委員までは保険の対象としないことが考えられるので，病院がそのような委員に対して万一の場合でも賠償責任を肩代わりすることを予め約束するケースがあります。

わが国の場合，倫理委員会自体，明確な法的根拠を有するわけではなく，先に述べた厚生労働省の指針によっているわけですから，いわんや法的な免責を定めた規定があるはずもありません。しかし，その役割が臨床研究機関の長へ意見を申し述べることとされているので，被験者や患者に直接の責任を負わないと考えられているわけです。ただし，前述のようにそれには疑問も残ります。例えば，臨床試験を行おうとする医師が被験者からインフォームド・コンセントを取得することを省略し，倫理委員会がそれを知りながら承認するというような極端な事例を考えると，倫理委員会はその判断に対し法的責任をまったく負わないとすることにも躊躇を覚えます。とりわけ，非専門家を交えながらも全体として専門家集団たる判断を求められる倫理委員会には，専門家としての責任があるはずだからです。

ただし，現状において設問について考えると，A医師が，倫理委員会委員としてその決定に法的な責任を問われる可能性はほとんどないということができます。

その他の留意事項　倫理委員会の委員になった場合，審議事項について真摯に議論を行うというのがA医師の役割です。その際，特に注意すべき点が2つあります。

第1は，審議に関して知り得た情報の扱いです。守秘義務がかかること，さらに，その情報を利用して自らの利益を図るような行為が禁じられます。前者の例としては，終末期医療の問題が議論された際に，当該患者や関係した医師の名前その他の情報を知ることがありえますが，それを余所で話してはならないということです。後者の例としては，ある医学研究の帰趨が予測され，それに協力する企業名が情報として出てきた際に，その情報を利用して株式の取引を行うことなどが考えられます。

第2に，利益相反に注意が必要です。例えば，厚生労働省の指針では「臨床研究機関の長など審査対象となる臨床研究に携わる者は，当該臨床研究に関する審議又は採決に参加してはならない」（第3(1)細則3）とされています。A医師が何らかの臨床研究に加わった場合で，それがC大学の倫理委員会に出てきた場合，A医師は，審査に加わることを自ら回避しなければなりません。そうしない場合，後に，すべての研究が終了した後でも，当該研究は有効な倫理委員会の承認を得ていないことになり，すべてが取り消されるおそれがあります。

また，倫理委員会で審議する事項に関して，それに含まれる企業や被験者，あるいは患者とA医師が何らかの関係をもっている場合にも，やはり審議に参加することはできません。企業との関係は，たとえ数は少なくとも当該企業の株式をもっていることがその典型ですが，他にも当該企業から委託金を得て別個の研究をしているケースなどが考えられます。

《参考文献》

＊アンドリュー・L・メリット（アメリカ医事法研究会紹介抄訳）「病院倫理委員会の不法行為責任」ジュリ934号（1989）79頁，後に「病院倫理委員会の不法行為責任」植木＝丸山編・医事法の現代的諸相（信山社，1992）457頁に収録。

〔樋口範雄〕

第2部

医業・医療従事者

Ⅰ　医療行為の意義と資格
Ⅱ　医師法上の義務
Ⅲ　その他

1　医療行為の意義と医業独占

設問 9

A医師は，ピアスを付けるため耳に穴を開けるよう患者のBさんに依頼されました。これは，医療といえるのでしょうか。しかし，医療でないとすると，今度は，医師以外の人もできることになります。Bさんが，医師ではない友人のCさんに依頼して同じことしてもらった場合，Cさんの行為は法律上どのように評価されるのでしょうか。

おそらく，医療行為とは，医師にしかできないとされているものでしょうが，そもそもどのような行為が医療行為とされるのでしょうか。

医師法17条と医業独占

医師法17条には「医師でなければ，医業をなしてはならない」という定めがあります。その違反者は3年以下の懲役または100万円以下の罰金（それが合わさる併科もありえます）という刑罰に処せられるのです。このような厳しい規定を置くのは，医療の対象が人間であり，間違いが許されないとされているからです。そこで，一定の資格をもつ者だけに医療行為（以下，医行為と呼びます）を委ねて，国民の健康と安全を図るという趣旨です。そのために，有資格者である医師に医業の独占が認められています。

これは，いかにも当然の定めのようにみえて，現実には，いくつかの問題が生じています。

(1)　医師が独占する医業とは医行為を業として行うことですが，それは何を意味するのでしょうか。設問でいえば，器用な友人が耳に穴開けをしてくれた場合，それは業としてではないのでこの規定にふれないのでしょうか。あるいはそもそも医行為というほどのものではないのでしょうか。

(2)　医業独占は，医師でない者に対するものですから，実は，まったくの素人ばかりでなく，医師以外の医療専門職にもあてはまる規定です。わが国では，ずっと長い間，看護師による静脈注射は医行為であって，法律上できないものと解釈されてきました。しかし，実際には多忙な医師がすべての静脈注射をすることは不可能なので，多くの看護師が静脈注射をしてきたのです。しかし，つい最近まで，法律的には違法な行為だと観念されてきました。このように，医療従事者の間でも，一部の医行為を行う専門家（例えば助産行為をするのが助産師です）を定め，たとえ医療従事者でも，他の医療従事者はそれができないという形で（例えば，看護師が助産行為をすれば刑罰の対象となるというように），一定業務の独占を定める場合もあります。

これもまた，当該業務の特別な資格を有する専門家だけが行うことができるとすることで，国民の健康と安全を図ろうとしてきたわけです。

広い医行為・薄い業概念

(1)　医行為および医業については，その範囲が極めて広く解されてきました。従来の行政解釈および判例によれば，医業とは，「当該行為を行うに当たり，医師の医学的判断及び技術をもってするのでなければ人体に危害を及ぼし，又は危害を及ぼすおそれのある行為（医行為）を，反復継続する意思をもって行うこと」だとされてきました*1。

つまり，医行為とは，医療的判断と医療的技術の両方を要求する行為であって，そのどちらかが欠ければ人体に危害を及ぼすおそれのあるものです。医師は医療の専門家として，判断と技術の両方を備えているとみられているわけです。だからこそ，医師だけに医業を「独占」させるのであり，医業独占は人々（患者）の安全を図るための手段です。

実際，医行為および医業の範囲は，極めて広いものと解釈されてきました。人体に危険が生ずるおそれがある，という場合の「危険」とは抽象的危険で十分とされ，1948（昭和23）年には血圧測定も医行為という通知が当時の厚生省から出されています。その際の説明は，「医学の知識を有しない者が測定するとその誤差が甚だしく大きくなり，ひいては患者の疾病に大きな影響がある」というものでした。同様の理屈で，つめ切りや浣腸，耳掃除まで，それを「業」として行うことは医師法違反だとされてきたのです。

しかも家庭内でのつめ切りや血圧測定は「業」ではないから大丈夫と安心してはいけません。法律上の「業」とは反復継続する意思さえあれば十分とされ，営利目的は不要です。家庭外という制約もありません。いわんや通常の意味での事業ということでなくてかまわないのです。

(2) このように医行為と医業の概念を広く解することには，健康に関する規制機関であり医師法を所管する行政庁にはメリットが存在します。規制対象を広くとることができるからです。しかし，同時に，医師にとってもメリットがあります。自らの独占する業務の範囲が広くなるからです。

しかし，規制の必要のないところまで，あるいは独占のメリットがない範囲まで，行政や医師会が，医師法17条の対象としようとしていたとは思えません。家庭内の血圧測定で逮捕された話はありえないからです。

医行為と医業の解釈自体を抽象的に広く解釈することは，刑罰の対象となるおそれのある人々，とりわけ事業の一環で行おうとする人々には強い威嚇効果をもってきました。問題は，規制の必要のない人々の間で不安に思うような事態を生んだことです。

設問のピアスの例は，これまでの解釈からすると，明らかに医行為であり，A医師が行うのは問題ありませんが，友人のCさんが同じことを行うと医師法違反といわれても仕方ありません。もしかしたら，Cさんは，一生で一度だけ友人のためにしてあげようという気持ちだったかもしれませんが，通常，親切なCさんは友人であれば誰にでも同じことをしてあげようと思うものです。したがって，反復継続の意思ありとされ，まさに偉業ではなく「医業」を行ったことになるのです。

しかし，本当に，Cさんを医師法違反で告発する必要があるかといえば相当に疑問が残ります。とりわけ，耳に穴を開ける技術や道具の安全性が高まり，ほとんど100％危険がなくなるという事態が仮に生じたとすると，そもそも医行為というほどのものかという疑問も出てくるでしょう。

近年，医師法17条をめぐっては，見直しの気運が高まっています。その背景には，少なくとも4つの事情があると思われます。

医業独占の見直し 医師法17条の定める医業独占が広すぎるという批判や再検討の兆候が現れた背景には，次のような事情があります。

(1) 1948（昭和23）年に制定された医師法が，その後の医療関係技術の進歩と国民の間での医療知識の普及に対応していないという問題があります。

血圧測定に関する先の記述などはその典型でしょう。あるいは最近目にすることの多いAED（自動体外式除細動器，Automated External Defibrillator）もそうです。突然，心臓発作を起こした人に電気ショックを与えて蘇生させるこの機械はまさに素人が使えるように工夫されたものであるのに，その使用が明らかな医行為であったために，使ってはいけない，医師法違反だということをおそれる人たちが出てきたのです。厚生労働省は，2004（平成16）年になって素人でも使用してよいという通知を出しましたが，それには時間がかかったのです。このように，医療安全のための技術の進歩や知識の普及に，医師法17条による医業独占がうまく適合しない事態が生まれているということです。

(2) 医療従事者の種類の多様化も見直しの一因となる事情です。かつては，医師と看護師とが患者に向かい合うという古典的なイメージでしたが，今，大きな病院に行くと，様々な医療従事者がいます。臨床検査技師，放射線技師，言語聴覚士等々です。専門分化が進むのはいいことですが，必ずそれぞれの専門領域の確定が必要になり，他の医療従事者は立ち入れない領域が生まれます。境界線を越えると刑事罰という医師法17条と同じしくみがとられ，共同で医療を行い，互いに助け合うという現場とのずれが生じてきます。助産師の数が足りなくて，看護師が一定の内診を行うことの是非が問題になるのはこの場面です。

(3) 近年における在宅医療の推進も医師法17条見直しの大きな要因です。在宅医療とは，文字どおり，傍らに医師がいない状況において素人が医行為をする必要性を認めるものだからです。そこでは，必然的に，それまで病院で医療専門家が行ってきたことの少なくとも一部を在宅で行うことが求められます。医師の往診や訪問看護ですべてをまかなうことができない以上，医行為の一部も，患者本人や家族が担うことになります。例えば，インシュリンの自己注射が比較的早くに認められ，それ以外にも，経管栄養の管理など摂食・嚥下機能障害に対するケア，痰の吸引など呼吸機能に関するケア，導尿の補助など排泄機能障害に関するケア，服薬の補助など，様々な日常的なケアが必要とされ，家族がそれにあたることが正当とされてきました。これらは総称して医療的ケアと呼ばれることになったのですが，法律上は，新たに医療的ケアという概念が導入されたわけではなく，相変わらず医行為と医業概念が存在するのみです。したがって，これら医療的ケアも医行為に他ならず，それを医師や看護師以外の素人が行うのを正当化する理論が必要とされるようになりました。

しかも在宅医療の負担の重さに家族が耐えられないケースが続出するようになり，ホームヘルパーなどの介護事業者に，これら医療的ケアを依頼できないかという声が上がっています。障害はいうまでもなく医師法17条です。

(4) 最後に，医師法17条への根本的疑問として登場するのは，それがパターナリスティックな考え方に基づいていることへの批判です。医業独占とは，要するに医療専門家に患者や国民の健康・安全を託す代わりに，医療従事者への利益として医業独占を認めるということです。しかし，患者の自己決定権に象徴されるように，主人公は患者ということになると，医師をはじめとする医療従事者が独占している医行為の中でも，複雑な医療的判断や技術を要しないものは，自分たちで行うことができて当然，さらに自分たちが信頼する人たち（家族や友人，さらには信頼できる介護事業者，養護学校の教師など）に依頼できて当然という考えが強くなります。すべての医行為に，独占まで認める必要があるのかという疑問が強くなります。繰り返しになりますが，医業独占は国民の健康・安全を図るための手段であり，主人公たる国民・患者が，この場合には，その手段は不要だというのですから。

具体的な見直し　見直しの第1は，厚生労働省自身が，2005（平成17）年に，一定の行為を医行為ではないと宣言したことがあります。「医師法第17条，歯科医師法第17条及び保健師助産師看護師法第31条の解釈について」医政局長通知が出されて，次のような行為は医行為から外されることになりました*2。

(1)体温測定，(2)血圧測定，(3)一定の患者に対するパルスオキシメータ（血中酸素測定器）の装着，(4)軽微な切り傷，擦り傷，やけどの処置（ガーゼの交換を含む），(5)一定の条件の下で，軟膏の塗布，湿布，点眼，服薬の介助，(6)通常のつめ切り，歯磨きの介助，耳掃除，浣腸など。

第2の見直しは在宅医療の推進とあいまって，違法性阻却論が受け入れられるようになったことです。例えば，大きな問題となったものの例として痰の吸引行為があります。痰が詰まれば生命に関わるので，自力で痰の処理ができなくなった患者には，誰かが吸引してあげる必要があります。頻繁にその必要があれば，24時間誰かが付き添わねばなりません。必然的にそれは家族になり，痰の吸引行為は医行為であるか否かというような悠長な議論をするまでもなく，家族は医師や看護師の指導を受けた後その任にあたってきました。実際，医師や看護師よりずっと上手に行う家族がたくさんいます。

患者自身がインシュリン注射をすることにつき，すでに1981（昭和56）年，厚生労働省は医師法17条違反にならないという見解を明らかにしていたのですが，その理屈は，実質的違法性論に基づく違法性阻却論と呼ばれます。要するに，患者自身のインシュリン注射や家族による痰の吸引行為は，形式的には医業独占を定める医師法に違反するようにみえるが，実質的に違法なところはないということです。

今後とも，医業独占の対象やそのあり方には見直しや再検討の議論が続くものと思われます。国民の健康・安全を守るための独占という基本線をどのような形で維持していくかは，重要な課題となっています。

*1 「医師法第17条，歯科医師法第17条及び保健師助産師看護師法第31条の解釈について（通知）」（平成17・7・26医政発0726005号）

*2 前掲注1

〔樋口範雄〕

2 医師ではない者の注意義務──民間療法の施術

設　問　10

私（A）は腰痛の治療のため，B治療院を訪れ，Bからカイロプラクティック療法の施術を受けました。ところがBが施術中，私は急激な腰の痛みと足の痺れを感じ，施術直後から，歩行が困難な状態となってしまいました。私はBに誠意ある対応を求めたのですが，Bは，自分は医師や柔道整復師のような免許をもっていないので，彼らのような治療を期待するのは筋違いであるなどといって聞く耳をもちません。カイロプラクターになるのに本当に資格はいらないのでしょうか。また，それなりの治療を期待していた私はBに損害賠償を求めることはできないのでしょうか。

カイロプラクティック療法の位置づけ

(1) 特別な国家資格は不要　カイロプラクティック療法とは，アメリカで19世紀末に創始された徒手療法で，脊椎を調整することにより神経の回復をはかることを目的としています。世界保健機構は，これを代替医療もしくは補完医療または伝統医療の1つとして位置づけ，安全なカイロプラクティックの実施を推進するためのガイドラインを定めています。また諸外国の中には，免許や登録などに関する法制化を行っている国も少なくありません。これに対して，わが国の厚生労働省は，カイロプラクティック療法の医学的効果について科学的評価が定まっていないという見解（平成2年度厚生科学研究「脊椎原性疾患の施術に関する医学的研究」報告書参照）に基づき，その法制化に慎重な姿勢を崩していません。この結果，わが国におけるカイロプラクティック療法は，自称整体師が行う整体療法と同じく，特別な国家資格がなくても誰でも業として行うことのできる民間療法にとどまっています*1。これは，あん摩マッサージ指圧・はり・きゅう・柔道整復を業とする者が，文部科学大臣や厚生労働大臣の指定した学校や養成施設で知識・技能を修得した上で試験に合格し，厚生労働大臣の免許を受ける必要がある*2のとは大きく異なります。

(2) カイロプラクティック療法が許される範囲　ここで，あん摩マッサージ指圧師・はり師・きゅう師・柔道整復師に免許が要求されているのは，彼らが，医業類似行為（一定の資格を有する者が行わなければ人体に危害を及ぼすおそれのある行為）を業として行うからです。このことに鑑みると，カイロプラクティック療法や整体治療は，あくまでも人の健康に害を及ぼすおそれのない限度で施術を行うことが許されると考えられます（免許のない者が医業類似行為を業として行えば法律によって罰金に処されます）*3。厚生労働省はこのような立場に立って，カイロプラクティック療法にふさわしくない疾患や危険な手技などについて各都道府県に通知をしています（例えば，腫瘍性疾患や椎間板ヘルニアなどは禁忌対象疾患とされ，頸椎に急激な回転伸展操作を加えるスラスト法も行うべきではないとされています)。しかしカイロプラクティック療法を業とする者の知識・技能は玉石混淆であり，このような通知は療法の現場では徹底されていないのが実状のようです。設問のような事故を防ぐには，カイロプラクターの能力を法律によってチェックするしくみをつくることが必要なのかもしれませんが，わが国では，(1)で述べたようにカイロプラクティック療法の評価が定まっていないため，法制化が直ちに実現する見通しは乏しいと考えられます。

カイロプラクティック療法を業とする者の注意義務

(1) カイロプラクターの帰責の根拠　もっとも，わが国でカイロプラクティック療法の評価がいまだ定まっていないというのが厚生労働省の依拠する見解だとしても，例えば交通事故によって頸椎を捻挫した被害者がカイロプラクティック療法を受けた場合，被害者は交通事故の加害者に，当該療法の治療費を一定限度で賠償請求できるというのが下級審裁判例の傾向です*4。この限りで裁判所は，被害者が当該療法を受けることに，必要性・相当性を認めています。言い換えると，カイロプラクティック療法は，効用が認められない無用の治療だと一般に認識されているわけではありません（もしそうなら治療費の請求は認められないはずです)。

設問でBの損害賠償責任（民415条または709条）を論じるためには，BがAにどのような注意義務を有していたのかを考える必要がありますが，これを検討する際にも，カイロプラクティック療法に関する，かかる認識は意味を有すると思われます。つまり，当該療法に関する社会の構成員の積極的な認識を前提とするとき，設問でAがBに「それなりの」療法をしてくれるだろうと漠然とはいえ期待したことには，一定の合理性があるはずです。しかも，カイロプラクティック療法は，施術を行う者が患者の体に直接的な外力を加えるものであり（この点で，苦痛や不快を感じれば直ちに自ら療法を中断できる一部の民間家庭療法*5とは異なります)，患者に被害を及ぼす潜在的な危険性を常に有しています。このときBが免許を取得する必要がないからといって安易にAの期待や信頼を裏切り，Aの身体を侵害することは許されません。当該信頼の裏切りは，注意義務違反としてBの帰責を根拠づけると考えられます。

(2) 注意義務の具体的な内容　たしかに，患者の身体に関するBの知識や技能は，国家資格を有している医師や柔道整復師などに及ばない面があるでしょう。しかしその限界の中で，あるいはその限界を自覚して，Bは，できうる限り慎重な施術をAに行う注意義務があったはずです。裁判例*6に現れたカイロプラクティック療法を業とする者の注意義務の具体的内容は，次のとおりです。

① まずカイロプラクティック療法を行う前に，患者の訴える症状とその原因を慎重かつ的確に診断する義務があります。

② カイロプラクターはエックス線検査やCT検査などをする資格がないので，問診や触診などによって症状の原因が解明できないときは，患者に対して病院での諸検査等を受けるように勧める義務が生じることもあります。

③ 患者が事前に痛みを強く訴える場合には，当該症状が，カイロプラクティック療法による治療を超えた疾患によるものかどうかについて経過観察

をした上で，慎重に施術を始める義務があります。

④　さらに施術にあたっては，患者に療法のしくみや用いる機器の操作等を説明し，患者の同意を得る必要があります（インフォームド・コンセント）。これは患者の自己決定権を確保するという意味をもつだけでなく，このような説明によって，患者が予期せぬ衝撃で腰椎や頸椎などに損傷を受けることを未然に防ぐ効果も期待されます。

⑤　その上で，カイロプラクターは，圧迫の強さや患者の体勢に十分注意して施術を行わなければなりません。

設問に対する解答　カイロプラクティック療法を行うBに国家資格は不要ですが，Bの施術に対するAの期待には一定の合理性があり，またカイロプラクティック療法には危険性が内在していることに照らすと，Bには慎重に療法を行う注意義務があったと考えられます。設問では，Aは施術中に急激な腰の痛みと足の痺れを感じていますが，その原因が，例えば，Bが十分な問診や触診などをしなかったために，Aの症状にふさわしくない仕方で施術をしたことにあったり，あるいは事前の説明が不十分だったために，Aに予期せぬ衝撃を与えたりしたことにあったということの立証にAが成功すれば，AはBに後遺症についての損害賠償を求めることが可能になります。もっとも，仮にBの不適切な施術がなかったとしても，Aの腰痛が悪化するなどして，現在の症状と同様の症状がAに発現した可能性がある場合は別です。このときは，Bは，患者の疾病を理由に，自らの責任を全部または一部免れることになるでしょう。

＊1　なお，あん摩マッサージ指圧師・はり師・きゅう師・柔道整復師らがカイロプラクティック療法を行うこともありますが，当該療法について国家資格が不要であることに変わりはありません。

＊2　あん摩マッサージ指圧師，はり師，きゆう師等に関する法律1条・2条，柔道整復師法3条・12条

＊3　あん摩マッサージ指圧師，はり師，きゆう師等に関する法律12条・13条の7第1項4号，柔道整復師法15条・29条1項1号

＊4　例えば，東京地判平7・9・19交民28・5・1358は，頸椎捻挫に続くバレ・リュー症候群の患者の症状がカイロプラクティック療法によって少なからず軽快したことは否定できないとして，治療費の一部の請求を認めています。東京地判平11・5・10交民32・3・733も，鍼灸とカイロプラクティック療法が頸椎捻挫の治療に一応の効果があったとして，治療費の一部の請求を認めています。また，大阪地判平14・2・7交民35・1・206は，わが国でカイロプラクティク療法の認知度は高いとして，頸部痛などに関する当該療法の費用は相当な治療費だとしています。

＊5　大阪地判昭59・12・24判時1154・119は，関節リューマチの患者が，ビワの葉を利用した温圧療法の用具を家庭で使用した結果リューマチが悪化した事案で，いつでも自ら中断しうる民間家庭療法の特質に照らし，当該用具を販売した被告の注意義務違反を否定しています。

＊6　神戸地判昭58・12・20判時1127・132（本文の④と⑤の注意義務違反を認定），大阪地判昭59・9・20判タ544・229（③⑤の注意義務違反を認定），大阪地判平元・7・10判時1340・118（①②④⑤の注意義務違反を認定）参照。なお，整体の施術が争われた東京地判平3・1・29判タ764・236，大阪高判平6・5・11判時1510・106も参照。

《参考文献》

＊「医業類似行為に対する取扱いについて」（平成3・6・28医事58通知）

〔水野　謙〕

3 柔道整復師によるエックス線撮影

設問 11

私は柔道整復師という国家資格をもち，接骨院を開業しています。打撲や骨折の状況をより的確に診断し治療に役立てるため，患部のエックス線撮影をしてきましたが，その資格がないのではというクレームがきました。しかし，何か失敗したこともなく，むしろ適切な診療のために役立っており，クレームも患者からではありません。にもかかわらずクレームをつけてきた知り合いの診療放射線技師はやめなければ警察に告発するといっています。どうしたらよいのでしょうか。

先例としての最高裁判決

結論から申し上げると，エックス線撮影は中止しなければなりません。骨つぎや接骨と呼ばれる業務は，かつては柔道場に併設されることが多かったため，国家資格としては今でも柔道整復師と呼ばれ，柔道整復師法という法律に基づく業務です。昔は治療の過程でエックス線撮影を補助として自ら行っている例も多かったようであり，すでに刑事告発を受けて裁判で争った例がいくつかあります。ここでは柔道整復師が最高裁まで争って敗れた1991（平成3）年の判決を紹介しましょう。

ある柔道整復師が接骨院を開業していました。それが1982（昭和57）年10月1日頃から1983（昭和58）年4月22日頃までの間に，延べ336名の患者にエックス線照射と読影による診断を行って摘発されたのです。被告人は柔道整復師ではありましたが，医師，歯科医師，診療放射線技師，診療エックス線技師のいずれの資格ももっていませんでした。これが医師法17条と診療放射線技師法24条1項（以下，技師法）に違反するとされたのです。

医師法17条「医師でなければ，医業をなしてはならない」→違反者には当時の法律で2年以下の懲役または2万円以下の罰金（現行法では3年以下の懲役もしくは100万円以下の罰金，またはこれらの併科になっています）

技師法24条1項「医師，歯科医師，診療放射線技師又は診療エックス線技師でなければ，第2条第2項（診療放射線技師の定義）に規定する業をしてはならない」→違反者にはその当時の法律で1年以下の懲役または1万円以下の罰金（現行法では，診療エックス線技師という資格が廃止され，それが除かれているほか，罰則は，1年以下の懲役もしくは50万円以下の罰金，またはこれらの併科になっています）

この技師法を読めば，柔道整復師が入っていないのは明らかであり，柔道整復師の行為が違法とされるのはあまりにも明白にみえます。しかし，それでも柔道整復師は最高裁まで争ったのです。

柔道整復師の主張と法律上の論点

柔道整復師は，エックス線照射を行ったのは正当だとする理由を次のように主張しました。

⑴ 柔道整復師法で柔道整復を業とすることが認められており，診断のためにエックス線照射をすることもそれに含まれる。

⑵ 柔道整復師法にそれを禁ずる規定はなく，医師法とも抵触しない。

しかし，裁判所はこれらの主張を一蹴し，第1審，控訴審，上告審ともに柔道整復師を有罪としました。懲役4月，ただし執行猶予2年という刑でした*1。

判決では，次のように述べられています。

① 医業とは医行為を業として行うことをいうが，医行為とは専門的知識・経験・技能を要する治療行為で，それを有しない者が行うと患者に危険のあるものであり，医師法は医師のみにそれを許している。

② 他の医療従事者は，それぞれの根拠法に基づく限られた行為だけが許されており，柔道整復師にはエックス線照射は許されていない。

③ 柔道整復師になるためにはエックス線を含む放射線の専門的教育を受ける必要がなく専門的知識があると認められない。それが業務遂行に必要なら放射線技師の資格をとればよい。

いかにもそうだとしか思われないでしょう。ところが，法律論としては，もう1つ重大な争点があり，その点で多数説と少数説が現れたのです。

それは，柔道整復師の行為が医師法違反か技師法違反かという問題です。第1審，控訴審ともにその両方に違反するとして有罪にしたのですが，最高裁は，照射は技師法違反，読影は医師法違反として区別したのです。

ある行為が2つの法律に違反しているようにみえる場合，論理的には2つの可能性があります。両方が適用されるものの実際には併合されて重い方の刑が適用される場合と，実は一方は他方の特別法であり，一方しか適用されないという場合です。本件では，第1審と控訴審は前者の立場をとったのに対し，最高裁は後者をとったのですが，それでも読影部分は医師法違反になるので，結論に影響なしとされました。

しかし，この解釈をとると，様々な種類の医行為の中でエックス線照射だけが技師法によって軽い刑に服することになります。何らかの正当な理由があれば，それは問題ないのですが，他の，より危険性の少ないものも医師法違反になっているというので疑問が出てきます。エックス線照射の危険性を強調して資格もない柔道整復師の行為の違法性を論じたのに，危険性の少ないものだという前提で法律が作られているというのではどうも納得するのは難しくなります。そこで少数説が現れ，むしろ第1審や控訴審のように，本件では医師法違反も成立するとみるべきだとする議論がなされているのです。

見た目は多数説，実質は少数説に軍配が上がりそうです。エックス線照射についてわざわざ規定を作ったのですから，一見して技師法の規定だけが適用されて当然のように思えるからです。しかし，実質を考えると，エックス線照射の刑が軽すぎるような気がしておかしいとも思えます。技師法を作るときの罰則規定を間違えて，あるいはあまり考えずに作ったのではないかという疑いが生じますが，多くの法律家は，法律を間違えて作ったとはいえないと考えます。

しかも，少数説の立場に立つと，常に重い刑の方の医師法が適用されるのでは，技師法の規定は何のために制定されたのかという反論がなされるので，なんとかそれをうまく説明するため，医師法の適用はないが，技師法の適用のある場面が限定されたものだがありうることを説明しようと努力してきました。例えば次のような理屈です。

先にみたように診療放射線技師法24条1項は「医師，歯科医師又は診療放射線技師でなければ，第2条第2項に規定する業をしてはならない」と規定し，単純に放射線照射をしてはならないと書いていません。そこで2条2項をみると診療放射線技師が定義されており，「厚生労働大臣の免許を受けて，医師又は歯科医師の指示の下に，放射線を人体に対して照射……することを業とする者」とあるのです。そこで，無資格者が医師の指示もなくエックス線照射を行うと医師法違反になるが，無資格者が医師の指示を受けてエックス線照射を行った場合は医師法違反ではなく，技師法違反だけが成立する，つまりちゃんと技師法だけが適用される場面もありうると論じたのです。その結果，本件では医師の指示はありませんから，医師法違反で有罪とすることができるようになります。

しかし，最高裁は，ごく簡単に医師法違反ではなく，技師法違反だけが成立するとしました。

判決が示唆すること

ここではこれらの説の優劣を論ずるのはやめることにしましょう。非法律家には難しくてなかなか理解しがたいことが第1，そして，実はこのような論争にどれだけ意義があるのかに疑問が湧くことが第2の理由です。

というのは，この事件で柔道整復師は懲役4月（執行猶予2年）とされており，はっきりいえば，どちらの法律を適用するかで結論が異なることはないのです。将来，懲役1年半の実刑判決が出されたときには大きな意味のある論争ですが，そうでない限りは，学者の論争に過ぎません。

むしろ，この判決で医師による医業独占が肯定されているところが問題です。その根拠は，国民の健康・安全の維持にあります。しかし，業務独占は，その職種の人たちの利権でもあります。「国民のため」というキャッチ・フレーズが実は他の利益のために利用されることはよくあります。

スポーツ等で足をくじいたり骨を折った患者の立場からすると，接骨という技術をもった人たちが，同時に，よりよい診断のための道具も使えた方が便利です。それなら，柔道整復師の教育課程に放射線の知識や技術を含めるという道も考えられます。わが国では，医師や歯科医師，看護師のほかに，10数種の医療従事者の専門資格が国家資格とされています。それぞれに棲み分けがなされ，ある業務の人ができる範囲はここだけ，違う専門職種の人は別の業務という形で仕切りができています。このように様々な資格を分けるのも1つの考え方ですが，それらを融合して2つの資格が一緒にとれるようにするという工夫もないと，専門の尊重といいながら，単なる縄張りの保護になりかねない側面もあります。

本件の上告にあたり，柔道整復師側の弁護士が，弁護士と司法書士の間の関係になぞらえた議論を展開している点も気になります。法律業務は弁護士が独占しているようでいて，実はそうではなく司法書士も一種の法律事務をきちんとしている，それと柔道整復師と医師の関係が同じだと主張したのです。この最高裁判決が出されたのは1991（平成3）年ですが，その後2002（平成14）年には司法書士法の改正が行われ，今や司法書士は簡易裁判所で代理人として弁論ができるようになりました。つまり，法律分野でも，弁護士でなければ法律業務を取り扱うことができないという規定があるのですが，それには一定の例外が認められ，さらにそれが拡充しているのが最近の傾向です。医業独占は当然という考え方も常に再検討される必要があります。

最後にもう1点。本件の判決文をみる限りでは，この柔道整復師がエックス線照射を行った結果，誰かに大きな障害が出たという記述はありません。もちろん被害が出てからでは遅いので，早期摘発は悪いことではないでしょう。法律も被害を要件として罰則を科しているわけでもありません。

しかし，柔道整復師とは，先の定義規定でみたように厚生労働大臣の免許を受けて施術を行う医療従事者の1つです。そうだとすれば，このケースのように，警察が出てきて裁判で刑罰を科す必要があったのかが疑問になります。柔道整復師がやってはいけないことをしているのであれば，本来は，まず厚生労働大臣が，免許の取消しか停止処分を行うというのが筋ではないでしょうか。しかも，その行政処分は柔道整復師にとって大きな痛手になるので，何も犯罪者にまでする必要もありません。

なぜ刑事司法が動かなければならなかったのか。厚生労働省のあるべき監督が機能していないので，やむをえず警察が出てきたのか。そうではなく，このような業法に罰則規定がある限り，どんな問題でも率先して警察が介入することが当然とされているのか。この問題の方が実ははるかに重要であったように思われます。

＊1　横浜地判昭61・9・26刑集45・2・42，東京高判昭62・3・4判タ648・261，最決平3・2・15刑集45・2・32

《参考文献》

＊斎藤信治「柔道整復師のX線照射事件」宇都木伸他編・医事法判例百選（有斐閣，2006）16頁～17頁
＊古田佑紀「作る人・使う人（罰則のはなし）」時法1251号（1985）37頁～42頁

＊本問は，日本放射線技術学会雑誌63巻8号（2007）に掲載したものをもとにしました。

〔樋口範雄〕

4 外国人の医師国家試験の受験資格

設 問 12

私はＡ国生まれのＡ国人です。私は，Ａ国の医科大学を卒業して医学士の学位を取得し，Ａ国内の病院で数カ月間研修医として勤務した後，日本へやってきました。日本ではまず，日本語学校へ通って日本語を勉強し，その後約6年間，ある医科大学の研究生として医学の勉強をしました。私は，日本でも医師の資格を取りたいと思います。外国人の私でも日本の医師国家試験を受験できますか。

日本で医師資格を取得するには

日本で医師として活躍するためには，まず医師国家試験（以下，本試験という）に合格し，厚生労働大臣の免許を受けなければなりません（医師2条）。この本試験を受けるためには，次のいずれかに該当していることが必要です。それは，(1)（日本の）学校教育法に基づく大学において，医学の正規の課程を修めて卒業した者，(2)医師国家試験予備試験（外国の医学校を卒業し，または外国で医師免許を得た者のうち，次の(3)に該当しない場合で，厚生労働大臣が適当と認定した者のみが受験できる〔同12条。以下予備試験という〕）に合格した者で，合格した後1年以上の診療および公衆衛生に関する実地修練を経たもの，(3)外国の医学校を卒業し，または外国で医師免許を得た者で，厚生労働大臣が前2号に掲げる者と同等以上の学力および技能を有し，かつ，適当と認定したもの，です（同11条）。つまり，日本人であっても外国人であっても，上の(1)～(3)のいずれかの要件にあてはまるならば，本試験を受験できるのです。

外国の医科大学を卒業した場合の医師国家試験受験資格の認定基準

あなたの場合は，日本の医学教育を受けていないので，(1)の要件は満たしていませんし，すでに予備試験に合格しているわけでもないようですので，(2)にもあてはまりません。残るは(3)の要件を満たしているかどうかです。

(3)の資格で受験しようとする者に対しては，「外国の医学校を卒業し又は外国の医師免許を受けたことを証する書面」を厚生労働大臣に提出することが要求されています（医師法施行規則13条3号）。

ならば，この書面を提出しさえすれば十分かというとそうではありません。厚生労働省は，医師・歯科医師国家試験受験資格認定の手続方法を公表しており（厚生労働省のホームページ上で見ることができます*1)，それによりますと，本試験を受けるためには，書類審査および日本語診療能力調査を受けなければなりません。最近，卒業すれば日本の医師国家試験の受験資格が得られるとの触込みで，外国の医科大学（医学部）への入学を勧誘する広告が流布しているようです。しかし，上記ホームページにもあるとおり，厚生労働省は，海外の医学校等に対し，その卒業生への医師国家試験の受験資格を一律に認定することは行っておらず，外国の医学校の卒業生から受験資格認定の申請があった後に，個別に，「当該申請者個々人の能力や，当該申請者が受けた教育等を審査すること」としているため，海外の医学校等を卒業しても，日本の医師国家試験の受験資格が認められない場合があることには十分注意する必要があります。

まず，書類審査についてですが，その認定基準は，(1)外国医学校の入学資格が高等学校卒業以上であること，(2)医学校の教育年限は6年以上であること，(3)医学校卒業までの修業年限が18年以上であること（小学校からの教育を18年以上受けているという意味です），(4)専門科目の授業時間が4500時間以上で，かつ一貫した教育を受けていること，(5)医学校卒業からの年数が10年以内であること（ただし，医学教育または医業に従事している期間は除く），(6)専門科目の成績が良好であること，(7)教育環境については，大学付属病院の状況，教員数等が日本の大学とほぼ等しいと認められること，(8)当該国の政府の判断が，WHO の World Directory of Medical School に原則報告されていること，(9)医学校卒業後，当該国の医師免許を取得していること，当該国の医師免許を取得する場合の国家試験制度が確立されていること，(10)日本の中学校および高等学校を卒業していない者については，日本語能力試験1級の認定を受けていること，などとされています。

次に，日本語診療能力調査とは，「日本語を用いて診療するために十分な能力を有しているか否かを調査する」ためのもので，評価項目として，「発話力」「理解力」「作文力」「語彙数」の4つが挙げられています。仮に，書類審査の基準は満たしていても，日本語診療能力調査において基準以下であると判断された者は，本試験は受けられず，予備試験受験資格のみが認定されることになります。

以前，設問と同様の経歴を有する外国人（中華人民共和国国籍）が，厚生大臣（当時）に対して本試験受験資格の認定申請を行ったところ，厚生大臣は「貴殿の医学に関する経歴等からみて」予備試験の受験資格が相当と認められるとし，本試験受験資格の認定申請を却下する処分（本件却下処分）を行いました（平成7年5月22日付け）。当該外国人はこれを不服とし，厚生大臣に対しては処分の取消しを，国に対しては本試験を受験できなかったことにより被った精神的苦痛に対する慰謝料を求めて訴訟を起こしました。東京高裁は，本件却下処分時に審査基準として用いられていた「外国医（歯）学校卒業者等受験資格認定審査基準」が一般には公表されておらず，また申請者に交付されることもなかったこと，および却下処分を行うにあたってその理由が申請者にきちんと示されていなかったことは，行政手続法の規定に反するものであると判断し，本件却下処分を取り消しました（ただし，本試験の受験資格が肯定される蓋然性が高いとまで認定することはできないとして，損害賠償請求については否定されています）*2。

ところで，この判決に出てくる当時の審査基準は，1990（平成2）年に厚生省内の専門委員会が医療関係者審議会に対して行った中間報告に基づいて策定されたものです。判決によれば，同報告は，「……我が国の医療水準高度化，社会の高齢化が急速に進んだことや，医学・歯科医学の進歩ともあいまって，医師・歯科医師に要求される知識，技能が変化してきていることに対応する必要が生じていること，海外で医業，歯科医業の知識・技能を修得した日本人等においては，我が国で医療を行うのに十分な日本語の語学力や日本語による診療能力を有していない者もあり，これらの者に対する対応が必要であること，我が国においては医師・歯科医師の過剰が予測される一方，医師・歯科医師流出国においては頭脳流出となり，当該国の医療水準の確保・向上の支障となっていること等の問題点を指摘した上で，外国医・歯学校を卒業し，又は外国で医師・歯科医師免許を得た者が，我が国の大学において医学・歯学の正規の課程を修めて卒業した者と同等以上の学力及び技能を有しているかを判定するにあたっては，教育年限，カリキュラム，教育環境，当該国の国家試験・免許制度，政府機関による医学教育の評価，日本語能力等について審査し，これらの事項についてより制度の高い資料を収集できる体制の整備に留意しながら的確に対応する必要があること，日本語能力等については，医師・歯科医師国家試験合格者が直ちに永久免許である医師・歯科医師免許を取得し医療活動を行える我が国の制度下では，日本語の語学力とともに日本語による診療能力が重要であること等の提言」を行ったようです。こうした内容が，先に述べた，現在の受験資格認定基準にも引き継がれているわけです。

なお，看護師の国家試験受験資格についても，同様に，外国の看護師学校を卒業し，または外国において看護師免許を得た者については，厚生労働大臣によって「文部科学大臣の指定した学校において3年以上看護師になるのに必要な学科を修めた者」または「厚生労働大臣の指定した看護師養成所を卒業した者」と同等以上の知識および技能を有すると認められる必要があります（保助看21条）。2007（平成19）年より開始されたいわゆるフィリピン人看護師受入れにおいて，日本の法律に基づく看護師の資格の取得を目的として入国および一時的な滞在が許可されるフィリピン人看護師候補者は，フィリピンの法令に基づき資格を有する看護師であり，少なくとも3年間看護師としての実務経験を有する者であることが求められています*3。

*1 「医師・歯科医師国家試験受験資格認定について」（http://www.mhlw.go.jp/topics/2005/10/tp1005-1.html〔2007年5月5日現在〕）

*2 東京高判平13・6・14判時1757・51，評釈として宇賀克也・平成13年度主要民事判例解説（判タ臨増1096号）256頁，山岸敬子・自研78巻12号138頁など。

*3 「経済上の連携に関する日本国とフィリピン共和国との間の協定に基づく看護及び介護分野におけるフィリピン人看護師等の受入れの実施に関する指針（案）」（厚生労働省）

〔織田有基子〕

1 医師の応招義務・診療義務

設問 13

(1) 県庁の所在する町で，眼科診療所を開設している医師です。夕方の診察時間終了間際に，30歳くらいの女性が，高熱を出して痙攣している生後半年くらいの乳児を抱えて飛び込んできました。まったくはじめてみる患者とその家族です。小児は扱ったことがありません。専門外を理由に診療を断ることができますか。このような場合に医師はどのように対応するべきですか。

(2) 自宅に隣接した場所で内科・小児科医院を開業している医師です。診療時間を終えて，8時頃から訪ねてきた友人と酒を飲みながら歓談していたところ，10時過ぎに近くのマンションに住む，数年前腎臓結石の治療をした60歳の男性が，下腹部の激痛を訴えて自宅を訪れました。飲酒してかなり酔っていたので，玄関を開けずに家人を通じてこの地域で開設されている夜間診療施設へ行くように指示しました。このような対応は間違っていますか。

医師法19条

医師法19条1項は「診療に従事する医師は，診察治療の求めがあった場合には，正当な事由がなければ，これを拒んではならない」と定めています。いわゆる「医師の応招義務」の条文とも呼ばれ，医師にとって最も有名な義務規定の1つです。もっとも義務といっても公法上のそれで，医師・患者間の私法上の関係を直接律するものではありません。設問の2つの問題を考える場合に，「診療に従事する医師」の意味と「正当な事由」とは何かが鍵となります。

まず「診療に従事する医師」ですが，旧厚生省は「自宅開業の医師，病院勤務の医師等公衆又は特定多数人に対して診療に従事することを明示している医師をいう」と解説し（「医療法・医師法（歯科医師法）解」参照），昭和24年9月10日医務局長通知は「特定人例えば特定の場所に勤務する人々のみの診療に従事する医師又は歯科医師であっても緊急の治療を要する患者がある場合において，その近辺に他の診療に従事する医師又は歯科医師がいない場合には，やはり診療の求めに応じなければならない」との見解を示しています。しかし，診療に従事する医師の身分に帰属する一般的義務であるかのように断定するこの見解は，あまりに広すぎ，医師に不当な義務を課しています。本条違反に対しては免許取消しなどの行政処分があるとの公定解釈が示されている以上，自らが診療に従事する病院・診療所などの施設内にいて，診療要請に応需できる医師が対象であり，そのような医師に限ると解釈することが相当です。さもないと，例えば新幹線で急病患者が発生した場合に，たまたま休日を取って旅行中の医師がいたとき，あるいは通勤途上の医師が駅の階段で転落・怪我をした人の傍にいたときにも，この義務がかかりかねないなど，極めて不当・非常識な結果が生じます。1949（昭和24）年に直面したような例外的事象は，行政責任で解決すべき問題であり，医師不在地域を放置した行政責任の重大性にこそ思いを致すべきです。

しかも，旧厚生省は「正当な事由」の存在について，極めて限定的な解釈をしてきました。「医師の病気により診療が不可能な場合，休日・夜間診療などによる急患診療が確保されている地域で休日，夜間など通常の診療時間以外の時間に来院した患者（症状が重篤である等直ちに必要な応急措置を施さねば生命，身体に重大な影響がおそれがある患者を除く。）に対して休日夜間診療所等で診療をうけるよう指示する場合（昭和49・4・16医発412号，医務局長回答）等，社会通念上妥当と認められる場合に限られるのであって，患者の再三の求めにもかかわらず，単に軽度の疲労の程度をもってこれを拒絶することは明らかに本条の義務違反を構成する」（昭和30・8・12医収755号，医務課長回答）。また，「医業報酬が不払いであっても，直ちにこれを理由として診療を拒むことができない」とか，「特定の場所に勤務する人々のみの診療に従事する医師であっても緊急の治療を要する患者がある場合において，その近辺に他の診療に従事する医師がいない場合には，やはり診療の求めに応じなければならない」（前出の昭和24・9・10通知）というように応招義務を広く解釈する立場をとってきました。

設問について

小問(1)の事案は，眼科を標榜する医師が，自己の施設内にいて，まだ就業体勢にあるときに専門外の小児科患者の緊急診療を求められた例です。事案の発生した場所が県庁の所在地ですから，現在であれば小児を扱う専門病院・救急搬送体勢も，一般的には整備されていると思われます。緊急状態を呈する専門外患者の診療に応ずるべきか否かは，現実に起きた事件をみると，それほど単純に割り切り答えることはできません。後から結果論で判断すれば，診ないで直ちに専門家の手に委ねた場合が良い事例も少なくありませんし，反対に，とにかく診察して最小限の処置を講じてから専門家の手に渡した方が良かったという場合もあるからです。しかし，本件患者は，外形的には緊急状態を呈しているのですから，医師は，母親には専門外であることを告げた上で，まず診察をして，できる範囲で緊急処置を講ずることが相当です。手があればその間，あるいは処置後に救急機関，小児専門病院などに連絡して，事後の診療を求めることが親切です。

小問(2)の問題は，地域に夜間休日診療所等が存在し，しかも時刻から考えて，医師はかなりの量飲酒していることが想像されます。そのことが事実とすれば，患者とやりとりした場所が診療所とは別の自宅であることなどから，家人が玄関を開けずに事情および夜間休日診療所の所在を述べて応対したことは，法的には責められないと考えます。この事案は以前診た患者ですが，仮に直前まで腹部痛で通院診療している患者の場合は，もう少し違った対応が，法律上要求されるかもしれません。直前まで通院治療していた患者が急変を訴えて訪れた場合には，完全に酩酊していれば別ですが，とにかく患者を診て，専門病院などへの紹介・転医を図ることが，診療契約上の義務として認められることも考えられます。

《参考文献》

＊樋口範雄・医療と法を考える（有斐閣，2007）68頁

〔畔柳達雄〕

2 電話での相談と遠隔医療への道

設　問　14

Ａ医師が自宅でくつろいでいたところ，知合いのＢ医師から電話がかかってきました。Ｂ医師は，専門は異なるものの大学でＡ医師の後輩にあたる人です。電話は，Ｂ医師のもとに受診してきた患者Ｃの件についてで，Ｂ医師はその症状を説明し，むしろＡ医師の専門分野に近い病気の症状を呈しているようなので，助言を求めたいということでした。Ａ医師はどのように対応すべきなのでしょうか。

同様のケースで，電話がＢ医師からではなく，患者Ｃから直接かけられてきた場合についてはどうでしょうか。

論点の抽出　回答が決まっているような簡単な設問だと思われたかもしれません。どちらのケースでも親切にわかる限りのことを教えてあげるだろうということです。

そのとおりなのですが，ここでは，法律的にみるとそれでもこの設問からいくつもの問題が提起できることを説明します。

第1に，Ｂ医師は自分の患者の件でＡ医師に助言を求めています。おそらく，有用な助言を得るためには，患者の病状に関する正確なデータが必要とされ，場合によっては，検査データをファクシミリで送信するくらいのことはするでしょう。それを電話で逐一伝えても同じです。データに患者番号や名前があるケースはもちろんのこと，患者の名前は出さないとしても，年齢，性別などを含めたデータの提供は，患者の個人情報の提供にあたる可能性があります。医師に課された守秘義務や個人情報保護法の観点から問題がないのか検討する必要があります。

その点で，患者Ｃから相談を受けた場合は，大きく異なります。データや情報がすべて患者Ｃに関することである限り，本人からの情報提供ならその点では問題ないと考えられます。

第2に，Ａ医師の与える助言は，医療行為にあたるか否かが問題となります。医療に関する助言であるとすれば，当然，医療行為だと考えられますが，そうだとすると，直接診察しない患者に対し医療行為をすることが可能だということになるのでしょうか。

第3に，Ａ医師には助言を与えるについて，何らかの注意義務を患者であるＣに負うのでしょうか。あるいは相談をしてきたＢ医師との関係ではどうでしょうか。より具体的にいえば，Ａ医師の助言の内容に問題があり，それに従ったＢ医師の処置によって患者Ｃに被害が生じた場合のＡ医師の責任はいかなるものでしょうか。

第4として，逆にＡ医師の助言が有効である場合など，Ａ医師はその助言に対しＢ医師から，あるいは患者Ｃから，何らかの報酬を受けてよいでしょうか。

第5点。仮にＡ医師の国籍がアメリカであるとすると，Ａ医師は日本のＢ医師または日本の患者Ｃからの相談に応じられないことになるのでしょうか。特に，ここでもA医師が報酬を受けてよいかという問題も引き起こします。

このように述べると，法律家というものは，単純そうな事柄をいくらでも複雑にできる人たちだと思われたかもしれません。実際，法律論にはそのような側面があり，確かに法律家も反省すべきところです。しかしながら，これらの論点が示すものは，1つには，従来考えられてきた医療と現実の医療との間に落差が生じ，新しい問題点を生んでいるという側面と，日本の中でだけ問題を考えていたものが，医療の面でも国際化が意識されつつあるという側面があるということです。そう考えると，事は法律家の悪癖ばかりでなく，現在の医療が抱えていながらまだ十分には意識されていない重大な論点を指摘しているということにもなります。以下，これらの論点につき1つひとつ検討してみます。

患者の個人情報　刑法134条は「医師，薬剤師，医薬品販売業者，助産師，弁護士，弁護人，公証人又はこれらの職にあった者が，正当な理由がないのに，その業務上取り扱ったことについて知り得た人の秘密を漏らしたときは，6月以下の懲役又は10万円以下の罰金に処する」と規定しています。医師，薬剤師，助産師と医療関係者が列挙されています。看護師など他の医療従事者はそれぞれの資格を定める法律にやはり守秘義務が書かれています。B医師が相談している患者Cの病状は「業務上取り扱ったことについて知り得た人の秘密」に該当しますが，「正当な理由がないのに」という要件があるので，この設問の場合には秘密漏示罪に問われることはありません。同じように守秘義務のかかる相手である医師に，患者のための相談をすることが正当な理由にあたらないはずがないからです。

また，個人情報保護法23条は，「あらかじめ本人の同意を得ないで，個人データを第三者に提供してはならない」と本人同意の原則を定めながら，例外事由として「法令に基づく場合」や「人の生命，身体又は財産の保護のために必要がある場合であって，本人の同意を得ることが困難であるとき」などいくつかの例外を明記しています。ただし，個人情報保護法については，設問の例のように，B医師の意図が患者Cの治療に資するためであったとしても，直ちにそれが「人の生命の保護のために必要がある場合であって，本人の同意を得ることが困難」という場合にあたるかについて疑問が残ります。しかし，このようなケースでいちいち本人の同意を得る必要があるとすることには，もっと大きな疑問が生じます。そこで，個人情報保護法が医療の場面で適用されるとどうなるかについて厚生労働省が具体的なルールを明らかにした「医療・介護関係事業者における個人情報の適切な取扱いのためのガイドライン」（平成16・12・24）では，各病院において，予め患者の情報の利用形態として，「患者の診療等に当たり，外部の医師等の意見・助言を求める場合」を明記し公表しておくことによって，患者の同意を得たことにしてよいことにしました。患者のためにならない法の解釈・運用を回避しようとしたのです。

したがって，B医師は安心してA医師に相談し助言を求めることができます。ただし，情報の漏洩などは当人である患者Cはむろんのこと，B医師もA医師も望まないところですから，B医師は，患者Cの名前や患者番号など相談に必要のない情報は伝えるべきではありません。ファクシミリで，患者の名前の入ったデータを送るのも，様々なミスや手違いが生じうることを考えると慎重であって然るべきです。患者の識別に結びつく部分は削除する配慮が必要です。

A医師の助言と医療行為

次に，A医師が助言してよいかにつき検討します。まず問題となるのは，医師法20条で，医師は自ら診察をしないで治療その他の行為（薬の処方など）をしてはならないと定めている点です。これは対面診療の原則と呼ばれ，医師は面と向かって相対した患者に対してのみ医療行為を行うことが可能であるという趣旨です。それは，診断の難しさに由来し，患者の状況をじかにみた上でなければ医師は適切な診断ができないと考えられているからです。

しかし，設問の事例では，患者Cには別の担当医Bが存在します。B医師からの依頼であれ，患者Cからの依頼であれ，A医師に求められているのが助言，あるいは限られた情報に基づく参考意見であることは関係当事者のすべてが了解しています。適切な「診療」がなされないという危険は極めて小さいといわなければなりません。したがって，A医師の行為は，対面診療の原則の適用がない行為であり，医療行為にはならないと考えられます。そもそも，厚生労働省自身が先の「医療・介護関係事業者における個人情報の適切な取扱いのためのガイドライン」で，外部の医師等の意見・助言を求めるのを認めていたことを想起すべきです。

ただし，それで問題がすべて解決したことにはなりません。次のような問題が残っているからです。

(1) どんなに不注意な助言でもかまわないか。

(2) 逆にA医師は助言に対し報酬を得てよいか。

(3) A医師が外国の医師で日本の免許をもたなくてもよいか。

例えば，Xがプールに来たYから水深を尋ねられ，飛び込むのに十分なほど深いといったところ，実は浅いプールで，飛び込んだYがプールの底にぶつかってけがをしたとすると，間違った情報を提供したXには一定の責任が生じます。故意のケースはもちろん，故意でない場合にも過失責任が問題となる余地があります。

同様に，まったく不適切な助言をA医師が行い，B医師がそれを信じて診療をした結果患者Cに被害が生じた場合，B医師ばかりでなくA医師にも責任が生ずる可能性があります。それは，A医師の行為が善意や親切から出たか否かとは無関係です。この場合，「まったく不適切な助言」とは，A医師の得た限られた情報に基づく限りでも，そのような助言をするのはおかしいという状況を想定しており，A医師に限られた情報しかなかったことだけで責任がなくなるものではありません。

逆にいえば，A医師の助言はそれだけ重要だということです。セカンド・オピニオンには様々な意味があり，「患者が別の医師の診察を受け，その際に，すでに受けている診療の情報を提供して意見を求める。別の医師は，検査がさらに必要ならそれをした上で診断し意見を与える」というケースも多いでしょうが，患者を直接診察せず，これまでのデータだけで助言・意見を与える設問のようなケースも，一種のセカンド・オピニオンです。そして，それは医師による有益な情報提供です。

したがって，A医師の助言は，通常の医療行為にはあたらず，診療とはいえないが，しかし，一定の医師としての責任を果たすべき行為だということになります。患者に対する注意義務はもちろんあり，それに対して報酬を得ることも十分に可能です。そうだとすると，A医師が外国人であっても，日本で通常医師しかできない医療行為ではないので事前規制はできないが，当然，日本法上の注意義務は負うべき行為だということになります。

助言提供サービスと情報化社会

実際，情報化が進むと，この助言提供サービスはいっそう重要性を増すことになると思われます。すでに，アメリカ医師会は，その倫理規定に次のような趣旨の条項を入れています。

［アメリカ医師会倫理規定］

「5.025　遠距離通信による医師の助言または紹介サービス（遠隔医療）

既存の患者・医師関係とは異なる，電話やファックス，コンピューターなどを用いた遠距離通信による助言サービスは，社会にとって重要な医療情報源となりうる。たいてい人々は，一般的な医療の本質に関する情報をどこで手に入れたらよいか確信をもっていないし，その他の情報源に容易にアクセスすることができない。また，ある質問について医師に尋ねることを恥ずかしいと感じる人もいるであろう。遠距離通信による助言サービスは，限られた医療サービスしか提供することができないが，適切に用いれば，より包括的なサービスの提供のための有用な補完物となりうる。

いかなる遠距離通信による助言サービスも，誤用を防ぐための一定の安全策を講じなければならない。例えば，電話に応対する医師は，臨床診断を行ってはならない。遠距離通信による診断は，医師の診察の助けなしに，また電話をしてきた患者と直接会うことすらせずに行われる。そのため，医師は重要な医療情報を入手することができない場合がありうる。したがって，電話をしてきた患者に応対する医師は，遠距離通信サービスの制限範囲内で行動し，患者がそのサービスの限界について理解していることを確認しなければならない。いかなる場合においても，投薬の処方箋を書いてはならない。」

アメリカ医師会が，このような医師による助言サービスを「遠隔医療」の一種ととらえていることも興味深い点です。情報化が進んだ社会では，実際に患者が病院に行くことを想定する対面診療ではなく，家にいながらにして，医師と患者の間で音声と画面が双方向的に行き交い，あたかも対面診療のような現象を呈することがすでに現実的に可能なものとなっています。助言サービスは医療の形を変える第一歩となる可能性もあります。

《参考文献》

＊樋口範雄・医療と法を考える（有斐閣，2007）86頁

〔樋口範雄〕

3 死亡診断書・死体検案書(1)

設問 15

法人病院の勤務医である私が，ベテラン看護師Aに対して，入院中の急性骨髄性白血病患者の血中カリウム補給のため，塩化カリウム注射液 20 ml の点滴静注を指示したところ，看護師Aは，はじめてペアを組んだ新人看護師Bに，さらに「塩化カリウム剤の混注」と指示しました。ところが看護師Bは，誰にも投与法を確認しないまま，点滴チューブに取り付けられた三方活栓から，塩化カリウムを希釈しないで直接注入してしまいました。その結果，患者は高カリウム血症による急性心機能不全に陥り，みんなが駆けつけて救急蘇生処置を行ったにもかかわらず，間もなく死亡しました。

患者の夫から死亡診断書の交付を求められました。上司に相談したところ，病死と書けばよいといわれましたが，それでよいのでしょうか。

死亡診断書の交付義務

医師法19条2項は「診察若しくは検案をし，又は出産に立ち会った医師は，診断書若しくは検案書又は出生証明書若しくは死産証書の交付の求があった場合には，正当の事由がなければこれを拒んではならない」と定め，同法20条は「医師は，自ら診察しないで治療をし，若しくは診断書若しくは処方せんを交付し，自ら出産に立ち会わないで出生証明書若しくは死産証書を交付し又は自ら検案をしないで検案書を交付してはならない。但し，診療中の患者が受診後24時間以内に死亡した場合に交付する死亡診断書についてはこの限りでない」と規定しています。この2つの規定から，医師が死亡を診断（確認）したときに，「死亡診断書」または「死体検案書」の交付を求められた場合には，正当な事由がない限り，拒むことはできないという結論が出てきます。

設問の場合，死亡を確認したのがあなたですから，あなたが診断書を作成・交付する義務があります。問題は，患者が死亡したのが，病気の悪化によるものではなくて，看護師が誤って高濃度カリウムを短時間に注射したことが原因だということです。もしそうだとすると，死亡診断書作成などの前にするべきことがあると思います。患者遺族に死亡の経過・状況を，正しく説明することです。さらに，所轄警察に対して異状死の届出をする必要もあります。以下の説明はこれらの点を暫く措くことにします。

死亡診断書と死体検案書

昭和20年代に，厚生省は「死亡診断書と死体検案書の区別は，前者は診療中の患者が死亡した場合に交付されるものであり，後者は診療中の患者でないものが死亡した場合に死後その死体を検案して交付されるものである」という公定解釈を示し*1，多くの医師がこの解釈が正しいと信じてきました。しかしこの定義は不正確です。設問のように，診療中の患者が医療事故死した場合には，死亡診断書でなくて死体検案書を書くべきだと，大審院時代には考えられていたからです。もっとも昭和24年4月14日医発385号医務局長通達「医師法第20条但書に関する件」2項は，「診療中の患者であっても，それが全然別個の原因例えば交通事故等により死亡した場合は，死体検案書を交付すべきである」と述べています。また厚生省健康政策局監修『死亡診断書・出生証明書・死産証書記入マニュアル』（平成7年版）は，「診療継続中の患者が診療に係る疾病と関連しない原因により死亡した場合には死体検案を行った上で，死亡診断書ではなく死体検案書を交付することとされています」と小文字で注記していましたが，平成18年版で内容を一新して「死亡診断書と死体検案書の使い分け」の項目を設けて「医師は次の2つの場合には，死体検案を行った上で，死亡診断書ではなく死体検案書を交付することになっています。①診療継続中の患者以外が死亡した場合②診療継続中の患者が診療に係る傷病と関連しない原因により死亡した場合」，「また，外因による死亡またはその疑いのある場合には，異状死体として24時間以内に所轄警察署に届け出が必要となります」（同書5頁参照）と述べています。

そうしますと，あなたの相談の事例の場合，「死亡診断書」でなくて「死体検案書」を作成・交付することになります。のみならず，死亡に至る経過から考えて，外因による死亡の疑いがある場合に該当し，所轄警察への異状死届出が必要になります。

死亡診断書・死体検案書の書式

もっとも，医師法施行規則20条は「死亡診断書」も「死体検案書」も第4号書式を用いており，内容的には同じものです。

あなたの場合には，第4号書式の届出用紙の表題部の死亡診断書の記載に二重線を引いて削除し死体検案書の記載を残します。その上で「死亡の原因」欄，「死因の種類」欄などの該当箇所に丸印を付けますが，病死あるいは自然死欄に丸印を付けるわけには参りません。外因死あるいは不詳の死に丸印を付けることになります。前者を選ぶ場合には，不慮の外因死欄を囲み，2から8までのいずれか，多分「8中毒」ないしは「9その他」に，丸印を付すことになると思います。

具体的な死亡診断書の作成

本事例の場合，仮に上司の指示に基づき病死を選択した場合には，死亡診断書を作ることになります。死亡の原因欄には，多分，入院診療録に記載された病名が記載されます。その結果，「死因の種類」欄は，病死・自然死欄に丸印を付すだけで済みます。しかしこのような死亡診断書を作成・交付することは問題です。医師の発行する診断書，特に出生や死亡の診断書は，法律上の権利・義務関係の始期，終期を画するものとして，極めて重要な意味をもつ書類だからです。したがって，できる限り事実を正確に伝えることが求められています。事実を偽った診断書を作成・発行すると，刑法160条の虚偽診断書等作成罪などに問われます。同条は「医師が公務所に提出すべき診断書，検案書又は死亡証書に虚偽の記載をしたときは，3年以下の禁錮又は30万円以下の罰金に処する」と定めています（診断書を作成する医師が公務員である場合には，刑156条に該当し，1年以上10年以下の懲役刑に加重されています）。

医師法21条の届出違反が50万円以

下の罰金ですから（同33条の2第1号），虚偽診断書作成の場合の法定刑は遥かに重いことにご注意下さい。

S医大抗ガン剤過剰投与事件判決

S医大抗がん剤過剰投与死亡事件の平成17年1月27日東京高裁判決*2では，S医大の主治医が教授に相談して死亡診断書を作成交付したことが問われました。この事件は，主治医が文献を見誤り，2mgを限度に週1回投与すべき硫酸ビンクリスチンを2mgずつ12日間連続投与する治療計画を立てたのを誰もチェックしなかった結果，硫酸ビンクリスチンが7日間連続投与され，患者が多臓器不全で死亡したものです。判決は「第1審被告Sは本件診断書を作成するに当たり，死亡の原因欄Iの直接死因の欄（(ア)の欄）に『多臓器不全』，その原因の欄（(イ)の欄）に『重症感染症』と書き入れ」，「重症感染症の原因の欄（(ウ)の欄）には『滑膜肉腫』と記載し，また，死亡の種類欄については，『病死及び自然死』に丸印を付した」。「さいたま地方検察庁は，第1審被告K，同H及び同Sにつき，本件診断書の作成が共謀による虚偽診断書の作成に当たるとして捜査した。すなわち，本件診断書の死亡の原因欄の『(ウ)，(イ)の原因』欄には『抗がん剤の過剰投与』又は，『抗がん剤の副作用』と記載すべきであり，死亡の種類欄は『外因死　7中毒』に丸印を付すべきであって，本件診断書の内容は虚偽であるとするものである。そして，検察官は，第1審被告K及びSについては，一応被疑事実が認められるとしたが不起訴処分とし，第1審Hについては，被疑事実が認められないとして不起訴処分とした」。「上記認定事実及び本件医療事故に関する前記認定事実によれば，訴外A子については，死亡診断書でなく，死体検案書が作成されるべきであったのみならず，本件診断書には，虚偽の内容が記載されていたものというべきである。そして，第1審被告Sは，訴外A子については，死亡診断書でなく死体検案書が作成されるべきこと及び本件診断書に上記のような記載をすれば，その内容が虚偽のものとなることは容易に認識することができたというべきであるから，その作成につき過失に基づく不法行為責任がある。また，第1審被告Kは，第1審被告Sを指導・監督すべき立場にあって，本件診断書の内容を知りながら，これを黙認し，何らの是正措置を講じなかったのであるから，同被告の上記不法行為に加担したものというべきである」と判示して主治医と教授の不法行為責任を認めています。

結　論

東京高裁はこのような場合に「死体検案書」を書くべきだとしていますし，抗がん剤過剰投与による死亡を伏してあたかも病死のごとく記載したことは虚偽内容の診断書を作成したと認定しているのです。この判断は，あなたのご相談の事案に，そのままあたると思います。上司の指示は誤りであり，この判決あるいは冒頭指摘したことなどを参考にして，事案処理をされることをお勧めします。

なお，〔**設問16**〕の広尾病院の病院長関係事件では刑法156条で訴追されています。

*1　厚生省医務局医事課長編・医療法・医師法（歯科医師法）解（医学通信社，1975）20条［解］参照

*2　東京高判平17・1・27 LEX/DB文献番号28101917

〔**畔柳達雄**〕

4 死亡診断書・死体検案書(2)

設問 16

(1) 大学病院に心疾患で入院治療を受けていた70歳の男性患者が，年末から年始に掛けて帰宅が許され，12月28日朝主治医の診察を受けて，昼頃に家に帰りました。同日夜半，症状が急変して救急車で入院していた大学病院の救急救命センターに運ばれましたが，病院に着くと同時に死亡していました。救命センターの医師は外見上取り立てて異常はなく，急性心不全による死亡との意見でした。

この場合に，死亡診断書ないしは死体検案書を誰が記載するのですか。主治医が記載する場合，死後の診察を必要としますか。

(2) 私は内科の開業医です。肺末期ガンの患者・家族が在宅治療を希望するので，3日ごとに往診して診療していました。金曜日の午後往診したところ，微熱があるが大きな変化がなかったので，解熱剤を与え，次は月曜日午後と考えていたところ，月曜日の朝布団の中で息が絶えているのを家族が発見して私のところに連絡がありました。このような場合に，私は主治医として死亡診断書を書くことができますか。書くとすれば，どうする必要がありますか。

(3) 死亡診断書の作成・交付について，どんな法律問題がありますか。

医師法20条，施行規則20条

医師法20条は「医師は，自ら診察しないで治療をし，若しくは診断書若しくは処方せんを交付し，自ら出産に立ち会わないで出生証明書若しくは死産証書を交付し，又は自ら検案をしないで検案書を交付してはならない。但し，診療中の患者が受診後24時間以内に死亡した場合に交付する死亡診断書については，この限りでない」と規定しています。

診断書の社会的重要性

設問の「死亡診断書」・「死体検案書」は，この条文でいえば「診断書」，「検案書」にあたります。これらの書面は，医師に作成を義務づけた証明文書として，社会的・法律的にも重要な意味と機能をもちます。特に出生証明書，死亡診断書（死体検案書，死産証書）は，財産権などの権利主体となる人間の始期および終期を確定する役割があり，内容の正確性が強く求められています。そこで医師法施行規則20条は，死亡診断書等の記載事項の詳細および統一書式を定めて，関係医師に書式の指示に従った書面作成を命じています。

死亡診断書作成と死亡確認

現行医師法は1948（昭和23）年に，国民医療法（昭和17法70）を改正して制定されました。旧国民医療法は死亡診断書交付の際に，診察しないで交付することを認めていましたが，医療法は診療中の患者であっても，その者の死亡時刻が，最後の受診時刻から起算して24時間を超える場合には，改めて診察しなければ，診断書を交付できない旨改めました。無診察で交付できる場合を，なるべく制限する趣旨です。

死亡確認に関する厚生省医務局長通知

本件の場合2つの対応が考えられます。第1は退院時に主治医が診察してから，まだ24時間経過していませんから，但書により，主治医が死亡診断書を作成・交付するのが1つです。この場合には，主治医は患者を診察（検案）しないでも，死亡診断書を作成できます。しかし，主治医が不在の場合には，第2の対応として死亡を確認した救急医が死体を検案し，死体検案書を作成するのも一策です。

本条但書の解釈に関し，昭和24年4月14日医発385号通達は，次のように述べています。

「1　死亡診断書は，診療中の患者が死亡した場合に交付されるものであるから，苟もその者が診療中の患者であった場合は，死亡の際に立ち会っていなかった場合でもこれを交付することができる。但しこの場合においては法20条の本文の規定により，原則として死亡後改めて診察をしなければならない。

法第20条但書は，右の原則に対する例外として，診療中の患者が受診後24時間以内に死亡した場合に限り，改めて死後診察しなくても死亡診断書を交付し得ることを認めたものである。

2　診療中の患者であっても，それが他の全然別個の原因例えば交通事故により死亡した場合は死体検案書を交付すべきである。

3　死体検案書は，診療中の患者以外の者が死亡した場合に，死後その死体を検案して交付されるものである。」*1

この通知1から，2つのことが出てきます。すなわち，主治医は患者が最後に受診してから24時間以内に（病気）で死亡したときは，患者を再度診察しなくても死亡診断書の作成交付が許されているということが第1です。しかし患者が死亡してから24時間以上経過した場合でも，患者を診察し病死と判断すれば死亡診断書を書くことができるということです。このことは意外に知られておらず，しばしば医師，遺族間の無用な紛争原因となっているようです。

死亡診断・死体検案書の役割

人が死亡した場合，遺族は死亡診断（死体検案）書を入手し，戸籍官庁に届出をなし，市町村長，特別区長から埋葬・火葬の許可証を得てはじめて一連の葬儀が可能になります（墓地3条以下参照）。近年葬儀産業の形成に伴い，葬儀を可能な限り短期に済ませる傾向があります。一連の葬儀の出発点として，死亡診断（死体検案）書の早期交付が求められ，そのことがときに思いがけない歪みをもたらします。

死亡診断書には，人の終期確定のため死亡日時，時刻などのほか，死亡場所，死亡の種類，死亡原因，身体状況，手術の主要所見，外因死の場合は傷害発生の年月日，場所，従業中の傷害か否かの別など，様々な事項についての記載が求められています。これらの項目中には，警察の犯罪の端緒発見に役立つ事項も含まれ，本条に続く医師法21条は「医師は，死体又は妊娠4月以上の死産児を検案して異状があると認めたときは，24時間以内に所轄警察署に届け出なければならない」旨規定し，死体が焼却される前に，警察が犯罪の端緒を掴み，必要な場合には死体の証拠保全など初動捜査の機会を与えています。

死亡診断書記載の正確性

死亡診断書，死体検案書の作成・交付に関する上記のごとき具体的規制の存在を考えますと，死亡診断書の各項目の記載内容は，正直であるのと同時に正確であることが要求されます。

都立広尾病院事件は，主治医の指示により点滴用のヘパリンナトリウム生理食塩水を準備する際に，第1の看護師が傍にあった消毒液ヒビテングルコネートをヘパリンナトリウム生理食塩水と誤認して用意し，そのことを知らない第2の看護師が患者の点滴経路を通じてヒビテングルコネートを投与した結果，患者が死亡した事件，つまり看護師が起こした単純な薬剤誤投与事件です。しかしこの事件が社会的に非難されたのは，主治医が死亡診断書に虚偽内容を記載したこと，換言すれば虚偽有印公文書作成罪該当行為を実行したことを病院長が知りながら放置した点です。すなわち，主治医から死亡診断書作成について相談された病院長が，主治医が死亡診断書の「死亡の種類欄」の「外因死」および「その他不詳」欄を空白にしたまま，「病死および自然死」欄の病名に「急性肺血栓塞栓症」，「合併症」欄に「慢性関節リウマチ」などと記載するなどして作成・交付することを認めたことおよび患者死亡後24時間以内に所轄警察署に「異状死」の届出をさせなかったことについて病院長の責任が問われました。最高裁まで争われましたが，平成16年4月13日上告が棄却され，虚偽有印公文書作成・同行使罪および医師法21条違反につき前者に対して懲役1年執行猶予3年，後者に対して罰金2万円の判決を言い渡した平成15年5月19日東京高裁判決*2が確定しています*3。なお，広尾病院事件は公立病院であるため診断書の虚偽記載が刑法156条・155条1項の虚偽有印公文書作成・同行使罪にあたるとされましたが，民間の医師の場合は，刑法160条の虚偽診断書等作成罪が適用されます。ちなみに，同じ診断書の虚偽記載が問題になりながら，前者の法定刑は「1年以上10年以下の懲役刑」であるのに対して後者は「3年以下の禁錮又は30万円以下の罰金」であり，著しく刑の均衡を欠いています。訴訟関係者がこの点の違憲性を何故一度も主張しなかったのか不思議でなりません。

*1　医療法制研究会監修・医療六法（中央法規，平成18年版，2006）996頁参照
*2　東京高判平15・5・19高刑56・2・6
*3　最判平16・4・13刑集58・4・247

〔畔 柳 達 雄〕

5 診療録・診療諸記録

設　問　17

「カルテ開示」,「カルテの証拠保全」,「カルテの改ざん」という言葉を聞きますが,「カルテ」とは，どういうものをいうのですか。医師法24条に規定する「診療録」と同じですか。「レントゲン写真」とか「麻酔記録」等と関係ありますか。

「カルテ」は俗語？　いわゆる「カルテ」という言葉は，医療界の慣用語で法律用語ではありません。厳密な定義もなく，人によって使い方もまちまちです。狭い意味では医師法24条が医師に作成を義務づけている「診療録」のことを指しますが，広い意味では医療法21条9号・22条2号・22条の2第3号に定める「診療に関する諸記録」をいうこともあります。ちなみに医療法で「診療に関する諸記録」の作成を求められるのは，法律上の意味での「病院」(病院，地域支援病院，特定機能病院)に限られ，診療所・医院は含まれません。医療法21条を受けて定められた医療法施行規則20条10号によると，病院の「診療に関する諸記録は，過去2年間の病院日誌，各科診療日誌，処方せん，手術記録，看護記録，検査所見記録，エックス線写真，入院患者及び外来患者の数を明らかにする帳簿並びに入院診療計画書とする」と定め，地域支援病院，特定機能病院については同規則21条の5第2号・22条の3第2号でさらに「紹介状，退院した患者に係る入院期間中の診療経過の要約」にまで拡げています。

特定の患者個人に関する診療記録　もっとも,「開示」,「証拠保全」,「改ざん」などの文脈中で使われている「カルテ」には，特定の患者個人に関する診療記録という意味が含まれています。事実，医療界でカルテという場合には，通常，特定患者に関する診療録を中心とした診療上の諸記録を示すことが多いと思います。例えば日本医師会が1999（平成11）年4月制定した「診療情報の提供に関する指針」は，指針の対象となる「診療記録等」は「診療録，手術記録，麻酔記録，各種検査記録，検査成績表，エックス線写真，助産録，看護記録，その他，診療の過程で患者の身体状況，病状等について作成，記録された書面，画像等の一切」である，2006（平成18）年10月制定した「診療に関する個人情報の取扱い指針」は「診療の経過で患者の身体状況，症状，治療等について作成または収集された書面，画像等の一切。診療録，手術記録，麻酔記録，各種検査記録，検査成績，エックス線写真，助産録，看護記録，紹介状，処方せんの控えなどを含む」と定義しています。

個人診療情報の淵源　2003（平成15）年5月個人情報保護法が成立し，2005（平成17）年4月1日から施行されました。この法律はすべての業種に適用され，事業者のもとに集積された個人情報の保護を目的としますが，同時に本人の情報源への接近（閲覧，謄写など）を認めたところに，もう1つの重要な意味があります。ちなみに医療情報は信用情報と並び最も機密性の高い個人情報と考えられ，特別の保護が求められています。そこで厚生労働省は，医療などの情報に特化した「医療・介護事業者における個人情報の適切な取扱いのためのガイドライン」（平成16・12・24）を策定施行しました。このガイドラインの「用語の定義等」には，医療機関における個人情報の例として「診療録，処方せん，手術記録，助産録，看護記録，検査所見記録，エックス線写真，紹介状，退院した患者に関する入院期間中の診療経過の要約，調剤録等」が挙げられた他，別表1にも，様々な記録が列挙されています（なお厚労省平15・9・12「診療情報の提供等に関する指針の策定について」で示された指針中の「診療記録の定義」は，「助産録」が省かれ，末尾に「その他診療の過程で患者の身体状況，病状，治療等について作成，記録又は保存された書類，画像等の記録」という言葉が付加されています）。

「診療録」，「診療に関する諸記録」の作成・保存

医師法24条1項は「医師は，診療をしたときは，遅滞なく診療に関する事項を診療録に記載しなければならない」，2項は「前項の診療録であって，病院又は診療所に勤務する医師のした診療に関するものは，その病院又は診療所の管理者において，その他の診療に関するものは，その医師において，5年間これを保存しなければならない」と規定しています。これに対して医療法に定める「診療に関する諸記録」の保存期間は，他に法律の定めがない限り2年間にとどまります（医療施行規則20条10号）。また医師法33条の2は同法24条の違反に対して，医療法74条は同法21条1項9号・22条2号・22条の2第3号の違反に対して，それぞれ罰金刑を用意しています。

このように医師法と医療法とでは記録の保存期間を分けていますが，エックス線写真のように重要な資料は，診療録同様の期間保存するようにするべきです。ちなみに，昭和28年4月2日医発68号医務課長発東京都衛生局長宛「エックス線写真の所有権について」は「医療法上診療所（保健所）に対してエックス線写真の保存義務を課していないが，これが保存については病院の場合に準じて扱うことが望ましい」と回答しており，これがエックス線写真の保存期間を2年とした根拠だといわれています。フィルムに用いられた高価な銀の早期回収要請が背景にあったと思われますが，技術革新により状況の変わった現在も2年にとどめるのは，行政庁の怠慢としか考えられません。

診療録の主要部

ところで，医師法施行規則23条は「診療録の記載事項は，左の通りである。1診療を受けた者の住所，氏名，性別及び年齢　2病名及び主要症状　3治療方法（処方及び処置）　4診療の年月日」と定めています（なお健康保険法は，保険診療を行う医師に対して同法所定の書式に基づく診療録の記載を求めています〔保険医療機関及び保険医療養担当規則8条・9条〕）。診療録の核心は2号・3号です。医師は，診療の都度，2号・3号で要求された事項，すなわち，診察し確認した患者の症状およびこれに対して施した治療方法（薬の処方・処置など）の内容を，診療後直ちに診療録と呼ばれる紙媒体に書

いていく必要があります。

現実に作られる診療録

もっとも，現実に作られる診療録は，主として外来患者を扱う診療所・医院と，入院患者も扱う病院，特に地域医療支援病院，特定機能病院とでは，まったく別種の記録かと思われる程違っています。前者は本来の意味での診療録に，せいぜい各種検査記録，検査成績表などが添附されている程度ですが，後者には診療録，手術記録，麻酔記録，検査記録など，さらには看護記録などが編綴されて一体の記録として作成され，保存されているものなどもあるからです。しかも近年になってようやく診療記録についても電子媒体化が可能になり，法律上も診療録，診療諸記録を電子媒体化して記録し保存することが認められるようになりました（平成11・4・22健政発517号健政局長ほか2名各都道府県知事宛「診療録等の電子媒体による保存に関するガイドライン」参照）。この関係で再び「電子カルテ」の語が登場していますが，これ以上の混乱を防ぐためにも，医療関係者が安易に「カルテ」の語を用いない方がよいと思います。

以上みたように，「カルテ」はあくまでも俗称であり，法律的には狭義の使い方として医師法に定める「診療録」，広義の使い方としてと医療法に定める「診療に関する諸記録」これをつづめた「診療諸記録」があることになります。

なお，OA機器の普及などに伴い1999（平成11）年に「診療録等の記載方法等について」の改正通知が，2002（平成14）年に「記録・帳簿の電子媒体による保存について」の改正通知が，さらに2005（平成17）年に「診療録等の保存を行う場所について」の改正通知が厚生労働省から出されているので留意する必要があります。

カルテの語源

日本の「診療諸記録」に相当する概念として，英語圏には「medical records」，「patient records」，「hospital records」という言葉があります。ドイツのHalle大学のHans Lilie教授が1980年に「Ärztliche Dokumentation und Informationsrechte des Patienten（医師の記録と患者情報）」（Verlag Peter D. Lang 1980）という題で患者の診療記録，診療情報に対するアクセスに関してドイツ・アメリカを比較する論文を書いています。「medical records」に相当する言葉として「Krankenakte（患者記録）」を用い，この言葉と密接に関係する言葉として「Die ärztlice Dokumentation（医療上の記録）」という言葉を使用しています。他方，いくつかのドイツの医事法関係の本をみましたが，「Krankenakte（患者記録）」，「Ärztliche Dokumentation（医師の記録）」が中心で，後者に関連して「Krankenblatt（臨床報告）」「Krankenaktengeschichte（患者病歴）」などの語，さらには「Dokumentation in den Krankenunterlagen（患者資料の記録）」，「Berichte über Behandlungsmaßnahmen（診療処置報告）」，「Angaben über Medikation, EKG, EEG（薬剤処方，心電図，脳波報告）」，「Operationsbericht（手術報告）」，「Narkoseprotokoll（麻酔記録）」，「diagnostischen und therapeutischen Daten（診断および治療上のデータ）」などの語はみられるものの，形容詞付きでも「カルテ」の語は見当たりませんでした。またLangenscheidts Handwörterbuch（独英辞典）の「Karte」欄には「card；map；chart；ticket；mene；wine list」の語が並ぶだけです。Creifeld Rechts-Wörterbuch 17 Auflage 中には「Krankenunterlagen（患者資料）」が掲載されており，医療記録全体を包含する用語のようです。ちなみに，ドイツ連邦共和国では，共和国を構成する各州が医療職法を制定し，州医師会に職業規範制定を義務づけています。ドイツ連邦医師会は，各州の職業規範を統一するために，モデル規範（Muster-Berufsordnung）を，数年ごとに改訂発表してます。最新（2004年）版の10条が「Dokumentationspflicht（記録作成義務）」で，日本の診療（記）録作成義務の規定にほぼ相当することを定めています。そこでは，「die erforderlichen Aufzeichnung（必要な記録）」，「die ordnungsgemäßen Dokumentation（規則に合致した記録）」，「Krankenunterlagen（患者資料）」，「Ärztliche Aufzeichnungen（医師の記録）」，「Untersuchungsbefunde（検査所見）」などが採用されています。ドイツ語に「kartei」，「kartei karte」という言葉があり前者を「index」，後者を「index card」と英訳している（前掲独英辞典）ので，明治期の学生が十分な吟味なしに日本に持ち込んだ可能性があります。

《参考文献》

＊Hans Lilie；「Ärztliche Dokumentation und Informationrechte des Patienten（医師の記録と患者情報）」（Verlag Peter D. Lang 1980）

＊Langenscheidts Handwörterbuch（独英辞典）

＊E. Deutch-Andreas Spichkoffe「Medizinrecht 5Auflage」Springer（2003）299頁以下

＊Karl-Otto Bergmann「Die Arzthaftung 2Auflage」Springer（2003）137頁以下，特に138頁には「Dokumentation in den Krankenunterlagen（患者資料中の記録）」として様々な必要的記載事項，対象となる記録名が挙げられています。ちなみに本書は医師法律実務家を読者とする実務書です。

＊Dieter Giesen「International Medical Malpractice Law」J. C. B Mohr（1988）§33 Medical Records Ⅱ Acceptable Records 参照

＊Charles C. Sharpe「Medical Records Review and Analysis」Auburn House（1999），William H. Roach, Jr. et. al「Medical Records and the Law 3 edition」An Aspen Publication（1998）はアメリカの実務書であり，州法などでMedical Records の作成・保存が義務づけられていること等が紹介されています。

〔畔 柳 達 雄〕

6　異状死届出の患者遺族の拒絶

設　問　18

大学病院でゼネラル・リスク・マネージャーをしている医師です。

先日，私の所属する病院で，手術から数日後，当初予見しなかった形で患者が亡くなりました。この手術で，担当医師に過失があったかは，明らかではありません。ただ，患者が死亡したという事実をうけ，病院としては，医師法21条に基づいて，警察へ異状死として届出をすることにしました。

しかし，遺族に警察への届出を説明したところ，「警察には届け出ないでほしい」との申出がありました。仮に死亡の原因が，医師の過失であったとしても，訴えることはしないから，警察に届け出るのはやめて欲しいとまでいっています。

私たちは，どのように対応すべきでしょうか。

異状死届出義務　医師法21条は，「医師は，死体又は4月以上の死産児を検案して異状があると認めたときは，24時間以内に所轄警察署に届け出なければならない」と定めています。そこで，病院内で患者が死亡し，かつ，この死亡について医師が異状と認めた場合には，警察に届出が行われることになります。

この「異状死」がどのような死であるかについては，法医学会では「臨床医によって内因死と確定診断されなかった死」*1としているほか，様々なガイドラインが出され，届け出るべき異状死の定義がなされています*2。そして実際の現場で，患者の死を届け出るべきであるかは，各病院の判断に委ねられ，統一的な運用がなされていないのが現状です。ただし，文言をそのまま解釈すれば，通常の状態とは異なる死ですから，通常考えられる死亡の経過ではなかった場合，すなわち，死因不明の死亡について，届け出ることになります。本問でも，患者の死因がはっきりしないことから，異状死として警察に届け出ることにしたものです。

では，この届出に際し，遺族からの反対の申出があった場合，医療機関として，どのように対応すべきでしょうか。医師法21条の規定を読む限り，届出を行うか否かの判断を行うのは医師であり，届出にあたって患者の遺族の承諾は必要ない，ということができます。ただ，実際には，ほとんどの医療機関では，警察に届出を行う旨を，遺族に説明しているようです。それには，患者の遺族に対する死因説明の一環であることのほか，患者の情報利用について，患者の同意を得るべきとする個人情報保護法の考え方などが背景にあると思われます。

遺族の承諾と拒絶　前述のように，法律上，警察届出にあたり遺族の承諾は必要とされていません。また，個人情報保護法上も，医師法21条に基づく警察への届出は，「法令に基づく場合」（個人情報23条1項1号）にあたり，第三者提供の例外となると考えられますから，患者遺族の同意は必要ないものといえます。

一方，現実には病院が，警察に届け出る旨を説明し，それに対して患者の遺族が反対する，消極的な反応をするというのは，稀なことではないようです。それにはいくつかの理由があると思われます。

まず，遺族は，患者を早く家に帰してあげたいとの思いがあるでしょう。警察届出をきっかけに刑事捜査が開始されれば，患者の遺体を自宅に帰すまでに時間がかかることも考えられます。届出により，検視がなされ，犯罪との関連性が認められれば，司法解剖がなされる可能性がありますが，解剖に対しては，もうこれ以上遺体に傷をつけたくないという思いも重なるでしょう。

また，警察沙汰にはしたくない，という一般的な感情も一因になると思われます。

医療現場の現実的対応

それでは，遺族による警察届出の拒絶があった場合，医療機関としてはどのように対応すべきなのでしょうか。

まず，遺族の反対があることは，届出を行わないことの理由にはなりませんから，届出の対象になる場合には，やはり，届出をなすべきことになります。仮に，届出を行うべきだったのに，これを怠ったとなれば，医師法上の罰則が科されることもありえます（医師33条の2第1項）。

しかし，ここで確認しておくべきことは，異状死届出によって，必ずしも刑事捜査の開始となるわけではないということです。届出は，現実には警察署への電話連絡がなされ，死亡に到った経緯と状況説明が求められることになります。この時点で犯罪との関連がないと判断されれば，そのまま，病院と遺族とのやりとりに委ねられることになります。届出後に病院に警察がやってきて，医療関係者に事情聴取を行うことは，それほど多くはなく，さらに，遺体が司法解剖をされるケースは，もっと少ないと考えられます。むしろ，第三者の眼が入って，事後に是正を求めるプロセスが保証されているのは，医療不信を払拭する観点からも望ましいという議論もありえます。

そこで，遺族に対して，警察届出について説明する場合には，法律上の届出義務があること，届出によって大きな事態になることは，あまり多くないと考えられること，仮に刑事捜査の対象となった場合には，公的な機関が入ることが望ましいと判断された場合であり，社会にとっての必要性を説得するべきであると考えられます。

将来的な方向性

一方で，現在の異状死届出制度が，医療安全や医療事故を防ぐという観点から十分な機能を有しているかは，議論のあるところです。

異状死届出に関する2004（平成16）年の最高裁判決*3の対象となった事件が起きた1999（平成11）年以降，届出件数は増加しましたが，それに対応するだけの立件がなされているわけではありません*4。そもそも，警察自体，医療事故に対して，調査できるだけの十分な専門性や人員を確保できるかについても疑問が呈されています。また，刑事捜査の秘密により，医療機関にも患者遺族にも，解剖結果や事情聴取の内容は公開されず，患者遺族の納得や，将来の医療の質の向上に貢献していないといった問題が指摘されます。

そこで，2005（平成17）年10月より，診療行為に関連した死亡の調査分析を行う研究が，モデル事業として開始されました。このモデル事業では，診療過程で患者が死亡し，その死因が不明な場合に，専門の第三者が解剖して死因究明が行われ，その結果が医療機関と遺族に公開されます。現在，医師法21条と併存する形で行われていますが，将来的には，このような専門的な第三者機関を設置することによって，医療機関と遺族の双方にとって，納得のできる死因の解明がなされ，警察とは切り離された運用がなされることも期待されています。

＊1　吉田謙一・事例に学ぶ法医学・医事法（有斐閣，2007）1頁
＊2　児玉安司「医師法21条をめぐる混迷」樋口範雄編・生命倫理と法（有斐閣，2004）64頁～69頁
＊3　最判平16・4・13刑集58・4・247
＊4　飯田英男「刑事司法と医療」ジュリ1339号（2007）60頁～61頁

〔畑 中 綾 子〕

異状死とは？

医師法21条は異状死の届出を医師に義務づけていますが，異状死の定義について厚生労働省・日本法医学会・日本外科学会などで一致しているわけではなく，運用をめぐって医療現場では混乱が生じています。

この条文はもともと，厚生行政も警察も内務省が管轄していた明治期に設けられたもので，典型的には行倒れの死体を（犯罪被害者の疑いがある場合を念頭に置いて）検視した医師に，異状を認めた場合には，所轄の警察への届出を義務づけて犯罪捜査の端緒になることを期待して設けられた趣旨でした。そもそも遺族がいるような場合はあまり想定されていなかったといえますし，法的には同意も必要とされていません。第2次世界大戦後，内務省から警察と厚生省とが分離された際にも届出先が厚生省系にならず，警察のままであったことからもその本来の趣旨が医療事故原因究明ではなく狭い意味での刑事犯罪捜査目的であったと思われます。そこへ2000（平成12）年に誤注射事件・患者取違え事件・内視鏡手術患者死亡事件という3つの象徴的事件が立て続けに明らかになり，世論に押された警察・検察が捜査の道具として医師法21条を用いたため，この条文が俄然，注目を集めることになってしまいました。

すなわち，本来，犯罪の摘発のために定められた医師法21条が医療過誤を摘発するための法律に変質したということです。

しかし医療安全を目的として刑事手続に頼ることにはデメリットもあります。特に問題なのは捜査の対象になった場合，情報が外部に明らかにされないことで本来の目的である真相究明・患者への説明に資することにならないということです。とりあえず遺族へ沿革・趣旨から説明して届け出るというのが法令遵守の点からは現実的ではありますが，真相究明・再発防止という点からは有用とは限りません。

そこで異状死といった言葉の定義を議論するより，診療行為に関連した死亡としてより広い範囲を対象にした第三者機関による死因究明の方向が打ち出されています。

〔木戸浩一郎〕

1　看護記録の法的意義

設問 19

看護師のＡは，入院患者のＢさんを担当しています。Ｂはたびたび痛みを訴えてナースコールをし，駆けつけるとそれほどの痛みでなくて，鎮痛剤の投与にまで至らないことも少なくないのです。そこで，他の患者も抱えて忙しいＡ看護師は，ナースコールのたびに看護記録に記すことを怠るようになりました。その後，Ｂさんの病状が急変し死亡するに至りました。しかも死因に疑問を抱いた遺族が病院を訴えることになりました。Ａ看護師は，看護記録に不備があると問題になると考えて，ナースコールの回数をできる限り思い出して書き加えました。看護記録は，法的にみてどのような意義を有しているのでしょうか。

看護記録の法的な位置づけ

医師法24条は，「医師は，診療をしたときは，遅滞なく診療に関する事項を診療録に記載しなければならない」と定め，2項で5年間の保存義務を規定しています。保健師助産師看護師法で助産師に対しては，「助産に関する事項を遅滞なく記載しなければならない」（42条）という規定があります。しかし，看護記録については，看護記録をつけなければならないと直接に定める法規がありません。わずかに特定病院の施設基準で看護記録の記載・保存義務が規定されているだけです。

そこで，看護記録の様式が病院ごとに異なっており，記載項目，内容がまちまちな原因は，それが法的な義務になっていないからだとする議論があり，厚生労働省の検討会（医療安全の確保に向けた保健師助産師看護師法等のあり方に関する検討会）では，2005（平成17）年の報告書で，看護記録の記載を法律上の義務とすることについて検討する必要があると述べています。

看護記録は，専門家たる看護師が，医師と同様に自らの行為について記録をし，それを後に評価する手段であり，それによって，医療・看護の継続性を図り，診療情報を患者との間で共有し，さらに看護内容を評価する指標とするという意味で，その重要性はどんなに強調してもし過ぎることはありません。実際，医療過誤訴訟では看護記録の果たす役割が大きく，医師の記すカルテ以上に診療経過を経時的に記しているので，裁判官の心証形成に与える影響が大きいとされています。

看護師が専門家である限り，自らの仕事に責任をもち，その仕事の記録を残すのは当然の義務であり，わざわざ法律に書く必要があるかは疑わしいところです。とりわけ，医師法24条には罰則規定が伴い，違反に対して50万円以下の罰金刑が定められていることを考えると，同様の規定を置いて医師並みになろうとすることとは，結局，刑罰の制裁で看護記録を書かせようとするのを承認することになります。医師と対等になるために，同じ法的義務を明記しようとするのは（かつて，刑法134条の秘密漏示罪の対象に医師は含まれながら看護師が明記されていないので，看護師には守秘義務がないとの俗説が唱えられたのと同様に），いかにも倒錯した論理です。本当の専門家なら，罰則付きの法律化にはむしろ反対してよいところです。看護記録の記載の標準化や統一を，法的な義務にすることによって実現しようとするのは，目的と手段の関係に違和感をもちますが，仮にそれが１つの実践的な方法だとする場合でも，罰則は付けず，看護師専門職としての処分で対応すべきです。

看護記録の内容と現状の問題

すでに，看護記録の改善や書き方については看護の専門家の間で様々な議論がなされ，重要な提案と実践が行われてきたところです。例えば，SOAP 記録とは，S（subjective，患者が表現した症状），O（objective，客観的データ），A（assessment，主観的な情報と客観的なデータを基にした評価），P（plan，評価の結果としての看護介入）を記すようにという看護記録の型を示すものであり，看護師が自らの仕事を客観的に分析して記録として残す有力な方法とされています。

同様に，いわゆる 4W1H を意識して，いつ（when），どこで（where），誰が（who），何を（what），どのようにして（how）行ったかを記録し，合わせて記録者名も明らかにしておくことも奨められてきました。看護の現場から様々な工夫がなされ，よりよい看護記録のあり方を追求していくことが大切です。

一方，看護記録に関する現状の問題点として，次のような点が指摘されています。

⑴　看護記録は入院患者を中心としており，外来患者や社会福祉施設など医療関連の施設での看護記録がどのようになされているかは十分に把握されていない。外来で，患者が看護師に伝えたことが記録に残っておらず，後の裁判で問題になるケースもあり，外来患者や，病院以外の医療関連施設における看護記録のあり方が今後の課題の１つとなる。

⑵　看護師が多忙に過ぎて，記録を書く時間が十分とれないことが最大の問題である。看護記録の簡略化，標準化，IT 化など，時間的制約に対する対応が求められる。

これらはいずれも現実的な課題であり，同時に容易には解決のできないものだと考えられます。

裁判・医療監視と看護記録

先に述べたように看護記録は裁判で重要な役割を果たしています。最近の例として，2006（平成 18）年の甲府地裁の判決では*1，大学病院での出産で，患者側の主張によれば，病院の分娩監視体制が不十分だったため帝王切開術の施行時期を逃し，その結果，患者は病室のベッド上で分娩することになり，胎児の状態を悪化させ精神運動発達遅延・脳性麻痺等の後遺障害を生じさせたとして損害賠償を求めた事案が問題になりました。

地裁は，一連の医療行為は当時の医学的知見に照らして不適切であったとは認められないとして，請求を棄却しました。しかし，その裁判の中で，原告は，分娩の日の午後４時以降の看護記録にまったく記載されていない点を，経過観察を怠ったことを推認する重大な事実だと主張しました。裁判所は，看護師の多忙な状況に配慮し，この事案に関わった看護師，助産師，医師らの証言に照らして，「看護経過記録の不記載をもって，直ちに経過観察を怠ったとの事実を推認させるものということもできない」と判断しました。しかし，この事例は，逆に看護記録の重要性を示唆しています。書かない場合にもその事実が重要だとされて，訴訟で不利な判断がされるおそれを示しているからです。

他方で，看護記録は医療監視（医療25条）の場面でも重要な役割を有しています。東京都で医療監視を担当する櫻山豊夫氏は次のような実例を報告しています。

(1) 東京の郊外の病院で診療録改ざんが行われているという匿名情報があった。

(2) 都が立入り検査を行うと，この病院では，職員の意識改革のため，理学療法記録や作業療法記録，さらに特に不備の目立つ看護記録を数年前に遡って補正していたという説明を受けた。

(3) 実際の記録をみると，修正液で白くなった箇所がいくつもあり，どこを修正したかも一目瞭然だった。逆にこれではあまりにも修正が明白であり，これらが不正請求の目的でなされたとは認定されなかったものの，次の指導を行った。

① 訂正は，看護部長，看護師長が行うのではなく，作成した看護師本人が行うこと。

② 数年前に遡って訂正を行うのが適切とは考えられないこと。

③ 修正する場合には修正液ではなく，二重線などで前の記録が残るように修正すること。不正な診療録改ざんの印象を与えるような修正はしないこと。

これらの修正・訂正が，裁判に関連して行われたり，あるいは医療監視活動の入ることがわかった前日に行われるようだと，改ざんの疑いが生じることになります。

設問について　以上の説明から，この設問におけるＡ看護師の行動は不適切であることがわかります。設問では，患者Ｂが急死し，裁判が提起されるという状況です。看護記録の書き加えが発覚すると，裁判では診療記録が全体として改ざんされているのではないかとの重大な疑いが生じます。このような場合，思い出せる限りのナースコールその他の対応を別のメモにしておくことは適切ですが，看護記録自体をこのタイミングで修正するのは，たとえどんなに善意であっても，患者側の不信を増大させ，裁判所の心証にも悪影響を与えます。

しかしながら，看護記録が裁判等で重要性をもつことを強調するあまり，その目的が，将来起こるかもしれない裁判のためであったり，医療監視活動に備えるためということになってしまうと，それは明らかに本末転倒です。記録は残るが看護は死ぬことになります。専門家としての日々の行動を，患者のために，よりよい医療のために記録するという本旨を忘れてはならないことを銘記すべきです。

＊1　甲府地判平18・5・30 LEX/DB文献番号28111262

《参考文献》

＊押田＝児玉＝鈴木・実例に学ぶ医療事故（医学書院，第2版，2002）
＊櫻山豊夫・知っておきたい医療監視・指導の実際（医学書院，2004）

〔樋口範雄〕

2　医療に関する金品授受

設　問　20

手術をすることが多い医師です。手術の前に患者から商品券などの提供を受けることがありますが，受け取ってよいものでしょうか。退院後にお礼という名目で金品を受け取ることはどうでしょうか。

問題点

医師が患者から金品を受領することについて，法的にみて問題になるのは，主として，(1)その医師が収賄の罪に問われて刑事罰の制裁を受けるかという点，および，(2)その医師が雇用関係上の制裁（懲戒処分）を受けるかという点，でしょう。法的な観点以外（例えば倫理的・社会的・経済的な観点等）からみて，医師による謝礼受領がどのように評価されるべきかについても，議論がありえますが，ここでは触れないことにします（なお，受け取った謝礼に関する税務上の処理も問題になりえますが，ここでは触れません）。

刑事罰――収賄の罪

収賄の罪は，公務員の身分をもつ者が，その職務に関して賄賂を収受するなどしたときに成立する犯罪です（刑197条以下参照）。そこで，金品を受領した医師が収賄の罪に問われる可能性があるのは，その医師が公務員であり，かつ，その金品が「賄賂」である場合に限られます。

まず，公務員の身分をもたない医師については，そもそも収賄の罪は成立しません。例えば，個人で開業している医師はもちろん，私立病院に勤務する医師は，収賄の罪に問われることはありません。

次に，医師への謝礼として提供される金品が「賄賂」にあたるかが問題になります。この点については，これまで，謝礼を受け取った医師が実際に収賄罪で起訴された例はみあたらず，したがって裁判例もないのが現状です。医療現場の実情としては，例えば手術の前後に相当額の現金や商品券が患者やその家族から医師に謝礼として渡されるという慣行は，かなり広くみられるようであり，そのような慣行は，それが望ましいかどうかの議論はともかくとして，社会的にも一応は許容されているものといえましょう。したがって，警察・検察がそれを収賄の罪として立件し起訴することは，よほど特別の事情がない限り現状では考えにくいところです。学説上は，公務員たる医師が謝礼を受領することが収賄になりうるかというここでの問題を詳しく論じたものはありませんが，一般論としては，贈与の程度が慣習上社交儀礼として是認される範囲内のものであれば，賄賂性がないとしたり，可罰的違法性がないとしたりして，収賄罪の成立を否定する見解が支配的です。そこで，このような見解を前提にすれば，受け取る謝礼の内容が慣習上社交儀礼として是認されている程度のものであれば，収賄罪にはならないことになりそうです。もっとも，判例は，一般に，公務員が金品を受領すれば，たとえそれが社交儀礼としての贈与であっても，職務行為との対価関係が認められる限りは金額の多少を問わず収賄罪が成立するとしています*1から，「職務行為との対価関係」をどのように判断するかにもよりますが，医師が謝礼を受領することによって収賄罪が絶対に成立しないとまでは言い切れないでしょう。

懲戒処分

最近では，患者から病院スタッフに対する金品の贈与は一切断るという趣旨の掲示を掲げる病院もよくみられるようになりました。これは逆に言えば，世上その種の金品贈与が頻繁に行われていることを示してもいますが，病院が，医師等への手土産や謝礼を排除することによって，よりよい医療環境――例えば，患者が医師等への謝礼をめぐる心理的・経済的負担を負わずに安心して医療が受けられる環境――を作るというポリシーをとることにはそれなりに合理的であるといえましょう。

そして，このようなポリシーをとる病院が，患者に対して金品提供の自粛を呼びかけるにとどまらず，医師に対しても患者から金品を受領することを禁じている場合には，医師がその禁止に違反して金品を受領すれば，職場規律違反として懲戒処分の対象となる可能性があります。また，労働契約や就業規則等において，金品の受領が明示的に禁止されていない場合であっても，例えば病院の名誉・信用を毀損する行為というような，より一般的な懲戒事由に該当する可能性もないわけではありません。「当院では，医師・看護師等の病院スタッフへの金品提供は，ご遠慮いただいています。万が一，提供されてもすべてお断りいたしますのでご了承ください」という掲示の目の前で，商品券の入った封筒を差し出された医師が「これはどうも」といいながらその封筒を白衣のポケットに滑り込ませたとすれば，そのような行為は病院の名誉・信用を毀損したことになるかもしれません。

もっとも，現在のところ，就業規則等において，謝礼の受領を明示的に禁じている病院はほとんどなく，また病院の名誉・信用の毀損等の一般的な懲戒事由にあたるとされて現実に処分がなされた例もみあたりません。したがって，勤務先の病院での就業規則や慣行を一応確認したほうがよいことは確かですが，おそらく，当面の間は，患者からの謝礼を受け取っても，雇用関係に関連する法的な影響はないものと考えてよいでしょう。ただし，将来は，患者が安心して医療を受けられる透明性の高い医療環境をめざす病院が増えるのに伴って，謝礼の受領に法的な制約が徐々に加えられることになるかもしれません。

まとめ

以上のように，医師が患者から提供された金品を受領することは，理論上は，場合によって刑事罰（収賄の罪）や雇用関係上の懲戒処分の対象になりうる行為ですが，実際には，少なくとも現状では，そのような制裁を受ける可能性は極めて低いものといえましょう。なお，金品受領の時期が手術の前であるか退院後であるかは，以上の点について大きな違いをもたらすものではありません。

したがって，患者から提供された金品を受け取るか否かの判断にとって決定的なのは，以上のような法的観点よりもむしろ，ここでは触れないこととした他の諸観点からの考察なのではないかと思われます。

＊1　大判昭 4・12・4 刑集 8・609 参照

〔早川眞一郎〕

第3部

医療提供体制

Ⅰ　医療法人と医療法の規制
Ⅱ　病院の評価と情報提供

1 医療法人

設問 21

A医師は病院を開設しようと考えていますが，医療法人を病院の開設の主体にすることを有力な選択肢として考えています。個人で病院を開設する場合と比べ，医療法人による場合には，どのようなメリットがありますか。

医療法人の意義　医療法人とは，医療法に基づいて設立される法人です。医療法人は，1950（昭和25）年の改正医療法により導入された制度ですが，法人格を有する医療法人を権利義務の主体とすることにより，個人が病院を経営する場合に生ずる様様な問題点を緩和するために認められたものです。

医療法人は，病院，医師もしくは歯科医師が常時勤務する診療所または介護老人保健施設を開設することを目的として設立されるものです（医療39条1項）。2006（平成18）年の「良質な医療を提供する体制の確立を図るための医療法等の一部を改正する法律」による改正医療法において，医療法人に対し，「自主的にその運営基盤の強化を図るとともに，その提供する医療の質の向上及びその運営の透明性の確保を図り，その地域における医療の重要な担い手としての役割を積極的に果たすよう努め」る旨の努力義務が新たに課されました（同40条の2）。

医療法人の事業　医療法人の業務は，本来業務，附帯業務，収益業務および付随業務の4つに大別されます。

医療法人の目的すなわち，病院，医師もしくは歯科医師が常時勤務する診療所または介護老人保健施設を運営することを本来業務と呼んでいます。

もっとも，医療法人の目的が純然たる医療業務の提供のみに限られるわけではありません。本来業務に支障がない限り，定款または寄附行為の定めるところにより，医療関係者の養成や再教育，医学・歯学に関する研究所の設置，保健衛生に係る業務，社会福祉業務の一部等を行うことができます（医療42条1項）。これらの業務は，医療法人の附帯業務と呼ばれています。

医療法人が収益事業を営むことは，後述する付随業務にあたらない限り，原則として認められません。例外的に，特別医療法人については，収益活動により上がった収益を当該医療法人が開設する病院の経営に充当することを目的とする場合に限り，一定の収益業務を行うことが認められてきましたが，平成18年改正医療法により，収益事業を行うことのできる医療法人の範囲が拡大されました。

すなわち，救急医療等確保事業に係る業務を行っているなど，より緩やかな一定の要件に該当するものとして都道府県知事の認定を受けた医療法人（「社会医療法人」）は，本来業務に支障のない限り，定款または寄附行為の定めに基づき，収益を当該医療法人が開設する病院の経営に充当することを条件として，一定の収益業務を行うことができるものとされたのです（同42条の2第1項）。同時に，同改正法により社会医療法人債に関する規定が整備され，社会医療法人については，有価証券の発行による資金調達の便宜が図られました（同54条の2～54条の8）。

付随業務とは，開設する病院等の業務の一部として，またはこれに付随して行われる業務を指します。付随業務は，定款や寄附行為に定めがなくても，当然に行うことができ，かつ，収益を上げる業務であっても，収益業務の禁止にはあたらないと解されています。病院内に設置された売店や駐車場の運営がその典型例です。

病院開設者の法形態および実態

医療事業を営む法主体として，様々な形態が認められています。公的な主体としては，国（独立行政法人国立病院機構，国立大学法人など），都道府県，市町村その他の公的医療機関，社会保険関係団体などがあります。私的な主体としては，個人および医療法人が病院を開設することができます。病院を開設する場合には，開設地の都道府県知事の許可が必要です。臨床研修を修了した医師・歯科医師以外の者が診療所を開設する場合には，開設地の都道府県知事の許可を必要とします（医療7条1項）。

なお，病院と診療所は，いずれも公衆のために医業または歯科医業が提供される場所であるという点では共通していますが，20名以上の患者を入院させるための施設を有するものを病院というのに対し，入院施設を有しないかまたは19名以下の患者を入院させるための施設を有するものを診療所と呼ぶものとされています（同1条の5）。病院の開設には都道府県知事の許可を要しますが，診療所の開設は臨床研修を終えた医師であれば自由に開設することができるわけです。

医療法人は，医療を提供する法形態として大変重要な位置を占めています。医療施設動態調査により，病院と診療所の開設主体についてみてみましょう。2007（平成19）年9月末現在で，全国に病院は，8,862件あります。その中で医療法人は5,702件と全体の64.3％を占めており，最も利用されている法形態です。ちなみに，第2位は市町村の744件（8.4％），第3位は個人の533件（6.0％）です。診療所についてみると，全国に存在する99,546件のうち，医療法人は34,321件（34.5％）で，個人の49,019件（49.2％）に次いで第2位を占めています。このように，医療法人は，どちらかというとより規模の大きい医療提供のための法形態として活発に利用されています。

医療法人の設立・組織

医療法人の設立には，都道府県知事の認可が必要です（医療44条）。そのほか，解散や合併，医療法人の根本規則である定款（社団法人の場合）または寄附行為（財団法人の場合）の変更など，医療法人の組織に対し重大な影響を及ぼす行為（以下，「基礎的変更」と呼びます）を行う場合にも，都道府県知事の認可を要します（同50条1項・55条3項・57条4項等）。また，医療法人は，都道府県知事の監督に服します（同63条～67条等）。

医療法人は，原則として，理事を3名以上，監事を1名以上置くことが義務づけられています（同46条の2第1項）。また，医療法人は理事の中から理事長を決めなければなりませんが，理事長は，医師または歯科医師であることを原則とします（同46条の3第1項）。また，病院等を開設する場合には，それに必要な施設や設備または資金を有しなければならないといった規制も課されています（同施行規則30条の34第1項）。

医療法人のメリット　医師や歯科医師が個人で病院等を開設することももちろん可能です。しかし，日本では，上述したように，病院の6割以上，診療所の3分の1以上が，医療法人という法形態を利用しています。なぜ，医療法人にするのでしょうか。

第1に，医師・歯科医師の死亡や能力の喪失などといった個人的事情により影響を受けることなく，独立性のある永続的な組織を形成できます。

第2に，医師・歯科医師の個人財産から病院の運営の為の財産および計算を分離することにより，業務および計算の明確性を確保することができます。

第3に，医療法人については，病院の債権者は医療法人の財産のみを引当てとし，医療法人の社員や出資者，またそこで働く医師等は，原則として有限責任を享受することができます。

第4に，医療法人法の定める権限分配や監督などのしくみを中心とした相互牽制によるガバナンスを働かせることができ，それが有効かつ適切な医療業務の提供につながります。

第5に，医療法人については合併制度が規定されており，組織再編や事業承継の可能性が広がります。

第6に，医療機関債の発行等により資金調達の便宜を図れることも有利です。医療機関債について付言しますと，厚生労働省医政局が2004（平成16）年10月25日に発出した「医療機関債」発行のガイドラインにより，医療法人が資金調達のために債券を発行することができることが明らかにされると同時に，その場合に遵守すべきルールや留意点が定められています（医政発1025003号）。社会医療法人債の発行のために必要な法整備がなされたことは，すでに述べたとおりです。

非営利性　医療法人は，剰余金の配当を禁じられています（医療54条）。すなわち，医療法人は，業務活動の結果として剰余金が発生しても，それを社員や関係者に分配することができません。医療法人は，剰余金を構成員等に分配することを目的としない非営利法人なのです。しかし，持分の定めのある社団たる医療法人においては，持分の払戻しにより，社員は実質的に経済的成果を得ることが可能です。このように，持分の定めのある社団たる医療法人においては，非営利性が不徹底であるとして，出資額を上限として払戻しを請求できるいわゆる出資限度額法人への移行が促進されることになりました（⇨〔**設例23**〕）。さらに，2006（平成18）年の医療法人制度改革において，医療法人の非営利性を強化し，医療法人の財産に対し持分を認めることによりそれを社員に分配しまたは払い戻すことを禁止する旨の改正がなされました。しかし一方では，株式会社等の営利法人に対し医業の遂行を一般的に認めるかどうかが大きな争点となっており，医業とそれを担う法形態との関係については，今後の議論を注視してゆく必要があります。

《参考文献》

＊厚生省健康政策局指導課監修・医療法人制度の解説（日本法令，1990）

＊医業経営の非営利性等に関する検討会報告「医療法人制度改革の考え方——医療提供体制の担い手の中心となる将来の医療法人の姿」（2005〔平成17〕年7月22日）

〔**神 作 裕 之**〕

2 社団たる医療法人と財団たる医療法人

設 問 22

A医師は病院を開設しようと考えています。そして，A医師個人ではなく，医療法人を病院の開設の主体にすることを有力な選択肢として考えています。法人には社団法人と財団法人という2種類があると聞きましたが，この場合，どちらを選択すればよいのでしょうか。

医療法人の形態についての実態

法人には，一般に社団と財団の2種類があります。医療法人についても，社団型と財団型の2つの類型のものが認められています。それぞれ「社団たる医療法人」，「財団たる医療法人」と呼ばれます。2007（平成19）年3月31日現在で，日本には，44,027件の医療法人が存在しますが，内訳は，社団たる医療法人が43,627件，財団たる医療法人が400件です。医療法人の約99.1%が社団法人の形態をとっており，社団たる医療法人の利用が圧倒的に優勢です。

医療法人の根本規範

法人は，法律の規定に基づき創出された法主体であり，その設立には根本規則の制定を必要とします。医療法人の場合も，設立には根本規則の制定を要します（医療44条2項）。その根本規則は，社団法人の場合には定款，財団法人の場合には寄附行為と呼ばれます。

社団と財団の最大の違いは，法人格の構成員（社員）が存在するかどうかという点にあります。社団には社員が存在しますが，財団には社員はいません。したがって，社団たる医療法人の定款には，社員たる資格の得喪に関する定めを必ず置かなければなりません（同44条2項7号）。社員がいなくなることは，医療法人の法定解散事由です（同55条1項5号）。逆にいえば，社団とはいいながら社員は1名でもよいということになります。2006（平成18）年の改正医療法により，社団たる医療法人の定款には，社員総会に関する規定を置くべきことが追加されました（同44条2項7号）。

これに対し，財団たる医療法人には，そもそも社員は存在しませんから，寄附行為に社員や社員総会に関する規定が置かれることはありません。他方，後述するように，平成18年改正医療法により評議員会の設置が法律上強制されることになり，寄附行為には評議員会および評議員に関する規定を置かねばならないことになりました（同44条2項8号）。

なお，定款および寄附行為は，法人の永続性に鑑みるならば，変更すべき場合が生ずることが当然に想定されます。そこで，定款または寄附行為には，その変更に関する規定を定めておかねばなりません（同44条2項10号）。定款または寄附行為の変更は，原則として，都道府県知事の認可を受けなければ，効力が生じません（同50条1項）。

意思決定に係る組織構造

医療法人が，自らの組織や事業運営にとって重大な影響がある事項を行う（以下，「基礎的変更」といいます）ための意思決定のあり方も，社団たる医療法人と財団たる医療法人では大きく異なります。すなわち，社団たる医療法人においては，その最高機関である社員総会において意思決定を行います。そこでは，会議体の原則に則った民主的な多数決原則が採用され，柔軟な意思決定ができるというメリットがあります。平成18年改正医療法により，社員総会の招集手続，定足数，議決権の頭数主義，決議要件等について，新たに規定が置かれ，社員総会に係るルールの明確化が図られました（医療48条の3・48条の4）。

もっとも，医療法人に出資をしている社員が営利法人である場合には，医療法人の非営利性から（⇨**〔設例21〕**参照），医療法人の意思決定において議決権を行使することは許されない，とする判例があるので，注意が必要です*1。

これに対し，財団たる医療法人の場合は，寄附行為により，安定的・永続的な組織運営が可能となる半面，民主的かつ柔軟な意思決定という面でデメリットがありえます。

医療法人の基礎的変更の1つである合併を例に説明しましょう。社団法人が合併するためには，総社員の同意が必要です（同57条1項）。このように，社団たる医療法人における基礎的変更に関する意思決定権は，社員にあるのです。社員が存在しない財団法人にあっては，合併をするためには，寄附行為の中に合併することができる旨の規定が予め存在しなければなりません（同57条2項）。寄附行為に合併することができる旨の規定がある場合には，理事の3分の2以上の同意を得て他の財団法人たる医療法人と合併することができますが，内部的な意思決定手続については寄附行為で別段の定めをすることが可能とされています（同57条3項）。なお，理事長は，合併に先立ち，評議員会の意見を聴取すべきこととされています（同49条の2第1項4号）。

このように，社団法人と財団法人とでは，法人の構成員たる社員が存在するかどうかという違いから，意思決定の方法，法人の機関の構成，機関相互間における権限分配のあり方が異なっています。すなわち，社団たる医療法人と財団たる医療法人とでは，ガバナンスのしくみが根本的に異なっているのです。

業務の執行と監督

医療法人の業務執行・代表機関については，社団たる医療法人か財団たる医療法人かにかかわらず，共通の規律が置かれています。医療法人には，原則として理事を3名以上，監事を1名以上置くことが義務づけられています（医療46条の2第1項）。理事の中から，定款または寄附行為の定める方法により理事長が選出されます（同46条の3第1項）。理事長は，医療法人の代表機関であるとともに，業務執行機関です（同46条の4第1項）。理事長は，医師または歯科医師であることが条件とされています（同46条の3第1項）。もっとも，都道府県知事の認可を受ければ，理事を1名または2名しか置かなくても構いませんし（同46条の2第1項但書），理事長の医師資格要件についても，例外があります。平成18年改正医療法により，役員の任期に関する規制が導入され，2年を超えてはならないものとされました（同46条の2第3項）。役員の選任を通じて，医療法人のガバナンスの強化を図るためです。

医療法人の業務に対する内部的な監督は，監事によって担われます。監事は，理事や当該医療法人の職員との兼任・兼職を禁じられています（同48条）。業務執行と監督とを分離し，独立した立場から実効的な監督がなされることを保障するためです。

財団たる医療法人に固有の機関

財団たる医療法人には，社員が存在しないため，社員総会による意思決定や監督ができません。そこで，平成18年改正医療法では，従来から実務で行われていた評議員会を法制化し，(1)予算，借入金および重要な資産の処分に関する事項，(2)事業計画の決定または変更，(3)寄附行為の変更，(4)合併，(5)解散，(6)その他寄附行為で定めた業務に関する重要事項について，理事長は，予め評議員会の意見を聴取すべきこととされました（医療49条の2第1項）。寄附行為により，これらの事項を評議員会の決議事項とすることもできます（同49条の2第2項）。評議員は，寄附行為の定める方法で選任されますが（同49条の4第1項），当該医療法人の役員との兼任は禁じられます（同49条の4第2項）。業務執行と監督とを分離すべきであるとの考え方に基づく規制です。

社団たる医療法人と財団たる医療法人の共通点；非営利法人

ところが，上述した社団たる医療法人と財団たる医療法人との違いは，実質的には，形式的にみた場合ほど大きいものではありません。法人の根本規則に記載すべき事項，機関とその構成員についての規律（理事，理事長，監事），計算，外部的な監督に係る規律など，医療法人についての規律は，基本的に，社団であるにせよ財団であるにせよ，その性質に反しない限り，同様に適用されます。その理由は，社団法人であるにせよ財団法人であるにせよ，医療法人の目的および業務は同一であるからです。むしろ，目的が同じなのですから，社団であれ財団であれ，その性質に反しない限り，基本的に同一の規律が適用されるべきであるということになりましょう。

注目すべきは，平成18年改正医療法により，医療法人の計算および開示に関する規律が充実したことです。すなわち，医療法人の会計は一般に公正妥当と認められる会計の慣行に従うものとするという規定が新設されたほか（医療50条の2），事業報告書や監査報告書計算の作成，社会医療法人に対する外部監査の強制，開示などについて，詳細な規定が設けられました。医療の安定的な提供のためには，財務的な基盤がしっかりしていることが必要であり，財務等に係る適正な情報が生成され開示されることが，病院のガバナンスの向上の観点から重要と考えられたのです。

＊1　東京地判平12・10・5判例集未登載

《参考文献》

＊厚生省健康政策局指導課監修・医療法人制度の解説（日本法令，1990）

＊社団たる医療法人および財団たる医療法人の定款例については，厚生労働省のホームページ参照（社団たる医療法人 http://www.mhlw.go.jp/topics/bukyoku/isei/igyou/igyoukeiei/teikan0101.pdf，財団たる医療法人 http://www.mhlw.go.jp/topics/bukyoku/isei/igyou/igyoukeiei/teikan0102.pdf）

〔神 作 裕 之〕

3 経過措置型医療法人の持分

設問 23

Aは，持分の定めのあるB医療法人の社員でしたが，このたび退社し出資持分の払戻しを受けることになりました。B医療法人の定款には，退社に際しては「出資額に応じて」払戻しをする旨の定めがあります。出資持分は，どのような基準により評価されますか。他方，B医療法人は，出資額限度法人に移行することを検討しています。出資額限度法人とは，どのような医療法人ですか。移行には，どのような手続が必要でしょうか。

医療法人の持分

医療法人には，社団法人と財団法人の2種類があり，日本の医療法人の99％は社団たる医療法人の形態をとっています（⇨〔設問22〕）。社団たる医療法人は，社員に出資持分の定めがあるかどうかによって，さらに2つに分かれます。2007（平成19）年3月末現在，存在する43,627の社団たる医療法人のうち，持分の定めがあるものが43,203，持分の定めのない医療法人が424です。社団たる医療法人の99.0％は，持分の定めのあるタイプです。したがって，日本に存在する医療法人のほとんどは，社員の持分の定めのある社団たる医療法人であるということになります。

経過措置型医療法人

ところが，平成18年改正医療法の施行日以降に新たに医療法人の設立認可申請をするときは，財団医療法人か持分の定めのない社団医療法人の形態に限られることになりました（平成19・3・30医政発0330049通知第1-3-(3)）。

現在の医療法人の大半を占める持分の定めのある社団医療法人は，「経過措置型医療法人」として位置づけられることになりました。「経過措置型医療法人」については，当分の間，新医療法50条4項の規定の適用はなく，旧医療法56条に定める残余財産の帰属・処分に関する規律が適用されます（平成18年改正法附則10条2項）。

持分の意義

持分のある社員も持分のない社員も，医療法人の基礎的変更など社員による意思決定が必要な場合には，一社員一議決権の原則により議決権を有します（医療48条の4第1項）。では，持分にはどのような意義があるかというと，医療法人の財産に対し持分に応じた経済的価値を有する点にあります。医療法人である以上，剰余金の分配という形で営利を追求することは許されません（同54条）。しかし，持分の定めがある社団法人の場合には，持分価値の増加という形で，持分を譲渡したり，持分の払戻しを受けることにより，実際上は経済的価値を実現できるのです。

判例も，医療法が医療法人の社員の退社による出資持分の払戻しを禁止する規定を置いていない以上，払戻しの可否を定款の定めるところに委ねたものとみるべきであり，払戻しが一般的に禁止されていると解すべき理由はない，として払戻しの適法性を認めています*[1]。

なお，医療法人が解散した場合，残余財産は帰属権利者に帰属すべき旨を定款に定めることができます（同56条1項）。平成18年改正医療法により，帰属権利者の定めを設ける場合には，帰属権利者は，国・地方公共団体・医療法人など医療を提供する者であって，厚生労働省令で定めるもののうちから選定されるようにしなければならないことになりました（同44条4項）。厚生労働省令では，(1)医療法31条に定める公的医療機関の開設者またはこれに準ずる者として厚生労働大臣が認めるもの，(2)財団医療法人または持分の定めのない社団医療法人と定められています（医療施行規則31条の2)。

これにより，社員は，医業を提供しない形で，解散の際に経済的価値を実現することができないこととなりました。社団たる医療法人にとっては，非営利性の強化を意味します。こうして，残余財産の分配に際し，社員は経済的価値を実現することができなくなりましたが，経過措置型医療法人においては，当分の間，出資持分を有する社員が持分を譲渡したり，退社して払戻請求をすることにより，依然として持分の経済的価値を実現することが可能です。この点において，持分の定めのある経過措置型医療法人の非営利性は，持分の定めのない社団たる医療法人や財団法人に比較して，十分に貫徹されていないといえます。

持分の評価

医療法人の持分の評価が問題となった事案において，2003（平成15）年の東京地裁判決は，「出資持分払戻請求権の評価方法について，法人事業の継続を前提として，当該資産を一括して譲渡する場合の譲渡価額（営業価格）を基準とすべきである」と判示しています*[2]。この事案においては，定款に，本設問と同様，「社員資格を喪失した者は，その出資額に応じて払戻しを請求することができる」旨の規定が置かれており，「出資額に応じて」の解釈が問題となりました。このような定款規定は，厚生労働省の改正前の社団医療法人モデル定款に含まれており，広く利用されてきました。経過措置型医療法人においては，当分の間，この規定につき定款変更の認可の申請を必要としない取扱いがなされています。

東京地裁は，「出資額に応じて」というのは，出資価額によるという趣旨ではなく，時価によらなければならないと判示しました。このような考え方は，非営利団体からの退社に際する持分の評価について，最高裁が打ち出してきた一般的な判例法理に合致するものです。すなわち，最高裁は，中小企業事業協同組合法に基づく企業組合の脱退組合員の持分の評価に関し，「計算の基礎となる財産の評価は，当該組合の事業の継続を前提とし，なるべく有利にこれを一括譲渡する場合の価額を基準とする」と判示していたのです*[3]。そして，このような考え方は，学説においても広く支持されています。もっとも，持分の時価が高い場合には，社員の退社により，医療法人の財政的基盤が弱体化してしまう，といった問題点があることも，否定できないところです。

転換に関する規律

持分の定めのある医療法人は，定款変更により，持分の定めのないものに移行することができますが，反対に，持分の定めのない医療法人が持分の定めのあるものに移行することはできません（医療施行規則30条の39第1項・3項）。このように，転換に関しては，非対称的な規律がなされています。これは，医療法人の非営利性に関係があると考えられます。すなわち，上述したように，持分の定めがある医療法人では，判例法理によれば，退社社員による出資持分の払戻請求は出資額に限定されず，実質的に営利性が実現されてしまうことになります。したがって，持分の定めがない医療法人の方が，非営利性が貫徹されていると考えられます。法は，そちらの形態がより理想に近いという考え方から，非対称的な規律を採用したものと考えられます。

出資額限度法人について

出資額限度法人とは，出資持分の定めのある社団たる医療法人であって，定款において，社員の退社時における出資持分の払戻請求権および解散時における残余財産分配請求権の限度を払込出資額にすることを明定しているものです。

2003（平成15）年3月に「これからの医業経営の在り方に関する検討会」は最終報告書を公表し，将来の医療法人のあるべき姿として，持分のない公益性の高い特定医療法人または特別医療法人が理想であり，現存する医療法人の大半を占める持分の定めのある医療法人から持分の定めのない医療法人への移行が促進されるべきであるという考え方を打ち出しました。そして，そのための過渡的段階として，持分の定めのある医療法人は，まず払戻価額を，出資額を上限とする出資額限度法人に移行し，その後，持分の定めのない医療法人へと移行するのが望ましい，と考えたのです。厚生労働省の改正前「出資額限度法人モデル約款」においては，「社員資格を喪失した者は，その出資額を限度として払戻しを請求することができる」旨の規定を置くとともに，医療法人が解散した場合の残余財産分配についても，「払込済出資額を限度」とする旨を明らかにしています。出資額限度法人は，出資持分がある社団法人ですから，経過措置型医療法人に該当します。

持分の定めのある医療法人から出資額限度法人への移行は，定款変更によることになりますが，判例上認められた時価で払戻しを受ける権利を制約することになりますから，たとえ定款変更の要件が社員の多数決によることになっている場合であっても，全社員の同意を得ることが必要であると考えられます。なお，持分の定めのある医療法人が出資額限度法人へ移行する際の課税関係については，国税庁から「持分の定めのある医療法人が出資額限度法人に移行した場合等の課税関係について」と題する文書が出されています*4。

＊1　東京高判昭54・4・17行集30・4・742

＊2　東京地判平15・11・18金判1191・46

＊3　最判昭54・2・23民集33・1・125

＊4　国税庁回答（平成16・6・16。http://www.nta.go.jp/shiraberu/zeiho-kaishaku/bunshokaito/shotoku/040616/02.htm）

《参考文献》

＊「いわゆる『出資額限度法人』について」（平成16・8・13医政発813001通知。http://www.whlw.go.jp/topics/bukyoku/isei/igyou/igyoukeiei/tuchi/tuuchi.pdf）

〔神作裕之〕

4 医療法人における理事長と病院長の法的地位

設 問 24

医療法人における理事長と病院長の法的地位には，どのような違いがありますか。また，理事長と病院長と両者が存在する医療法人において，両者は法律上どのような関係に立つのでしょうか。

理事長の法的地位 医療法人（⇨〔設例 21〕）は，自然人のように生まれながらにして当然に人格を有するわけではありません。法律の規定に基づき，法人格を賦与されている抽象的な存在にすぎないのです。法人は，自然人のように頭脳や手足をもたない抽象的・法技術的な存在ですから，機関によって意思決定を行い，業務を執行し，法人を代表することになります。医療法は，理事の中から最低1名の理事長を選出することを要求しており，「理事長は，医療法人を代表し，その業務を総理する」ものとされています（医療46条の4第1項）。すなわち，理事長は，医療法人を代表する代表機関であると同時に，医療法人の業務を執行する業務執行機関でもあるということになります。

理事長の資格要件 理事長は，定款または寄附行為の定める方法により，理事の中から選任されますが，医師または歯科医師でなければなりません（医療46条の3第1項）。医師・歯科医師であるためには，医師国家試験に合格した者であることのほか，未成年者でないこと，罰金以上の刑に処せられた者でないことなど，欠格事由に該当しないことを要します（医師2条・3条・4条等）。もっとも，理事長の資格要件には例外があり，都道府県知事の認可を受けた場合には，医師または歯科医師でない理事の中から選出することが認められます（医療46条の3第1項但書）。

理事長の資格が医師または歯科医師に限定されている理由は，医学的知識の欠落した理事長が医療法人の業務を執行することにより，様々な問題が惹起されることを未然に防止するためであると説明されてきました。例外が認められる場合も，かつては厚生省健康政策局長通知「医療法人制度の改正及び都道府県医療審議会について」により極めて限定的な運用がなされてきました。すなわち，理事長の死亡または重度の障害により，理事長が職務を継続することが不可能になった場合において，その子女が医科または歯科大学在学中か，卒業後臨床研修その他の研修を終えるまでの間，配偶者等が理事長に就任しようとするような場合に限って，医師または歯科医師でなくても理事長に就任することが認められてきたのです。ところが，1996（平成8）年，行政改革委員会は，医療法人における理事長要件を緩和すべきであるとの提言を行い，1998（平成10）年の「医療法人の理事長要件について」と題する通知により，上述した限定的な運用が大幅に緩和されました。すなわち，過去5年間にわたって，医療機関としての経営が安定的に行われ，かつ，法人としての運営も適正に行われている既存の医療法人等であって，候補者の履歴，理事会構成等を総合的に勘案し，適正かつ安定的な法人運営を損なうおそれがないと認められる場合には，都道府県知事が，予め都道府県医療審議会の意見を聴いた上で，医師資格要件の例外を認可できることになったのです。

病院長の法的地位

医療法人の理事長が，医療法により設置を義務づけられた医療法人の代表機関かつ業務執行機関であるのに対し，病院長については，法律上の定義規定やその法的地位を定める規定は存在しません。したがって，病院長という名称が付されている者の法的地位は，個別に検討せざるをえないわけですが，多くの場合病院長は，病院を管理する医師にあたるものと考えられます。

病院を管理する医師とは，病院の開設者により病院の管理を委ねられた者のことです（医療10条1項）。病院の開設者が個人であって，病院等の管理者になることができる場合には，原則として自らその病院を管理しなければならず，かつ，他の病院の管理者であってはなりません（同12条1項・2項）。その理由は，病院が国民の健康保持に資する高度に公共性の強いものであることから，病院経営の円滑を図り，医療内容の適正を確保するためです。

言葉を換えていうと，医療を投資の対象とし，患者の犠牲において経済的利益の追求を優先するような病院開設者を排除しようというわけです。もっとも，例外が認められており，病院所在地の都道府県知事の許可を受けた場合には，開設者以外の者に病院を管理させることができます（同12条1項但書）。

このように，病院の管理者は，医療法人に固有の制度ではなく，病院の開設者の法的形態を問わずすべての病院に置かれなければなりません。病院の管理者は，したがって法人における機関とは無関係の概念であり，法律上当然に代表権があるわけではありません。他方，病院の開設者が個人であり病院の管理者である場合には，当該個人の名で権利を有し義務を負うことになります。病院の開設者とは別に病院の管理者を置いた場合には，開設者と管理者との間には，準委任の関係があり，代理権については代理権の授与に係る私的な取決めにより定められることになると考えられます。

病院の管理者の義務

病院の管理者に対しては，医療法により様々な義務が課されています。管理者は，管理者・医師または歯科医師の氏名，医師または歯科医師の診療日および診療時間など，一定の事項を病院内の見やすい場所に掲示をしなければなりません（医療14条の2第1項）。管理者の最も重要な義務の1つは，当該病院に勤務する医師，歯科医師，薬剤師その他の従業者を監督し，その業務遂行に欠けるところのないよう必要な注意を払うべき監督義務です（同15条1項）。

管理者は，病院の業務のうち，医師・歯科医師の診療や患者の入院に著しい影響を与えるものとして政令で定めるものを委託しようとするときは，当該病院の業務の種類に応じ，当該業務を適正に行う能力のある者として厚生労働省令で定める基準に適合するものに委託しなければならないとされ，いわゆる業務のアウトソースについて規制がなされています（同15条の2）。

その他にも，病院に医師を宿直させなければならないといった義務が課されています（同16条）。もっとも，医療法は，「医療を受ける者の利益の保護及び良質かつ適切な医療を効率的に提供する体制の確保を図り，もって国民の健康保持に寄与することを目的とする」ものであり（同1条），直接私法上の関係を規律する法律ではありませんから，医療法の違反から直ちに私法上の効力が導かれるわけではありません。

医療法人における理事長と院長の関係

病院の開設者が医療法人である場合には，理事長と病院長とがともに存在する場合があります。理事長とは，医療法人において必ず置かなければならない代表機関であり業務執行機関です。他方，病院にはその管理者が置かれなければならず，病院の管理者は，原則として，医療法人の理事となるべきこととされています（医療47条1項）。病院の運営にあたっては，病院の管理者が重要な機能を担うこととなっており，病院の管理者に対し，勤務する医師・看護師等の従業者に対する監督義務など，多くの義務が課されていることは，前述したとおりです。医療法人の運営に際し，そのような機能を担う病院の管理者が，理事のメンバーとして加わっていることが望ましいと考えられたためです。なお，理事長と病院の管理者との兼任を禁止する規定は設けられていませんから，兼任は可能です。

病院の管理者であるということと，当該病院の代表権を有することとは別の問題です。しかし，代表権を有する理事長との間の取決めにより，病院の管理者に対し代理権を授権することはもちろん可能です。その場合には，理事長と病院の管理者との間に，病院の運営についての準委任契約が締結され，私法上の法律関係が定められることになります。

《参考文献》

＊「医療法人の理事長要件について」（平成10・6・18健政発758通知）

〔神作裕之〕

5 医療法人の承継

設問 25

A医療法人は，近年，患者数の減少等により収支が急速に悪化し，直近の会計年度では医業収益が医業費用を下回るいわゆる赤字決算に陥りました。A医療法人の理事長である甲は，間もなく70歳を迎え，また，病院の運営が順調でないこともあって，引退を考えていますが，後継者となるべき適切な者がいません。

そこで甲は，病院の売買等の仲介業者を通じて病院施設等の売却先を探していたところ，事業の拡大を計画しているB医療法人を紹介されました。A医療法人とB医療法人は交渉を重ね，病院施設等の承継に関し基本的事項について合意するに至りました。

A医療法人からB医療法人に病院施設等を承継するためには，どのような方法が考えられますか。それぞれの方法の利害得失を説明してください。なお，A医療法人は持分の定めのある社団であり，定款には，持分の払戻しおよび残余財産の分配を「出資額に応じて」行うと定められています。

病院経営の現状

「病院は倒産しない」といわれた時代もありましたが，現在の病院経営を取り巻く環境は厳しさを増しています。ある調査結果によると，2006（平成18）年6月1カ月分の総費用と総収益の差額から判定した場合，調査対象となった1,145病院のうち834病院（72.8%）で赤字，私的病院に限ると279病院のうち147病院（52.7%）が赤字であるということです。

2006（平成18）年4月からは診療報酬が引き下げられ，他方，2006年の健康保険法等の一部を改正する法律により，高齢者の患者負担の増大などの見直しがなされました。医師の過剰，医療設備の高額化，病院経営における戦略の不在，放漫経営的な体質，病院経営者の高齢化と後継者難など，様々な要因が絡み合い，医療法人の経営が立ち行かなくなるケースが現実に生じています。

設問のA医療法人は，持分の定めがある社団であり，定款において，持分払戻しおよび残余財産の分配は「出資額に応じて」すると規定されています。したがって，A医療法人は経過措置型医療法人に該当し，当分の間は，定款の定めに従い出資持分を譲渡したり，病院施設を売却してから医療法人を解散し残余財産を分配することにより，経済的な利益を実現することが可能です（⇨〔設例23〕）。甲としては，自己にできるだけ有利な条件で病院施設等を売却したいと考えることでしょう。A医療法人にプラスの事業価値があれば，対価をとることが可能です。こうして病院の売買が成立すれば，病院に入院・通院している患者に対する影響を抑えることもできるでしょう。

他方，たとえA医療法人の事業価値がゼロであるとしても，病院は患者を抱えており，経営が困難になったからといって，医療の提供という公共的使命を簡単に放棄してよいのか，といった問題があります。さらに，当該病院が病院の過疎地域にある場合には，病院の廃止は，無医地区の増加につながり，当該市町村の保険行政に対しても大きな影響を及ぼしかねません。そこで，医療法人が経営危機に陥った場合はもちろん，破綻した場合であっても，できる限り病院の清算・廃止を避け，病院再建の道を探ることが少なくないと考えられます。

事業譲渡

A医療法人の病院施設等をB医療法人に承継させる最もシンプルな方法は，A医療法人が有機的一体である事業体としての病院をB医療法人に対し事業譲渡することです。

まず，A医療法人の手続としては，事業全体をB医療法人に譲渡することになりますから，もはや医療法人の目的を実現できないことは明らかであり，解散することになりましょう（医療55条1項2号）。当該事由による医療法人の解散には都道府県知事の認可が必要ですから（同55条6項），認可を申請しそれを受ける必要があります。B医療法人としては，通常であれば，一般の事業譲受けの場合と同様，A医療法人の資産・負債，法的リスクなどについてデュー・デリジェンス（適切な注意義務の履行）を行い，それに基づき算定されたB医療法人の事業価値を前提としてA医療法人と交渉を行い，合意に達すれば譲渡価格が決定します。B医療法人が，実際にA医療法人の開設した病院を譲渡により承継する場合は，新たな病院の開設にあたりますから，開設地の都道府県知事の許可を得なければなりません（同7条1項）。

もっとも，病院の譲渡に伴う特有の論点に注意する必要があります。例えば，A医療法人とB医療法人が他の都道府県に所在する場合には，B医療法人はA医療法人の所在する都道府県の病院開設・構造設備使用許可を要し（同7条・27条），広域医療法人となる旨の定款変更を行い，厚生労働大臣の定款変更の認可を得なければなりません（同68条の2第1項・50条1項）。

病院等の施設の譲渡を行った場合には，A医療法人は，解散し清算することになります。残余財産があれば，定款の規定に基づき，出資額に応じて社員間で分配がなされることになります。なお，平成18年改正医療法の下では，帰属権利者の定めを設ける場合には，帰属権利者は，国・地方公共団体・医療法人など医療を提供する者であって，厚生労働省令で定めるもののうちから選定されるようにしなければならないことになりました（同44条4項）。

社員権の譲渡等

次に，A医療法人の存続を図りつつ，その社員が入れ替わるという形で，実質的にB医療法人がA医療法人を承継することがあり，実務においても比較的よく行われているようです。具体的には，医療法人の同一性は維持しつつ，社団法人の場合は出資持分の譲渡により社員が交替し，新社員の下で新理事および新理事長が選任されるという手続を経て承継が完了します。この場合には，法人格の同一性を維持したまま経営権が移転することになりますから，財産や労働関係の承継が不要であるため，それに伴うコストを節約できる上，病院の開設のための都道府県知事の許可などの手続も不要になります。

出資社員の交替による承継の場合にも，さらに2つの方法が考えられます。第1は，A医療法人の出資持分をB医療法人ないしその関係者に譲渡するタイプです。社団たる医療法人においては，社員になろうとするものは，社員総会の承認を得なければならないと定款に規定されているのが通常ですから，そのような規定がA医療法人の定款にも定められていれば，社員総会の承認決議を行うことになります。

第2は，B医療法人ないしその関係者が，A医療法人の出資持分を有する社員となり，もともとの社員は退社するという方法です。この場合にも，B医療法人等がA医療法人の社員となるためには，A医療法人において社員総会の承認決議を要するのが通常です。甲が退社する場合，定款の規定によれば，出資額に応じて払戻しがなされることになりますが，実質的には病院施設等の譲渡価額に相当する額の払戻しを受けることになるものと考えられます。

合　併　B医療法人がA医療法人と同様，社団たる医療法人である場合には，総社員の同意により合併することができます（医療57条1項）。合併に際しては，債権者異議手続を要します（同59条）。合併は，都道府県知事の認可がないと効力を生じません（同57条4項）。合併の効果として，合併により消滅した医療法人の権利義務が，当該医療法人がその事業に関し行政庁の認可その他の処分に基づいて有する権利義務を含め，存続医療法人または新設医療法人に承継されるという包括承継の効果があります（同61条）。したがって，個別に権利を移転し義務を承継する手間が省けるとともに，認可等を再取得する必要もありません。

外部資金の導入　なお，A医療法人の財務状態が悪化していたり，設備の更新が必要であるといった事情がある場合には，B医療法人以外の者に資金を提供してもらう必要があることも考えられます。ところが，資金提供者が出資という形でA医療法人に加入することは，剰余金の配当が禁止されている等の非営利法人としての性質との関係上，難しいという問題が生じます。同様のことは，A医療法人の大口債権者の債務を出資に転換するいわゆるデット・エクイティ・スワップ（債務と持分権の交換）を行うことも困難であることを意味します。

そのような問題点を解決するために，近年では，将来の病院の土地建物に係る賃料債権を流動化するスキームなどが組成されています。

《参考文献》

＊全国公私病院連盟「平成18年病院運営実態分析調査の概要」（平成19年2月20日）

＊銀法別冊・病院経営の再生と実務（経済法令研究会，2003）

〔神作裕之〕

1 病院への公的な評価のしくみ

設　問　26

Aさんは，ある慢性の病気を患っています。これから長く付き合わなければいけない病気ですから，腕のよいお医者さんにかかりたいですし，それだけでなく患者にちゃんと応対してくれる，コミュニケーションのできる病院を選びたいと思っています。インターネットで病院の評判を調べたり，職場の同僚によい病院がないか聞いたりして，それなりに参考になる情報は集めました。しかしこういった情報も，主観的な印象だったり，もしかして間違っている可能性があったりと，やはり不安が残ります。どこか公的で中立的な機関が何か客観的な情報を提供していないでしょうか。

医療機能評価機構　現在，日本における医療サービスに対する唯一の第三者評価機関として，財団法人日本医療機能評価機構（以下，医療評価機構といいます）があります。医療評価機構は，1995（平成7）年に国と医師会をはじめとする医療関係者・研究者が協力した独立の第三者評価機関として創設され，2年の試行期間を経て1997（平成9）年に事業を開始しました。医療評価機構の設立趣旨は，「国民の医療に対する信頼を揺るぎないものとし，その質の一層の向上を図るために，病院を始めとする医療機関の機能を学術的観点から中立的な立場で評価し，その結果明らかとなった問題点の改善を支援する」こととされます*1。

医療機能評価を受けるか否かは，医療機関の任意です（ただし，2002〔平成12〕年の診療報酬改訂により，病院機能評価の認定が診療報酬上の評価の対象になるなど，受審を促す動きは進んでいます）。評価の手続は，医療機関が医療評価機構に対し評価料金（規模・機能・性格によりますが，例えば一般病床を含む病床数が20床～99床の病院で126万円，100床～199床の病院で157万5000円，200床～499床で210万円，500床以上の病院で262万5000円）を支払い，医療機能評価の受審を申し込むことにより，開始されます。

審査は書面審査（病院による現状に関する調査項目の記入と自己評価からなる書面が提出される）と訪問審査（複数のサーベイヤーが病院を訪問し所定の項目を評価する）とからなり，これに基づき審査結果報告書が取りまとめられます。

評価は，一般的な病院の場合，統合版Ver. 5.0（2005年7月から適用）と呼ばれる評価体系に基づき，(1)病院組織の運営と地域における役割　(2)患者の権利と安全確保の体制　(3)療養環境と患者サービス　(4)医療提供の組織と運営　(5)医療の質と安全のためのケアプロセス　(6)病院運営管理の合理性，の6領域に関して行われます。精神病床と療養病床が複合する場合には，それぞれの特殊機能項目が加わります。特に第2領域は，2003（平成15）年の評価体系の改定で新たに独立した項目で，患者の権利の尊重，説明と同意，患者の安全確保の体制，医療事故への対応など，医師患者関係に関して評価審査が強化されました。

各評価項目の評点が標準的な水準以上だとされると，認定がなされ，認定証が発行されます。認定証の効力は5年間とされ，更新申出により改めて評価がなされ，更新の認定がなされます。所定の基準を達成していない場合は，受審病院に対し基準を達成するよう助言と支援がなされます。

医療評価結果は，医療評価機構の発行する書籍やホームページに公開されています。提供される情報の内容は，①医療評価機構の認定を受けた病院の名称，所在地，電話番号，認定表記，②認定結果，の2つになります。ただし，②は病院側が拒否した場合には公開されません。2007（平成19）年11月現在，2,417病院が認定されています（全病院数が8,892）。また，認定を受けた病院は，パンフレットなど広報活動媒体や，封筒・用紙や名刺・名札あるいはウェブサイトにおいて，認定シンボルマークを使用することができます。

認定のもつ意味と「診療の質」

医療評価機構による認定結果は，独立性の高い機関が専門的な項目に従って客観性を重視して審査した結果だという点で，信頼性の高いものといえるでしょう。しかし，医療評価機構は，医療機関のサービス向上をその目的に掲げており，市民や患者への情報提供が必ずしも中心となる目的ではありません。具体的に審査過程をみてみると，そこでは医療機関による自己評価が重視されます。訪問審査を担当するサーベイヤーも医療関係者のみで構成されており，患者あるいは市民の代表は含まれていません。医療評価機構の審査を受けるか否かは医療機関の自由ですし，審査結果の公表も医療機関に任されています。医療評価機構の評価項目をみても，組織や運営といった体制面が中心になっています。こういった組織的努力への評価と，治療成績や患者満足度といった「診療の質」とは性格が違うともいえます。実際，医療評価機構の認定と患者の満足度が必ずしも一致しないことを示すアンケート結果もあります*2。

アメリカでの病院評価

アメリカでは医療施設評価合同委員会（Joint Commission on Accreditation of Healthcare Organization : JCAHO）という非営利組織が，医療機関の評価・認定を行っています*3。日本の医療評価機構もこの評価基準を参考にしています。JCAHOは1918年，アメリカ外科学会が，当時設備の不十分だった病院の標準化をめざし，調査研究を開始したところに起源をもちます。これに1951年，アメリカ医師会やアメリカ病院協会などが合同し，今日のJCAHOの原型となりました。このような歴史をもつJCAHOを，以下では日本の病院評価機構と比較しつつ，紹介します。

第1が，政府との関係です。JCAHOは政府から補助金を受けていません。日本の医療評価機構も，医師その他医療関係者の自発的な研究活動に端を発した，民間主導の取組みということができます。しかし，設立の中核は，厚生省と日本医師会の合同で発足した病院機能評価検討委員会であり，基本財産としての出資金3億4,700万円のうち，国からの出資が1億円を占めています。また平成17年度には，厚生労働省から病院機能評価支援事業に約3,100万円，その他の事業をあわせて3億7,700万円あまりの補助金の交付を受けています*4。

第2が，サービスの受け手の代表による意思決定への参加です。29人からなるJCAHOの理事会には，医師，看護師や病院などの医療関係者や，医療保険関係者のほかに，消費者団体や労働組合代表などが加わっています。この点，日本の病院評価機構の理事会，評議会にも，医療関係者のほかに，労働組合や財界代表，弁護士，作家などが加わっています。こうした中，患者や市民の声が実際にどこまで病院評価機構の意思決定に反映されるかは，今後の課題といえそうです。

第3に，情報の公開です。JCAHOはそれまで医療提供者へのサービスを主眼にしていたところ，1990年代に，消費者や保険者による医療機関の選択の支援を方針として打ち出すなど，姿勢の変化をみせています。その一環として1998年から全米の病院に対する認定審査の結果やパフォーマンス・リポートの内容がインターネット上で公開されるようになりました。

先に述べたように，日本では，情報公開が医療機関の判断に委ねられています。自主規制の色彩の強かったJCAHOが消費者への情報提供を重視するようになった流れが日本にどのように影響するか，今後の動きが注目されます。

今後の方向性

近年，医療機関の間では，一般企業を対象とする第三者評価のしくみである，国際標準化機構ISOの評価を取得する動きもみられるようになりました。例えば，品質マネジメントシステム規格ISO9001は，一定の品質を保つためのシステムが企業内に構築されているかを評価します。元来は製造業中心の規格であるISOを病院の用語に読みかえるなど，今後に向けての課題もあるものの，認証を取得する医療機関は徐々に増えてきています。

2006（平成18）の医療法改正（2007〔平成19〕年施行）により，都道府県が医療機関等に関する情報を集約し住民に情報提供するしくみが立法化されました。具体的には，医療機関は，医療機能に関する一定の情報について都道府県への報告を義務づけられます（医療6条の3第1項）。この情報が都道府県によりインターネット等を通じて提供され（同5項），また各都道府県に設置される医療安全支援センターで相談，助言が受けられるようになります（医療6条の11）。これらの制度は，システム整備を経て2008年度から本格実施に移されることになっています。

＊1　医療評価機構HP（http://jcqhc.or.jp/）
＊2　「続・良い病院ランキング：機能評価，『認定取得』だけでは不十分」日経メディカル2003年11月号28頁～29頁
＊3　JCAHOのHP（http://www.jointcommission.org/）
＊4　http://www.mhlw.go.jp/cgi-bin/hojin/view.cgi?id=isei08

《参考文献》

＊野田愛子「医療と福祉の分野における第三者評価について」判タ1160号（2004）53頁～62頁
＊西田＝西元＝久木元「医療・福祉サービスにおける第三者評価システムの比較検討――サービス受給者の権利擁護の観点から」鹿法36巻2号（2002）1頁～58頁
＊石田道彦「第三者評価による医療の質の確保――アメリカの医療機関合同認定委員会（JCAHO）の活動を素材に」佐賀大学経済論集30巻6号（1998）79頁～113頁

〔溜箭将之〕

2 ネット上での病院の評価

設　問　27

私は，医療に関して素人ですが，病気や怪我の人の病院選びの一助になればと思って，ネット上に病院や医師の評判を実名で書き込むことのできる掲示板を設置しました。ところが，いくつかの病院や医師から，そのような掲示板の設置は遠慮してほしい，掲示板を撤去しなければ訴訟も辞さない，という申出や批判を受けました。このような掲示板を設置していると，何らかの法的責任を問われる可能性があるでしょうか。

病院選びの難しさ

ちょっとした風邪くらいならともかく，手術を伴うかもしれない病気などの場合には，病院選びを慎重にしたいと考えている人は少なくないでしょう。しかし，患者の立場からみると，どの病院，どの医師が質の高いサービスを提供しているかを判断するための情報は，十分でないようにも思われます。

最近では，病院ランキングの特集をした雑誌などをみかけることがありますが，これは病院が行う医療の質に関する情報を必要とする人が多いことをうかがわせるものといえるでしょう。また，医学関係の学会には，医師の技能に関する認定制度を設けているものがありますが，それをどのように受け取ればよいのか，患者にはよくわからないところも残ります。そこで，設問のように，ネット上に掲示板を設置して，患者や関係者の声をよりストレートかつ容易に多数の人に伝えることによって，病院選びを支援しようという人も出てくるわけです。

インターネットでの書込み掲示板

ネット上の掲示板は，多様な情報を手軽に流通させるという長所を有します。しかし同時に，匿名での書込みが可能であることに加えて，編集というプロセスを経ないことから，掲示板設置者の意図とは無関係に，悪意のある第三者の書込みによって特定の病院をおとしめるような情報を多数の人に伝える可能性をも孕んでいます。その結果，病院の社会的信用を傷つけ，場合によっては取返しのつかない損害を生じさせるおそれがあります。

もっとも，掲示板設置そのものが法的に許されないということは，憲法21条において表現の自由が保障されていることなどに照らしても，行過ぎでしょう。しかし，このような掲示板の危険性を考慮すると，他人を害する書込みをした人のみならず，掲示板を設置した人についても，一定の場合には，法的な責任が問われる可能性があると考えられます。

書込みをした人の責任

掲示板設置者の責任について検討する前提として，まず，掲示板に他人を害するような書込みをした人の責任について検討しておきましょう。

刑事責任の問題からみることにします。公然と事実を摘示して，他人の社会的評価を低下させる行為は，名誉毀損罪に該当します（刑230条）。また，虚偽の風説を流布し，または偽計を用いて，人の信用を毀損し，またはその業務を妨害する行為は，信用毀損・業務妨害罪に該当します（同233条）。ただし，名誉毀損行為であっても，公共の利害に関する事実に係り，かつ，その目的がもっぱら公益を図ることにあったと認められた場合において，摘示された事実が真実であるかどうかを判断し，真実であることの証明がされたときは，処罰の対象となりません（同230条の2）。真実性の証明に失敗しても，行為者に摘示事実を真実であると信じるについて相当の理由が認められたときは，処罰の対象とならないとするのが判例です*1。

民事責任については，より概括的に，他人の社会的評価を低下させる行為が不法行為による損害賠償責任などを生じさせるものと考えられています。事実の摘示のみならず意見の表明も名誉毀損として，不法行為責任を生じさせることがありますが，判例は，一定の要件の下で，公正な論評であれば責任を問わないとしているようです*2。

掲示板上の書込みが病院の社会的評価を低下させるものであるとしても，病院の評判に関して事実を摘示することは，公共の利害に関する事実に係るものと評価される可能性があり，意見の表明も，公正な論評とされることがありますから，それについて直ちに民事・刑事の法的責任が問われるとは限らないことを確認しておきましょう。

掲示板設置者の責任

それでは，掲示板設置者については，どのような場合に責任が問われることになるでしょうか。刑事責任に関しては，掲示板の書込みが設置者自身による名誉毀損行為と評価される場合や，書込みをした人を幇助したと評価される場合に，認められることになるでしょう。

民事責任に関しては，いくつかの下級審裁判例があります。一方では，掲示板に，匿名で特定の動物病院の社会的評価を傷つけるような書込みがされたケースについて，掲示板の設置者に対し，掲示板において他人の名誉を毀損する書込みがなされたことを知り，または知りえた場合には，直ちにこれを削除するなどの措置を講ずべき条理上の義務があるとして，書込みの削除および損害賠償を命じたものがあります*3。その2審である東京高裁平成14年12月25日判決*4も同様の結論を維持し，「匿名性という本件掲示板の特性を標榜して匿名による発言を誘引している控訴人には，利用者に注意を喚起するなどして本件掲示板に他人の権利を侵害する発言が書き込まれないようにするとともに，そのような発言が書き込まれたときには，被害者の被害が拡大しないようにするため直ちにこれを削除する義務がある」といっています。なお，1審2審ともに，掲示板設置者が真実性の証明に成功すれば免責されるとも述べています。

他方で，対抗していた学生グループの一方が掲示板上で他方から名誉毀損による被害を受けたことを主張したケースについて，加害行為の態様が甚だしく悪質であり被害の程度も甚大であることが一見して明白であるような極めて例外的な場合に限って管理者に削除義務を認めるとの一般論に基づいて，当該事案について削除義務を否定したものもあります*5。

これらの裁判例から，明確なルールを導き出すことは困難ですが，掲示板設置者としては，名誉毀損に該当するような書込みがされたことを知りつつ，これを放置した場合には，損害賠償責任などを問われる可能性があることを知っておく必要はあるでしょう。

ところで，2001（平成13）年に成立した「特定電気通信役務提供者の損害賠償責任の制限及び発信者情報の開示に関する法律」（プロバイダー責任制限法）は，従来の下級審裁判例を踏まえつつ，ネット上で権利の侵害があった場合に関するプロバイダー（接続業者のみならず掲示板を設置しただけの個人も含まれるとされています）の責任を明確化しようとするものです。この法律によれば，プロバイダーは，他人の権利を侵害した書込みを防止することが技術的に可能であって，書込みの存在を知り，それによって権利が侵害されていることを知っていたか知ることができたと認めるに足りる相当の理由がある場合でなければ，損害賠償責任を負いません（同3条1項）。

プロバイダーは，権利侵害を受けた等の申出によって特定の書込みを削除した場合であっても，権利侵害が行われたと信ずるについて相当な理由があるとき，または書込みをした人に対して削除に同意するかどうかを照会してから一定期間内にその人から削除に同意しないという申出がなかったときは，書込みをした人に対して賠償責任を負わないことも明記されています（同3条2項）。なお，プロバイダーは，掲示板上の書込みによって権利侵害が生じたことが明らかである等の要件を満たした場合には，被害者からの請求により書込みをした者の特定に資する情報（発信者情報）を開示しなければなならならないとされています（同4条）。

この法律をもってしても，掲示板設置者の民事上の責任の成否に関する争いが生ずることは避けられないでしょうが，判断基準を具体化する試みとして社団法人テレコムサービス協会においてまとめられたガイドラインがあり，参考になります*6。

民事責任の可能性　ここまでみたところによれば，掲示板の設置者は，権利を侵害された病院側からの削除依頼があった後にこれを放置した場合には，書込みの内容にもよりますが，民事責任を問われる可能性があるということができるでしょう。より具体的に，どのような場合に掲示板の設置者の民事責任が問われることになるのかについては，考え方が分かれるところです。

表現の自由に極めて高い価値を認めるなら，匿名の，場合によってはきわどい内容の書込みであっても，その評価は基本的に情報の受け手に委ねられるべきであって，掲示板設置者等に法的責任を課すことによって，情報の流通を抑止することは望ましくないと考えられます。これに対して，名誉，信用などの保護を重視するなら，掲示板設置者等の法的責任は，より積極的に問われるべきことになるでしょう。

医療機能評価機構　ところで，医療機関が提供するサービスの質については，近時，財団法人日本医療機能評価機構による評価が注目されています（⇨〔設問26〕）。同機構による評価は，病院との契約に基づいて行われるものですから，評価を受けることを希望した病院について行われるものです。実際の評価は，所定の事項，例えば，患者の権利と安全の確保，療養環境と患者サービス，診療の質の確保等について，書面審査，訪問審査などを経て行われ，その結果は，病院に対して伝えられます。病院は，評価を受けることによって，自らの位置づけ，改善すべき点などを客観的に把握することができるというわけです。同機構の審査結果報告書は，同意を得た病院のものについてはネット上に公表されるので，そこに含まれる情報は，患者の病院選びにも役立つものとなっています*7。

*1 最判昭 44・6・25 刑集 23・7・975

*2 最判平元・12・21 民集 43・12・2252（公立小学校における通知票の様式および評定記載方法をめぐって論争が展開されていたという状況で，特定の教師の氏名・住所・電話番号等を記載し，かつ，有害無能な教職員等の表現を用いたビラを配ったとしても，一般市民の間でも大きな関心事となっていた問題についての批判，論評を主題とする意見表明であって，もっぱら公益を図る目的に出たものにあたらないとはいえず，その前提としている客観的事実の主要な点につき真実の証明があり，論評としての域を逸脱したものでないなどの事情があるときは，そのような行為が名誉侵害としての違法性を欠くとしたもの）。

*3 東京地判平 14・6・26 判時 1810・78

*4 東京高判平 14・12・25 判時 1816・52

*5 東京地判平 11・9・24 判時 1707・139

*6 次を参照してください。http://www. telesa. or. jp / consortium / provider/pdf/provider_041006_2pdf

*7 http://www. report. jcqhc. or. jp/

《参考文献》

*大塚直「名誉毀損行為をめぐるプロバイダ等の責任」野村豊弘先生還暦記念・21世紀判例契約法の最前線（判例タイムズ社，2006）385 頁以下

〔小 粥 太 郎〕

サイバー空間での評価のマナー

明らかな誹謗中傷は，常識的にも判断できるでしょうし，インターネット以外では法律・判例もある程度確立しています。しかし，インターネットではまだ十分確立しているとは言いがたく，しかも情況が短期間のうちに変化しているので判断が正しいのか自信がもてないことが少なくありません。設置者・開設者としては，その場合，どこに相談したらいいのかよくわからないということになりがちです。プロバイダーなどでは担当する弁護士を，顧問としてではなく，社員として雇用している場合もあるほどです。ガイドラインは出されていますが，実際の運用を行うにあたっては，電気通信事業者協会や日本インターネットプロバイダー協会などの業界団体が合同で相談の受付窓口を設置する方向です。

運営者としては，無償でボランティアのつもりでも，一定の責任が伴うことを自覚して苦情受付け窓口を明示したり，必要に応じて業界団体・弁護士等に相談できるようにしておくなどの手順・態勢を整備するということが必要と思われます。

医療機関の評価については㈶日本医療機能評価機構がありますが，個別例において治療が適切であったかどうか，やさらに，他人へもお勧めかどうかまでの客観的な評価は困難です。お互いの経験を共有して，有意義なものにするためには，書き込む人や利用する人のマナー・リテラシーを向上させるということが迂遠ですが正道と思われます。

〔木戸浩一郎〕

3 医療機関の広告規制

設 問 28

私は診療所を経営している内科医です。最近，医業に関する広告規制が緩和されたと聞き，自分の診療所について週刊誌およびインターネットのホームページ上で広告したいと考え始めました。以下のような内容の広告を掲載することは可能でしょうか。

(a) 診療所の治療成績
(b) 月に一度，招聘している日本消化器病学会認定の消化器病専門医である先輩医師の紹介
(c) 消化器病専門医である先輩医師がピロリ菌の除菌療法を紹介する談話を載せた新聞記事の引用
(d) 公衆衛生（胃潰瘍予防）の観点から，ピロリ菌を減らすといわれている健康食品を紹介すること

広告規制の目的と規制緩和の動き

医業に関する広告については，従来から，その内容・方法ともに通常の広告よりも厳しい規制がかけられてきました。これは，国民の健康に直接の影響を与える医業の広告を無制限に許すと，患者を惑わして誘引しようとする医療機関が現れるおそれがあり，患者のためにならないと考えられてきたからです。しかし，一方で，患者側はより適切な医療機関を選択したいという思いから，医業に関する情報の開示を強く求めるようになってきました。そうなると，過度の広告規制は，逆に患者の要望に対する妨げともなりえます。そこで，近年，医業に関して広告が認められる事項は順次拡大されてきました。ここでは，2006（平成18）年に改正された医療法，2007（平成19）年の厚生労働省の告示*1（以下「広告告示」とします），および厚生労働省の医療広告ガイドライン*2（以下「ガイドライン」とします）に基づいて説明します。

インターネットの位置づけ

なお，医療法上の「広告」は，当該医療機関を特定した上で（特定性），患者誘引の意図（誘引性）を一般人が認知できる状態（認知性）に置いたもの（具体的には，雑誌，ダイレクトメール，テレビコマーシャル，チラシ等）とされています（ガイドライン第2-1)。したがってユーザー自らが情報を得るためにURLを入力してアクセスするホームページは，原則として情報提供や広報であり，規制の対象外と考えられています（ガイドライン第2-6(7))。ただし，このようなホームページでも，医療法以外の法律（例えば，薬事法や景表法）などによる制約は受けます。そこで，本解説では，原則として週刊誌広告の場合を念頭に置いた説明を行い，インターネットのホームページに関しては，問題となる場合についてのみ必要な限度において触れたいと思います。

広告規制緩和の具体的内容

(1) 基本的な考え方　改正医療法は，医療に関する情報開示をよりいっそう進め，患者の選択の拡大を図ることに重点を置いています*3。具体的には，まず，従来のような広告可能な事項を個別に列記していた方式をあらため，一定の性質をもった項目群ごとにまとめて規定する「包括規定方式」を採用することで，広告可能な内容を相当程度拡大しました（医療6条の5第1項）。そして，患者の治療選択等に資する情報については大幅に規制を緩め，医療の内容等についても，客観性・正確性を確保しうる事項であれば，できる限り幅広く広告可能な事項として認めようとしています。したがって，設問の(a)治療成績および(b)専門医の紹介については，一定範囲で広告規制が緩和されたといえます。

他方，医療法6条の5第1項で広告可能とされた事項以外については，依然として広告が禁止されています。これに違反した場合には，行政機関による改善措置を命じられ（6条の8），命令に従わない場合には6カ月以下の懲役または30万円以下の罰金に処せられます（73条3号）。また，内容が虚偽にわたる広告については，その弊害が著しいことから，直ちに罰則を適用できるとされています（73条1号）。

(2) (a)治療成績について　診療所の治療成績については，医療の内容（医療6条の5第1項11号）および医療提供の結果（同項12号）の双方について広告できる範囲が広がりました（ガイドライン第3-5）。例えば，保険診療以外の手術・処置等についても広告することが認められ，治療結果分析や患者満足度調査の実施およびその結果を提供していること等についても広告可能となっています。ただし，広告内容の客観性を担保する観点から，治療方法について「疾病等が完全に治癒される」等その効果を推測的に述べることは認められません。また，手術件数，平均入院日数，患者数については，広告された内容の正否が容易に検証できるよう，インターネットのホームページや年報等，広く国民に周知できる方法により公表されていることが要請されます。治療結果分析や患者満足度調査に関する広告に関しては，当該分析結果や調査結果そのものについては広告が認められていない点に注意しなければなりません。個々の患者からの申出に応じて，死亡率や術後生存率等の治療結果成績を説明することは可能ですが，広く一般人を対象として患者を誘引しようとする広告に，診療所独自の分析を用いることは許されません。その代わり，㈶日本医療機能評価機構の審査結果につき，従前より認められていた「認定を受けた旨の広告」に加えて，個別具体的な審査項目の結果についても広告してよいこととなりました（医療6条の5第1項13号，広告告示4条14号）。これにより，他の医療機関との差異を，より客観的な形で示しつつ，情報公開を進めて医療の質を高めようと考えているのです。

(3) (b)専門医の紹介について　医療従事者の専門性に関しても広告が認められており（医療6条の5第1項7号，広告告示1条2号），患者が医療機関を選択する場合の指針の1つとなることが望まれています。しかし，医療に関しては数多くの団体（学会）が存在しているため，個々の医師や医療機関が独自の判断で広告するならば，専門医資格の客観性が保たれなくなってしまいます。そこで，広告告示1条2号に定める基準を満たした上で厚生労働大臣に届出を行い，その届出が厚生労働省の審査を経て受理された団体のみ，「○○学会認定 ○○専門医」という広告が認められる対象となります。厚生労働省は，当該団体名および当該団体が認定する専門医資格名の一覧を，厚生労働省ホームページ（www.mhlw.go.jp）により公表しています*4（例えば，㈶日本消化器病学会認定の消化器病専門医資格は，厚生労働省によって認められています）。

ところで，設問(b)は，学会認定の専門医を月に一度招聘しているというケースです。このような非常勤の医師についての広告は認められるのでしょうか。この点，従来は常勤の医師についてのみ広告が認められていましたが，平成19年のガイドラインでは非常勤の医師に関する専門性の表示についても広告可能と解されるようになりました（ガイドライン第3-5(7)イ①d）。ただし，非常勤の医師については，常時勤務する者との誤解を与えないよう，非常勤である旨や勤務する日時を明確に示す必要があります。そこで，月に一度，招聘している専門医についても，その旨を明らかにすれば広告が可能となります。

残された問題　このように，広告規制の問題と患者に対する情報公開の問題との間には，次第に境界線を引きにくい領域が生まれてきていて，医療法上も両者は連続した位置づけがなされるようになっています。そこで，この広告規制の問題について，今後，どのような議論の進展がありうるのか，以下に(c)および(d)の設問に答えながら考えてみたいと思います。

(1) (c)取材・報道の自由との関係　医療法で認められた事項以外については，たとえ新聞に掲載された内容であろうとも広告に用いることはできません。医療に関する広告には，当該情報物を全体でみた場合に，暗示的・間接的に医療広告として一般人が認識しうるものも含まれると解されているため，新聞・雑誌等の記事，専門家の談話，患者の体験談などを引用または掲載する場合も規制の対象にあたるからです（ガイドライン第2-3）。したがって，仮に，設問(c)の新聞記事自体は，ピロリ菌の除菌療法という「治療内容」を紹介する記事であったとしても，この記事を引用することが，自らの診療所に勤務する医師が新聞で紹介されたことを示すものであり，しかも専門家の談話の引用である以上，広告することは許されないと考えられます。

しかし，このような事項であっても，取材・報道自体は自由であり，新聞記事にすることは認められています。ガイドラインでは，医療に関する広告規制の対象者に限定はなく，新聞，雑誌，テレビ，出版等の業種についても，医療法やガイドラインによる指導等の対象になりうるとされていますが（ガイドライン第2-4），これはこれらの広告媒体が広告を依頼された場合を想定するものです。新聞や雑誌等での記事，および体験談・手記等そのものは，通常「誘因性」を有しないとして，医療広告とは扱われません（ガイドライン第2-6）。そこで，広告禁止事項を社会に向けて報道する場合には，広告規制との調整は，報道機関の倫理・報道の中立性に委ねられる形となっています。

(2) (d)公衆衛生および健康食品の問題　公衆衛生および健康食品といった事項

については，医療法では，広告が認められていません。

他方，インターネット上に情報を掲載する場合には，当該製品の性質に従い，次のような規制がかかります。まず，医薬品に関しては薬事法上の制約を受けます。誇大広告（薬事66条），ガン等の特定疾病用の医薬品の広告（同67条），承認前の医薬品等の広告（同68条）は禁止または制限されており，これに違反した場合は，同法85条・86条により罰則が科されます。医薬品に該当するか否かについては，厚生労働省が，製品の原材料となるものにつき，医薬品としての使用実態，毒性，麻薬用作用等を考慮して判断を示しています。また，健康食品については，保健機能食品（特定保健用食品〔個別許可型〕・栄養機能食品〔規格基準型〕）に関しては健康増進法32条の2，一般食品（保健機能食品以外の，いわゆる「健康食品」と呼ばれているものをも含みます）に関しては食品衛生法20条による制約がかかります。つまり，保健機能食品の場合は，著しく事実に相違する表示や，著しく人を誤認させるような表示が禁じられ，それ以外の食品の場合は虚偽広告・誇大広告が禁じられるのです。

(3) 情報提供のあり方　今後，医業に関する情報公開の側面においては，医療機関からの情報提供が患者の意識を高め，医療機関相互間の競争が進むことで，両者相俟って医療の質全体の向上につながることが理想とされます。しかし，医療は人の生命・身体に関わるサービスですから，不当な広告により患者が誘引され，不適当なサービスを受けた場合の被害は，他の分野に比べ著しいものとなります。また，患者1人ひとりは，体質も症状も異なっているため，医師から提供された一般的な情報を患者が鵜呑みにして，安易な自己診断をしてしまうことのないよう，医師からの情報提供の方法には工夫をこらすべきでしょう。専門家である医師が，患者に対して，より多くの的確な情報を提供できるような法制度作りが引き続き望まれています。

＊1 「医業，歯科医業若しくは助産師の業務又は病院，診療所若しくは助産所に関して広告することができる事項」（平成19厚労省108告示）（http://www.mhlw.go.jp/topics/bukyoku/isei/kokokukisei/dl/jikou.pdf）

＊2 「医業若しくは歯科医業又は病院若しくは診療所に関して広告し得る事項等及び広告適正化のための指導等に関する指針（医療広告ガイドライン）」（平成19・3・30医政発0330014）（http://www.mhlw.go.jp/topics/bukyoku/isei/kokokukisei/dl/shishin.pdf）

＊3　ガイドライン第1は，医療法改正の趣旨とその基本的な考え方について述べている。

＊4　平成19年8月現在における広告可能な専門医資格に関する情報は，http://www.mhlw.go.jp/topics/2007/06/tp0627-1.htmlで確認できる。

《参考文献》

＊2007（平成19）年4月1日より施行された改正医療法における新しい病院等の広告規制について，紹介する厚生労働省のホームページ（http://www.mhlw.go.jp/topics/bukyoku/isei/kokokukisei/index.html）

＊薬事法による広告規制について，紹介する東京都福祉保健局のホームページ（http://www.fukushihoken.metro.tokyo.jp/kenkou/iyaku/sonota/koukoku）

＊前田＝稲垣＝手嶋執筆代表・医事法（有斐閣，2000）66頁，146頁

〔石川優佳〕

第4部

診療情報の利用と保護

Ⅰ　医療情報の取扱い

Ⅱ　現行法における診療情報の保護規定

1 医療面での個人情報保護法の意義

設問 29

2005（平成17）年4月から個人情報保護法が全面施行され，医療現場にも大きな影響を与えています。そもそも基本的な視点に立ち返って，個人情報保護法が医療分野に適用される際に，最も重要なポイントは何なのでしょうか。また，従来，カルテは誰のものかというような議論が盛んになされてきましたが，個人情報保護法は，医療情報は患者のものだと明確に記しているのでしょうか。それとも，カルテを作成した医師や看護記録を作成した看護師のものだとしているのでしょうか。

個人情報保護法

2005（平成17）年の個人情報保護法施行後すぐに起きたのがJR福知山線脱線事故です。多数の負傷者が最寄りの各病院に運び込まれ，負傷者に関する問合せへの対応が病院ごとに分かれたというニュースが報道されました。直ちに調べて回答したところと，個人情報保護法があるので，本人の同意がない限りその人が病院に運ばれて手当を受けているかを否かを含めていっさい答えられないとしたところがあったのです。その後も，病院の窓口で患者の名前を呼んでいいかとか，あるいは関西の学校で具合の悪くなった生徒を病院に連れて行った教師に対し，病院が，親でない教師には病状を説明できないといったことが報道されたりしました。これらは，医療の現場が個人情報保護法の意義について十分把握できない状態にあることの例証です。

これらの事例は，設問でいうところの「個人情報保護法の最も重要なポイント」ではありません。厚生労働省は，2004（平成16）年12月，医療分野での「医療・介護関係事業者における個人情報の適切な取扱いのためのガイドライン」をまとめましたが（厚生労働省のウェブサイト*1参照），もしも上記のような点こそが最重要テーマであるならそこに取り上げられていないはずがありません。その意味では，マスコミや医療現場は枝葉末節の事柄のみに注目し，しかも個人情報保護法という法律で決まったことだから（仕方がない）という一種のシニシズム（冷笑主義）的または事大主義的な態度で対応したことになります。

個人情報保護法はあらゆる個人情報を対象とする大きな法律ですから，それだけ抽象的な規定が多いことになります。それだけを読んでも医療機関が何をしなければならないかが決してみえてきません。そのために厚生労働省でガイドラインを作ったわけですが，設問のような，個人情報保護法の医療分野における意義というような本質的問題を考えるためには，患者が自らの情報について何を望むかという「基本的な視点」に立ち返るのがよいと考えられます。すると，患者の希望は次の3点に整理できます。

医療情報に関する患者の希望

第1に，自らの医療情報が自分の知らない誰かに知られ，例えば，ある日突然，性的問題で通院している患者に精力増強剤の広告メールが飛び込んでくる事態は避けたいと思うものです。とりわけ，情報化社会で一挙に大量の情報がどこまでも流出してしまう危険が不安を呼びます。どこの誰かもわからない人が自分の病気を知っているというのは恐ろしいことです。

第2に，医療情報による差別を受けるのももっと心配です。例えば，採用，昇進，あるいは保険加入，さらに一般的な社交もあります。うつ病にかかったことがあることを理由して，昇進の道が閉ざされたり，実はまだその遺伝子と病気との関係が医学的に明確な形で関連づけられているわけでもないのに，遺伝情報の結果，保険加入が否定されたりすることは問題です。

第3に，自分の情報をいい加減に扱う医療機関は，自分への診療もいい加減である可能性があると考えられます。少なくとも，自分を患者として大事にしていないことの証左です。逆に，情報を大事にすることは，自分を人間として尊重してくれる証拠の1つになります。

そうだとすると，個人情報保護法では，情報の安全管理がどのように行われるかが最も重要であり，医療の面では，個人の名前や住所が病名や診察内容とリンクした形の情報をいかに守るかが大切だということになります。形式的な処理での対処（例えば，風邪の患者と精神病の患者を区別せず，窓口で名前を数字に変えるような処理）は，医療不信を招くだけです。形式的画一的取扱いは，医療の場合，個人としての患者，別々の病気を抱えそれぞれに症状の異なる人間に対する配慮の欠如をむしろ示すからです。少なくとも，それによって医療者が患者に配慮している証拠にはならないのです。情報管理の委託先や従業員から一律の誓約書をとって，十分な措置をとりましたという態度をとるのも同様です。

医療情報は誰のものか

次に，個人情報保護法は医療情報を誰のものだと規定しているでしょうか。これは，従来から「カルテは誰のものか」とか「個人の自己情報コントロール権」という問題として論じられてきた課題です。

結論からいえば，個人情報保護法は，個人情報が誰のものかは問わないという立場をとっています。原則として，情報は利用の対象であって，所有の対象ではないからです。言い換えれば，情報はものではありません。

医療の側面でいうと，医療情報には患者の情報であるという側面と同時に，例えばカルテを書いた医師や看護記録を書いた看護師の情報という側面もあります。厚生労働省の個人情報保護法ガイドラインは医療情報にこのような二面性があることを認めつつも，実際には，医療情報が誰のものかを問うのは無意味であることを明らかにしました。従来，わが国では伝統的にカルテ開示に対する反対論というものがあり，特に法律でカルテ開示を定めることには反対論が強かったのです。その際，反対の理由としてあげられてきたのは次の2つです。

1つは，医療情報には，血液検査データのような客観的な事実に関する情報の部分と，それをみて医師等が何らかの判断をし評価をしている部分があり，患者へのカルテ開示の対象となるのは前者だけだとする議論です。いま1つは，それと関連させて，カルテの中には患者の情報だけでなく医師や看護師等医療者側の情報も入っているというものです。医師の情報については，まさに医師の個人情報であって開示しなくてよいという議論になります。

ガイドラインには，これらの議論への対処がはっきり明記してあります。個人情報保護法における個人情報は，2条1項で，個人に「関する」情報とされており，その解釈として「個人の属性・行動，個人に対する評価，個人が創作した表現等，当該個人と関係するすべての情報が含まれる」とされています。そこには個人に対する評価が含まれており，評価情報も開示対象になります。

第2の論拠については，個人情報保護法23条で第三者提供につき同意を不要とする場面では「法令に基づく場合」（1項1号）とあるのに対し，25条の開示の例外には「他の法令に違反することとなる場合」（1項3号）とあって，わざわざ「他の」という文言が挿入されているところが重要となります。前者は個人情報保護法自体を含むが後者は含まないという趣旨になります。それが何を意味するかというと，25条の開示請求（自分のカルテや看護記録をみせてほしいという請求）を患者が行うと，その情報には作成者である医師や看護師の情報も含まれていても，開示しなければならないということです。25条には「他の法令」とあるので，患者からの開示請求で開示される医療情報に医師の情報が含まれていて（本来は医師や看護師が同意しない限り）個人情報保護法違反になる場合であっても，個人情報保護法は無関係となり，開示の例外にできないと法律で明確に定めているわけです。

ガイドラインでは，このことを，医療情報には確かに患者の情報と医師の情報という二面性があるが，それは患者からの開示請求に対しすべて開示することを妨げないとはっきりと明記しています。言い換えれば，少なくともカルテ開示の文脈では，医療情報が医者のものであるか患者のものであるかという議論はもうやめようということなのです。

医療情報の社会的な意義

しかも医療情報は患者のものではないという側面があります。その情報は，診療の場面ばかりでなく，医療監視，医療事故の再発防止，医療従事者の研修教育，医学研究など様々な場面で利用されているのです。実際，患者が受けている医療の質や内容も，その前の他の患者が受けた医療の経過や結果に関する情報から教えを受けて成立しているものです。もしも，ある患者が，自分の受けた医療の情報を他の誰にも使わせないといったとしたら，実は，その患者自身が他の患者情報の恩恵を受けていることを否定していることになります。医療情報は，患者であれ医師であれ，誰かが独占してよいような性格のものではありません。その前提に立って，医療情報を現代の医療機関やそれに関連する様々な機関がどのように利用しているか，個人の医療情報のセキュリティをいかにして図っているかを患者に伝えること，真の意味で，医療者と患者をつなぐことが個人情報保護法の医療の面における最も重要なポイントだと考えられます。

＊1　http://www.mhlw.go.jp/houdou/2004/12/dl/h1227-6a.pdf

《参考文献》

＊開原＝樋口編・医療の個人情報保護とセキュリティ（有斐閣，第2版，2005）

〔樋口範雄〕

2 診療録の取扱い

設問 30

(1) 私の父は，地方の中都市で皮膚泌尿器科の診療所（医院）を開設していました。過日，交通事故で急死して，私を含めて跡を継ぐものがおりません。沢山の患者さんの診療録が整理して保存されていますが，どのように処理したらよいのですか。

(2) 「診療録」とは別に検査データ，エックス線写真など，様々な患者さんの記録がありますが，それらはどうしたらよいでしょうか。

「診療録」の作成・保存義務

医師法24条1項は，医師に対して診療録の記載を義務づけています。次いで2項は，1項により作成された診療録については「病院又は診療所に勤務する医師のした診療に関するものは，その病院又は診療所の管理者において，その他の診療に関するものは，その医師において5年間これを保存しなければならない」と定めています。この規定の前段は，勤務医が作成した場合の診療録保存義務者は管理者すなわち，医師である診療所開設者および病院長が，後段はそれ以外の場合は診療録を作成した医師が，保存義務を負うと規定しています。なお，医療法は病院・診療所について，「開設者」と「管理者」という概念を導入して，法的規制を行っています（医療7条～12条）。病院・診療所など医療施設の開設者には，医療法人・学校法人などを含めて医師以外の者がなることができます。しかし，管理者には「臨床研修終了医師」しか，就任できません（同10条）。他方，医療法12条は，「病院，診療所又は助産所の開設者が，病院，診療所又は助産所の管理者となることができる者である場合は，自らその病院，診療所又は助産所を管理しなければならない」と規定し，原則として，開設者が医師である場合には，その者が管理者に就任することを求めています。

診療所・医院の管理者が死亡した場合の診療録承継者

あなたのお父様が開設したのは診療所（医院）で，おそらく1人で医業されていたものと推察します。そうしますと，診療録の作成者であり，同時に診療録保存義務者であったことになります。設問によると，あなたを含めて跡を継ぐ人がいないということですが，そのような場合の診療録の引継者について回答した医務局長らによる通達があります。

1つは昭和31年2月11日医発105号医務局長発滋賀県知事宛「医事法規の疑義について」という戸籍法による死亡届出義務者の診療録保存義務の有無について尋ねたものです。「診療録は病院診療所の管理者が保存しなければならないが個人開業の場合管理者である医師が死亡した場合戸籍法による死亡届出義務者がその義務を継承するか。継承しない場合は別として継承する場合は同法第33条の適用を受けるか」との照会に対して「戸籍法に規定する届出義務者は診療録保存義務を承継しない」と回答しています。単純明快ですが，これでは設問に対する回答にはなりません。

もう1つが，昭和47年8月1日医発1113号医務局長・薬務局長で，この答えが参考になります。原文は，照会（質問）と回答を一括して記載していますが，読者の便宜のために，照会（質問）ごとに，対応する回答を付すことにします。

〔照会1〕 病院又は診療所が廃止された場合の診療録の保存義務者は，廃止された時点における管理者と考えられるが，管理者たる医師がいない場合は，如何なる処置をすべきであるか。

〔回答〕 病院又は診療所が廃止された場合の診療録の保存義務については，医師法上特段の定めはないが，通常は病院又は診療所の廃止時点における管理者において保存するのが適当である。

なお，御照会の事例については，県又は市などの行政機関において保存するのが適当である。

〔照会2〕 1に関連して，開設者が非医師か又は医療法第12条の規定により管理委任が行われている場合における当該医療施設が，廃止された後の診療録の保存義務者は

(イ) 雇用されていた管理者（いわゆる勤務医）であったとして，退職後においても保存義務を負わすべきか。

(ロ) 当該管理者であった者が，すでに他に医療施設を開設し，又は勤務医として勤務している場合でも(イ)と同様か。

(ハ) 管理者を止めた時点で管理者でなくなっていると解されないか。

〔回答〕 1によられたい。

〔照会3〕 医療施設の開設者であり管理者である医師が死亡し，当該医療施設が廃止された場合，戸籍法による届出義務者は，診療録の保存義務は継承しないと解されているが，この場合の診療録の取扱について

(イ) 焼却等の方法により廃棄してよいか。

(ロ) なんらかの方法で保存すべきであるとすれば，その方法と理由。

〔回答〕 (イ)について　保存期間が既に5年間を経過している診療録であっても，事情の許すかぎり保存するのが適当である。

(ロ)について　患者の秘密が守られ，紛失が防止されるような方法により保存すべきである。

〔照会4〕 残存されている別紙の医薬品，劇薬（メタノール）又は薬物（ヒートシール入り）については，所有権者が所在不明であるので，法的に認められている財産管理人に本県薬事監視員のみの立会いで廃棄処分させることは適当か。

〔回答〕 (1) 医薬品については，薬事法（昭和35年法律第145号）第70条第1項に規定する医薬品に該当する場合にあっては，財産管理人が同項に規定する医薬品を業務上取り扱う者に該当するので，同条所定の手続により，処分することが可能であるが，同条第1項に規定する医薬品に該当しない場合にあっては，財産管理人が自発的に廃棄するのを待つよりほかない。なお，その場合も薬事監視員が立ち合うことがのぞましい。

(2) 劇薬については，財産管理人が毒物及び劇物取締法（昭和25年法律第303号）第22条第5項に規定する毒物又は劇物を業務上取り扱う者に該当するので第11条の規定に

違反していると認められるときは，第22条第6項に規定する処分を行うことができるが，同項の規定では廃棄まで命令することはできない。したがって，廃棄させる必要がある場合には，第11条の規定に違反していると認められると否とにかかわらず，毒物劇物監視員の立会の下に第15条の2の規定に基づき政令で定める廃棄の基準に背馳しないような方法で，財産管理人に自発的に廃棄させることがのぞましい。

ちなみに，遺族から診療録を継承する県や市などの行政機関とは，通常，管轄の保健所であるとされています。

「診療に関する諸記録」はどうすべきか？

これまでの答えは，論点を医師法にいう狭義の診療録に焦点を絞ったものです。しかし現実には，1人で開業している開業医（診療所の開設者兼管理者）をみても，健康保険法の「保険医療機関」，「保険医」の指定を受けているのが普通で，その場合には「保険医療機関及び保険医療担当規則（以下「療担規則」といいます）」22条により，特別様式の診療録作成を義務付けられています。のみならず，「診療記録」に関する〔**設問17**〕の際にも触れたように，実際に作られている診療録は，医師法，療担規則に定められた事項の記載のほかに，例えば各種検査記録，検査成績表なども診療録中に綴られ，一体となって保存されているのが一般的です。さらに病院では診療録，手術記録，麻酔記録，検査記録，看護記録などが1つのファイルに編綴され，一体の記録として作成・保存されているので，これらの取扱いが問題になります。これら諸記録の保存期間は，現在のところばらばらです。医療法上の診療に関する諸記録の保存期間は2年ですが（医療施行規則20条10号），医師法，療担規則は診療録に関してですが，5年間としています（医師24条2項，療担規則9条）。狭義の診療録とそれ以外の諸記録が一体となっている場合には，全体を5年間の保存期間と考えておくことが妥当だと思います。そしてこれらの諸記録につき，設問のような事態が生じた場合には，狭義の診療録の場合にならい，管轄の保健所など適切な行政機関と相談してすべての保存を委ねることが相当と考えます。

個人情報保護法の制定

ところで，診療録はもちろん診療諸記録は，通常，特定患者名と一体であり，2003（平成15）年制定，2005（平成17）年4月施行の個人情報保護法に定める「個人データ」に該当します。個人の健康に関する情報は極めて秘密性が高く，個人の診療情報データである診療諸記録は個人情報保護法の最も有力な保護対象の1つと考えられています。もっとも個人情報保護法は一般法としてすべての業種を対象として制定されているため，厚生労働省は，2004（平成16）年12月24日医療・介護事業者などに特化した「医療・介護関係事業者における個人情報の適切な取扱いのためのガイドライン」を策定しました。そのⅢ4(2)「⑨不要となった個人データの廃棄，消去」は，「不要となった個人データを廃棄する場合には，焼却や溶解など，個人データを復元不可能な形にして廃棄する。個人データを取り扱った情報機器を廃棄する場合は，記憶装置内の個人データを復元不可能な形に消去して廃棄する。これらの廃棄業務を委託する場合には，個人データの取扱いについても委託契約において明確に定める」と述べています。

診療記録類の廃棄と高度の注意義務

個人情報保護法は，個人情報取扱事業者を中心に法律ができています。開業医のほとんどは個人情報取扱事業者に該当します。したがって，診療諸記録の廃棄についてはこの個人情報保護法ガイドラインを参考にしながら対応するとよいと思います。もっとも，設問の場合には，個人情報取扱事業者だったお父様がなくなった結果，相続は開始したものの，事業承継者が不在という状況です。守秘義務は一身専属的なので，非医師である相続人は守秘義務を相続しないとも考えられます。個人開業医の場合，死亡と同時に相続が開始され，相続人（遺族）はすべての父親の財産を相続し，特別の留保がない限り，診療記録類も相続の対象となります。この場合に診療記録類が秘密性の高いことはいわば常識なので，相続人はこれらの記録類を個々の患者との関係でも，適正な方法で保管・管理する信義則上の義務があると考えられます。したがって，相続人がこれらの記録類を廃棄する際には，上記個人情報保護法ガイドラインに準拠して処理することが相当です。杜撰な管理・破棄方法を選んだ結果，守られるべき患者情報が漏出したときは，不法行為に該当するとして損害賠償を請求されることも考えられます。

この回答では診療諸記録と一括して説明しましたが，記録によって保存期間も様々であり，破棄方法も異なるので，県・市（保健所）など行政機関と相談し，その指導を受けながら診療記録類の保管・廃棄などを慎重に行うことをお勧めします。

前記昭和47年8月1日医務局長，薬務局長通達は，医薬品の廃棄処分について当時の薬事法に基づき説明しています。しかし，現行70条をみると，医薬品はもちろん医療機器類の廃棄については，公衆衛生上の危険の発生を防止する見地から，きびしく規制されています。したがって，これらについても独断しないで，必ず行政機関などと相談しながら対処する必要があります。

《参考文献》

＊昭和31・2・11医発105医務局長発滋賀県知事宛「戸籍法による死亡届出義務者の診療録保存義務について」（医療法制研究会監修・平成18年版医療六法〔中央法規〕1006頁，1007頁所収）。

＊昭和47・8・1医発1113医務局長・薬務局長発福岡県知事宛「医師法24条に規定する診療録等の取り扱いについて」

＊「医療・介護関係事業者における個人情報の適切な取扱いのためのガイドライン」（厚生労働省，平成16・12・24）

〔畔 柳 達 雄〕

3 医院の承継・譲渡と医療情報の取扱い

設問 31

A医院では，急にA医師が亡くなり，直ちに跡を継ぐ子もいなかったために，知合いのB医師に医院を継続してもらうことにしました。その際，A医院に現在かかっている患者や，今は患者としてきていないがA医師が過去に診察した人たちの記録はどのように処理すればよいのでしょうか。

同様のことは，病院を売却する場合や合併の場合にも生ずると思われますが，患者の医療記録についてはどのような処理がなされるのでしょうか。

病院・医院の事業承継

様々な理由によって，病院や医院の事業承継が生じます。設問のように個人開業医が死亡する場合や，病院を他へ売却するケース，医療法人が他の医療法人と合併することもあります。それに伴って，医療設備やその他の家具，医療機関が所在する不動産，のれんなどが承継の対象となり，売却の場合には，その譲渡価格をどのように定めるか，譲受人の資金力の関係で，土地や医療設備は賃貸借という形にするなど，税の考慮を含めた判断が必要になります。ただし，この設問では，事業承継の方法と税法上の問題ではなく，患者の個人情報をいかに処理するかが問題とされています。患者からすると，医師が代わることは大きなことであり，今はA医院に通っていない患者にとっても，自らの医療情報がどうなるかは関心事の1つになります。

医療情報の保存期間

そもそも，病院は患者の医療情報をどの程度の期間保存しているものでしょうか。これは医師法に定めがあり，24条1項は，「医師は，診療をしたときは，遅滞なく診療に関する事項を診療録に記載しなければならない」と定めて，いわゆるカルテ作成義務を課し，さらに2項で「前項の診療録であって，病院又は診療所に勤務する医師のした診療に関するものは，その病院又は診療所の管理者において，その他の診療に関するものは，その医師において，5年間これを保存しなければならない」と規定しています。つまり5年間です。継続的に患者が通院していた場合には，最後に通院した時点から5年間ということになります。しかしながら，例えばずっと昔に使われた血液製剤で肝炎が発生し，その血液製剤が自分に使われたか患者もわからない，記録も残っていないということになると，どうしてわずか5年の保存期間にしてきたのかが問われるような時代になってきました。

この設問のA医師については，患者の記録をずっと保存しておく良心的な医師だったとしましょう。ではその記録をどうすればよいかを考えてみます。医院を引き継いだB医師に渡す以外に方法はないではないか，それに問題があるはずがないと思われるかもしれません。しかし，次のような問題があります。

第1に，たとえ医院を承継するとは

いっても，A医師からB医師へ医療情報が移ることは，患者の予想していないことです。医療情報の第三者提供にあたるとすれば，患者の同意なく情報を移してよいでしょうか。

第2に，患者によっては，A医師だからずっと診療を受けていたのであり，B医師に代わるなら別の医師を探すという場合もあるでしょう。そのためには，これまでの診療記録を携えて他の医療機関に行きたいと思うのが当然です。

これらの課題にどう応えるかが問題となります。

医療情報の第三者提供

2005（平成17）年に施行された個人情報保護法は，もちろん医療情報も対象にしています。したがって，この法律がどのような定めをおいているかを検討する必要があります。同23条は，病院などの「個人情報取扱事業者は，次に掲げる場合を除くほか，あらかじめ本人の同意を得ないで，個人データを第三者に提供してはならない」と定めています。第三者に記録を移す場合には，本人の同意を得るのを原則とするということです。

ところが，23条4項で，「次に掲げる場合において，当該個人データの提供を受ける者は，……第三者に該当しないものとする」として，「合併その他の事由による事業の承継に伴って個人データが提供される場合」を明記しています。

そこで，設問のようにA医師からB医師に医院が譲られる場合は，この例外規定にあたり，B医師はそもそも第三者ではなく，したがって，患者の同意を得なくとも記録を移すことが可能ということになります。

患者への通知と配慮

わが国においては，これ以上に医院や病院の承継に際し，診療記録をどのように扱えばよいかについての規定はないようです。しかし，アメリカでは，おそらく日本以上にこのようなケースが頻発していることを背景として，アメリカ医師会がその有名な倫理規定の中でこの問題を取り上げています。

アメリカ医師会倫理規定

「7.04　医療業務の売却　医師または医師の遺産を代表する者は，診療施設の家具・設備・診療所の貸借権・のれんなど医療業務の構成要素を売却することができる。医療業務の売却において，購入者は，家具・医療設備ばかりでなくのれんも引き継ぐのであり，ここでいうのれんとは，売主となる医師の患者を引き継ぐことのできる機会を意味している。患者の診療記録は，患者にとって，将来の治療だけでなく雇用・保険・訴訟・入学その他の理由から必要となる場合がある。したがって，患者の診療記録の移転に際し，以下の条項に従わなければならない。

(1)　医師（またはその遺産を代表する者）は，診療記録を移転する相手方が，守秘義務につき自分と同様の基準を守る医師または組織であり，診療記録の管理者として法的に認められた者であることを確認しなければならない。

(2)　現在患者である人たちにはそのすべてに対し，業務の譲渡によって売却先の医師または組織が記録を保管するようになることを通知する必要がある。そして，患者が書面による請求をすれば，通知に記載された合理的な期間内に記録またはそのコピーを患者の選択した別の医師のもとへ送ることも通知しなければならない。

(3) 記録の検索・複写・郵送の費用として合理的な対価をとることはできる。」

この規定をみると，医療業務の承継に際し，患者の記録をどのように扱うべきかについて配慮する姿勢が明らかです。

① 医療業務の譲渡人である医師は，相手方の医師または医療法人が，自らと同様に診療記録を大切に扱うことのできる者である点を確かめなければならないとしています。

② そして，患者に対し，医療業務の譲渡を通知したうえで，望むなら別の医師のもとへ移ることも可能であること，その際にはこれまで保管してきた患者の情報を提供することが明らかにされています。

③ ただし，通知を受けた患者からは，どのような情報があるかを問い合わせてくるでしょうから，患者の情報を探し出し，複写して送るための合理的な費用は徴収してよいとされています。

ここで定められていることは，いずれもアメリカだからこうだという話ではありません。わが国においても，医師は同様に行動することが望まれます。

《参考文献》

＊アメリカ医師会医師倫理規定（アメリカ医師会のホームページ参照，http://www.ama-assn.org/）

＊ロバート・レフラー（佐藤智晶訳）「アメリカにおける医療倫理規定の機能的分析」樋口＝土屋編著・生命倫理と法（弘文堂，2005）99頁

〔樋口範雄〕

病院・診療所の倒産

医院（診療所）とか病院などの倒産・合併が，今後増えることが予想されます。社会的関心はもっぱら医療過誤とか医師に対する刑事訴追に集まっていますが，長年，日本医療の根底をなした社会保険制度が揺らぎ，現在の護送船団方式が何時まで続くか危うくなっています。すでにバブルに踊らされて過剰投資した医療施設や，先代から承継した不動産などに依りかかって，地域の患者サービスを怠っていた施設のいくつかが，不動産で稼ぐ一部の悪質な業者たちの好餌になっています。医療施設をめぐる倒産処理の最大の問題は，入・通院の患者がいる上に，従業員との労働問題，銀行・リース会社製薬会社など，各種債権・債務者と関係などを適切に処理するのと平行して，許・認可・指導などを通じて医療施設を支配・監視している行政・監督官庁と手を携えながら，整理であれ再建であれ，処理する必要があることです。そのためには複数の弁護士を擁する専門の法律事務所が不可欠です。診療諸記録の始末1つだけでも，難しい法律問題が生ずる訳ですから，医療施設の倒産・合併などを専門とする複数のきちんとした法律事務所の出現が望まれます。これらの処理には医療事故とはまったく違う分野の法的知識・社会的知識を求められるからです。

〔畔柳達雄〕

4 産業医と医療に関する個人情報

設問 32

X医師は，従業員1000人のY株式会社の産業医（常勤嘱託）として勤務し，医務室で，軽い疾患の診療や健康診断などの業務を行っています。

(1) Y株式会社でバスの運転手として勤務しているAさんが胸痛を訴えて医務室を訪れました。X医師がAさんの心電図をとってみると虚血性心疾患の所見があったので，精査加療の目的で他の大病院に紹介状を書き，Aさんに早急に診療を受けるように促しました。その上で，バスの運転手としての乗務中に発作を起こす可能性があるため，X医師は人事部に報告し善処を促そうとしましたが，Aさんはバスの乗務の継続を希望しているとして，X医師が人事部に報告することを拒否しています。X医師はどのように対処したらよいでしょうか。

(2) Y株式会社の事務職であるBさんが，腹痛や倦怠感，抑うつ感などを訴えて医務室を訪れました。身体疾患の有無を精査するために他の大病院に紹介したところ，過労とうつ状態である以外には特に身体疾患は見出せないとの返書をもって，再度Bさんが医務室に来診しました。Bさんに就労状況をきいてみると，1カ月の残業時間が100時間を超す状態が1年近く継続しており，最近は厳しい上司の下で新規の業務に従事しているため，帰宅後もよく眠ることができず，自殺という考えが心をよぎることもあるといっています。Bさんは X医師が人事部に報告することを拒否していますが，X医師はどのように対処したらよいでしょうか。

(3) Y株式会社の管理職であるCさんについて，X医師は，Y株式会社が実施する定期健康診断の一環としてCさんの胸部レントゲン写真を読影したところ，肺ガンを疑う陰影が発見されたため，要精密検査との意見をCさんに知らせました。Cさんは，近く執行役員に昇進する可能性があるので，健康に懸念があることを人事部に話さないでほしいとX医師に依頼しています。一方，人事部からはCさんの健康診断の結果を知らせてほしいとの問合せがありました。X医師はどのように対処したらよいでしょうか。

医師の守秘義務

一般に，医師の「守秘義務」といわれますが，その内容はどのようなものでしょうか。

まず，刑法134条（秘密漏示罪）は，「医師，薬剤師，医薬品販売業者，助産師，弁護士，弁護人，公証人又はこれらの職にあった者が，正当な理由がないのに，その業務上取り扱ったことについて知り得た人の秘密を漏らしたときは，6月以下の懲役又は10万円以下の罰金に処する」と定めています。医師は，「正当な理由」なく秘密を漏らしてはならないとされています。「正当な理由」が認められるのは，(1)法令行為等，(2)第三者の利益を保護するための場合，(3)承諾がある場合などであるとされています。

第三者の利益を保護するために他人の秘密を漏らすことはどこまで許され

るかについては，双方の利益を比較考量して当否を判断する考え方，緊急避難や社会的相当性を基準として違法性が阻却されるとする考え方などが提唱されています。個人の秘密を守ること以上に重要な利益を守るために必要不可欠であれば，医師が秘密を漏らしたとしても処罰されないと考えるのが一般的です。

医師の守秘義務については，刑事処罰の対象としてだけでなく，民事の債務不履行（ときに不法行為）としての損害賠償責任も問題となります。医師と患者との間には診療契約という契約関係があります。契約書の条項として明文化はされていませんが，医師と患者の間の約束として「医師は正当な理由なく患者の秘密を漏らさない」という義務が医師に課せられています。民事においても，守秘義務違反の債務不履行があったかどうかを判断するにあたっては，正当な理由の有無が検討されます。

医師の守秘義務の範囲を決める「正当な理由」とは，秘密を守る利益と秘密を漏らすことによって得られる利益とを比較して決められるものであり，いわば一種のバランス論です。よって，個別の事例ごとに事実関係を十分に検討し，社会常識の観点から公正な判断をしていく必要があります。

個人情報保護　個人を特定することのできる情報であれば，個人情報の保護に関する法律（以下，「個人情報保護法」）の規定する個人情報となります。本件の小問における情報は，個人を特定することができる態様である限りにおいて，いずれも個人情報です。

個人情報保護法の対象となる個人情報取扱事業者の範囲は政令で定められており，識別される特定の個人の数の合計が過去6カ月以内のいずれの日においても5000を超えない事業者（小規模事業者）を除くものとされています。ただ，医療・介護関係事業者については，法令上の義務等を負わないものであっても，厚生労働省が定めるガイドライン（以下，「個人情報保護法ガイドライン」）を遵守する努力が求められています。

個人情報保護法は，個人情報を取り扱うにあたっては，利用目的をできる限り特定することを個人情報取扱事業者に義務づけています*1。また，個人情報取扱事業者は，予め本人の同意を得ないで，利用目的の達成に必要な範囲を超えて，個人情報を取り扱ってはならないことが原則とされていますが（個人情報16条1項），(1)法令に基づく場合や(2)人の生命，身体又は財産の保護のために必要がある場合であって，本人の同意を得ることが困難であるとき（同16条3項1号・2号）などは，この原則の例外であるとされています。つまり，個人情報保護法は，利用目的の明示と事前の承諾を個人情報保護の原則とすると同時に，必要な場合の例外を定め，社会常識に適った解決を図っています。

事業者と健康情報　ところで，企業内の医務室は，それ自体が独立の個人情報取扱事業者ではありませんし，取り扱う情報の内容や従業員との関係も通常の医療機関とは異なる側面があります。厚生労働省は，雇用管理における健康情報ついては特に留意事項（以下，「留意事項」）*2を定めています。留意事項の規定によれば，健康情報とは，健康診断の結果，病歴，その他健康に関する情報を広く含むものとされています

（留意事項第2の1）。また，医療介護関係以外の一般の事業者も，健康情報を取り扱うにあたり，特に安全管理措置等について，本来医療・介護関係事業者について策定された前出の「個人情報保護法ガイドライン」の内容についても留意することが期待されている，とされています（留意事項第3の4(5)）。また，(1)健康情報の利用目的に関すること，(2)健康情報にかかる安全管理体制に関すること，(3)健康情報を取り扱う者及びその権限並びに取り扱う健康情報の範囲に関すること，等について，事業場内の規程を定めて労働者に周知するとともに関係者に当該規定に従って健康情報を取り扱わせることが望ましい，とされています（留意事項第3の4(1))。なお，個人情報取扱事業者でない事業者についても，同様の努力義務が課せられています*3。

企業内の健康情報の取扱いについても，目的の明示と事前の承諾を原則としつつ，合理的な例外について，ルールを事前に定めて周知していくことが望ましい対応であるといえるでしょう。

企業内の医務室で診療に従事する産業医は，通常の診療契約に基づいて医療に従事する医師としての側面と，企業の被用者として労働者の健康管理に従事する者*4としての側面を両方もっています。よって，診療情報の取扱いについて，公正なルールを事前に定めて労働者に周知していくことが，トラブルを避けるために重要です。

小問についての検討

(1) 小問(1)について X医師は，通常の診療活動の中でAさんの健康情報を取得したものです。企業内の医務室は，バスの運転などの例のように，人の生命，身体に大きな危険が及ぶ可能性を事前に察知できることがあります。このような場合について，法令に基づく情報の適正な取扱いのルールは，受診する労働者に事前に周知されるべきものです。ただ，仮に，そのようなルールが未整備の場合であったとしても，刑法における「正当な理由」や，個人情報保護法における「人の生命，身体又は財産の保護のために必要がある場合であって，本人の同意を得ることが困難であるとき」（16条3項2号）などの規定の趣旨を踏まえれば，X医師がAさんの健康情報を人事部に知らせることは許容されると考えられます。

(2) 小問(2)について X医師は，通常の診療活動の中でBさんの健康情報を取得したものですが，その内容は，労働者に対する安全配慮義務という観点から，Y株式会社にとって重要な情報となる可能性があります。いわゆる電通事件最高裁判決*5は，次のように述べています。「労働者が労働日に長時間にわたり業務に従事する状況が継続するなどして，疲労や心理的負荷が蓄積すると，労働者の心身の健康を損なう危険のあることは，周知のところである。……使用者は，その雇用する労働者に従事させる業務を定めてこれを管理するに際し，業務の遂行に伴う疲労や心理的負荷等が過度に蓄積して労働者の心身の健康を損なうことがないよう注意する義務を負うと解するのが相当であり，使用者に代わって業務上の指揮監督を行う権限を有する者は，使用者の右注意義務の内容に従って，その権限を行使すべきである」。

X医師としては，まず，Bさんに心身の健康を損なう危険のある状態であることを十分に説明して納得を得た上で，人事部や上司と連携してY株式会社が安全配慮義務を尽くすことができるように，産業医としての対処を行うことが期待されます。ただ，適切な説得にもかかわらずBさんの同意が得られず，しかも，Bさんの心身の危険が切迫していると判断すべき合理的根拠がある場合には，Bさんの同意なく，いわば緊急避難として人事部にBさんの健康情報を報告することは許容されると考えられます。

(3) 小問(3)について　X医師は，Y株式会社の実施する定期健康診断の過程でCさんの健康情報を取得したものです。この場合，X医師はY株式会社の指揮命令を受ける職員としての立場で当該健康情報を取得したのですから，Y株式会社は個人情報保護法にいう第三者ではありません*6。よって，X医師がCさんの健康診断結果をY株式会社の人事部に告げる行為は違法とはいえないと考えられます。ただ，健康診断結果が会社に報告されるのであれば，それは，事前に労働者に明示されるべきであるというのが留意事項の趣旨ですから，会社の適正なルール作りが期待されています。

*1　個人情報保護法15条「個人情報取扱事業者は，個人情報を取り扱うに当たっては，その利用の目的（以下「利用目的」という。）をできる限り特定しなければならない」

*2 「雇用管理に関する個人情報のうち健康情報を取り扱うに当たっての留意事項」（厚生労働省平成16・10・29基発1029009通達）

*3　留意事項第4「個人情報取扱事業者でない事業者であって健康情報を取り扱う者は，健康情報が特に適正な取扱いの厳正な実施を確保すべきものであることに十分留意し，第3に準じてその適正な取扱いの確保に努めること」

*4　留意事項第2の2は，産業医，保健師等，衛生管理者その他の労働者の健康管理に関する業務に従事する者を「産業保健業務従事者」としている。

*5　最判平12・3・24民集54・3・1155

*6　個人情報保護法23条参照。留意事項第3の1(2)は，事業者と事業者の健康保険組合が異なる法主体であることから，健康保険組合の実施する健康診断について，事業者は第三者であるとしているが，事業者と健康保険組合が共同で実施する健康診断について，個人情報保護法23条4項3号の要件（個人データの共同利用の要件）を満たす限りにおいて，事業者は第三者ではないとしている。

《参考文献》

* 「医療・介護関係事業者における個人情報の適切な取扱のためのガイドライン」（厚生労働省，平成16・12・24）

〔児 玉 安 司〕

5 電子カルテと診療情報提供

設問 33

患者さんが医療内容について疑問をもったとき，診療情報提供（カルテ開示）を求めてくることも増えてきました。また，患者さんの代理人の弁護士が，証拠保全の申立てを行って診療情報を取得し，話合いや民事の賠償請求を検討することもあります。

A病院は電子カルテを導入していますが，診療記録等を紙に記載していた頃とは勝手が違っていて戸惑うことも少なくありません。電子カルテだけでなく，診療に関連したデータの保存や患者さんへの情報提供についても，どこにどれだけのデータがあるのか，把握できていないこともしばしばあります。カルテ開示や証拠保全に対応するのは，事務職員であることが多いので，A病院のB事務長は，電磁的記録を含めた個人情報管理について，院内のマニュアルを作ろうとしています。どのような問題点があるのでしょうか。

診療録等の「記載」・「保存」と電子カルテ3原則

診療録等の「記載」や「保存」にOA機器や電磁的記録が用いられ始めた頃には，紙に手で記入しなくても，正式な診療記録等として認められるのだろうか，というような懸念がありました。医師法24条は，1項で医師の診療録記載義務が，2項で診療録保存義務が，それぞれ定められています*1。OA機器による記入や電磁的記録による保存は，医師法24条の「記載」や「保存」といえるかどうか，また，どのような条件を満たす必要があるのか，様々な検討がなされました。

OA機器による診療録等の記載方法については，厚生省（当時）の昭和63年通知*2によって，「作成した医師等の責任が明白であれば，ワードプロセッサー等いわゆるOA機器により作成することができる」とされました。

OA機器には，データの保存のための装置・媒体が付属していることが一般的です。ただ，医師法24条に定められた保存義務は，電子媒体での保存でもよいのか，それとも従前どおり紙にプリントアウトした状態での保存を義務づけているかどうか，議論がありました。

厚生労働省の平成11年通知*3は，「診療録等の電子媒体による保存の可否については，これまで明らかにされていないところである」とし，一定の基準を満たす場合には，電子媒体による保存を認めるとしました。この基準は「電子カルテ3原則」と呼ばれるようになり，電子媒体による保存の基準として出発しました。

電子カルテ3原則とは，次のような内容とされています。

(1) 保存義務のある情報の**保存性**が確保されていること（法令に定める保存期間内，復元可能な状態で保存すること）

(2) 保存義務のある情報の**見読性**が確保されていること（①情報の内容を必要に応じて肉眼で見読可能な状態に容易にできること，②情報の内容を

必要に応じて直ちに書面に表示できること）

⑶ 保存義務のある情報の**真正性**が確保されていること（①故意または過失による虚偽入力，書換え，消去および混同を防止すること，②作成の責任の所在を明確にすること）

電子カルテ3原則の問題点

平成11年通知は，「この基準は，診療録等の電子媒体による保存を行うに際してのものであり，診療録等の情報活用を行うに際しての基準ではないことから，各医療機関においては，保存された診療録等の情報が発生源入力システム，新旧のシステム等のシステムにおいて，支障なく利用されるように注意を払うよう，合わせて関係者に周知方をお願いする」と述べています。電子カルテ3原則は，「保存」に関してのものであって情報活用を行うに際しては問題点がありそうです。

⑴ **保存性**　電子カルテ3原則は，診療録等の電子媒体による保存を認めるための基準なのですから，「保存性」だけはきちんと押さえておけばよかったのかもしれません。医療機関内の情報は，紙媒体，電子カルテ，様々な医療機器に付属する記録装置など極めて多岐にわたっており，何をどのような形で保存しておけばよいのかについて，早期にルール作りをしておけば混乱はより少なかった可能性もあります。

例えば，患者さんに説明するときには，医師が紙のカルテに略図や単語を書きながら説明することがしばしばあり，このような手書きのメモは，後に紛争になった際に，適切に説明が行われたという証拠として重要な役割を果たしてきました。ところが，電子カルテのもとでは，このようなメモが診療録等の一部として保存されることがかえって少なくなってきたように思われます。患者さんの署名捺印した同意書と同じかそれ以上に，医師と患者さんとのコミュニケーションの記録を保存しておくことは重要です。

また，昨今のME機器（医療用電子機器）の普及・発展により，多くのモニターや計測装置が内部に電子媒体による記録装置を備えるようになりました。情報が保存される期間や態様は機器ごとにまちまちで，医療機関が全体像を把握していることはむしろ稀であろうと思われます。

結局，電子カルテ3原則における「保存性」とは，患者さんの診療情報のごく一部にすぎない電子カルテというツールに記載されたデータの保存性についての基準にすぎず，様々な媒体に記録された診療情報の全体の保存性については，今後の検討の余地がありそうです。

⑵ **見読性**　見読性という見慣れない単語は，他の法令ではあまり使われていないようです。肉眼で読めることと書面にできることの2つがポイントとされていますが，紙に印刷されたときに臨床現場の情報把握との乖離が生じるなどの問題点が残されています。

カルテ開示や証拠保全への対応は電子カルテを紙に印刷して行われることが多いのですが，プログラムの不具合で，32,768行（2の15乗）印刷すると，印刷が止まってしまうというような問題が，証拠保全の段階で発見されたことがありました。このようなことは論外であり，すべてをプリントアウトして患者さんと共有するという設計思想が徹底されていなければなりません。

単純なプログラムの不具合以上に深

刻なのは，電子カルテにおいて，医療従事者がみたこともないものがプリントアウトされてくるという問題です。医療従事者は，それぞれ，医師用のウィンドウ，看護師用のウィンドウなどを開けて記録を書き込んでおり，検査結果や画像所見なども別のウィンドウで表示されるようになっているのが一般的です。電子カルテの弱点は，ウィンドウ間の連携機能が弱く，1人ひとりの医療従事者が全体像を把握しにくいということにあります。ある時刻に検査結果が電子カルテ上にアップされていても，それが医療チーム全体に認識されるまでには長いタイムラグを生じるのが一般的です。ところが，電子カルテを全文印刷すると，各医療従事者用のウィンドウは姿を消し，時系列に入力データが整理されてプリントアウトされてきます。あらゆる情報はアップされると同時に医療従事者全員に共有されているようにみえますが，そのような情報の統合・共有は，プリントアウトのときだけの見かけのものにすぎません。医療従事者が臨床経過でみているものと，カルテ開示や証拠保全で患者さん側がみるものの姿とが完全に乖離しているのが現状と思われます。

医事紛争でしばしば争われるのは，医療従事者の認識の推移と医療チームの情報共有の現実であり，患者さん側に適切な情報提供が行われない限り，誤解の原因にもなりかねません。電子カルテの「見読性」を検討するにあたっては，カルテ開示や証拠保全も視野に入れる方が望ましいと思います。

さらにいえば，ウィンドウの重さと情報共有・職種間連携の弱さなど，多人数共用情報機器としての電子カルテの現実を患者さん側に知らしめて，改善を進めていくことが期待されます。

(3) 真正性　電子カルテの「保存」のための3原則に「真正性」をどこまで入れるべきであったかは，再考の余地があると思います。誰がいつアクセスしどのように記入したか，というログ・修正履歴が残るようにすることは，筆跡の残らないOA機器において作成者の真正を確認するのに必要だと思います。法律的な観点からいって，作成者の真正とは，作成名義を偽らないことです。その意味からは，IDや暗証番号の管理を厳格にすることで，他人の名義を使用した記入の防止を強化するのが，「真正性」の問題として重要です。

一方，電子カルテ3原則では，「故意または過失による虚偽入力」の防止を冒頭にうたっており，その理念には100％賛同するのですが，ここにこのような形で規定を設けることの合理性には疑義があります。虚偽記入の問題は，法的な観点からの「真正性」とは異なりますし，診療録等の電子媒体への「保存」の基準を設定するにあたって，「虚偽かどうか」は基準の射程の範囲外の事柄であろうと思われます（これは，むしろ診療録等の作成に関する法と倫理の問題に属します。電子機器として「うその書けないワープロ」を開発せよといわれたような違和感を感じると申し上げればご理解いただきやすいでしょうか）。

真正性のところで，過失による虚偽入力の防止とまで過剰な対応をするよりは，見読性や保存性のところで，医療情報全体について検討すべき課題はまだまだ残されているように見受けられます。

医療の現実にあった情報共有を　医療機関内における医療情報の現実を考えるとき，医療チームの中で診療情報がどのように共有されているかということを，時系列に沿って把握することがたいへん重要です。情報共有なくしてチーム医療は成り立たず，医療の質と安全を支えていくことができません。紙媒体の時代であれば，カルテという紙の綴りに情報を集中していくという方法があったのですが，電子カルテは情報集中の軸としては，まだまだ発展途上です。その一方で，医療現場では，紙媒体から電磁的記録・電子媒体まで，様様な情報が十分に管理も参照もされないまま増殖しているように見受けられます。

患者さんとの間では，カルテ開示や証拠保全など，包括的な診療情報の提供を求められることが増大しています。トラブルを回避し，よりefficientな対応をしてくために，電子カルテのみならず，診療情報全体の管理体制の整備が急がれています。

電子カルテ3原則が公表された1999（平成11）年から10年足らずの間に，医療現場は大きな変貌を遂げています。電子カルテのみならず，コンピューター，コンピューターチップや電子記録媒体を内蔵するME機器（医療用電子機器）が急速に普及しており，医療における記録のあり方を変えています。

ただ，紙媒体が重要でなくなったわけではありません。例えば，患者さんの同意書は，紙媒体に直筆の署名や捺印が行われています。また，医師が患者さんに対する説明するために使った手書きのメモや略図は，一見乱雑にみえるものであっても，説明内容を証明する重要な証拠になることが少なくありません。

医療記録の電子化とともに患者さんとの情報共有化が急激に進展していく中で，電子カルテ3原則も，新しい時代の視点から見直す必要があると思われます。

＊1　医師法24条1項「医師は，診療をしたときは，遅滞なく診療に関する事項を診療録に記載しなければならない」

2項「前項の診療録であって，病院又は診療所に勤務する医師のした診療に関するものは，その病院又は診療所の管理者において，その他の診療に関するものは，その医師において，5年間これを保存しなければならない」

＊2「診療録等の記載方法について」（昭和63・5・6健政他発通知）

＊3「診療録等の電子媒体による保存について」（平成11・4・22健政発517，医薬発587，保発82通知）

〔児 玉 安 司〕

1 個人情報保護法とカルテ開示

設 問 34

個人情報保護法が成立して，その中で自分の情報が正確かどうかを確認する権利が盛り込まれたという話を新聞で知ったのですが，病院のカルテなどは含まれるのでしょうか。

個人情報保護法と患者の権利

結論を先取りすれば，どうやってその権利を保障するかについては不明なところもありますが，病院のカルテが個人情報にあたり，それについては患者が正確かどうかを確認することができるとされています。それどころか，訂正請求権まで認められており，一定の場合にはカルテの内容を患者が書き換えることを要求できます。

以下では，患者情報の保護法制の大枠を説明した上で，認められる権利の内容，その保障のあり方について説明します。

2003（平成15）年5月に「個人情報保護に関する法律」（以下，個人情報保護法）が成立しました。これは主として民間の事業者を規制するもので，医療の場面では，民間の病院や診療所などが対象になります。病院には，国や地方自治体が経営主体となっているものもあります。それらの病院には，個人情報保護法は適用されません。しかし，個人情報保護法と同時に，国の機関を対象とする「行政機関の保有する個人情報の保護に関する法律」および「独立行政法人などの保有する個人情報の保護に関する法律」も成立し，国立の病院や国立大学の付属の病院も，基本的には，同じ理念に基づき患者の情報を保護する責務を負うことになりました。ちなみに，地方自治体が設置した病院については当該自治体の条例が適用されることになります。

個人情報保護法ガイドライン

ただし，これらの法律は個人情報の保護に関する一般法であるために，必ずしも医療における情報の特殊性などに十分配慮できているとはいえないため，厚生労働省が医療に特化したガイドライン（「医療・介護関係事業者における個人情報の適切な取り扱いのためのガイドライン」〔厚生労働省，平成16・12・24〕）を発表しています。

上記3つの法律には，保護レベルに多少の差異があったり，対象とならない医療機関（小さな診療所など）もありえますが，病院の経営主体が国か民間かや，医療機関の規模の大小によって患者情報という同種の情報が保護されたり保護されなかったりするのは不合理であるという判断から，個人情報保護法ガイドラインでは，医療機関として同じレベルの責務を負うべきだという立場をとっています。つまり，医療機関であれば，大学病院であれ，小さな診療所であれ，基本的には等しく患者情報の保護がなされなければならないと考えているのです。

上記の個人情報保護法は，1980（昭和55）年にだされたOECDガイドライン（Guidelines on the Protection of

Privacy and Transborder Flows of Personal Data）の8つの基本原則を具体化したものと考えられています。その中には，本人参加の原則というものがあり，個人情報の有無を確認したり，その内容を開示してもらう権利や，仮に誤っている場合には訂正してもらえる権利を認めています。

基本的には，これらの権利が法律に取り込まれ，個人情報保護法24条～31条などに規定されています。少し詳しくみていくと，25条は，「本人から，当該本人が識別される保有個人データの開示……を求められたときは，本人に対し，政令で定める方法により，遅滞なく，当該保有個人データを開示しなければならない」と定めています。この場合の個人データとは，法律では，「生存者」に関する情報で個人の識別が可能となるものとなっていますが，ガイドラインでは，医療の特殊性から対象を広げ，死者に関する情報も保護対象となるとしています。具体的には，診療録，処方せん，助産録，照射録，手術記録，エックス線写真などが含まれるとされています（ガイドライン別表1参照）。したがって，設問のカルテも個人情報保護法による保護の対象になります。

開示の例外

ただし，法律は開示が認められない3つの場合を，例外として規定しています。第1は，本人または第三者の生命，身体，財産などを侵害するおそれのある場合，第2に，医療機関の業務の適正な実施に著しい支障を及ぼすおそれがある場合，第3に，他の法令に違反する場合です。

実際にどのような場合がこの例外規定にあたるかは簡単には答えられません。例えば，一昔前と比べガンの告知がかなり広がっていることなどから，抽象的一般的にガンを告知すると患者に悪影響を与えるので一律に開示しないというのは行き過ぎのように思われます。これまでの診療経過からこの患者の場合は，カルテの開示によって自殺などを含めたある程度現実的な悪影響が想定される場合などには，そのような非開示も認められると考えられます。

また，ガイドラインが挙げるもう1つの例が，カルテに患者本人ではなく，家族などから得た情報が記載されている場合であって，それを開示することによって家族と患者の間の関係に悪影響を与えるおそれがある場合です。典型的には，精神疾患が問題となるような場合だと思われますが，そのような場合にも開示をしないことが認められます。

開示が認められない場合には，そのことを患者本人に遅滞なく知らせることが必要であり，理由や苦情の申立てのしくみについてもできるだけ説明することが求められます。また，上記のような非開示の例外にあたらないのに非開示としてしまった場合に，損害賠償などが認められるかどうかは今後の展開をみなければなりません。

また，従来カルテ開示をめぐって争われた際に，カルテには医療者側の判断や評価も含まれているので，その意味では医療者の情報でもあるという二面性をもっているという理由から非開示が主張されることがありました。しかし，そのような理由からの非開示が認められないのは，この法律およびガイドラインによってはっきりしています。

開示の仕方については，一定の形式が求められているわけではありません。

コピーをしてくれる場合もあれば，電子カルテが整備されている病院などではコンピュータ上で閲覧をさせてくれる場合もありうると思います。ちなみに，カルテの開示請求にあたっては医療機関側が開示の理由を聞くことは法律で禁止されています。

開示がなされた後その内容を確認したところ何らかの誤りがあった場合には，訂正や削除を求めることができます（個人情報保護26条）。訂正を請求したからといって常に認められるとは限りません。訂正を要するのは，基本的には事実に関する事項であって，例えば，医療者の評価などは訂正の必要がありません。訂正をしない場合には，医療機関はその理由を説明し，苦情申立てのしくみを説明すべきであるとされています。

なお，開示のための手数料やコピー代など，実費を勘案した合理的な価額が請求される場合があります。医療機関にとっては，カルテの開示請求が多くなった場合，かなりの負担になることも想定できます。しかし，患者が自分の病気についてよく学び治療のために積極的役割を担うべきであるというとらえ方，すなわち，治療のために患者と医療者が協力していくという関係を構築していくためには，そのような手数料をとらないことや，とるとしてもなるべく低く抑え，患者が開示を求めやすい環境を整えることが望ましいでしょう。

例えば，数年前から同種の法律によってカルテ開示を認めているオーストラリアのVictoria州の例では，ガイドラインによって，手数料について数千円程度の上限を設けるだけでなく，できる限り手数料を取らないよう医療機関に働きかけています。その最大の理由は，上に述べた患者と医療者の信頼構築のためにカルテ開示が積極的な役割を担うという考え方と，より現実的な考慮として，病いと経済的な困窮度には相関関係があり，手数料を設けることによって，より積極的に治療に取り組むべき重い病と闘う患者に開示が困難にならないためであると説明されています。つまり，重い病にかかれば，仕事もやめなければならない場合も多く，医療費を含め経済的な負担は大きくなります。そして，病気が重ければ重いほど開示の対象となる診療情報も膨大なものになります。そのような経済的に厳しい状態にある患者に対し，開示にあたってより重い手数料負担を強いるのでは，開示による積極的効果が生まれにくいと考えているのです。これは論者の個人的な意見になりますが，すべて無料ということが無理であれば，重い病にかかっている患者さんに対してだけは減免策などを講じるほうが望ましいと考えます。

〔岩田　太〕

2 診療報酬――レセプトの開示

設問 35

A病院に通院しているBさんは，自分の属している保険組合にレセプトの開示請求を行いました。

Bさんがレセプトをみたいと思う理由はいくつかあります。まず，Bさんは自分の病名について正確なことを知らされていないのではないかと考えています。医師に聞けば，やはり同じ回答が返ってくるでしょうし，また，医師を疑っているような印象も与えたくありません。他には，A病院の別の医師について診療報酬の不正請求の記事を新聞でみたので，自分のレセプトもみたくなったということがあります。しかし，そもそも自分に関する情報なので，何か理由をつけないとみることができないのかという点自体，疑問に思っています。レセプトの開示について，現在はどのような取扱いがなされているのでしょうか。

レセプト＝診療報酬明細書

レセプトとは，元々ドイツ語でRezeptの日本語読みです。処方せんを意味する言葉で，要するに医師が患者に行った治療の内容を記載した書類です。そこで，医療機関が健康保険組合などの支払機関に対し，診療報酬を請求する際に，診療内容を説明する書類としてつけられる診療報酬明細書をレセプトと呼ぶようになりました。カルテと並んで，日本の医療や医学がドイツからの恩恵を受けたことを示す言葉です。

したがって，そこには，処方された薬を含めてまさにBさんが受けた医療の内容がすべて記載されています。かつては，医療機関と保険支払機関との間で問題になる書類だとして，患者に知らせることはないと考えられていました。しかし，設問のBさんのような人がレセプトの開示請求を行うなどの活動をした結果，現在では，原則としてみることができるようになっています。

例えばBさんが健康保険組合に請求すると次のような応答があると思われます。

(1) レセプトをみることはできますが，プライバシー保護のために一定の手続が必要とされます。

(2) まず，レセプトの開示依頼は，原則として当事者本人のみとされています。患者が未成年者の場合には法定代理人になります。

(3) 手続は以下のようになります。

① 開示依頼者から申出（レセプト開示依頼書の提出）。

② 健康保険組合から医療機関にレセプトの開示について照会します。

③ 医療機関からの回答があります。

④ 医療機関が開示を拒まない場合には，コピーを健康保険組合から郵送します。

いくつかの疑問

上記の手続の中で，いくつかの疑問点が生じます。まず第1は，なぜ健康保険組合は直ちに開示しないで，医療機関の意向を確かめるのかという疑問です。手続がこのようになっているので，実は，「医師を疑っているような印象を与えたくない」というBさんの願いは実現できません。必ず主治医にレセプトを開示してよいかを聞くことになっているからです。

第2に，医療機関がノーということがありうるとすれば，それはどのような理由に基づくのかという点です。

第3に，プライバシー保護というのは，誰のプライバシーの保護かという問題があります。患者本人だとすると，未成年者の場合に，常に親がレセプト情報をみることができてよいのかという問題が生じます。

これらの疑問に答えるためには，レセプト開示問題の経緯を知る必要があります。これまでの経緯を追ってみましょう。

厚生労働省の2つの通知

1997（平成9）年6月，厚生労働省は「診療報酬明細書等の被保険者への開示について」という通知を出しました。そこには，従来，患者の秘密の保護および診療上の必要性の観点から慎重な対応が行われてきたが，近年，診療報酬明細書等の開示を求める要望が高まっているため，開示をする方向でルールをまとめたという趣旨が述べられています。

具体的には，以下のような手続を経た上で，開示することとされました。

⑴ 開示の請求者とレセプトに記載されている者とが同一であることを確認すること。

⑵ 医療機関に対して，レセプト開示によって本人が傷病名等を知ったとしても本人の診療上支障が生じない旨を確認すること。

⑶ 患者が未成年者等の場合，親や被保険者から委任を受けた弁護士が開示請求をしてきた場合にも，以上の取扱いに準ずること。

⑷ 遺族からの開示の求めがあった場合も，各保険者の判断において，社会通念に照らし適当と認められるときは開示して差し支えないこと。

この通知は，2005（平成17）年，新しい通知（「診療報酬明細書等の被保険者等への開示について」〔平成17・3・31保発0331009通知〕）に取って代わられました。新しい通知は，個人情報保護法が施行されるのに合わせて出されたもので，通知の翌日4月1日から施行されました。

⑴ 開示の請求者とレセプトに記載されている者とが同一であることを確認すること。

⑵ 医療機関に対して，レセプト開示によって，個人情報保護法25条1項1号に規定する「本人の生命，身体，財産その他の権利利益を害するおそれ」がないかどうか確認すること。

⑶ 被保険者等が未成年者もしくは成年被後見人である場合の法定代理人または被保険者等の委任を受けた代理人から開示の求めがあった場合についても，以上の取扱いに準ずること。

⑷ 遺族から開示の求めがあった場合については，被保険者等本人の生前の意思，名誉等を十分に尊重しつつ，以下の点に留意した上で，開示して差し支えないこと。

① レセプトが医師の個人情報となる場合があること。

② 遺族がレセプトの開示を求めているという情報は個人情報に該当すること。

2つの通知を比べてみると，大きな差異はないように思われます。注目すべき点としては以下の3つがあげられます。

(ア) 医療情報が重要なプライバシー情報に属するため，慎重な手続が求められています。例えば，開示請求者が本人であることの確認や，遺族からの請求の場合に死亡した患者の生前の意思に配慮することが求められています。

(イ) 医療機関に照会する趣旨は，本人のためであること。病名を知った場合に本人の診療がしにくくなるおそれがないかとか，本人の生命，身体等の利益を害するおそれがないかを確認することが求められているからです。典型例としては，不治のガンであることを知らせるのが患者の治療のためによくないと医師が判断する場合などが想定されていますが，逆にいえば，大多数の患者にはあてはまらない事例です。また，ガン告知なども医療界自体が従来に比べて告知の方向に進んでいることも見逃せない事実です。

(ウ) 新しい通知では，レセプトが医師の個人情報となる場合があるとして，その点にも配慮が求められています。ただし，厚生労働省が，個人情報保護法を医療の場面で適用するとどうなるかについて具体的なルールを明らかにした「医療・介護関係事業者における個人情報の適切な取扱いのためのガイドライン」（平成16・12・24）では，患者のカルテ情報などは，カルテを書いた医師の個人情報にもあたる部分があるものの，そのことは開示を拒む正当な理由とならないことをはっきりと明記していますから，この記述は大きな意味をもちません。

アメリカでは製薬会社などが，医師の処方の傾向を知ってビジネスに生かすため，レセプト等の情報を入手しようとすることがあり，レセプトの情報は医師の個人情報でもあるとされていますが，患者や遺族からのレセプト開示請求の場面とは異なることが明らかです。

2つの最高裁判決　レセプトに関連して2つの最高裁判決が出されています。

1つは，1993（平成5）年，兵庫県公文書公開条例に基づいて，ある人が配偶者と一緒に自己の分娩に関するレセプトの公開を求めた事件です*1。このレセプトはある産婦人科から兵庫県社会保険診療報酬支払基金に提出され須磨社会保険事務所に送付されたもので，被告は兵庫県知事でした。1審の神戸地裁は1995（平成7）年に，控訴を受けた大阪高裁は1996（平成8）年にそれぞれ訴えを退ける判決を出しました。この条例には，「個人の健康状態等心身の状況等に関する情報であって，特定の個人が識別され得るもののうち，通常他人に知られたくないと認めるもの」は，例外として非公開にすることができると定められていました。また，当時，兵庫県には，個人情報の開示請求を明記した個人情報保護条例はなかったのです。

しかし，「通常他人に知られたくないと認めるもの」を公開されるのは問題ですが，このケースの場合，他人ではなく本人が公開を求めているのです。先ほどの理由に説得力はありそうもない状況でした。

そこで，上告を受けた最高裁は，2001（平成13）年になって，本人の権利利益を害さないことが請求自体において明らかなときは，個人に関する情報であることを理由に請求を拒否することはできないと解するのが，条例の合理的な解釈だと判示し，下級審判決を覆しました。判決ではふれていませんが，先に述べたように1997（平成9）年に厚生労働省の通知が出されていたことも影響したかもしれません。

もう1つの判決は，京都市個人情報保護条例に基づいて，1993（平成5）年から1996（平成8）年にかけて受けた歯科診療についてのレセプトの開示を受けた患者が，その内容に，事実についての誤りがあるとして，同じ条例の定める訂正請求権によりその訂正請求をした事件です*2。1審の京都地裁と控訴審の大阪高裁はこれを認める判決を出しました。ところが，2006（平成18）年3月，最高裁はこの判決を覆す判決を下しました。

判決は，本件レセプトの性格として，各医療機関から京都府国民健康保険団体連合会へ提出され，連合会が審査の上で市に送付し，市が連合会を通じて支払をした後，歳入歳出の証拠書類として保管しているものだと述べました。その上で，レセプトを作成したのは各保険医療機関であること，市が訂正するためには一定の調査を行う必要があるがそれを予定した規定はなく対外的な調査権限に限界があること，個人情報保護条例の定める訂正請求権は，市の管理する誤りのある個人情報が利用されることによる個人の権利利益の侵害を防止するために設けられたものだが，レセプトの内容を直接明らかにするために管理されていたとはいえないこと，などの理由で，本件の訂正請求を認めない処分を違法とする下級審判決を覆したのです。

ただし，最高裁の判決には補足意見がついており，そこでは誤った情報があるとして訂正請求があったなどの注記をするなどして，その情報の利用がなされる場合に備えることが必要だとされています。

確かに，京都市が保管するレセプトの内容を訂正することに，どれだけの意義があるかは疑問です。診療内容と支払に齟齬があれば，そのことはすでに開示請求で明らかであり，情報の訂正がなくとも，診療報酬の不正請求を告発するなどの手段があるからです。

医療費不正請求返還訴訟

さらに一歩を進めて，開示されたレセプトを基に，患者が「実際より多くの医療費を不正に支払わされた」として訴えた事件があります。東京地裁は，1999（平成11）年，故意による架空請求がなされたとして慰謝料などを認めましたが*3，東京高裁は2000（平成12）年に，1審の事実認定を覆し，実際に多くの治療がなされており，過大な請求部分も故意にあたらないとして1審判決を覆し，病院の勝訴としました*4（なお最高裁への上告も棄却されています）。この事例などは，裁判における事実認定がいかに難しいかを示すものです。1審判決だけ読むと極めてあくどい産婦人科医院が，控訴審判決ではそのイメージを逆転させるからです。その他に重要な点は，故意に医療費の架空請求をすれば，患者に対しても自己負担分の返還を義務づけられるところであり，その点が控訴審で否定されたわけではありません。

設問への回答と今後の課題

設問に返ると，現状では，Bさんは保険組合にレセプトの開示請求をすれば，原則としてそれは認められます。理由を申し述べる必要もありません。ただし，保険組合からA病院に連絡が行くので，医師にもレセプト開示請求の事実はわかります。

今後の課題としては，レセプトの電

子化があります。医療費高騰には様々な原因がありますが，医療保険事務にかかる費用のコストも大きな原因です。これを削減できるなら，本来の診療行為に医療費を回すことができます。その手段の1つが，レセプトなど医療情報の電子化だといわれています。しかし，それにもいくつかの問題があります。

1つには，初期のシステム作りに相当の投資が必要です。また，電子化された情報は一挙にかつ大量に漏えいする危険があります。しかし，他方では，電子化された情報ソースに，家にいながらパスワード等の手段を使って患者が自らの情報にアクセスできるようになる可能性もあります。医療の透明化と効率化のために，レセプト等の電子化が効果をもつか否かは今後のわが国の医療についての大きな課題だといえます。

＊1　最判平13・12・18民集55・7・1603
＊2　最判平18・3・10判時1932・71
＊3　東京地判平11・2・25判タ1054・235
＊4　東京高判平12・5・11判タ1073・184

〔樋口範雄〕

レセプトIT化の光と陰

レセプトとは本文中に解説されているようにドイツ語に由来した診療報酬明細書を意味する言葉です。形式的には，保険医療機関と支払基金（保険者）との間でやり取りされるので，患者（被保険者）に開示する必要はないと従来は考えられていましたが，内容的には患者の個人情報を主体としているため，厚生労働省通知や最高裁の判例をふまえて，患者本人から請求があれば開示するのが原則になっています。場合によっては患者だけではなく家族へ開示することも認められています。

レセプトには疑い病名を含めた病名（傷病名）・疾患に応じた検査・診療行為が記載されています。どこまで告知してほしいのか，あるいは知らせないでほしいのかといった事柄の線引きが日頃の診療において患者と医療者との間できちんとされていないと，結果として患者は不用意に特定の疾患について告知される場合がありえます。また診療行為すべてを保険診療でカバーするためにつけられたいわゆる「保険病名」で驚かされる可能性もないとはいえません。そこで開示の際には主治医の判断を求めるようになっています。逆にそこで開示が拒否された場合，患者は病気についてむやみに不安に思ったりする可能性もあります。

また，医学・医療の進歩とともに，遺伝子情報などでは本人だけに関する情報から，結果として親族など他人についての情報が得られてしまう可能性が高くなってきます。将来的に電子化されて，大量の情報を処理することが現実的になれば，患者個人への開示を通じて医療の透明性を高めようとした当初の目的からは逸脱した利用法も懸念されます。IT化の中で利便性と個人情報保護とのバランスを考慮した制度設計が求められます。

〔木戸浩一郎〕

3 医師の守秘義務と報告義務

設問 36

10代後半のHIV陽性である男性患者が通院しています。彼には恋人がいるのでHIV感染のリスクを考え，そのリスクを恋人と話し合うこと，また，感染リスクを抑えるために避妊などの方法をとるようアドバイスしていますが，本人はあまり乗り気ではありません。このような場合，医師としてどのようなことができるのでしょうか。どうしても患者が説得に応じてくれない場合には，患者の恋人に直接伝える義務はあるでしょうか。

本設問の論点　医師には患者の情報を守る守秘義務が課されていますが，同時に，患者本人の同意がない場合であっても大まかにいって2類型の例外もあります。1つは，他の重要な法益を守るために，患者に関して職務上知りえた情報について報告が法律上義務づけられる場合であり，もう1つは，患者情報保護以外にも重要な保護法益があると考え，医師に対して，開示するのか，開示せず守秘するのか裁量が与えられる場合です。この裁量的に開示が認められる場面では，法律だけでなく，専門家としての医師の倫理的な考慮が重要となってきます。本設問はこの後者に関わる問題です。

法律上の守秘義務　患者の病の治療を担う医療従事者には，法的にも倫理的にも治療過程で知りえた患者の情報をむやみに漏らしてはならないとする守秘義務が課されていると考えられてきました。その背景には，医師等にとっては患者に信頼され，治療に関連する情報を十分に伝えてもらうことが治療上必須であること，患者のプライバシーや尊厳を守ることが重要であることなどがあるとされています。そのため，法的な保護もなされており，情報の漏洩をした場合には，刑事，民事，行政上の責任を負わされる可能性があります。

(1) 刑事上の責任　法律の分野別に責任を概観してみると，まず刑事上の責任として刑法134条の秘密漏洩罪があげられます。医師，助産師などが「正当な理由がないのに……業務上取り扱ったことについて知りえた人の秘密」を漏らした場合には，6月以下の懲役または10万円以下の罰金が科せられる可能性があり，同様に，看護師については，保健師助産師看護師法42条の2および44条の3によって同じ責任が課されています。秘密が漏らされた場合に，より大きな不利益が予想されるセンシティブな情報については，特別な保護が考えられている場合もあります。例えば，設問で問題となっているHIV感染を含め，一定の感染症については，秘密漏洩に対する刑罰が，1年以下の懲役または100万円の罰金に加重されています（感染症の予防及び感染症の患者に対する医療に関する法律67条〔平成10法114〕）。

ここにいう「秘密」とは，①一般的に知られていない事実で，②患者本人が公になることを望まないもので，さらに，③他人に知られることが本人の不利益となる客観的な事実です。このような秘密を診療など医療者の業務の遂行過程で知りえた場合に，守秘義務の対象になります。業務と無関係に知ってしまった場合には，これらの刑事上の処罰の対象にはならないとされています。そして，このような事実（秘密）を，口頭であれ，文書であれ，また，不作為であっても，まだ知らない第三者に伝えることが禁止されています。

⑵ 民事上の責任　上記の刑事上の責任は，懲役など人間の自由を制限する大きな制裁が科される可能性があるために，その対象範囲を絞る必要があり，当該法律に規定された職種（医師，助産師，看護師など）だけに適用されるものです。だからといって，それ以外の者が同様に職務上知りえた患者の秘密を漏らした場合には，法的に責任が問われないかというと，まったくそういうわけではありません。つまり，民事上の責任を負い，場合によっては損害賠償を命じられる場合もありえます。法律構成としては，医療機関の契約上の責任や，不法行為の責任として位置づけられますが，いずれにせよ，刑法同様，患者の秘密を守る法律上の義務があるとされています。つまり，正当な理由なく，患者の秘密を他人に漏らした場合には，それによって被った損害を回復しなければならないのです。

⑶ 行政上の責任　刑事，民事上の責任だけでなく，むやみに患者の情報を漏らすことは，例えば，医師という職業に対する患者や社会一般からの信頼を失わせる危険性もあるので，行政法上の責任も問題となりえます。つまり，医師法7条の2は，医師としての品位を損する行為をなした場合には懲戒手続の対象となりうることを規定していて，患者の秘密をむやみに漏らす行為は，医師の品位を汚すものと判断される可能性も十分ありえます。

⑷ 個人情報保護法　直接的に医療者に対する規制ではありませんが，病院，診療所などの事業者に対する規制でありながら，事実上は医療者に対して効果を及ぼすものとして重要なのが個人情報保護法，および，それに基づく「医療・介護関係事業者における個人情報の適切な取扱いのためのガイドライン」（平成16・12・24。以下，「個人情報保護法ガイドライン」と略す）です。その個人情報保護法の23条は，第三者提供の制限を掲げ，患者本人の同意を得ないで個人の情報を第三者へ提供することを以下に説明する4つの例外を除き，禁止しています。それが遵守されない場合には，医療機関などの長に対して，主務大臣からの是正命令が出されたり，6月以下の懲役または30万円以下の罰金が科される可能性すら存在しています。

4つの例外とは，①法令に基づく場合，②人の生命・身体または財産の保護に必要な場合であって本人の同意を得ることが困難な場合，③公衆衛生の向上または児童の健全な育成の推進のために特に必要がある場合で本人の同意を得ることが困難な場合，④国の機関などが法令の定める事務を遂行することに対し協力する必要があり本人の同意を得ることによりその事務の遂行に支障をきたすおそれがある場合，です。

個人情報保護法ガイドラインによると，①法令に基づく場合には，例えば，医療法に基づく立入検査，児童虐待の防止等に関する法律に基づく児童虐待の通告，さらに，刑事訴訟法218条の令状による捜査などがあげられています。本設問にも関係する，②人の生命・身体または財産の保護に必要な場合とは，意識不明の患者を念頭に置いていて，その患者のために様々な機関に照会したり，家族に病状を説明したりする場合は，同意がいらないとされています。ただ，これは，本人が同意できないときだけでなく，本設問のように，本人が同意を拒絶する場合にも，適用される考え方であるとされています。

③公衆衛生の向上または児童の健全な育成の推進のために特に必要がある場合とは，健康増進法に基づく地域がん登録事業による国または地方公共団体への情報提供や，医療安全のための医療事故の国などへの報告などがあげられています。最後の④国の機関などが法令の定める事務を遂行することに対し協力する場合とは，統計報告調整法の規定に基づく統計報告の徴収などです。

判例の検討

本設問と同じHIV感染については，HIV自体が社会的偏見の対象となる病であることも関連し，いくつかの裁判で問題となっています。例えば，採用時に同意なくHIVの感染の有無を検査し，感染が判明した場合に解雇など不利益を及ぼした場面などです*1。このような場合，検査をすること，および，その検査結果を第三者に開示する場合には本人の同意を得ておくことが重要だと考えられます。

医師による秘密の開示が問題となった事件としては，1999（平成11）年の東京地裁の判決があります。この事件では，歯学部に通う学生がHIVに感染し，同じ大学の付属病院で診療を受けていたところ，主治医の1人が歯学部の教授の問合せに応じて，カルテの記載に基づいて病状を説明したという事案で，それを知った患者が病院および大学に対して不信を抱き，退学をせざるをえなくなったために，医師の守秘義務違反を理由に慰謝料などを求めたというものです*2。

判決では，以下の4点が検討され，結論としては開示の正当性が認められました。すなわち，主治医は歯学部における患者の学生生活の支援のために開示を行ったという動機，歯学部では臨床実習などがあるために実習患者へのHIV感染の予防や患者自身の他の感染症への感染予防などのために開示が求められていたこと，開示を求めた歯学部教授が当該患者の学生生活の支援のための中心メンバーであり，漏洩などの危険性が少なかったこと，さらに，本件ではHIV感染自体はすでに歯学部に伝わっており支援体制が作られていたことなどの検討を行い，正当な理由があったと判断されました。この判決では開示の正当性が認められましたが，守秘義務の例外が認められるためには，個々の事案の特性に応じて，かなり細かな検討が行われることには注意が必要だと思います。つまり，本設問のように非常にセンシティブだと考えられる疾病に関する情報が漏洩した場合の患者の不利益は大きいため，決して概括的に正当性が認められるわけではないことには気をつけた方がよいでしょう。ちなみに，刑事的な規制は，よほどの悪質な事例で，しかも，そのことが十分明白な場面に限られるためか，守秘義務違反を理由に刑事訴追を受けた事例は見当たりません。

本設問の検討

医師は，自分の受けもつ患者に対して，第一義的に責任をもつもので，自分の患者となっていない人に対して，基本的には何らの義務をもつわけではないのです。さらに，その他の公益上の考慮からも，患者の家族，恋人などにHIVの感染を伝える法的な義務は，ないといえるでしょう。アメリカでは，一定の確からしさをもって第三者に対して加害行為を行うおそれのある患者を治療している場合には，その治療を行っている精神科医等は第三者保護のために警告などの合理的な措置をとらなければならないという判例*3もありますが，少なくとも現段階では日本においてはそのような状況にはないように思われます。

問題は，このような潜在的な被害者に対する医師の法的な義務の問題としてではなく，医師が自らの裁量に基づいてそれらの人々に自分の患者の病状などを開示した場合に，何らかの法的な責任に問われるかどうかということになります。

ここでは，結局，前述のように開示することが正当な場合にあたるといえるかが問題となります。HIVの感染の危険性が極めて高いとすれば，それ自体は死に直結するものとはいえないまでも，他人に傷害を与えることには疑いがないように思われます。だとすれば，開示の正当性が認められる可能性も十分あり，刑事責任だけでなく，民事の責任も免れる可能性もあります。ただ，前述の判例の検討でも示したように，当該事例を詳細に検討して，はじめて開示の正当性は認められるので，患者と十分時間をかけて相談したのか，患者と恋人の関係を十分把握しているのか，2次感染を予防することに対する患者の態度，また，院内外で他の医療従事者などとも相談したのか，などが問われるでしょう。

仮に法的責任を免れるとしても，それだけで問題は終わりません。そのような情報の開示によって，自分が本来治療すべき患者との信頼関係が壊れてしまい，患者の治療ができなくなるかもしれません。さらに，もしかすると，HIV感染患者全般に対して病院にいけば自分の意思に関係なく自分の病を医師は開示してしまうという印象を与えてしまう可能性もあり，そのような患者群を病院での治療を受けないという選択に向かわせる危険性もありうるからです。そうなるのであれば，社会として大きな損失であることも間違いないでしょう。

理想的には，潜在的な患者を治療から遠ざけてしまう可能性も考慮しながら，医療従事者の中で十分議論し，方針や具体的な手順などを決めておくことが重要でしょう。ただ，何よりも大切なことは，いうまでもなく，自分の目前にいる患者の治療に最善を尽くすとともに，その患者に，自分の大切な人々に対する配慮の重要性について，十分説明していくことです。そのような信頼感の構築があってはじめて，設問のような第三者に対する配慮が功を奏する可能性が生まれるのではないでしょうか。

*1　東京地判平15・5・28判タ1136・114
*2　東京地判平11・2・17判時1697・73
*3　Tarasoff v. Regents of University of California, 551 P. 2d334 (Cal. 1976) (en banc)

《参考文献》

*開原＝樋口編・医療の個人情報保護とセキュリティ（有斐閣，第2版，2005）
*木原章子「感染症・エイズ」宇都木＝塚本編・現代医療のスペクトル（尚学社，2001）227頁

〔岩田　太〕

4 院内感染と患者への情報の提供

設 問 37

老人病院の院長をしていますが，最近2名の入院患者の様態が急変し亡くなってしまいました。そのほかにも原因不明で様態が悪くなっている10数名の入院患者がいます。病院内では院内感染の可能性が囁かれているのですが，まだはっきりしたことはわからない状態です。このような状況の時に，亡くなった患者および患者の家族，その他の患者，さらに，通院してくる患者に対し，どこまで情報を提供すべきでしょうか。

もちろん，保健所などに報告すべきだと思いますが，保健所に報告すればマスコミに筒抜けになり，経営上の問題に直結しかねません。どのように対処することがよいのでしょうか。

院内感染の事例

近年，病院，診療所，老人福祉施設などにおいて，B型肝炎，メチシリン耐性黄色ブドウ球菌（MRSA），あるいは，セラチア菌などに医療従事者もしくは患者が感染する院内感染（病院感染）が発生し，その結果死亡を含めた重大な被害がしばしば発生するようになってきました。院内感染対策の難しさは，健常者には問題とならない菌や病原体などが身体の弱い新生児，高齢者，病人などに集団で発現するもので，その感染源が多様で実質的に除去が困難なところにあります。

しかしながら，院内感染防止は医療契約の内容として安全管理義務の1つとして考えられていて，それに反した場合いわば医療事故の一種と考えられています。まず何といっても重要なことは，院内感染を発生させないことです。予防のための措置として何をすべきかについて，行政および専門家団体などから様々なガイドラインなどが出されています。例えば，感染症対策を行う組織を院内に設置し院内感染防止のマニュアル作成，さらに，スタッフへの継続的教育を行うこと，院内の感染症発生状況・保菌者の状況などを定期的に調査するサーベイランス，また，手洗いの励行や感染予防のためのスタンダード・プリコーション（標準予防対策）の徹底などがあげられています。さらに，とりわけ，MRSA，バンコマイシン耐性腸球菌（VRE）などの耐性菌による感染については，抗生物質利用の適正化（つまり，過剰利用をなくす）などの根本的な対策も重要です。

法的な責任を含めて，病院の責任が問われる場合，これらの予防策が十分とられているかが，重要となります。少なくとも現段階においては，通常の医療事故同様，院内感染の発生を完全に抑えることは不可能であり，一定の割合で必ず発生するいわば不可避な現象でもあります。したがって，院内感染を発生させたとしても，上記の予防対策を含め現段階で必須とされる院内感染対策（標準的な対策）をとっておくことが法的な責任を回避するためにも重要な要素となるのです。

例を挙げるなら，ある調査では院内感染対策委員会の設置および院内感染対策マニュアルの策定を，病院ではほぼすべてが，また，有床診療所では約7割が行っているといわれています。もし仮に院内感染を発生させた病院がこのような対策をとっていなければ，それが唯一の決め手にはならないにせよ，法的責任を問われる危険性が高くなるでしょう。

院内感染に対する法的責任

まず医師および医療施設の管理者には，一般に入院患者の生命身体の安全について十分な配慮をする義務があると考えられています。院内感染が発生した場合，法的にみると，民事，刑事，行政上の責任が問題となります。

民事責任が問題となる場合，その主要な争点は，(1)感染させたことに過失があったか否か，(2)感染後の処置が適切か否か，などです。例えば，注射の使回しが原因で患者，従業員20名にC型肝炎の集団感染が問題となった事件*1では，感染経路が最大の論点となりました。被告医師側は，集団予防接種など他の経路での感染を主張しましたが，感染の時期が当該医院で注射治療を受けている時期と重なっていたことや，他の感染源として考えられる輸血などを受けていないことなどを主たる理由として，感染経路を被告病院での注射と認定しました。つまり，感染源や感染経路についての厳格な科学的証明はしばしば困難であるために，経験則からの「常識的な」*2証明ができればよいとされています。そして，注射針の使回しが院内感染の原因であることが，その当時様々な医学会や日本医師会の報告で明らかになっていました。さらに，旧厚生省も院内感染予防として注射針を1回限りの使捨てにすることを提言していて，しかも，使捨ての注射器が普及していたことなどから，使捨ての注射器を用いる注意義務があり，それが不可能な場合には十分な消毒を施す注意義務を負っていたのにそれも怠ったとして過失が認定されています。

刑事においては，とりわけ，患者が死亡した場合など被害が重大な場合には，通常の医療過誤同様，(1)業務上過失致死傷などが問われ，また，(2)警察への異状死の報告義務違反が問題となる可能性もあります。

さらに，一定の場合には，行政上の責任が問われる可能性もあり，その場合には，(1)届出義務違反，(2)医師に対する懲戒の要否が問題とされます。

また，倫理的・社会的責任としては，まず，患者に対する責任として，(1)感染患者への適切な治療が行われたか否か，さらに，(2)患者および家族への適切かつ十分な説明，謝罪がなされたかどうかが問題となるでしょう。広く社会に対する責任として，(1)感染を拡大させないための措置がなされていたかどうか，その一環として(2)社会に対する説明がなされたかなどが問題にされます。基本的には通常の医療事故と同様の問題状況が出現するわけです。

院内感染の疑われる場合の対策

さて，本設問での最大の論点は，院内感染の発生が疑われる場合の対策です。この場合の対策は，第1に，院内感染発生の有無の確認を含め現患者に対する適切な処置および治療，そして，第2に，感染発生が確認された場合には，感染拡大防止の適切さ，十分さの問題に集約されます。結局は，事後の対策の適切さが最大の焦点となるということです。

その対策は，内部的な努力と外部からの協力獲得の2つに大きく分けることができます。

内部的な努力には，事前の準備と事後の対策があり，前者には院内感染対策担当者や委員会の設置，院内感染防止マニュアルの策定，スタッフへの継続教育，さらに，施設の改善などが含まれます。後者には，院内感染の有無をまず確認する必要があり，院内外の細菌検査室による調査と細菌の確定，および，発生の場合の対策を担当する調査委員会の設置とその指導によって感染経路の確認を含めた対策が実施されることが必要です。さらに，将来の対策の検討もしなければなりません。

外部からの協力獲得としては，保健所などの行政機関を含めた専門的資源をもつ機関からの情報提供，調査協力，対策の策定および実施など様々な協力を得ることが含まれます。これらの外部からの協力は，院内に十分な専門的資源をもたない中小の病院診療所などにおいては，特に重要です。

民事責任：過失の判断基準

法的な責任は，当該病院が何らかの対策をとっていたかという点とその対策の具体的内容について，病院の性格，規模などを総合評価して，過失があったかどうかが判断されます。繰返しになりますが，過失の判断にあたっては，様々な行政的および専門家集団の規制，ガイドラインなどが，判断基準の1つとして考慮されることになります。それゆえ，それらのガイドラインなどに日頃から注意を払っておくこと，さらに，感染発生の場合に速やかに協力が得られるような体制作りも重要です。

上記のような一般的な院内感染に関しては現在のところ行政に対する報告義務が課されていません。例外は，「感染症の予防及び感染症の患者に対する医療に関する法律（平成10法114）」で規定されている1—3類感染症に挙げられている疾病や，指定を受けた医療機関に原則として限られているのです。

しかしながら，報告義務が法定されていないことが，即，保健所などの機関に報告しないことの正当かつ十分な理由となるかといえば，そうではありません。前述のように，いったん院内感染が発生した場合，その院内感染に対して適切に対処し拡大させないような対策をとる義務が，法的にも存在していると考えられるからです。そして，感染拡大防止の1つの手段として，保健所などの外部に支援の組織があるのにもかかわらず，それを利用せずに感染拡大させたと判断される場合，その事実を含め総合的に判断され民事責任が課される可能性があるのです。

2003（平成15）年の厚生労働省の報告書*3でも，既存の保健所，地方衛生研究所，さらに，新設予定の院内感染地域支援ネットワークなど自治体レベルでの支援体制を急速に強化していく姿勢がみられており，さらに，それ以外の専門職集団においても様々なレベルで院内感染対策の情報を提供する体制が整備されつつあります。近い将来は，それら外部の協力体制が充実するにつれ，上記のような義務の度合いもいっそう強められていくことになります。

刑事責任等の可能性

また，院内感染については，通常の医療事故以上に被害の原因や因果関係の立証に困難が予想されることから，刑事的な規制が発動されることは稀であることが予測されます。しかしながら，被害が重大で，しかも，上述のように過失の程度が重大であると判断される場合においては，業務上過失致死傷罪などの適用が問題となりえます。

さらに，批判は強いものの医師法21条の警察への異状死の届出義務違反も，稀なケースでは問題とされる可能性もあると思われます。同時に，刑事事件において罰金以上の刑に処された場合，医師資格の剝奪を含めた行政上の責任がほぼ自動的に問われる構造になっていることも注意すべきです。さらに，近年では，刑事事件で有罪とならないまでも医療事故を繰り返し起こすなどの能力を欠く医師に対しては，そのことをもって行政上の懲戒が発動されることになっており*4，医療者側の落ち度があまりにも重大な場合には，その対象となる可能性もあります。

説明責任

最後に問題となるのは，患者および社会に対する説明の必要性です。

まず院内感染の被害を受けた，もしくはその被害が疑われている患者に対しては，適切かつ迅速な治療を行うだけでは十分ではなく，同時に真摯にしかも迅速に説明が行われることが重要です。その内容としては，院内感染が起こったこと，または，その疑いがあること，そして，原因究明の状況や今後の短期的および長期的な対策のあり方などが含まれます。厚生労働省の有識者会議の報告書*5でも，「院内感染が発生し，または発生が疑われる場合に，医療機関から，患者及び家族に対して，患者や病院の現状が十分に説明される」べきであるとしています。医療事故一般に関してのものですが，同趣旨の提言は，国立大学医学部付属病院長会議からも出されています*6。

次に，すでに感染している被害患者だけではなく，感染被害を拡大しないために，現段階で感染の可能性は低いとしても当該病院に通う患者，さらには，潜在的な被害者となりうる社会に対して，積極的に情報を提供すべきです。このような公表を行う場合には，被害患者のプライバシーとの衝突の可能性が懸念されますが，そのような利益にも十分配慮しつつ，感染拡大の防止のためには一定の公表が重要です。もし仮に公表を控えた結果，新たな感染者が発生した場合には，そのことに対する法的・社会的な制裁の可能性は非常に高くなると予測されます。このことは，とりわけ，近年社会に急激に表れている医療に対する不信の状況に鑑みれば，情報提供が遅れ，それによって被害が拡大した場合，または，事態を隠蔽したと受け取られる場合には，より大きなダメージを当該医療機関が受ける可能性が高いことを意味します。

＊1　大分地判平10・8・24判タ1009・231
＊2　畔柳達雄「院内感染をめぐる判決」日本医師会雑誌127巻3号（2002）385頁，388頁
＊3　院内感染対策有識者会議「院内感染有識者会議報告書――今後の院内感染対策のあり方について」(2003)
＊4　「医師及び歯科医師に対する行政処分の考え方について」（厚生労働省医道審議会医道分科会，平成14・12・13）(http://www.mhlw.go.jp/shingi/2002/12/s1213-6.html)（2008年1月7日時点)。「厚労省，医師33人医業停止処分」日本経済新聞2005・7・28朝刊38頁
＊5　前掲注3
＊6　国立大学医学部附属病院長会議編・医療事故防止のための安全管理体制の確立に向けて「提言」(日総研出版，2001)

《参考文献》

＊小林＝吉倉＝荒川編・エビデンスに基づいた感染制御（第1～3集）（メヂカルフレンド社，2003）

〔岩田　太〕

5　個人情報保護と捜査関係事項照会

設　問　38

普通自動車同士が正面衝突して大破する交通事故が発生し，一方の自動車の運転手のＡさんは意識不明の重体に陥り，救急車でＢ医療法人の開設するＣ総合病院に搬送されてきました。救急当直のＤ医師は，採血して緊急の血液検査を指示しました。Ａさんの呼気から酒の臭いがしたため意識障害の鑑別診断に必要だと考えて，Ｄ医師は他の項目とともに血中アルコール濃度も測定するように指示したところ，泥酔に相当する濃度のアルコールが検出されました。

警察からＣ総合病院に対して，Ａさんの血中アルコール濃度を教えてほしいという照会がきています。病院としては，Ａさんの個人情報保護の観点から問題にならないか，懸念しています。どのように対応すればよいでしょうか。

任意捜査と強制捜査　警察の捜査には，任意捜査と強制捜査があります。捜査は，原則として任意捜査によるべきです。これを任意捜査の原則といいます。強制処分による捜査を強制捜査といい，これを行うには法律の特別の定めが必要です。

刑事訴訟法197条は，次のように定めています。

1項　捜査については，その目的を達するため必要な取調をすることができる。但し，強制の処分は，この法律に特別の定のある場合でなければ，これをすることができない。

2項　捜査については，公務所又は公私の団体に照会して必要な事項の報告を求めることができる。

1項本文は，捜査機関の捜査権限を定めており，同項但書は「強制の処分」は法律の定めがなければできないとしています。また，憲法33条および35条により，現行犯逮捕の場合を除いては，裁判官の発する令状がなければ逮捕されず，侵入，捜索および押収を受けることがないとされています。

刑事訴訟法197条2項は，公務所または公私の団体への照会（捜査関係事項照会）についての規定であり，捜査関係事項照会は任意捜査とされています。

設問の事例において，警察がＣ総合病院にＡさんの血中アルコール濃度について照会したことは，刑事訴訟法197条2項を根拠として任意捜査としての捜査関係事項照会が行われたと理解されます。

ここで，照会された事項について報告を拒否できるのか，という疑問が生じます。「任意捜査」とは何か，「強制捜査」とは何か，任意と強制の本質的な違いは何でありどういう線引きをしたらよいのか。これらの問題については，様々な議論があるところですが，捜査関係事項照会書についての警察庁の通達*1は，次のように述べています。

「本照会は，公務所等に報告義務を負わせるものであることから，当該公務所等は報告することが国の重大な利益を害する場合を除いては，当該照会に対する回答を拒否できないものと解される。また，同項に基づく報告については，国家公務員法等の守秘義務規定には抵触しないと解されている。しかし，回答を拒否した場合でも罰則の適用はなく，照会先である公務所等に対し，強制力をもって回答を求めることができないことから，回答に伴う業務負担等，相手方に配慮した照会に努めなければならない」。

要するに，警察の側から強制はしないが照会された公務所または公私の団体は報告の義務がある，という考え方が示されています。

個人情報保護と黙示の同意

個人情報の保護に関する法律（個人情報保護法）2条は，「この法律において『個人情報』とは，生存する個人に関する情報であって，当該情報に含まれる氏名，生年月日その他の記述等により特定の個人を識別することができるもの」と定めています。Aさんの血中アルコール濃度は，個人情報保護法の対象となる「個人情報」です。

個人情報保護法15条は，個人情報を取り扱うにあたっては，利用目的をできる限り特定すべきであり，当初の利用目的と相当の関連性を有すると合理的に認められる範囲を超えて利用目的を変更してはならない旨を定めています。また，同法16条1項は，「あらかじめ本人の同意を得ないで」，「利用目的の達成に必要な範囲を超えて個人情報を取り扱ってはならない」と定めていますし，同法23条も，原則として，「あらかじめ本人の同意を得ないで，個人データ*2を第三者に提供してはならない」と定めています。

救急車で搬送されたAさんは意識不明ですから，個人情報の利用目的について明示の同意をすることはできません。ただ，診療の目的で個人情報を利用することについては，Aさんが黙っていても同意したと考えてよいと思われます（このような同意を「黙示の同意」といいます）。

Aさんは，血中アルコール濃度という個人情報を診療の目的で使用することについては，同意していたと考えられますが，自分の飲酒運転の証拠として警察に提供することまで同意していたと考えることは困難です。

個人情報保護と「法令に基づく場合」

個人情報の利用目的を定めた個人情報保護法16条や，個人情報の第三者への提供について定めた同法23条は，本人の同意を重視する立場を明確にしていますが，そうかといって本人の同意がすべてではありません。16条3項や23条1項は，本人の同意を必要としないものとして，⑴「法令に基づく場合」，⑵「人の生命，身体又は財産の保護のために必要がある場合であって，本人の同意を得ることが困難であるとき」，⑶「公衆衛生の向上又は児童の健全な育成の推進のために特に必要がある場合であって，本人の同意を得ることが困難であるとき」⑷「国の機関若しくは地方公共団体又はその委託を受けた者が法令の定める事務を遂行することに対して協力する必要がある場合であって，本人の同意を得ることにより当該事務の遂行に支障を及ぼすおそれがあるとき」，の4つを挙げています。

B医療法人の開設するC総合病院は，⑷の「国の機関若しくは地方公共団体又はその委託を受けた者」ではありませんし，警察からの照会を受けてAさんの血中アルコール濃度を報告することは，⑵の「人の生命，身体又は財産の保護のため」でもなく，⑶の

「公衆衛生の向上又は児童の健全な育成の推進のため」でもなさそうです。捜査関係事項照会が(1)の「法令に基づく場合」といってよいかどうかが，判断の分かれ目になります。

平成16年に公表された厚生労働省の個人情報法ガイドライン（平成16年ガイドライン）*3は，「刑事訴訟法第197条第2項（捜査に必要な取調べ）等については，法の例外規定の対象であるが，当該法令において任意協力とされており，医療・介護関係事業者は取調べ等が行われた場合，回答するか否かについて個別の事例ごとに判断する必要がある。この場合，本人の同意を得ずに個人情報の提供を行ったとしても，法第16条違反とはならないが，場合によっては，当該本人からの民法に基づく損害賠償請求等を求められるおそれがある」と述べていました。

平成16年ガイドラインについて，医療現場では個別の事例ごとに判断することについて困難がありました*4。Aさんの血中アルコール濃度についても，医師の守秘義務や患者との信頼関係を重視する立場に立つ場合と，捜査の必要性や飲酒運転の反社会性を重視する立場に立つ場合とでは，結論が異なってきそうです。

平成18年に改正された厚生労働省の個人情報法ガイドライン（平成18年ガイドライン）*5は，「警察や検察等の捜査機関の行う刑事訴訟法第197条第2項に基づく照会（同法第507条に基づく照会も同様）は，相手方に報告すべき義務を課すものと解されている上，警察や検察等の捜査機関の行う任意捜査も，これへの協力は任意であるものの，法令上の具体的な根拠に基づいて行われるものであり，いずれも『法令に基づく場合』に該当すると解されている」との表現により，捜査関係事項照会が「法令に基づく場合」に該当することを明記しています。

平成18年ガイドラインに基づいて判断すると，Aさんの血中アルコール濃度について警察からの照会に対してAさんの同意なく回答することは，個人情報保護法の「法令に基づく場合」に該当するので，法的には問題がないという結論になります。

ガイドラインと医の倫理

実務に携わる法律家が法律相談にお答えするときは，事実をよくお聞きした上で，法令の定めや裁判所の判断を参考にしながら，行政や裁判所などの公的機関がどのように判断するかを予想しようとします。この原稿を執筆している段階では，公的機関の考え方を知るためのよりどころになるのは，厚生労働省の平成18年ガイドラインですから，それに基づいた結論をご紹介する以上のことに踏み込むことにはためらいを感じます。

ただ，ガイドラインは，法律そのものではなく，行政の考え方の目安を示したものですから，法廷で争われたときに裁判所の判断を拘束するものではありません。もともと，法令で強制するのになじまない事柄を，ガイドラインという目安を定めてソフトに表現しているのですから，ガイドラインは医の倫理と重なり合って存在しています*6。

また，厚生労働省の示した平成16年ガイドラインと平成18年ガイドラインとの間に根本的な考え方の違いがあるとはいえませんが，表現には違いがあり，このような揺らぎは，現場のざわめきとして消え残っているようにも思われます。

＊1 「捜査関係事項照会書の適正な運用について（通達）」平成11・12・7丁生企発170号丁交企発203号，丁備企発49号，警視庁丁刑企発211号。なお，同通達は，はじめから捜査関係事項照会書を送る場合と口頭照会をした後で捜査関係事項照会書を送る場合を想定していると理解され，口頭照会だけですませる場合は想定していないと思われます。
＊2 「個人データとは，個人情報データベース等を構成する個人情報をいう」（個人情報保護2条4項）。診療情報は，個人情報であり，かつ，個人データです。
＊3 「医療・介護関係事業者における個人情報の適切な取扱いのためのガイドライン」（厚生労働省，平成16・12・24）
＊4 例えば，読売新聞は平成17年10月17日付の一面トップで「刑事訴訟法に基づく警察の正式な捜査照会に対し，各地の病院や自治体などが個人情報保護法などを理由に回答を拒否するケースが，今年4月の同法全面施行から6月までの3か月間だけで，約500件に上っていることが警察庁の調査で分かった。うち約4割は医療機関で，福岡県のように県警と県医師会が『出来るだけ捜査に協力する』と申し合わせたところもある。医療関係者は，厚生労働省や日本医師会の作成した同法関係の指針が誤解や拡大解釈を招き，独り歩きしている影響があると指摘している」と報じています。
＊5 「医療・介護関係事業者における個人情報の適切な取扱いのためのガイドライン」（厚生労働省，平成18・4・21改正）
＊6 例えば，平成18年10月に日本医師会が公表した「必携　診療に関する個人情報の取扱い指針　第1版」（「平成18年医師会指針」）は，「警察や裁判所などの第三者から法令にもとづく情報提供の求めがあった場合であっても，それが強制力を伴わず，回答すべきか否かの判断が医療機関に委ねられている場合には，情報提供することの公益性と本人の個人情報保護の利益とを比較衡量し，回答の可否，方法，範囲等について慎重に検討し対応しなければならない。また状況に応じて，弁護士等に相談する，本人の同意を得たうえで回答する，捜査等に支障がない場合には情報提供することを患者本人に通知する等の対応も考慮する必要がある」と述べています。「比較衡量」とは，2つの価値（ここでは，情報提供の公共性と個人情報の保護）を天秤にかけて，事例ごとにどちらを重視するか判断することです。天秤の微妙な揺らぎは，医療現場も弁護士等も同じです。医療現場としては，患者への微妙な配慮をしたい一方で，警察の求めに応じたのに違法といわれるような状況を避けたいところであり，平成18年医師会指針は前者に，平成18年ガイドラインは後者に重点を置いているように見受けられます。

〔児 玉 安 司〕

6 医師の守秘義務と警察通報

設 問 39

同棲相手と口論になり，ナイフによって右腰背部に刺創を負った女性患者Aさんが，B医療法人の開設するC総合病院に搬送されてきました。出血が多く，意識は清明であったものの少し興奮し，「自分でナイフを刺した」「痛くないの，帰らせて」「彼に振り向いてほしくて刺したのに」などと述べていました。刺創が腎臓に達していると必ず血尿が出ることから，救急当直のD医師はAさんに尿検査を勧めたところ，Aさんが強く拒むので，とりあえずCT検査等の画像診断を実施したところ，腎臓のそばには空気が入っており，腹腔内の出血はなさそうであったものの，急性期のためいまだ出血していないことも十分にありうると考えられました。D医師はAさんに，採尿が必要であることを30分間にわたって説得を続け，結局，止血のため縫合手術をすること，麻酔をすること，麻酔中は採尿のためにカテーテルをいれることを説明した上で，麻酔をかけました。D医師は麻酔下で縫合手術を行うとともに，導尿管（カテーテル）を挿入して採尿し，Aさんの言動から薬物による影響の可能性もあると判断して薬物検査を実施したところ，覚せい剤の陽性反応が検出されました。D医師は，駆けつけたAさんの両親に対して事情を説明した上で，Aさんの尿から覚せい剤の陽性反応が出ていると警察に通報しました。警察官が駆けつけてD医師に事情を聞きたいといっています。C総合病院のE院長としては，患者さんの個人情報をどこまで話してよいものか，そもそも警察に通報してよかったかどうか，判断がつかずに困っています。どうしたらよいでしょうか。

覚せい剤と尿検査　覚せい剤取締法19条は，特別の場合を除き，覚せい剤の使用を禁止しています。この規定に違反した者は，同法41条の3第1項1号の規定により，10年以下の懲役に処せられます。禁止されている「使用」には，自分で使うこと，すなわち「自己使用」も含まれます。

自己使用の現場を押さえることは困難であり，覚せい剤使用後に血液中に残留する期間も短いのですが，尿検査で検出される期間が長いことが知られています。よって，尿とその鑑定結果がたいへん重要な証拠になります。警察は，覚せい剤の自己使用を疑った場合には，尿の任意提出を求めますが，被疑者が応じない場合には，裁判官から捜索差押令状の発付を受けて，強制採尿を行うこともあります*1。

捜索差押の対象となった覚せい剤，尿の鑑定結果などは，裁判での証拠として使われます。ただ，証拠物の押収等の手続に違法な点があれば，違法な手続で収集された証拠（違法収集証拠）は，裁判の証拠として使うことが許されるかどうかに疑義が生じます。どんなによい証拠でも，間違った手続で集められた証拠は使えない――毒のある樹になった果実は食べられないという例えで，「毒樹の果実」という言葉が使われることもあります。

最高裁判所は，違法収集証拠について，「令状主義の精神を没却するような重大な違法があり，これを証拠として許容することが，将来における違法な捜査の抑制の見地からして相当でないと認められる場合」には，裁判の証拠にできないという見解をとっています*2（裁判の証拠にできないことを「証拠能力がない」といいます)。

覚せい剤事案については，尿の鑑定結果が極めて重要な証拠になる一方で，強制採尿という手続に問題がないかどうか，多くの事案が裁判所で争われ，裁判所の判断が集積しています。

医師の守秘義務と警察通報

医師は，患者の秘密について守秘義務を負っています。刑法134条は，「医師，薬剤師，医薬品販売業者，助産師，弁護士，弁護人，公証人又はこれらの職にあった者が，正当な理由がないのに，その業務上取り扱ったことについて知り得た人の秘密を漏らしたときは，6月以下の懲役又は10万円以下の罰金に処する」と定めています。

設問の事例は，ある国立病院で2005（平成15）年4月に起こった実際の事例をモデルにしています。実際の事例では，通報を受けた警察官は裁判官から差押許可状の発付を得て尿を差し押さえ，鑑定結果を証拠として覚せい剤取締法違反で公訴が提起されました。裁判は，1審，2審と有罪になった後，最高裁判所まで争われました。

「担当医師が被告人から尿を採取して薬物検査をした行為は被告人の承諾なく強行された医療行為であって，このような行為をする医療上の必要もない上，同医師が被告人の尿中から覚せい剤反応が出たことを警察官に通報した行為は，医師の守秘義務に違反しており，しかも，警察官が同医師の上記行為を利用して被告人の尿を押収したものであるから，令状主義の精神に反する重大な違法があり，被告人の尿に関する鑑定書等の証拠能力はない」との弁護人の所論について，最高裁判所は，次のように判断しました。まず，採尿についての医療上の必要性については，「上記の事実関係の下では，同医師は，救急患者に対する治療の目的で，被告人から尿を採取し，採取した尿について薬物検査を行ったものであって，医療上の必要があったと認められるから，たとえ同医師がこれにつき被告人から承諾を得ていたと認められないとしても，同医師のした上記行為は，医療行為として違法であるとはいえない」とした上で，「医師が，必要な治療又は検査の過程で採取した患者の尿から違法な薬物の成分を検出した場合に，これを捜査機関に通報することは，正当行為として許容されるものであって，医師の守秘義務に違反しないというべきである」と述べて守秘義務違反を否定しました*3。

ところで，刑事訴訟法239条2項は「官吏又は公吏は，その職務を行うことにより犯罪があると思料するときは，告発をしなければならない」として，国家公務員や地方公務員には犯罪の告発義務を課しています。1審と2審の判断は，警察に通報した医師が国立病院の医師であることを重くみて，守秘義務違反がないという判断に傾いたものといわれています。しかし，たとえ公務員であっても，刑事訴訟法103条は，職務上の秘密であることを理由として押収を拒むことを認めているし，同法144条も職務上の秘密であることを理由として証言を拒むことを認めています。そもそも，医師の守秘義務違反かどうかを検討する際に，公務員であるかどうかによって結論が分かれることには疑問符がつきます。

最高裁判所平成17年決定*4は，国公立であろうと私立であろうと，医師が患者に対して必要な治療をする過程で，患者が違法に薬物を使用していることを知った場合，これを警察官に通報しても，医師の守秘義務に違反する違法な行為と非難されることはないと明言したものです。だから，B医療法人が開設するC総合病院のD医師も，設問のモデルになった事案の国立病院の医師と同様に，守秘義務違反に問われることはないことになります。この結論を導くにあたって検討されたのは，司法作用（犯罪の検挙や治安維持）と守秘義務（個人のプライバシー保護）の調和をどのように図るかという問題であるとされています*5。

個人情報保護と医の倫理

個人情報保護法は，2005（平成17）年4月に施行されました。最高裁判所平成17年決定は，2003（平成15）年4月に起こった事案に関するものであったためか，個人情報保護法については触れられていません。ただ，個人情報保護法を考慮に入れても，法的な判断には変更はないものと思われます。

個人情報保護法16条3項1号は，「法令に基づく場合」には，本人の同意を得ない個人情報の取扱いを認めていますし，同法23条1項1号も，個人データの第三者提供について，同様の例外規定を置いて，第三者提供の適法性を認めています。覚せい剤取締法に通報義務や届出義務の規定があれば，法令に基づく警察通報であるということができますから問題は解決します。麻薬及び向精神薬取締法58条の2は「医師は，診察の結果受診者が麻薬中毒者であると診断したときは，すみやかに，その者の氏名，住所，年齢，性別その他厚生労働省令で定める事項をその者の居住地（居住地がないか，又は居住地が明らかでない者については，現在地とする。以下この章において同じ。）の都道府県知事に届け出なければならない」と定めているのですが，覚せい剤取締法にはこのような規定はなく，「法令に基づく場合」という根拠を見出すことは難しいと思われます。

また，個人情報保護法16条3項2号や同法23条1項2号は，「人の生命，身体又は財産の保護のために必要がある場合であって，本人の同意を得ることが困難であるとき」は，本人の同意の例外規定を置いており，「人」とは本人を含むとされていますから，覚せい剤の自己使用についても，これらの規定を根拠として，警察通報が個人情報保護法に抵触しないといえるのではないかと思われます。また，最高裁判所平成17年決定が検討したのは，司法作用（犯罪の検挙や治安維持）と守秘義務（個人のプライバシー保護）の調和をどのように図るかという問題であったことを考えれば，個人情報保護法のもとで，異なった考え方をする必然性もないと考えられます。

さらに，個人情報保護法16条3項3号や同法23条1項3号は，「公衆衛生の向上又は児童の健全な育成の推進のために特に必要がある場合であって，本人の同意を得ることが困難であるとき」についても，本人の同意の例外規定を置いています。一般には，疾病予防・治療に関する疫学調査その他の追跡調査等が実例として考えられており*6，覚せい剤の使用についての警察通報を想定しているわけではなさそうですが，覚せい剤取締法の目的・趣旨から考えれば，「公衆衛生の向上」のために特に必要な場合ともいえそうです。

このように考えてくると，設問のC総合病院のD医師の警察通報は，違法といわれることはないし，その後の警察の事情聴取に応じることは，口頭での捜査関係事項照会に応じているのですから法的な問題にはなりません(⇨〔設問 38〕)。

最高裁判所平成17年決定は，設問と同様の事実関係のもとで尿を採取して薬物検査を行ったことについて，治療目的であったことを認めた上で，患者本人の承諾を得ていなくても医療行為として違法とはいえないとしています。その論理構成は，医師が患者の治療を目的として行った行為であることを出発点としています。最後に残るのは，治療が目的であったかどうかという点についての患者との信頼関係，医の倫理の問題であると思われます。

＊1　最決昭 55・10・23 刑集 34・5・300 は，「尿を任意に提出しない被疑者に対し，強制力を用いてその身体から尿を採取することは，身体に対する侵入行為であるとともに屈辱感等の精神的打撃を与える行為であるが，右採尿につき通常用いられるカテーテルを尿道に挿入して尿を採取する方法は，被採取者に対しある程度の肉体的不快感ないし抵抗感を与えるとはいえ，医師等これに習熟した技能者によって適切に行われる限り，身体上ないし健康上格別の障害をもたらす危険性は比較的乏しく，仮に障害を起こすことがあっても軽微なものにすぎないと考えられるし，また，右強制採尿が被疑者に与える屈辱感等の精神的打撃は，検証の方法としての身体検査においても同程度の場合がありうるのであるから，被疑者に対する右のような方法による強制採尿が捜査手続上の強制処分として絶対に許されないとすべき理由はなく，被疑事件の重大性，嫌疑の存在，当該証拠の重要性とその取得の必要性，適当な代替手段の不存在等の事情に照らし，犯罪の捜査上真にやむをえないと認められる場合には，最終的手段として，適切な法律上の手続を経てこれを行うことも許されてしかるべきであり，ただ，その実施にあたっては，被疑者の身体の安全とその人格の保護のため十分な配慮が施されるべきものと解するのが相当である」と述べて，強制採尿の適法性を肯定しました。

＊2　最判昭 53・9・7 刑集 32・6・1672。覚せい剤が所持品検査で発見された事例について，覚せい剤自体を証拠にできるかどうかは，所持品検査の手続に重大な違法があるかどうかにかかってくるという判断を示しました。

＊3　最決平 17・7・19 刑集 59・6・600

＊4　前掲注 3

＊5　判タ 1188・251 参照

＊6　園部逸夫編・個人情報保護法の解説（ぎょうせい，改訂版，2005）

〔児 玉 安 司〕

第5部

医学研究をめぐる問題

Ⅰ　臨床試験と医学研究
Ⅱ　人体試料と医学研究

1　臨床試験・医学研究における正義

設　問　40

(1)　私は精神科の医師です。患者のAさんに，抗うつ剤Xを処方しています。この薬は抗うつ剤として定評のあるもので長年使い慣れているものです。処方の段階でAさんには，その効果ばかりでなく副作用も十分に説明しましたが，新しく使い始められた抗うつ剤Yについては何の説明もしませんでした。

ところが，この新しい抗うつ剤Yは，値段が格段に安いにもかかわらず，抗うつ剤Xと少なくとも同じ程度の効果がありそうだということがわかってきて，臨床試験が行われ始め，私にもそれに参加しないかという話がありました。喜んで参加するつもりですが，その臨床試験では，従来の標準薬である抗うつ剤Xを処方する被験者群と新たな抗うつ剤Yを処方する被験者群をランダムに分けて，被験者ばかりでなく研究者である医師もどちらが処方されているかがわからないようなスキームを作るとともに，この臨床試験がそのような内容のものであること，その時点でわかっている抗うつ剤Xの効果と副作用，抗うつ剤Yについて知られている情報，例えば期待される点と可能性のあるリスクにつき，被験者に対し丁寧に説明をします。

そこで，あらためて臨床の場面では新しい抗うつ剤Yについて何の説明もしていなかったことに疑問を感じるようになりました。私の長年の臨床態度は間違っていたのでしょうか。

(2)　さらに，この抗うつ剤Yについて，発展途上国の医療に協力している私の友人Bからは次のような相談もきました。その国では，抗うつ剤Xは価格が高いために富裕層だけにしか処方できないそうです。ところが抗うつ剤Yが出現し，その値段が格段に安いため同国でも臨床試験が行われ始めました。ただし，そこでは，まったく薬を処方せずプラセボ（偽薬）の与えられる被験者群と，抗うつ剤Yを処方される被験者群をランダムに分けた形で試験が行われているというのです。つまり，プラセボにあたった被験者には，実際には何ら治療が行われないままなのです。日本では，臨床試験に参加した被験者が何ら治療を受けない状態になることはありません。したがって，その国の臨床試験に参加することは，不平等な感じがし医師の倫理に反すると思うというのです。どのように考えるべきでしょうか。

インフォームド・コンセント

臨床の場面ではインフォームド・コンセントが重要だとされています。それは，治療目的であれ医学研究のための臨床試験の場面であれ同様です。他方で，伝統的に，治療方法については医師の裁量も認められてきました。多くの患者は，治療の目的（治癒や疼痛の緩和）は重要でも治療手段についてはまさに専門家である医師に委ねざるをえないからです。ただし，複数の手段がある場合，そのリスクや副作用と効果に有意な違いがある場合には，患者の方が十分な説明を得て自己決定することができてよいはずだとする考え方が今では主流です。何といっても医療結果を引き受けるのは患者だからです。

しかし，標準薬といわれるものがある場合に，その中でどの標準薬を用いるかにつき，事細かに説明することがインフォームド・コンセント法理で求められているかといえば，そうとはいえません。それは，副作用などのリスクや効果に微妙な差しかなく，医師によって使い慣れた薬を使うことが許されているからだと考えられます。いわんや，設問の場合の抗うつ剤Yは，まだ使い始められた段階であって評価が定まっておらず，臨床試験が行われているというのですから，それについて説明がなくとも，少なくとも法律上問題になるとは思われません。

臨床試験ではまったく事情が異なります。この臨床試験は，抗うつ剤XについてYと比較対照しその効果と副作用の差異を調べるためのものであり，患者である被験者にとっては，自分で選択のできないスキームで行われるのですから，どちらに当たるにせよ被験者にどのようなリスクと効果が期待できるとその時点で考えられているかを説明してもらう必要があります。

以上のように考えると，この医師が治療の場面では抗うつ剤Xの説明だけしかしなかったのに対し，臨床試験の場面では両方の薬剤について説明するということには問題がなかったと考えられます。

ランダム化された臨床試験

設問では，2種類の臨床試験が問題とされています。しかし，どちらもランダム化された試験であるところが重要です。第1の試験では，従来の標準薬である抗うつ剤Xを処方される被験者群と新しい抗うつ剤Yを与えられる被験者群に分けられます。この試験の結果わかることが期待されているのは，この2つの薬剤の効果と副作用がどのように違うかです。もう1つの試験では，友人Bの働いている国で，何の効果もないプラセボを与えられる被験者群と新しい抗うつ剤Yを与えられる被験者群との比較対照試験です。それによってわかるのは，何も治療しないことと比べて，抗うつ剤Yがどのような効果と副作用をもつかです。

ランダム化は，二重盲検法（double blind）とも呼ばれるほど徹底しており，被験者ばかりでなく臨床試験に当たる医師にも誰がどちらの群に入っているかがわからない形で行われるのが普通です。それは，患者の方は，積極的な治療を受けていることがわかるとそれが病状に変化を与えることがあるという経験的常識のためであり，医師の方は，ある薬についての期待や予見が病状の判断に影響を与えることがあるという，これも経験に由来します。そのような要素を排して，医学研究として客観的な評価を得ようとしているのです。

しかし，新たな薬の効果を試すための臨床試験の対照群（コントロールと呼ばれます）がプラセボを与えられ，何ら治療のない状態に置かれるとすると，それに当たった被験者に対する医療倫理上の責任が問題となってきます。しかし，医学研究としては，ある薬の効果は，何もない状態と比較して計測するのが基本であり，実際にプラセボを使った臨床試験も数多く行われています。その際には，病状の悪化が急に起こるものではないというリスクの判断と，何らかの形で病状の悪化があれば直ちにその被験者について臨床試験を中止し治療を再開するしくみが必要です。また，すでに治療を受けている人に対する新薬の臨床試験では，従来受けている治療を継続する被験者と新薬が偶然割り当てられた被験者との比較対照試験をする方が原則となります。この点に関し，医学研究では最も有名なヘルシンキ宣言の規定を参照してみましょう。

ヘルシンキ宣言　ヘルシンキ宣言では，次のように規定されています。

29.　新しい方法の利益，危険性，負担及び有効性は，現在最善とされている予防，診断及び治療方法と比較考量されなければならない。ただし，証明された予防，診断及び治療方法が存在しない場合の研究において，プラセボの使用または治療しないことの選択を排除するものではない。

ヘルシンキ宣言は世界医師会の宣言ですが，この第29項目について，2002年に次のような注釈が付けられています。

WMA ヘルシンキ宣言第29項目明確化のための注釈　WMA はここに，プラシーボ対照試験を行う際には最大限の注意が必要であり，また一般にこの方法は既存の証明された治療法がないときに限って利用するべきであるという立場を改めて表明する。しかしながら，プラシーボ対照試験は，たとえ証明された治療法が存在するときであっても，以下の条件のもとでは倫理的に行ってよいとされる。

・やむを得ず，また科学的に正しいという方法論的理由により，それを行うことが予防，診断または治療方法の効率性もしくは安全性を決定するために必要である場合。

・予防，診断，または治療方法を軽い症状に対して調査しているときで，プラシーボを受ける患者に深刻または非可逆的な損害という追加的リスクが決して生じないであろうと考えられる場合。

ヘルシンキ宣言の他のすべての項目，特に適切な倫理，科学審査の必要性は順守されなければならない。

このような注釈が付けられた背景には何があるのでしょうか。注釈の内容をみれば，本文だけではプラセボ使用の医学研究を過度に制約するとの批判があったからだと考えられます。プラセボ対照試験の倫理性と科学性（の衝突）は，現在でも難しい問題の1つだということです。

医療倫理の南北問題　設問では，臨床試験をめぐる問題に南北問題が絡んでいる場面があることがわかります。ヘルシンキ宣言の原則では，「新しい方法の利益，危険性，負担及び有効性は，現在最善とされている予防，診断及び治療方法と比較考量されなければならない」とあり，現在，抗うつ剤の標準薬Xが存在するのですから，臨床試験は，抗うつ剤X対抗うつ剤Yという比較対照で行うべきだと考えられます。しかし，友人B医師のいる国では，抗うつ剤Xがあまりに高価なためほとんど用いられていないとされています。「現在最善とされている治療方法」とは，その国で「現在最善とされている治療方法」であり，世界のどこかで（例えばアメリカや日本で）行われている「現在最善とされている治療方法」でないとすれば，その国でプラセボとの比較対照試験を行うことがヘルシンキ宣言に反するとはいえないでしょう。

他方で，この新しい抗うつ剤Yのメーカーは，日本では抗うつ剤Xとの比較対照試験を行ってXとの対比でYの効果を確認し，友人Bの国ではプラセボ対照試験で何も治療しない場合との対比でYの効果を確認しようとしており，2つデザインの臨床試験を計画していることには違和感も残るでしょう。合理的に，新薬Yの効果が異なる視角から確認できるという意味では製薬会社の行動は当然かもしれませんが，同じ被験者でありながら日本の被験者と友人Bの国の被験者との異なる取扱いが気になるところです。

しかし，設問の場合，友人Bの国では，この臨床試験でプラセボを与えられる被験者にリスクが増大しているとはいえないのでしょう。早期に安価な新薬Yの効果が確認されて，それが承認されれば，多くの富裕でない患者に治療の機会が訪れます。

したがって，設問のようなケースでは，友人Bの国における臨床試験のデザインと日本でのデザインの違いが正当とされると考えられますが，それにしても，臨床試験も様々な国で行われるようになり，その際に，それぞれの国の医療倫理の適用が異なってよいかといえば，それには慎重な姿勢をとる必要があります。

《参考文献》

＊樋口範雄「医療と法を考える第14回ヘルシンキ宣言を読む」法教320号(2007) 174頁

＊設問は，トニー・ホープ（児玉＝赤林訳）・医療倫理（岩波書店，2007）124頁以下の説明を参考にして作成しました。

〔樋口範雄〕

新薬認可ルールの統一化へ向けて

正義の具体的発現としての法は，各国・各地域で統一されているわけではなく，現地主義なので，普遍的なルールがあるわけではありません。

臨床試験の背後にある法律・規制といった社会を支えるインフラであるところのルールを各国・地域で調和させることも行われてきています。

医薬分野では研究成果の発表について医学雑誌編集者国際委員会が2004（平成16）年9月に「生医学雑誌への投稿のための統一規定」を提唱し，医学雑誌に投稿される臨床試験について事前にプロトコル（手順書）の登録・公開を義務づけるように呼びかけました。日本でも大学病院医療情報ネットワーク(UMIN)などによる運用が始まりました。

臨床データについては医薬品規制ハーモナイゼイション国際会議（ICH）により主要国間で相互活用が開始されました。バイアグラの例では米国に遅れることわずか1年で発売されたことは有名です。

ただ法治でも医療水準でも先端的と目される米国においても，様々な影の部分は指摘されています。The New England Journal of Medicineの前編集長が著し日本でも2005（平成17）年に翻訳・出版された「ビッグ・ファーマ」では，新薬の開発という科学的営為が市場原理に大きな影響を受け，研究論文にもビジネスの手段としての側面があり，病気という需要が人為的に創出され，その結果，新薬のコスト負担に社会が耐えられなくなってきているのではないかと指摘されています。

〔木戸浩一郎〕

2 症例報告と患者のプライバシー

設問 41

私（A）は顔面に比較的珍しい皮膚疾患を患い，民間病院の皮膚科のB医師の治療を受けて治癒しました。最後の診療の時に，B医師は「患部の写真を学会報告の症例報告に使わせて下さい。医学の向上のためであって，外部に漏れて迷惑を掛けるようなことはありません」というので，病気だったときの顔の写真が出回るのは嫌だと思ったのですが，B医師にはお世話にもなったので仕方なく承知しました。ところが，数カ月後，ある週刊誌で「こんな恐い病気も治せる」という記事を読んでいたら，なんと私の顔のスライド写真が載っていました。その記事は，C雑誌記者が皮膚科学会におけるB医師の報告内容を書いたものでした。私は，学会の場における利用だけで外部には出ないという前提で承諾したのであり，週刊誌上の利用は承諾していません。B医師およびC記者に責任を追及したいと思うのですが，これは可能でしょうか。

診療情報の有用性と患者のプライバシー

医師は，問診・検査等を通じて患者個人の医療情報を収集・管理しています。この患者の医療情報は診断・治療の過程で用いられるものですが，医学研究に用いられて医学の発展に役立てられることもあります。患者の情報がより詳細で，その数も多ければ多い程，資料としての価値は高まり，医学研究上は有用になるといえます。しかし，患者は自己の疾病等の治療のために医師を信頼して自己の情報を提供しているので，その情報の内容は，他人には知られたくないようなプライバシーに関わるものである場合が多いでしょう。医師が治療の際に入手した患者の情報を，治療以外の目的で自由に用い，また勝手に第三者に提供することができるのであれば，患者は医師を信頼できなくなります。そこで，医師には，刑事上の守秘義務が課され（刑134条），また，民事上も診療契約とともに存する各種の義務を履行して患者のプライバシーを侵害しないことが求められ，さらに，個人情報保護法に基づいた適正な情報管理が要請されています。

本問の場合は，患者であるAさんの治療が終了した後に，B医師が治療以外の目的で患者の情報を用いたケースですが，B医師はAさんの情報を用いる場所（学会）・目的（症例報告）を明確に示して同意を求めており，これに対し，Aさんは学会報告に伴う利害（医学の発展への寄与，および自己の不快な感情）を知りつつ，任意の同意を与えています。なお，「お世話になったので仕方なく承知した」とはいえ，すでに治癒した疾患に関する医療情報であるため，同意をしなければ不利益を被る恐れがあったとはいえず，患部の写真を学会報告に用いることへのAさんの同意は任意のものと考えられます。

そこで，これらのことを前提として，Aさんの患部の（顔）写真が週刊誌に掲載されたことにつき，B医師および

C記者に責任が生ずるか否かを考えてみましょう。

B医師の責任についての検討

⑴ 刑事責任 刑法134条（秘密漏洩罪）は，医師が「正当な理由がないのに，その業務上取り扱ったことについて知り得た人の秘密を漏らしたときは，6月以下の懲役又は10万円以下の罰金に処する」ことを定めています。本問におけるAさんの患部の写真は，まさしく医師が「その業務上取り扱ったことについて知り得た秘密」に該当するものではありますが，Aさんの「写真を学会報告に用いることへの同意」があるため，B医師が写真を学会報告に使うことについては違法ではない（違法性が阻却される）と考えられます。

もし，B医師自身が写真を週刊誌に投稿したのであれば，Aさんの同意の範囲を超えた行為として違法となりますが，本問のようにC記者の独自の取材が行われてB医師がそのことを知らなかった場合には，B医師の行った行為がAさんに説明したとおり学会報告のみである以上，写真が週刊誌に掲載されたことについて刑事責任を問われることはありません。

⑵ 民事責任（債務不履行責任，不法行為責任） Aさんと B医師は，Aさんの治療にあたり診療契約を締結しています。この診療契約におけるB医師の主たる義務はAさんに対して診断・検査・治療等を施すことですが，それに加えてAさんの秘密を保持する義務もあると考えられます。この秘密保持義務の性質については，診療契約に付随する義務と解するか，または医師という専門家の立場において要求される信認義務の現れと解するかで考え方の違いはありますが，いずれにしても医師には民事上の秘密保持義務が認められます。しかし，本問の場合には，AさんはB医師が写真を学会報告に使うことに同意しているため，その限りにおいてB医師の秘密保持義務は存していないことになります。したがって，B医師に債務不履行責任は生じません。

また，Aさんの患部の（顔）写真は「他人に知られたくない私生活上の事実」に該当しますので，写真が週刊誌に掲載されたことによるAさんのプライバシー権侵害の不法行為の成否が問題となります。しかし，本問のB医師の場合，Aさんの同意を得た上で同意の範囲内の行為を行っていることから，不法行為責任もまた生じないものと考えられます。

⑶ 行政責任（個人情報保護法，各種倫理指針〔ガイドライン〕） 医師の属する医療機関は，通常，「個人情報データベース等」をもって医療に関係する事業を行っているため，個人情報の保護に関する法律（以下，個人情報保護法）2条3項の「個人情報取扱事業者」に該当します。本問のB医師は民間の医療機関に属しており，同法第4章に規定される個人情報取扱事業者の義務等が適用されるかのように思われますが，本問で問題となっている情報提供が学術研究目的で行われたものであるため，異なる配慮も必要となります。まず，B医師が私立大学病院等の民間の学術研究機関に属しているならば，同法50条1項3号（適用除外）により，「学術研究の用に供する目的」で個人情報を取り扱った場合として，同法第4章に規定される個人情報取扱事業者の義務等は適用されません。また，それ以外の民間病院に所属している場合には，学問の自由に対す

る配慮から，同法35条2項（主務大臣の権限の行使の制限）で学術研究を目的とする機関等に対する情報提供行為につき主務大臣は権限を行使しない，つまり個人情報保護のための規制は行われないとされています。

しかしながら，このことは，研究のための個人情報の利用が自由であることを意味しているわけではありません。医学研究における個人情報の取扱いについては，別途，省庁レベルでの倫理指針が設けられており，これに従うことが要請されます。そして，遺伝子解析研究に関する倫理指針，疫学研究に関する倫理指針，臨床研究に関する倫理指針等は，いずれも原則として患者に対するインフォームド・コンセントを要求しています。本問の場合は，臨床研究のケースですから，B医師が臨床研究に関する倫理指針*1に従った形式でAさんから同意を得ていれば問題はないでしょう（医学研究における医療情報利用の問題の詳細については，⇨〔設問43〕）。

つまり，B医師の行った行為がAさんに説明したとおり学会報告のみである以上，写真が週刊誌に掲載されたことについて刑事・民事・行政のすべてについて責任を問われることはないと考えられます。

C記者の責任についての検討

では，C記者には責任はあるのでしょうか。

C記者が行った行為は，皮膚科学会で独自の取材を行い，学会の報告内容をAさんの顔写真付きで雑誌に掲載した，というものです。現代の社会では，マスメディアの発達により情報の受け手と送り手が分離していることから，情報の受け手の知る権利の要請を満たすため，送り手側の報道の自由もまた保障される必要があります。そこで，報道機関の報道の自由についても，憲法21条の表現の自由の一形態としての保障が与えられます。そして，「報道機関の報道が正しい内容をもつためには，報道の自由とともに，報道のための取材の自由も，憲法21条の精神に照らし，十分尊重に値いする」と考えられています*2。他方，Aさんは，C記者の取材・報道により，患部の（顔）写真を週刊誌に掲載され，プライバシー権を侵害されています。このプライバシー権もまた，憲法13条に基づき，個人の尊厳を維持する上で重要な尊重すべき権利です。

このように，共に憲法規範に立脚する重要な権利同士が衝突した場合，その調整方法は等価的な利益衡量によるものとされています。裁判所も，いわゆる「宴のあと」事件判決*3において，「元来，言論，表現等の自由の保障とプライバシーの保障とは一般的にはいずれが優先するという性質のものではな」いと述べ，「あしながおじさん」公益法人常勤理事事件*4では，「当該報道の目的，態様その他の諸要素と当該プライバシー侵害の内容，程度その他の諸要素とを比較衡量」して，当該事案における表現の自由とプライバシー権の優劣を決定すべきとしています。同判決は，この比較考量の考慮要素として，報道については，当該報道の意図・目的，これとの関係で個人的情報を公表することの意義ないし必要性，情報入手手段の適法性・相当性，記事内容の正確性，当該私人の特定方法および表現方法の相当性を，またプライバシー侵害については，公表される個人的情報の種類・内容，当該私人の社会的地位・影響力，公表によって受ける不利益の態様・程度などを挙げています。

そこで，本問の場合を検討すると，C記者の取材・報道は公益目的であり学会取材という手段も適法なものですが，Aさんの顔写真を掲載しなければ目的を達成できないものではなく，また侵害されたのは公人でないAさんの知られたくない疾病時の病状です。しかも，病状の部位が顔面であることから個人の特定が容易となっています。したがって，これらの諸要素を総合するとプライバシー保護の要請の方が強く働くように思われます。このような場合，C記者は記事の掲載前に，少なくとも写真の掲載の可否につきB医師に確認を取るべきであったと考えられます。そして，C記者からAさんの写真の掲載を相談されたならば，B医師はその掲載を断ったはずでした（B医師には写真の掲載を断る義務があります）。ゆえに，C記者にはAさんのプライバシー権を侵害したことにつき不法行為責任があると考えられます。

＊1 「臨床研究に関する倫理指針」（厚生労働省，平成15・7・30〔平成16・12・28全部改正〕）

＊2 最大判昭44・11・26刑集23・11・1490

＊3 東京地判昭39・9・28下民15・9・2317

＊4 東京高判平13・7・18判時1751・75

《参考文献》

＊手嶋豊・医事法入門（有斐閣，2005）49頁以下参照。

＊開原＝樋口・医療の個人情報保護とセキュリティ（有斐閣，第2版，2005）

〔石 川 優 佳〕

医師不足

病院の勤務医が過労死で倒れたり，うつ病で自殺する例が相次いでいます。その中には小児科医が少なくないのです。近年，産婦人科医が明らかな減少傾向を示し，外科や小児科医も不足がいわれています。日本病院会では，2007（平成19）年に勤務医に関する意識調査を行い，勤務医の負担を減らすにはどうしたらよいかと聞きました。回答の第1位は医師を増やすこと，第2位は医師以外の職員に業務を移すこと，第3位はIT化など組織の効率化を図ることでした。

昭和30年頃，医師の数は10万人以下でした。今では30万人近くになっています。それでも，地域格差（県別の統計では，人口10万人あたりの医師数は最小の県と最大の県で2倍以上の格差があります）とともに専門別の格差が拡大しています。国民皆保険制度の下で医療という最も基本的な生活の基盤となるサービスを維持するために，法律家も知恵を出すべきところです。

〔樋 口 範 雄〕

3 治験（新薬の臨床試験）

設　問　42

私は脳神経外科の医師です。製薬会社から依頼されて，重篤な脳梗塞用の新薬の臨床試験を実施しようと考えています。臨床試験では，通常，被験者となる患者から同意を得て実施していますが，今回は，意識不明で担ぎ込まれる患者を被験者とする必要があります。患者の同意の点は，どのようにしたらよいでしょうか。

治験に関する法令　医薬品の臨床試験（治験）は，薬事法80条の2，および同条にいう厚生労働省令（医薬品の臨床試験の実施の基準に関する省令〔平成9・3・27厚生省令28号，最終改正平成18・3・31厚生労働省令72号〕，以下「GCP省令」という）等に従って実施しなければなりません。以下では，これらの法令の内容を紹介しながら，設問に答えましょう。

被験者の事前同意　治験には，原則として被験者の事前の同意が必要です（GCP省令50条1項）。しかし，被験者のこのような同意を得なくても治験を実施しうる場合があります。この点についてのGCP省令の規定をまとめると次のようになります。

① 被験者に緊急かつ明白な生命の危険が生じている場合の救命的治験においては，一定の要件の下に，被験者（および代諾者）の事前の同意なしに，治験を行うことができる（GCP省令7条3項・55条）。

② 同意能力を欠く者については，その者を被験者とすることがやむをえない場合であって，かつ治験がその者に対して治療薬の効果を有しないと予測されるのでないときには，代諾者（被験者の親権を行う者，配偶者，後見人その他これに準じる者）の同意を得て，治験を行うことができる（GCP省令2条19項・44条2号・50条2項・4項本文）。

③ 上記②に加えて，治験が被験者に対して治療薬の効果を有しないと予測されるときであっても，被験者に対する不利益が必要な最小限度のものである場合には，代諾者の同意を得て，治験を行うことができる（GCP省令7条2項・44条2号・50条2項・4項但書）。

事前同意不要のケース　設問との関係で以上の点を敷衍しておきましょう。

(1) **救命的治験**　まず，上記①のような救命的治験を実施するには，治験依頼者（製薬会社）が予め作成する治験実施計画書においてこのような救命的治験を行うことを予定していることを前提とした上で，さらに実際の治験実施の段階で次のような要件が満たされている必要があります。

(ア) 被験者となるべき者に緊急かつ明白な生命の危険が生じていること。

(イ) 現在における治療方法では十分な効果が期待できないこと。

(ウ) 被験薬の使用により被験者とな

るべき者の生命の危険が回避できる可能性が十分にあると認められること。

(エ) 予測される被験者に対する不利益が必要な最小限度のものであること。

(オ) 代諾者となるべき者と直ちに連絡を取ることができないこと。

救命的治験の実施にはこのように厳しい要件が課されていますから，実際にはかなり例外的にしか認められないことになるでしょう。なお，このような救命的治験を実施した場合には，事後的に，速やかに被験者または代諾者に対して説明を行った上で治験への参加について文書により同意を得なければなりません。

(2) 代諾者の同意　次に，上記②・③のように，代諾者の同意を得れば，同意能力を欠く者を被験者とすることが認められる場合があります。すなわち，その者を被験者とすることがやむをえない場合であって，治験が治療薬の効果を有しないと予測されるのでないとき，または，被験者に対する不利益が必要な最小限度のものであるときには，代諾者の同意によって治験を実施できることが定められているのです。

このルールをもう少し具体的にみてみましょう。まず，本件治験が，意識のある患者を被験者としただけでは不十分であって，意識不明の者を被験者とすることが是非とも必要であるのでなければ，上記②にいう「その者を被験者とすることがやむを得ない場合」には当たらないと考えるべきでしょう。

②の「治験が治療薬の効果を有しないと予測されるのでない」という要件，および，③の「被験者に対する不利益が必要な最小限度のものである」という要件が，具体的にどの程度の「効果」や「不利益」を念頭に置いているかは，難しい問題です。

また，誰を代諾者とするかも難しい問題です。GCP省令は，代諾者を「被験者の親権を行う者，配偶者，後見人その他これに準じる者」としていますが，代諾者がどの範囲まで広がりうるのかは必ずしも明確ではありません。被験者の内縁の妻（夫）や，被験者の子（成人）は，「これに準じる者」であると考えるのが一般的な考え方ではないかと思われますが，そのほかに，成人たる被験者の親，被験者の兄弟姉妹，さらには，被験者のその他の親族などのうち，どこまでの者が代諾者になりうるのかは，はっきりしません。また，代諾者たりうる者が複数存在する場合には，そのうちのどの者の同意を得ればいいのか，複数の者の間の意見が食い違った場合にどのようにしたらよいか（代諾権限に順位をつけるか）等の問題も生じます。

(3) まとめ　これらの問題を判断するにあたっては，治験が，基本的には医学の進歩という社会全体の利益のために被験者がボランティアとして貢献する制度であることに鑑み，被験者自身の同意が通常の治療の場合よりもさらに重要であることを認識した上で，被験者の権利が害されることのないよう慎重な判断が必要でしょう。

《参考》 治験をめぐる基本的な法のしくみ

［薬事法］

（治験の取扱い）

第80条の2①　治験〔薬物を対象とするものに限る。以下この条において同じ。〕の依頼をしようとする者は，治験を依頼するに当たつては，厚生労働省令で定める基準に従つてこれを行わなければならない。…

④　治験の依頼を受けた者は，厚生労働省令で定める基準に従つて，治験をしなければならない。

［GCP 省令］

（治験実施計画書）

第7条②　治験の依頼をしようとする者は，当該治験が被験者に対して治験薬の効果を有しないこと及び第50条第1項の同意を得ることが困難な者を対象にすることが予測される場合には，その旨及び次に掲げる事項を治験実施計画書に記載しなければならない。

1　当該治験が第50条第1項の同意を得ることが困難と予測される者を対象にしなければならないことの説明

2　当該治験において，予測される被験者への不利益が必要な最小限度のものであることの説明

③　治験の依頼をしようとする者は，当該治験が第50条第1項及び第2項の同意を得ることが困難と予測される者を対象にしている場合には，その旨及び次に掲げる事項を治験実施計画書に記載しなければならない。

1　当該被験薬が，生命が危険な状態にある傷病者に対して，その生命の危険を回避するため緊急に使用される医薬品として，製造販売の承認を申請することを予定しているものであることの説明

2　現在における治療方法では被験者となるべき者に対して十分な効果が期待できないことの説明

3　被験薬の使用により被験者となるべき者の生命の危険が回避できる可能性が十分にあることの説明

4　第19条に規定する効果安全性評価委員会が設置されている旨

（治験実施計画書）

第15条の4②　自ら治験を実施しようとする者は，当該治験が被験者に対して治験薬の効果を有しないこと及び第50条第1項の同意を得ることが困難な者を対象にすることが予測される場合には，その旨及び次に掲げる事項を治験実施計画書に記載しなければならない。

1　当該治験が第50条第1項の同意を得ることが困難と予測される者を対象にしなければならないことの説明

2　当該治験において，予測される被験者への不利益が必要な最小限度のものであることの説明

③　自ら治験を実施しようとする者は，当該治験が第50条第1項又は第2項の同意を得ることが困難と予測される者を対象にしている場合には，その旨及び次に掲げる事項を治験実施計画書に記載しなければならない。

1　当該被験薬が，生命が危険な状態にある傷病者に対して，その生命の危険を回避するため緊急に使用される医薬品として，製造販売の承認を申請することを予定しているものであることの説明

2　現在における治療方法では被験者となるべき者に対して十分な効果が期待できないことの説明

3　被験薬の使用により被験者となるべき者の生命の危険が回避できる可能性が十分にあることの説明

4　第26条の5に規定する効果安全性評価委員会が設置されている旨

（文書による説明と同意の取得）

第50条①　治験責任医師等は，被験者となるべき者を治験に参加させるときは，あらかじめ治験の内容その他の治験に関する事項について当該者の理解を得るよう，文書により適切な説明を行い，文書により同意を得なければならない。

②　被験者となるべき者が同意の能力を欠くこと等により同意を得ることが困難であるときは，前項の規定にかかわらず，代諾者となるべき者の同意を得ることにより，当該被験者となるべき者を治験に参加させることができる。

（緊急状況下における救命的治験）
第55条 治験責任医師等は，第7条第3項又は第15条の4第3項に規定する治験においては，次の各号のすべてに該当する場合に限り，被験者となるべき者及び代諾者となるべき者の同意を得ずに当該被験者となるべき者を治験に参加させることができる。

〔早川眞一郎〕

死刑と医師

2007（平成19）年，法務大臣が死刑執行について発言し反響を呼びました。死刑確定から執行までの期間が長すぎることや，実際に執行を命ずるのが法務大臣の決定に委ねられていること，さらに絞首刑という方法よりも安らかな方法はないかということなどでした。この最後の点に関連して一言すれば，仮に死刑を認める立場に立っても，憲法36条は「公務員による拷問及び残虐な刑罰は，絶対にこれを禁ずる」とあるのですから，残虐な死刑の方法はとるべきではありません。今後，絞首刑の代案として何らかの薬剤で安らかに死ぬという方法が考えられる可能性もあります。その場合には医師が死刑に直接関与することになります。

実は，死刑と医師の関わりは，このような直接的に死をもたらす場面だけではありません。いくつか列挙してみましょう。

⑴処刑の際に，死刑囚の精神的安定を図るため，向精神薬を処方する。
⑵医師として処刑に立ち会い死亡を確認する。
⑶死刑囚が臓器移植を申し出た場合に対応する。

アメリカ医師会倫理規定では，医師は生命を救うことが職業であるから，法的に許可されたものであっても，死刑執行に関与してはならないと宣言した上で，許される行為と許されない行為を具体的に例示しています。

許されないとされる行為としては，死を直接的にもたらす行為や，他の人が処刑行為をするのを補助する行為，医師として死刑に立ち会うことや，処刑の前に精神安定剤を処方し処刑が問題なく行われるようにするのも許されないとされています。

ただし，死刑囚が死刑執行についての法的能力の評価に関し証言することや，他の者によって死亡宣告された処刑者の死亡の証明，さらに精神安定剤を与えることも死刑囚の特別な要請に基づきその苦痛の除去のためなら許されるとされています。ちなみに日本医師会の職業倫理指針には死刑に関する項目はありません。

〔樋口範雄〕

4　臨床試験と個人情報保護法

設　問　43

大学病院に勤めるA医師は，すでに市販されている薬品について，薬効が確認されているものとは別個の効果があるか否かについての研究に参加することにしました。この研究は，薬品の効果を研究するベンチャー企業の研究部門と共同で行うもので，プロトコル（試験実施計画書）の要点は，A医師の勤める大学病院の現在および過去20年分の患者のカルテを検討することになっています。個人情報保護法はこのような学術研究にも適用になるものでしょうか。適用になる場合に，留意すべき点はどのようなことでしょうか。

個人情報保護法と医学研究　2005（平成17）年，個人情報保護法が全面施行され，医療の場面でそれがどのような影響を及ぼすかが関心を集めました。医療情報の研究利用への影響もその中に含まれます。

厚生労働省は，それに先立つ2004（平成16）年12月24日，「医療・介護事業者における個人情報の適切な取扱いのためのガイドライン」を策定・公表し（その後2006〔平成18〕年4月21日に改正されています），患者の医療情報を扱う医療機関等が診療の場面その他でいかなる措置を講ずるべきかを具体的に明らかにしました。その中で，「個人情報が研究に活用される場合の取扱い」という一項を立てて研究利用にもふれています。また，厚生労働省は，すでに医学研究についていくつもの指針を公表していましたが，個人情報保護法施行に合わせて改正しました。

したがって，カルテなどの医療情報を医学研究に利用するためのルールは，個人情報保護法とそれに適合した指針をみればたちどころにわかりそうなものですが，それがそれほど簡単なことではないのです。

複雑すぎる法と指針　(1)　わが国における医学研究と医療情報利用の関係について，まず指摘できることは，そのスキームが複雑にすぎるところです。

まず，個人情報保護法の50条1項3号では，大学その他の学術研究を目的とする機関等が，学術研究の用に供する目的をその全部または一部として個人情報を取り扱う場合については，法による義務等の規定は適用しないことにしています。したがって，設問のA医師の研究は，大学の医学部に属する医師の学術研究として，個人情報保護法もその下の指針もいっさい適用なしになりそうです。しかし，結論からいうとそうはなりません。

第1に，同じ個人情報保護法50条は3項で，学術研究であっても，「自主的に」個人情報の適正な取扱いを確保するための措置を講ずることを求めています。そこで，結局，医学研究分野の関連指針やガイドラインに留意することが期待されることになり，しかも，これらのルールは法律ではないから法的な制裁がないのですが，医学研究に関する様々な指針に反する研究に公的な補助金は与えられないので，実際上，決定的な影響を及ぼしているのです。

第2に，実は，設問のケースでは，個人情報保護法自体が適用されます。すでに述べたように，「大学その他の学術研究を目的とする機関若しくは団体又はそれらに属する者」が「学術研究の用に供する目的」で医療情報を含む個人情報を扱う場合について，個人情報保護法は適用外としているのですが，厚生労働省の解釈によると，大学の研究者が企業と共同して行う研究についてはこれにあたらないとされているからです。もちろん，法律の解釈の最終的な権限は裁判所にあって，行政庁のいうところが常に正しいとは限らないのですが，実際上，行政庁の解釈が有権解釈として通用し，裁判で争われた場合も裁判所がそれを尊重する蓋然性が高いのです。したがって，設問のケースでは，個人情報保護法が直接に適用されるのですが，この法律自体は抽象的な規定が多く，それが医療の場面に適用された場合の具体的内容は，厚生労働省の定めた，研究に関する倫理指針をみるほかないので，結局は，様々な指針をみることになります。

(2) そして，問題は，個人情報保護法にせよ，研究に関する指針にせよ，ルールが複雑すぎるところです。

① 個人情報保護法自体が，実は1つではなく3つある点がまず問題です。A医師の属する大学が私立大学なら，いわゆる個人情報保護法の対象となりますが，国立大学法人の病院であれば「独立行政機関等個人情報保護法」の対象となります。仮に，A医師が国立がんセンターのような国立病院に属していれば，行政機関個人情報保護法の下にあることになります。さらには，A医師の属する病院が，県立大学や市立大学であれば，それぞれの地方自治体の個人情報保護条例が適用になるので話はより複雑になるのです。医療の現場や患者の視点からみると極めて奇妙なことですが，わが国では，法が機能的に作られるのではなく，縦割りの形で作られてこのように複雑なことになります。

形は違っても，これらの様々な法律の内容がまったく同一なら何ら問題が生じません。しかし，予想できるように，大半の規定は同一ですが，細かな点では相違があり，それらがすべて無視してよいほど細かな規定ともいえません。

② 次に，ガイドラインや指針についても，医学研究については，下記のように複数の指針が並立して存在します。

(ア) 「ヒトゲノム・遺伝子解析研究に関する倫理指針」
(イ) 「疫学研究に関する倫理指針」
(ウ) 「遺伝子治療臨床研究に関する指針」
(エ) 「臨床研究に関する倫理指針」

したがって，A医師の行おうとする研究の性格によって，いずれの指針を遵守すべきかが違うことになるわけです。

例えば，厚生労働省が明らかにしている事例集によれば，手術・投薬等の医療行為を伴ういわゆる介入研究は，疫学研究ではなく臨床研究であり，臨床研究に関する倫理指針に従うことを要するとされます。医療機関内での症例報告は，特定の患者の治療に関する症例報告なら疫学研究ではありませんが，研究者等が所属する医療機関内の当該疾病を有する患者のカルテ等診療情報を収集・集計し，院内または院外に報告する行為になれば，今度はもはや臨床研究に関する倫理指針の適用範囲外だというのです。

アメリカでの法のスキーム

わが国の法の問題点は，アメリカにおける同じ問題についての法のスキームと比較してみるともっと明らかになります。

アメリカでは，1996年，連邦議会がHIPAA法と呼ばれる法律を制定し，医療情報の全国的な標準化が図られることになりました。主たる目的は，医療事務の簡素化によって医療コストを削減するところにあり，そのために医療面での電子情報化・標準化が促進されたのです。しかし，情報化の促進は，情報漏洩のリスクを増大させるので，これらの施策にはプライバシーの保護とセキュリティの充実が必須であるとされ，そのための法が整備されることになりました。これがいわゆるHIPAAプライバシー・ルールです。

このルールの下では，一定の公益目的に基づくケースについて，患者の同意がなくとも情報の利用や提供が許される場合が明示されており，その中に医学研究が含まれています。研究倫理審査委員会（IRB：Institutional Review Board）により，3つの基準を満たすことが確認された場合，患者の同意が不要とされます。3つの条件とは，第1に，医療情報の利用や提供によって患者に及ぼすリスクが最小限度であることの確証，第2に，同意不要にしないと研究実施ができないという事情，そして第3に，当該医療情報の利用が当該研究に不可欠であることです。その他，このルールでは，研究倫理審査委員会の構成や手続も規定されています。

わが国との対比で重要な点は，このルールが，いかなる機関で行われるにせよ，医療情報を利用するすべての医学研究に関する単一のルールだという点です。アメリカ全土でルールは1つ，ところが，わが国ではたくさんのルールがあるわけです。

わが国のルールのポイント

設問のような事例で，患者の個人情報を含むカルテ等を資料とする医学研究を行う場合の，わが国のルールのポイントは以下のようなものです。

(1) A医師の行おうとする研究は，先に述べたように大学の研究者が企業と共同して行う研究であるため，A医師の属する大学病院の性格に応じた個人情報保護法が直接に適用されます。しかし，これもすでに述べたように，いずれにせよその意味の具体的内容については，研究に関する倫理指針をみるほかはありません。

(2) これらの法やルールの対象となる個人情報の定義は，「生存する個人に関する情報であって，当該情報に含まれる氏名，生年月日その他の記述等により特定の個人を識別することができるもの」というものです。「生存する個人の情報」と定義されているため，すでに亡くなった患者のカルテは利用が自由かといえば，指針やガイドラインでは，死者の情報にも同様の配慮が必要とされているので，生存する個人と同様の取扱いをする必要があります。

(3) 特定の個人を識別することができるものが個人情報ですから，名前や住所，患者番号などすべて外せば，利用は自由になります。後にも述べるように，連結不可能匿名化をすれば，カルテ情報も法的な規制の適用外になります。しかし，それでは，後にデータを検証することが不可能になり，研究の科学性が失われます。

(4) 疫学研究に関する倫理指針およびヒトゲノム・遺伝子解析研究に関する倫理指針と，臨床研究に関する倫理指針との間の最も大きな相違点は，前二者では，一定の厳しい条件の下で，研究対象者からインフォームド・コンセントを受ける手続を簡略化することや免除することが認められているのに対し，後者ではそのような例外規定がないところです。

例えば，「疫学研究においては研究対象者と接触しないで大量の既存資料を利用することがあるが，この場合本人の同意を得ることには困難があり，同意を得るためには大変な作業量を要する」という事情があるとされ，したがって，「事前に，研究対象者からインフォームド・コンセントを受けることを原則とする」としながら，以下の5つの要件が満たされる場合には例外が認められています。

① 当該疫学研究が，研究対象者に対して最小限の危険を超える危険を含まないこと。

② 当該方法によることが，研究対象者の不利益とならないこと。

③ 当該方法によらなければ，実際上，当該疫学研究を実施できず，または当該疫学研究の価値を著しく損ねること。

④ 適切な場合には，常に，次のいずれかの措置が講じられること。

(ア) 研究対象者が含まれる集団に対し，資料の収集・利用の目的および内容を，その方法も含めて広報すること。

(イ) できるだけ早い時期に，研究対象者に事後的説明（集団に対するものも可）を与えること。

(ウ) 長期間にわたって継続的に資料が収集または利用される場合には，社会に，その実情を，資料の収集または利用の目的および方法も含めて広報し，社会へ周知される努力を払うこと。

⑤ 当該疫学研究が社会的に重要性が高いと認められるものであること。

そこで，カルテ・データなど「既存資料」を提供して研究が行われる場合についても，研究対象者から同意を得ることを原則としてはいますが，次のような場合には同意が不要とされます。

第1に，当該資料が匿名化されている場合（連結不可能匿名化または連結可能匿名化であって対応表を有していない場合）。

第2に，匿名化できていない場合でも，一定の条件（研究内容の公開性と研究対象者に拒否の機会があるようにすること）を満たし，当該研究を研究倫理審査委員会が承認した上で，研究を行う機関の長の許可のある場合。

さらに第3として，上記2つの方法によることのできない場合でも，社会的に重要性の高い疫学研究に用いるために人の健康に関わる情報が必要な場合につき，先の5つの要件をすべて満たすことを倫理審査委員会が承認した上で，研究を行う機関の長の許可のある場合。

この内容は，結局のところ，アメリカのHIPAAプライバシー・ルールにおける3要件（患者へのリスクが最小限度であること，同意不要にしないと研究実施ができないという事情，当該医療情報の利用が当該研究に不可欠であること）と大差ありません。日本のルールで加えられた条件は，研究内容の公開性と重要性です。

しかし，わが国では，臨床研究についてはこのような例外を認める規定を置いていません*1。臨床研究は文字どおり臨床の場面との連続性があり，医療情報だけでなく何らかの形で患者の身体や精神に接触することになるので，当然にインフォームド・コンセントが必要とされます。したがって，医療情報の利用や提供の場面でも同意原則が貫徹されて問題がないという判断かと思われます。それでも，次のような問題点を見出すことができます。

第1に，身体や精神に直接影響を与える場面でのインフォームド・コンセントと，情報の利用に関するインフォームド・コンセントでは自ずから軽重があり，また配慮すべきリスクの内容もまったく異なる性格を有するのに，それが逆に曖昧になる危険性があります。

第2に，研究の性格が臨床研究か疫学研究かで取扱いを異にする必要があるのかが疑問です。

第3に，その結果，ある研究がいったいどの指針の対象となる研究か（例えば，疫学研究に入るのか臨床研究になるのか）が重要な問題となり，しかもこの線引きは必ずしも容易でない場合があります。

そもそも，医療情報にまつわるプライバシーの保護や安全管理措置の充実という点では問題が共通するのに，研究の種類を分けて複数の指針を併存させるのは，それ自体が医学研究への参入障壁となりうるでしょう。あたかも関税に関するルールを細分化し分類を複雑にして，輸入障壁にするのと類似するからです。将来的には，アメリカと同様に単一のルールにするという方向性が考えられてよいと思われます。

わが国のルールの問題点

医療情報を医学研究に利用する場合，利用されるのは患者の身体や精神ではなく情報です。設問を読む限り，A医師の研究もその範疇に入ります。もちろん情報も重要であって，だからこそ個人情報保護法が制定されたのですが，医療の面では，情報を保護するか身体や精神を保護するかという二者択一を迫られれば，問題なく後者がより重要です。

そもそも，ある患者が一定の治療を受けているのは，それに先立つ無数の患者に関する症例情報が基になっており，情報を共有し活用する医学研究の促進は誰よりも患者のためです。

わが国における医学研究と個人情報保護のルールのあり方には，これまで述べてきたようなルールの複雑さばかりでなく，内容上の問題があり，以下にA医師の研究に即してそれを指摘します。

(1)　A医師のとるべき行動は，まず原則として，当該研究について患者のカルテなどを利用することがある旨の説明を行いそれぞれの患者から同意を得ることです。実際，治験であれ自主臨床試験であれ，特定の患者を対象とする研究では，同意書の中に，「研究に参加する場合，カルテなどを調査することがあります」という趣旨の項目があり，情報の利用も含めてインフォームド・コンセントを得ることになっています。

(2)　しかし，A医師のケースでも，過去20年にわたるすべての患者から，情報の利用につきインフォームド・コンセントを得ることは困難です。このとき，個人情報保護法は，個人情報取扱事業者の内部利用については情報の利用目的を特定し通知公表しているなら，当該情報の本人から同意を得ることなく利用してもよいと定めているのですが，臨床研究に関する倫理指針では，当然，このような場合にも同意を得るべきだとしているように読めます。

(3) 情報だけを利用した医学研究の場合，先に述べたように情報を匿名化することによって，同意を得ずに研究を遂行することが可能です。匿名化された情報はそもそも個人情報の定義にあてはまらないからです。問題はどこまで匿名化すれば，個人情報でなくなるかです。

連結不可能匿名化は，研究利用の場合，他者による（そもそも研究者自らも）事後的検証をすることが不可能になる措置であるから，実質的に医学研究の否定であり，この手段はとることができません。次に，連結可能匿名化であって対応表を有していない場合について，厚生労働省は，同じ法人内の別の部局が対応表を保管しているのでは足りないという指導をしており，大いに疑問です。本当の意味での安全措置が図られるか否かは，対応表が内にあるか外にあるかというような形式的基準で決まるものではありません。このことは電子カルテ・データを想定すればいっそう明白になることです。

しかし，A医師の場合，カルテ情報を連結可能匿名化し，その対応表をA医師の研究室以外の機関に預ける方法が考えられます。

そうでなければ，患者の同意を不要とする疫学研究に関する倫理指針に適合するよう，そこに掲げられた厳しい要件を満たすことを研究倫理審査委員会で説明するという方法をとることになります。

以上のように，医学研究に関する個人情報保護のルールの現状には，様々な問題があります。しかし，医学界としては，医学研究の場面でも医療情報の安全管理措置が厳格に行われているという実績をまず積んだ上で，研究の桎梏となるようなルールの改正を提案するという道しかないと思われます。

＊1 ただし，臨床研究に関する倫理指針でもすでに提供されている試料について，予め被験者または代諾者から臨床研究に用いることについてのインフォームド・コンセントを受けていない場合，再度インフォームド・コンセントを取り直すという原則を掲げながら，例外として，倫理審査委員会が承認した場合を除くとする規定があります。この例については〔設問44〕参照。

《参考文献》

＊医学研究に関する指針一覧の厚生労働省ウェブページ（http://www.mhlw.go.jp/general/seido/kousei/i-kenkyu/index.html#2）

＊開原＝樋口編・医療の個人情報保護とセキュリティ（有斐閣，第2版，2005）

＊樋口範雄「自治体病院と個人情報保護」全国自治体病院協議会雑誌44巻11号（2005）10頁

〔樋口範雄〕

5 ES細胞を用いた研究

設　問　44

私は，大学病院に勤務する脳神経外科を専門とする医師です。現在，パーキンソン病の治療の研究をしており，ES細胞を用いた再生医療の研究を始めたいと思っています。本研究の目的は，ES細胞から脳の神経伝達物質であるドーパミンを産生する細胞を作成することです。これがうまくいけば，将来は，ドーパミン産生細胞が減少することで起こるパーキンソン病の人に，作成した細胞を移植して治療できる可能性があります。当面は基礎研究のみで，人間に応用することは考えていないのですが，樹立したES細胞を提供してもらって基礎的な研究をする場合でも，動物の細胞等を用いた研究とは違う配慮が必要なのでしょうか。

ES細胞と再生医療への応用

人間の身体は60億個の細胞からできていますが，もともとは卵と精子があわさってできた受精卵という1個の細胞から分裂増殖したものです。受精卵が分裂を始めて数日経つと，胚（受精胚）となり，中に細胞のかたまり（内部細胞塊）ができてきます。この段階の細胞はまだ身体のどこの部分になるかが決まっていない状態であり，胚を壊して中の細胞を取り出して培養すると，無制限に増殖を続ける幹細胞（ES細胞，embryonic stem cell）となります。ES細胞と身体の他の細胞の違いは，例えば皮膚の細胞をいくら培養しても皮膚の細胞ができるだけなのに対し，ES細胞は，様々な機能を有する細胞に分化する能力（全能性）をもっていることです。したがって，ES細胞に心筋細胞になるような操作を加えて培養すれば，心筋の細胞になります。これを心筋梗塞などの病気で心筋がだめになった部分に移植すれば，病気の治療に役に立つのではないかと期待されています。現在は基礎研究の段階ですが，すでに，幹細胞からいくつかの細胞に分化させることが可能となっており，将来は，神経や筋肉，肝臓や膵臓の細胞などを作って病気の治療に応用することが期待されています。

ES細胞研究の問題点

幹細胞には大きく分けて，受精卵から得られるES細胞と，人間の骨髄などから得られる体性幹細胞があります。体性幹細胞から得られる細胞の種類には限りがあるため，幹細胞としてはES細胞の方が優れているようです。

しかし，ES細胞は，「胚」という，子宮に戻して育てれば「人間」になるものを壊して作るため，「人間のもとである胚を，医療目的とはいえ利用することはよいのか」という根本的な問題や，受精卵をどこから手に入れるか，といった様々な問題を抱えています。

胚の位置づけ・ES細胞の位置づけ

胚は「人間のいのちの始まり」ですが，人間そのものではありません。しかし，単なるモノ（物）でもありませんので，どのように位置づけたらよいのかは難しい問題です。現行法上，胚の法的な位置づけを定めている規範は存在しませんが，総合科学会議の生命倫理専門調査会は，「ヒト胚の取扱いに関する基本的考え方」最終報告書（2004〔平成16〕・7・23）の中で，「ヒト受精胚は，“人”そのものではないとしても，“人の尊厳”という社会の基本的価値の維持のために特に尊重されるべき存在であり，かかる意味で“人の生命の萌芽”として位置づけられるべきもの」としています。そして，胚の取扱いの基本原則として，「研究材料として使用するために新たに受精によりヒト胚を作成しないこと」としていますが，例外として研究目的での作成・利用ならびに生殖補助医療研究目的での作成・利用のための条件を定めています。例外的にヒト胚作成が認められる研究の条件として，科学的合理性があること，人への安全性が確保されていること，恩恵や期待が社会的に妥当であることがあげられています。しかし，研究目的で誰かの精子と誰かの卵を合わせて新たなヒト胚を作成することの是非については，生命倫理専門調査会の委員の間でも意見が割れ，禁止すべきであるという意見も出されています。

一方，ES細胞については，胚から採取した細胞であり，それ自体を培養しても人間の個体になることはありません。上記の報告書では，「ヒト受精胚からのヒトES細胞の樹立については，ヒトES細胞を用いた研究の成果として期待される再生医療等の実現等の恩恵への期待に，十分科学的に合理性があるとともに，社会的妥当性もあるため，容認し得る」としています。そして，ES細胞の樹立のためにヒト胚を新たに作成することは認めていませんが，生殖補助医療で不要となった胚（余剰胚）を利用する場合に限ってES細胞の樹立を認めています。

ES細胞を用いた研究で配慮すべきこと

ES細胞は，医学や医療の発展に寄与する可能性がありますが，「人の生命の萌芽」である胚から得られるものでもありますし，慎重な配慮が必要です。しかし，国によって考え方や扱い方が異なり，規制の方法や研究への資金提供のありようも様々です。国の間で規制の程度や内容に差があれば矛盾を生じますので，国際幹細胞研究学会（ISSCR）が「ヒトES細胞研究の実施に関する指針」（2006）を出すなど，基本原則を共有しようとする動きもあります。

日本での規制は，クローン人間につながる胚の作成については，それを禁止した「ヒトに関するクローン技術等の規制に関する法律」（平成12法146）がありますが，ES細胞の研究については，文部科学省の指針「ヒトES細胞の樹立及び使用に関する指針」（2001）があるのみです。ES細胞の樹立については，実施できる機関が京都大学再生医科学研究所などに限られており，多くの施設では本設問のように，樹立された細胞の提供を受けて研究を実施することになります。

ES細胞研究を実施する上で必要な配慮は，一般的な事項は他の臨床研究と共通ですが，その他に，研究目的がES細胞を使用しない限り達成できないものに限定すること，ES細胞を扱うための専用の設備などを整備すること，ES細胞の管理の手続を決めてそれを実行することなどが必要です。具体的な責務としては，研究者については，以下の点が挙げられます。

(1) 科学的な価値のある研究（得られる知見が医学や科学の発展に貢献す

ること，ES細胞の用が合理的であることが確認されている研究）を計画する。

(2) 適正な計画書を作成し，倫理審査委員会の承認を得る。

(3) ES細胞の扱いや管理方法に関する手順書を作成する。

(4) 研究室の実験設備を整備する。

(5) ES細胞を扱う研究者を限定する，必要な教育を行う。

また，施設が配慮すべきことについては，以下の点が挙げられます。

① 研究が円滑かつ適正に実施されるために資源（人的，経済的）を確保・提供する。

② 研究の正統性を審査・承認する機関（倫理審査委員会）や，実施を監視する機関（研究モニタリング委員会など）を設置する。

③ 倫理審査委員会などの機関は，研究計画の正統性や，研究計画が実施できる環境が整備されているか，研究実施中は，計画どおりに研究が実施されているかを確認する。

そして，研究者や施設，倫理審査委員会など，それぞれの部署が適正に責務を遂行できるよう，標準業務手順書を準備しておく必要があるでしょう。

なお，日本の指針においては，ES細胞の提供を受けて研究を行う場合でも文部科学大臣の確認が必要ですので，研究計画書と施設での審査経過を文部科学大臣に提出する必要があります。ISSCRの「ヒトES細胞研究の実施に関する指針（案）」では，ES細胞の提供を受けて行う研究は，当該施設の倫理審査委員会の審査のみで実施できるとしており，日本の指針は国での審査を設けることで一段階厳しくなっています。すべての施設の倫理審査委員会がES細胞の研究を審査できるとは限りませんし，当面はこのような措置が必要と思われます。

研究を実施するには，これらの手続を守るということも大切ではありますが，最も重要なのは，手続よりも，研究者自身が，胚やES細胞を研究対象にすることに内在する問題をきちんと意識し，研究の正統性を保ちながら研究を実施することにあると思います。

《参考文献》

* 甲斐克則「ヒト受精胚・ES細胞・ヒト細胞の取扱いと刑法」現刑4巻10号（2002）60頁〜66頁
* International Society for Stem Cell Research, Guidelines for the Conduct of Human Embryonic Stem Cell Research（Version 1: December 21, 2006）. http://www.isscr.org/guidelines/ISSCRhESCguidelines2006.pdf
* 「ヒトES細胞の樹立及び使用に関する指針」（平成13・9・25文部科学省155告示。http://www.mext.go.jp/a_menu/shinkou/seimei/2001/es/010901a.pdf）
* ヒトに関するクローン技術等の規制に関する法律（http://www.mext.go.jp/a_menu/shinkou/seimei/2001/hai3/1_houritu.pdf）
* 日経サイエンス編集部・人体再生 幹細胞がひらく未来の医療（日経サイエンス，2006）
* 島薗進・いのちの始まりの生命倫理（春秋社，2006）

〔佐藤恵子〕

6 動物実験

設問 45

私は医学部に所属し，研究室では動物実験などを行っています。近年，動物愛護の意識も高まり，動物実験を行う施設に対して反対運動なども起こっているようで，動物の取扱いに対する社会の目も厳しくなっているといわれます。法的にはどのようなことに気をつけなければならないでしょうか。

動物への配慮

外国では，動物の権利に対する意識が高まり，それを受けて，動物実験に対する絶対的な禁止を定める法案（例えばスイスの動物実験禁止法〔1992〕など）が提案されたり，動物実験を行う施設への暴力的な妨害や研究者に対する過激な嫌がらせも生じています。社会の価値観が多様化し，社会の少子高齢化が急激に進展する中で，ペットが人間の重要な伴侶となるという事象も多くなってきていることも関連してか，日本においても同種の現象が顕在化してきつつあります。また，少数ではあるでしょうが，研究者側に実験動物の飼育および実験過程において動物の福祉について配慮を欠く事例の報道がなされています。

動物実験の必要性と基本的なルール

他方，新たな治療法，薬品の開発の過程では，安全性の確認のために動物実験は必須のプロセスとなっており，周知のごとくヘルシンキ宣言第11項でもヒトへの臨床研究を行う前に動物実験などにより安全性を確保することが重要であるとされています。人間のためになぜ動物を犠牲にしてよいかという原理的な問題については簡単には答えられませんが，重要なことは，動物実験を行うにしても実験動物の福祉*1に十分配慮して倫理的な妥当な手法を確保し，かつ，その運用についての透明性を確保していくことでしょう。動物実験について重要なものには以下のようなルールがあります。

⑴ 法律：「動物の愛護及び管理に関する法律」（以下，動物愛護管理法）*2

⑵ 告示など：

① 実験動物の飼養及び保管並びに苦痛の軽減に関する基準（平成18・4・28環境省88告示）

② 動物の処分方法に関する指針（平成7・7・4総理府40告示）

③ 研究機関等における動物実験等の実施に関する基本指針（平成18・6・1文部科学省71告示）*3

④ 日本学術会議第7部報告「動物実験に対する社会的理解を促進するために（提言）」（平成16・7・15）*4

⑤ 日本学術会議「動物実験の適正な実施に向けたガイドライン」（平成18・6・1）*5

⑥ 日本学術会議・生命科学の進展と社会的合意の形成特別委員会「教育・研究における動物の取り扱い――倫理的及び実務的問題点と提言」（平成9・8）*6

⑦ 科学技術・学術審議会研究計画・評価分科会ライフサイエンス委

員会の中の動物実験指針検討のための作業部会*7

動物愛護管理法　まず動物愛護管理法は1973（昭和48）年に施行された法（昭和48法105）に改正が何度か加えられ，最近では2005（平成17）年6月22日に改正法（法68）が公布されました（平成18・6・1施行）。同法は，その目的として，動物の虐待防止をあげ，生命あるものとして，みだりに殺傷したり苦痛を与えることを防止すべく動物の適正な取扱いを行うことを基本原則としています。

また，平成17年6月の改正では，動物取扱業者の届出制が創設されるとともに，動物に対する殺傷，虐待などに対して罰則を強化し，また，本設問に関連する動物実験に対する規制も強化されました。動物実験に対する国際的な倫理原則としては3Rの原則と呼ばれるものが存在し，「動物使用数および動物実験数の削減」(Reduction)，動物を使用しないですむ方法があればそれを用いる（Replacement），実験計画および実験手技の洗練と苦痛の軽減（Refinement）が重要であるとされています。改正では，従来から規定されていた「苦痛の軽減」義務（41条2項）に加え，「代替法の活用」，「使用数の削減」の2つが配慮事項として41条1項に追加され，いわば国際的な標準である3R原則が明文化された状態になったといえます。

この改正法により，上述のように，まずもって動物実験をやらなくてもすむ代替的な方法があるならそれらを活用し，仮に実験を行う場合でも，なるべく意識や感覚のない低位の動物種を選んだり，また，無用な重複実験を避け，科学的に必要最低限度におさめる努力を行うことが要求されます。十分な計画を立て，手技についてもなるべく対象動物に無用な苦痛を与えず，軽減措置をとることが求められています。さらに，実験後動物が回復の見込みがない状態に陥っている場合にはできる限り苦痛を与えず安楽死をさせることが必要です（41条3項)。

さらに，動物実験および保管などの適正な運用を担保するために，実験施設においては，動物実験委員会を設け，さらに，実験動物に関する知識，経験をもつ管理者を設置することなどが要求されることになります（「実験動物の飼育及び保管ならびに苦痛の軽減に関する基準」，「研究機関等における動物実験等の実施に関する基本指針」)。大学などにおいては，同様に動物実験の適正さの確保のための指針を設けること，さらに，そのための教育訓練などを行うことも要求されています。

動物実験委員会は，ヒトを対象とする研究倫理委員会同様，動物実験の専門家だけでなく，外部の学識経験者などから構成されるのが通例で，事前に研究計画の科学的妥当性，倫理性などについて審査を行うことになっており，実験委員会の審査を経ない場合，実験結果の学術誌などへの公表に大きな支障があると考えられます。

上記のようなルールを遵守することによって，基本的には実験の妥当性は確保されると考えられますが，それをより確実に行い，さらに，動物実験の重要性に対する社会における正しい理解を広め信頼を獲得していくためには，社会に対する情報発信を含め，透明性の確保も重要です。

第1に，環境省基準によって動物の飼育保管の適正さを担保する手段として，動物の入手先，飼育履歴，病歴などについて記録台帳を整備することが必要です。それを前提に，飼育動物数，また，実験数および用いられた動物の種類などについて積極的に公表していくことが，社会の正しい理解への一歩でしょう。さらに，日本全体での実態がわかるような調査を，行政および学会のイニシアティブで行うことも必要です。

第2に，上記の各施設における動物実験委員会の審査および実験実施過程の適正さ担保のため，第三者機関による評価など外部者による評価の重要性がますます高まると思われます。

＊1 ヘルシンキ宣言第12項は，実験動物の福祉への配慮を規定しています（http://www.wma.net/e/policy/b3.htm）。

＊2 http://www.env.go.jp/nature/dobutsu/aigo/law_series/law_index.html（「動物の愛護及び管理に関する法律」に係る法規集）

＊3 http://www.mext.go.jp/b_menu/hakusho/nc/06060904.htm

＊4 http://www.scj.go.jp/ja/info/kohyo/pdf/kohyo-19-t1015.pdf

＊5 http://www.scj.go.jp/ja/info/kohyo/pdf/kohyo-20-k16-2.pdf

＊6 http://www.med.akita-u.ac.jp/~doubutu/WELFARE/gakujutudoukou.html

＊7 http://www.mext.go.jp/b_menu/shingi/gijyutu/gijyutu2/shiryo/010/05092001.htm

《参考文献》

＊板東武彦「実験動物の保護，愛護」日医雑誌第132巻1号（2004）95頁

＊「特集：動物実験」学術の動向2002年9月号7頁～55頁。

＊青木人志・動物の比較法文化（有斐閣，2002）

＊野上ふさ子・新・動物実験を考える（2003）

＊手島豊・医事法入門（有斐閣，2005）132頁～133頁

〔岩田　太〕

みなすことと推定すること

法律家は，「推定する」場合と「みなす」場合をそれぞれ明確に違うことだと考えます。前者は反証が許され，推定されては大変という人が何らかの証拠を提出しそれを覆すことができるのに対し，後者はそれが許されないからです。

例えば，民法では未成年者も結婚すると成年に達したと「みなす」ことにしています（民753条）。契約も一人前にできます。しかし，酒も煙草も自由かといえば，そうとは解釈されず，「みなす」といっても一定の法律関係に限ることが通常です。

医療過誤の訴訟では，訴える患者には医療のことはわからないので，どこで過誤が生じたかを立証するのが困難です。そこで，事例によっては，過失の「推定」を行い，医療機関側に過失のないことを立証させるケースもあります。アメリカでは，全身麻酔をして盲腸切除手術を受けた患者が麻酔から覚めてみると肩に障害を負っていたケースがあり，裁判所はres ipsa loquitur（事実自体が語る）というラテン語を引用して，医療機関に立証責任を負わせた例があります。

〔樋口範雄〕

1 臓器や細胞など人体試料と法律の考え方

設 問 46

私は病理医です。入院していた患者Aが死亡し，それが稀な症例であったために，Aの遺族にお願いして病理解剖を行いました。プレパラート標本を作り，その後の教育や研究に利用していましたが，ある時，遺族からプレパラート標本をすべて返却するようにという希望が出されました。理由は明確でなく，どうやらこの事例をめぐって医療過誤の疑いをもった遺族がその後の交渉がうまくいかないので，それならプレパラート標本を返却せよといってきたと推測されます。このような要望に応える法律上の義務はあるのでしょうか。そもそも，これらの標本や，細胞，臓器に関する法律の考え方はどのようになっているのでしょうか。

臓器や細胞などに関する法律のルール

設問のように，臓器や細胞，血液など，人に由来する試料を医学研究・教育・臨床の場で利用する場合，どのようなルールで行うかについて，必ずしも明確になっていません。これは日本だけの話ではなく，日英米における比較的最近の3つの事例はそれを示すものです。

まず，日本では，ちょうどこの設問のように，病理解剖された遺体からとられたプレパラート標本について遺族が返還を求めた裁判がすでにあります。遺族の主張は，本来，承諾していた範囲外の椎体骨が採取されるなど病院側の対応に問題があるため，所有権に基づき返還を求めるというもので，2000（平成12）年の東京地裁判決はそれを認めました*1（ただし，同じ事案に関し，2002〔平成14〕年の東京地裁判決ではそれによる損害賠償請求が否定され，ニュアンスの異なる判決が出されているのです。しかも控訴を受けた東京高裁もそれを支持しました*2）。

イギリスでは，1999年，世界的にも有名なオルダー・ヘイ子ども病院で，死亡した子どもの臓器が遺族の承諾なく長年にわたって保存されていたことが発覚し大きなスキャンダルとなりました*3。この事件を契機として，2004年には新しい人体試料・組織法（Human Tissue Act 2004）が制定され，2006年9月から施行されています。新法は，患者や遺族からの同意原則を強調していますが，他方で同意不要の例外も大幅に認めています。人体に由来する試料が医学研究・教育のためには不可欠である事情とのデリケートなバランスをとったものということですが，この問題の難しさも示しています。

アメリカでは，特殊な白血病に罹患した患者の脾臓を摘出し，その細胞を培養して特許を得た医師と大学が患者から訴えられた事件について，1990年，カリフォルニア州最高裁が判決を下したことがあります*4。州最高裁は，脾臓摘出が適切な治療であったとしても，手術の際に，摘出された脾臓を研究に利用することについても患者に説明しインフォームド・コンセントで必要な情報に含めるべきだったとする判決を出しました（ただし，患者のものである臓器を違法に横領したという請求原因は否定されており，患者の財産権的な請求は否定されています）。

以上のように，それぞれの国で，人体試料をめぐる法的な考え方は流動的で，今後いっそう明確にする必要がある分野です。

人体試料をめぐる法的課題

これらの事例は少なくとも次のような課題を示しています。

第1に，プレパラート標本の形であれ，臓器であれ，細胞であれ，人体に由来する試料をめぐって紛争が生じた場合，まず考えるべきは，それらはすべて「人に由来する」という共通項があるものの同じとはいえないことです。通常の場合，すぐにまた作られる血液と，1つしかない臓器で共通のルールを適用することにはならないでしょう。

この点，日本の「臨床研究に関する倫理指針」では，人体に由来する「試料」を次のように定義しています*5。

> ⑶　**試料等**　臨床研究に用いようとする血液，組織，細胞，体液，排泄物及びこれらから抽出したDNA等の人の体の一部並びに被験者の診療情報（死者に係るものを含む。）をいう。

ここでは，「試料」とは，血液，組織，細胞などからDNAや診療情報をすべて含むものとして広く定義されていることがわかります。さらに，系統解剖に使われる献体の例のように，（人の体の一部ではなく）人体全体も医学研究と教育に深く関係することに配慮してそれをも含めるなら，試料には様々な種類のものが入ることになります。問題とすべきは，人体全部からその一部である組織，臓器，細胞，それらを標本化した小さなプレパラート標本，さらにはDNAや診療情報にまで及ぶことになります。この倫理指針のように，それらをすべて画一的なルールで規制することが適切かどうかは再考する余地があります。

第2に，人体試料について，本人が生きているなら患者本人，死亡している場合には遺族にどのような権利があるかが明確ではなく，そのことがこれらの紛争の主たる原因となっています。日本の2000（平成12）年の東京地裁判決（前掲）は，明確に遺族の「所有権」に基づき標本の返還を認めました。しかし，アメリカの判決は，その事件について所有権を侵害するタイプの不法行為の成立を否定しているのです。日本でも，所有権を認めるといいながら権利濫用の法理でそれを制約することも可能です。そもそも所有権といっても，遺族が当該標本をその後売却してよいかといえば，そうとはいえません。真の所有権者なら，売ることも捨てることもできるはずですが，この場合それがあてはまらないのは明白です。そもそも遺体であれ臓器であれ，所有という観念に違和感を覚えるのは，法の素人ばかりではないでしょう。では，それに代わる，法概念があるかといえば，アメリカの判決のように，インフォームド・コンセント法理をもってくればすべて解決するとも思えません。カリフォルニア州最高裁判決は，患者が脾臓を提供したからといって，特許による金銭的利益に与ることまで認めるわけではないという趣旨だと理解されていますが，それならその場合のインフォームド・コンセントとは，どのような効果をもつものなのでしょうか。

これらの点は要するに，人体試料の適切な利用を定めるための法的な議論とはどのようなものかが，世界的にみてもまだ明確に定まっていないことを示しています。

2つの法的アプローチ

わが国では，すでに明治期に，墳墓の盗掘を行った犯罪者に対し，窃盗罪を適用した事件があります*6。被告人は，遺骨は財産ではないから窃盗罪にはなりえないとして，より軽い墳墓発掘罪をもって処断すべきだとして上告しました。しかし，当時の最高裁である大審院は，遺骨は相続人または承継人の保有に属するとして窃盗罪の成立を認めたのです。そして，以後，刑事法の側面ばかりでなく民事法上も，判例学説は，遺族が遺体の所有権を有するのは当然としてきました。その一部の臓器・組織についても所有権という概念で論じてきたのはごく自然なことです。さらにそこから発展して，従来は，医療の情報まで所有権の対象と観念する傾向が強くみられました。例えば，「患者のカルテ情報は誰のものか」というように。日本では，所有権という概念を用いたアプローチが主流だったことがわかります。

ただし，このような所有権中心主義には2つの但書がつけられてきました。1つは，この場合の所有権が特殊な性格のものであり，普通の所有権のように，そのものを使用・収益・処分することではなく，もっぱら埋葬・祭祀・供養をなす権能と義務とを内容とする特殊のものだとされてきたことです。

今1つは，生存している場合の人体については，所有という観念を適用することができないとされてきたことです。他人の人体を所有する奴隷制を否定するのはもちろん，自分が自分の身体を所有するのも否定され，その場合には人格権による保護が適切とされてきました。もっとも，生存している場合もいったん人体から切り離された場合は別であり，売血制度がかつてあったように，血液や髪の毛も，自発的に人体から切り離して売買等の処分をすることは認められてきました。全体の一部と全体から切り離された一部とは異なるとされてきたのです。

要するに，わが国では，所有権という法概念を基本にして，その内容を制約したり，生体全体には認めないという例外法理での対処が法律上なされてきたといえます。

これに対し，英米では，コモン・ロー上，人体について所有権的なアプローチが否定されてきました。おそらく，英語では，所有権を論ずる場合 property という概念が用いられるため，財産権という意味合いが明確に強調される結果，遺体について所有権で論ずることにいっそう抵抗感があったと考えられます。さらに奴隷制が否定された後は，生体もまた所有の対象となるものでなくなりました。そこではむしろプライバシーなど人格権的な法概念での対処が主流とされてきたのです。

ところが，近年，英米では，人体試料に所有権的アプローチをとるべきだとする議論が盛んに行われています*7。その理由は以下のようなものです。

(1)　患者の自己決定権を補強するものとして有用である。あるいはそれから必然的に出てくるものである。

(2)　遺体の保護のためには遺族に財産権を認めた方がよい。

(3)　財産権を認めない限り，献血や臓器移植などの贈与すら観念的に不可能となる。

(4)　むしろ財産権ありきとした方が，

それが研究者など医学関係者に移転した場合，明確な財産権の移転を観念することが可能になり，医学研究や教育の発展に資する。

注意しなければならないのは，このような議論が，患者や遺族のための議論として利用されるばかりでなく，患者や遺族から財産権の移転を受けた医療機関や医学研究者の利益のためにも利用されるという点です。所有権の議論を推進する4番目の理由は，医学研究の推進のためにむしろ人体試料に所有権を認めるべきだとする議論なのです。いわば，所有権の絶対的性格を強調して，患者や遺族の側に人体試料がある場合には100%の権利，いったんそれが医療側に移れば今度は医療側に100%の権利という形になるという議論です。このように単純で画一的なルールが，はたして人体試料の適正な利用のためにふさわしいかどうかは疑問ですが，人体試料を自由に医学研究・教育等に利用するにはむしろ所有権が医療機関に移ると考える方がよいとするわけです。

では，プライバシーや個人の尊厳を強調する人格権的アプローチはどうでしょうか。

そのメリットは，明らかに人の身体の自由を財産権や所有という観念でなく個人の人格を基にして基礎づけている点にあります。しかも，患者の人格権として構成することが，所有権という概念より弱い効果しかもたないことには必ずしもなりません。

しかし，この人格権的アプローチにもデメリットや疑問点があります。

(1) そもそも血液や臓器にも人格があるといえるのでしょうか。もちろん，それらは単なる「もの」ではありません。しかし，その場合に求められる特別な配慮は，それが私の臓器であるからではなく，まさに人の臓器だからです。個人としての人格ではなく，人に由来するということが重要です。それは本当に人格権的アプローチと呼べるものなのでしょうか。

(2) 仮に本人については人格権という構成でよいとしても，死亡した後は，故人の人格権を遺族が行使することになります。人格権は一身専属のような性格づけになじむと考えられますが，逆に，死亡後に法的な保護がないのも問題です。したがって，死者にも人格権があるということを認めるのは当然として，それはどの程度の保護であり，誰が行使するのかが課題になります。

(3) 所有権なら権利濫用ということが比較的容易にいえても，人格権となるとそれを制約する論理が難しくなる可能性があります。例えば，人格権としての自己決定権を強調すると次のようなケースはどう扱うべきでしょうか。ある患者は，適正な手術として自らの脾臓の摘出には同意するが，その脾臓から医療の発展にどんなに大きく資する発見・発明が可能であると説明されても，「そのような利用はいっさい認めない，直ちに廃棄せよ」という条件を付けようとしているというような場合です。

今後の方向性

どうやら，人体試料に関するルール作りには，所有権や人格権という概念を立ててそこから議論するのではなく，もっと柔軟な態度が必要だと考えられます。そもそも権利という概念は絶対的なものではなく，他者（社会）との関係で，個人の自由と他者の自由との適切な関係性を作るための概念だとするなら，人体試料に関する権利と救済のあり方についても，問題状況を把握した上で，どのような事態を回避し，いかなる社会を作り上げたいかを基本にして，機能的な議論がなされてしかるべきです。例えば次のように。

⑴　生体とその一部についていえば，患者（本人）の自己決定が基本となる。しかし，それにも限界があり，人体から切り離された試料について，自己決定は制約される。ただし，試料の利用の仕方は，そもそもその切除・採取の臨床上の必要性を判断する上で重要であるから（研究のために切除しなくてもよい臓器まで摘出するおそれがあるから），十分な情報の提供が必要である（カリフォルニア州最高裁がいうように）。

⑵　遺体とその一部についていえば，ここでも患者（本人）の自己決定が基本であるものの，その意義は相対的に小さい。遺族の意思や希望も大きな考慮の要素となる。しかし，遺族の意思がすべてではなく，紛争になるようなら，試料の利用の方法・目的・社会的意義などを勘案した判断が裁判所に求められる。

⑶　ただし，いずれの場合でも，患者（本人）と連結する情報部分で，患者への差別や名誉毀損，プライバシー侵害につながるような情報の保護には十全の配慮を必要とする。

これらはまだ基本的な考え方の提示にすぎません。しかし，例えば，このような効果を導くために，人体試料に関してどのような法概念を用いるのがよいかを議論すること，言い換えれば，法概念から出発する議論をやめて，人体試料について，その種類と利用の類型を分けた上で，それぞれどのような取扱いをするのが適正かを議論することが今まさに必要な状況です。

設問に返って　以上の考察を前提に，設問を考えてみます。遺族の承諾を受けて病理解剖し，その後作成したプレパラート標本について，遺族から返還を求められたということですが，わが国の法の現状では，遺体に関する限定的な所有権を遺族に認めているため，そしてそれを前提とする法律も存在するため，返還を拒むことは難しいと考えられます。しかし，プレパラート標本の扱い方が不適切で，故人の尊厳を軽視するような行為をしている場合でなく，遺族が別の理由で（賠償請求の交渉を有利に行うためや，単なる腹いせのため）返還請求を行っていることが明らかであれば，裁判所では，権利濫用を認めて，返還する必要がないと判断してくれる可能性も十分にあると考えられます。

＊1　東京地判平12・11・24判時1738・80
＊2　東京地判平14・8・30判時1797・68，東京高判平15・1・30判例集未登載
＊3　宇都木伸「死体からの臓器・組織の研究利用」ジュリ1247号（2003）62頁
＊4　Moore v. Regents of the University of California, 793 P. 2d 479 (Cal. 1990).
＊5「臨床研究に関する倫理指針」（厚生労働省，平成15・7・30〔平成16・12・28全部改正〕）
＊6　大判明29・11・9刑録2・10・15
＊7　ローヌ・スキーヌ（朴＝樋口訳）「身体や臓器について所有権で語る議論への批判」樋口＝土屋編著・生命倫理と法（弘文堂，2005）341頁

《参考文献》

＊樋口範雄「人体試料と法」医学のあゆみ222巻2号（2007）127頁

〔樋口範雄〕

2 既存試料を研究に利用する問題

設 問 47

私は，大学病院に勤務する医師です。膵ガンのように，発見されたときには進行している病気について，早期に発見できる診断方法を開発したいと思っています。それには，採血だけで簡便に調べられるような，血液中のマーカーがあれば便利です。そこで私は，過去5年に当院にかかった膵ガン患者の血液と臨床データを調べて，膵ガンの早期診断法を検討することにしました。ところが同僚から，「当初の目的とは違う目的で血液を使用するのだから，患者や家族から同意を取り直さないといけないのではないか」といわれました。患者さんの多くはすでに亡くなられていますし，膵ガンはそれほど多い病気ではなく，新たに血液を採取するのでは研究になりません。どうしたらよいでしょうか。

既存試料の扱い

病院には，患者の診断や医療の過程で生じた手術で摘出した臓器，検査の残りの血液や組織，カルテなどの医療情報が多く保管されています。これらは，その後の患者本人の医療に役立てるために必要ですが，本研究のように，将来の患者のためのよりよい診断や治療法の開発という目的にも用いられます。さらに，遺伝子解析研究が急速に進展したこともあり，遺伝的な特性と疾患の関連や薬に対する反応などを調べる研究に利用される機会も増加すると思われます。

しかし，臓器や血液などの試料がもともと属していた患者にしてみれば，自分の診断や治療の目的でとった試料が，まったく別の目的で使用されるわけですし，中には「研究されるのはいやだ」とか「“研究で使うけれどよいか”とたずねるくらいしてほしい」と思う人もいると思います。ところが，過去に採取された試料の場合は，本設問にあるように，すでに本人が死亡していたり，病院を受診していない場合も多く，本人にアクセスして同意を取り直すことが困難な場合もあります。同意を取り直すことにすると，多大な時間とコストがかかりますし，本人の死亡や転居などで連絡がとれない場合は研究対象にできないことになりますので，研究対象人数も限られてしまいます。そうなると，研究者は，再同意などの手続なしで研究に用いるということになりますが，例えば検診の目的で採取した血液を本人に無断で遺伝子解析に利用した研究の報道にみられるように，対象者や市民の不信感を買うなどの問題に発展することがあります。以下，日本や他国における人体由来の試料の扱いに関する状況を説明し，次に，既存試料を用いた研究を実施するときの考え方や手続を述べてみます。

人体由来の試料を扱うときの配慮事項

日本には，人体を構成するもの（臓器，組織，細胞など）や，人体由来の物質（血液，配偶子，受精卵，DNAなど）の扱いを考える上で，包括的な基本原則を定めている法やガイドラインはありません。個別の対象や研究それぞれについて，法律や指針が出されています。

例えば，移植の対象となる臓器については「臓器の移植に関する法律」（平成9法104），遺伝子解析研究については「ヒトゲノム・遺伝子解析研究に関する倫理指針」，疫学研究については「疫学研究に関する倫理指針」，その他の研究については一般に「臨床研究に関する倫理指針」が適用となります。しかし，受精卵の扱いについては，生殖医学研究に用いる場合は日本産婦人科学会による「ヒト精子・卵子・受精卵を取り扱う研究に関する見解」，受精卵からES細胞を取り出したり研究に用いたりする場合は「ヒトES細胞の樹立及び使用に関する指針」が適用になるなど，同じものでも研究目的によって適用される指針が違うといった状況になっています。

また，法律や指針が言及していない部分については何の規制もありませんので，例えば「移植のために摘出したけれど移植に用いられなかった臓器は研究に利用してよいのか（本人の同意の範囲は他者への移植に限定されていると考えられるため，研究利用は不可と考えられますが）」といった未解決の問題が数多く存在することになります。

これまで，人体由来の組織は一部が本人の診療や研究に利用される以外は処分されるものでしたが，培養や移植技術の発展とともに，研究に用いられたり商業的な価値が高くなったりすることが予想されますので，「人体由来の組織をどう扱う（採取，提供，保管，利用など）べきか」という基本原則を策定する必要があるでしょう。

人体由来試料の扱いについては，他の国でも考え方や扱い方がそれぞれ異なるようです。

アメリカでは，試料の供与者となる人自身の権利を保護することに主眼が置かれており，試料を採取・提供する際のインフォームド・コンセントが重要としています。病気の治療で摘出した臓器を利用して研究者が生理活性物質を取り出し，それが大きな利益を生んだために，患者が所有権と利益の分配を求めたムーア訴訟では，最高裁は，患者に所有権は認めませんでしたが，説明義務違反があったことを認めています。このような背景があるせいか，アメリカでは，完全に匿名化された試料であれば研究に利用することは可能であり，また，無償で提供された人体由来の試料が商品化されて流通しているようです。

一方，フランスをはじめとした欧州では，人間の尊厳を守ることに重点を置いており，人体そのものを保護の対象として，人由来試料の採取や利用，保管に関する規制を整備しています。欧州45カ国が加盟している欧州評議会では，生命倫理運営委員会が「人間の身体素材を利用した研究についての加盟各国に対する閣僚委員会勧告」を提案し，承認されています。勧告は，人由来組織の研究が，人間の尊厳，権利や自由が保障されつつ実施されることを目的とし，各国が必要な手続や法的措置をとることを求めたものです。勧告の「ヒト組織の研究利用」の項では，一般原則として，匿名化の有無にかかわらず対象者の同意の範囲での使用を求めています。そして，研究が同意内容の範囲を超える場合は再同意を取得する努力を求め，それが可能でないときは，独立した審査によって「研究の科学上の利益」，「同意を得て入手する組織では代用できないこと」，「本人が反対していた根拠がないこと」などの条件を満たしていることが判断された場合に，利用可能としています。また，個人の識別情報をつけた状態で使用する場合は，「対象者は拒否・同意の撤回が自由にできる」としています。

既存試料を用いた研究実施の際の手続

すでに述べたように，日本には人由来試料について包括的な考え方を提案した指針や具体的な規制はありませんが，本設問での研究は，「臨床研究に関する倫理指針」が適用になると考えられます。そこでは，「第４ インフォームド・コンセント」の項の最後に，「試料等の提供時に，被験者又は代諾者から臨床研究に用いることについてのインフォームド・コンセントを受けていない試料等については，原則として，本指針において定める方法等に従って新たに被験者又は代諾者等からインフォームド・コンセントを受けない限り，臨床研究に用いてはならない（ただし，倫理審査委員会が承認した場合を除く）」と規定されていますので，被験者または代諾者から再同意を得るか，倫理審査委員会の承認が必要となります。本研究の場合は，試料の提供者はほとんどが死亡しているため，本人から再同意を得るのは不可能ですし，代諾者から同意を得るとしても，仮に家族等にアクセスできたとしても提供者の意思や利益を代弁できるとは限らないことを考えればそれらの人からの同意を適正な同意とみなしてよいかどうかは疑問です。また，研究の対象は稀な疾患ですので，新たに患者さんから同意を得て試料を収集するのでは多大な時間がかかってしまいます。

そこで，本設問のような研究を実施する場合は，しかるべき第三者が，研究に実施する価値があることや対象者の権利や利益が不当に損なわれないことを審査した上で研究を承認するといった手続が必要と思われます。具体的には，以下に述べる事項について，特に詳しく記した研究計画書を作成し，それを倫理審査委員会で審査し，承認を受けることになります。

研究計画書に記載が必要な事項は，研究の背景・意義，目的，研究の具体的な方法・期間，対象者の選択方法，同意取得の手続，責任者に関する情報などですが，本研究の場合は特に，(1)研究の実施により得られる知見が医療コミュニティに意義や利益をもたらすこと，(2)新たに患者から同意を得て収集する試料では研究の実施が困難であること，(3)対象者の選択方法が合理的であること，(4)再同意を得ることが困難であること，(5)患者のプライバシーを守るのに適切な方法が講じられていること，などについて詳細に記述し，この部分について審査を受ける必要があります。

また，この研究が単一施設の中だけでなく，複数の施設から既存試料を収集して分析をするような場合は，研究計画書の審査は中央の施設で実施するとしても，試料を提供する施設において，倫理審査委員会が試料の提供方法が正当であることを確認したり，研究の実施を承認したりすることは必要でしょう。

そして，対象者の同意を取得しないで研究を実施することが倫理審査委員会で承認された場合でも，既存の試料を用いて研究を実施していることや，誰がどのように実施しているかについては，病院のホームページなどで公開しておき，対象者や市民が何か質問がある場合には適切に対応するしくみを用意しておくことも必要と思います。研究は，対象となってくれる人がいてはじめて成り立つものですし，「自分はいやだ」という人の意思はできる限り尊重されるべきですから，研究の実施が外からみえる形になっていることや（透明性），疑問や質問にきちんと対応すること（説明責任）は研究を円滑に実施するための必要条件ではないかと思います。

《参考文献》

＊井上＝米本「ヒト組織の研究利用の規制」Studies　生命・人間・社会9号(2006)

＊「臨床研究に関する倫理指針」（厚生労働省，平成15・7・30〔平成16・12・28全部改正〕。http://www5.cao.go.jp/seikatsu/shingikai/kojin/20050127kojin-sanko2-6.pdf）

＊Moore v. Regents of the University of California 793 P. 2d 479 (Cal. 1990)

〔佐藤恵子〕

献体と手術の研修

献体を用いて手術の研修をすることが可能か否かが問題になっています。一方では医学や医療の進歩に対応する技術の習得が喫緊の課題となり，他方で医療事故に際して未熟な技術しかない医療従事者の責任が重く問われています。そこで，献体を利用して手術トレーニングを行うのが献体をしてくれた人の遺志にもかない，医療安全の推進のための研修制度の充実にも即しているというわけですが，厚生労働省は2007（平成19）年夏の段階で，法律上は問題が残るという回答を示しました。「（法律が認める）正常解剖，病理解剖のいずれにも該当しない」というのです。献体を規律する医学及び歯学の教育のための献体に関する法（いわゆる献体法）は，「医学及び歯学の教育の向上に資することを目的とする」（1条）としながら，献体は「身体の正常な構造を明らかにするための解剖」（正常解剖。2条1項）だけを目的とすると限定しています。同様に「医学（歯学を含む）の教育又は研究に資することを目的とする」死体解剖保存法（1条）も，そこでの「教育」には，サージカル・トレーニングを想定していないというのです。

ここでも法の適切な解釈のあり方が問われていることになります。

〔樋口範雄〕

3 病理解剖と組織の返還
——病理診断（ネクロプシー）のための組織の採取

設 問 48

A医師は，急性虫垂炎の患者Bの手術をしましたが，手術後，Bは急死してしまいました。死亡原因を明らかにするために，Bの遺族の承諾を得ることなく，死後針組織病理診断（ネクロプシー）を行って死因を究明するため，遺体に針を穿刺し肝細胞を採取しました。肝細胞は大学病院の病理学教室のC医師のもとに送られました。A医師らは，腹膜炎から敗血症性ショックに至った原因が，単なる虫垂炎ではなくライ症候群ではないかという疑いをもったからです。ところが，後にこれを知った遺族から，このような組織の採取自体が違法であるとして慰謝料請求とともに，採取した組織の返還が求められました。このような場合，A医師および病理学教室のC医師はどのようにすべきだったのでしょうか。

はじめに　この設問の基になっているのは，2000（平成12）年の判決です*[1]。3歳の男児Bが発熱，腹痛，嘔吐の症状を呈し，小児科医で急性虫垂炎の疑いありとの診断を受けて県立病院に紹介されましたが，「手術が必要な状態ではない」といわれて帰宅，しかし，症状がよくならないため4日後に再度来院し，翌日手術を受けたものの，手術後28時間後に肺血性ショックにより死亡しました。その際，死亡した直後に，外科医は死因を究明したいと考え，遺体に針を穿刺して肝細胞を採取し，病理学教室に送りました。その後，遺族が，手当ての遅れに過失があり，そのために子どもが死亡したとして県を訴えた際に，被告側では，ネクロプシーに基づく診断結果を証拠として提出し，逆に，遺族には承諾のないネクロプシーが行われたことがわかりました。

福岡高裁宮崎支部の判決では，死因の解明を目的として遺族の同意を得ずに「死体の一部である肝細胞を採取し，標本として保存したものといえる。そして，同人らの右行為は，遺族である被控訴人らの同意がないから，死体解剖法17条，又は19条に反する違法な行為であり，私法上も被控訴人らのBに対する追悼の感情を違法に害する不法行為に他ならない。このことは肝細胞の採取の目的が死因の解明という正当な目的を有することによって左右されるものではない」とされ，医療過誤に加えて，違法な採取，保存，検査という不法行為まで加わったものであるとして，損害賠償を認めました。なおこの事件では，組織自体の返還は請求されていません。

死体解剖保存法　先に紹介した判決では死体解剖法とありましたが，正式には死体解剖保存法です。この法律は，「死体（妊娠4月以上の死胎を含む。以下同じ。）の解剖及び保存並びに死因調査の適正を期することによつて公衆衛生の向上を図るとともに，医学（歯学を含む。以下同じ。）の教育又は研究に資することを目的とする」(1条) ものです。

判決で問題にされている17条と19条は次のような規定です(後の論述の関係から18条も付け加えます)。

第17条① 医学に関する大学又は医療法(昭和23年法律第205号)の規定による地域医療支援病院若しくは特定機能病院の長は，医学の教育又は研究のため特に必要があるときは，遺族の承諾を得て，死体の全部又は一部を標本として保存することができる。

② 遺族の所在が不明のとき，及び第15条但書に該当するときは，前項の承諾を得ることを要しない。

第18条 第2条の規定により死体の解剖をすることができる者は，医学の教育又は研究のため特に必要があるときは，解剖をした後その死体(第12条の規定により市町村長から交付を受けた死体を除く。)の一部を標本として保存することができる。但し，その遺族から引渡の要求があつたときは，この限りでない。

第19条① 前二条の規定により保存する場合を除き，死体の全部又は一部を保存しようとする者は，遺族の承諾を得，かつ，保存しようとする地の都道府県知事(地域保健法(昭和22年法律第101号)第5条第1項の政令で定める市又は特別区にあつては，市長又は区長。)の許可を受けなければならない。

② 遺族の所在が不明のときは，前項の承諾を得ることを要しない。

この条文からわかることは，判決が問題にしたのは，解剖ではなく保存だということです。確かに，ネクロプシーが解剖といえるかには疑問があります。実際，ある大学の病理学教室では次のような説明がなされています。

「遺族から病理解剖の許可が得られず，最終病理診断が得られていない場合，針あるいは切開により遺体から組織を採取することがあります。ネクロプシー necropsy とよばれます」。

ネクロプシー自体が解剖であるか否かに議論が残るとしても，何であれそれによって採取されたものが「死体の一部」であることに間違いありません。すると17条によって，「遺族の承諾を得て，死体の全部又は一部を標本として保存することができる」ことになり，19条でも死体の一部の保存には「遺族の承諾を得」，かつ知事の許可が必要だとされているわけです。17条は「標本として保存する」場合であり，先の事件の場合，病院側が標本として保存していたわけではないと反論しても，それなら19条(17条および18条以外の保存の規定でやはり遺族の承諾を要件としている規定)が待ちかまえているという構造になります。

もっとも，17条2項をみると，19条2項と異なり，15条但書に該当すれば遺族の承諾は不要としている点に注目する必要があります。そして問題の15条は次のような規定です。

第15条 前条に規定する期間を経過した後においても，死者の相続人その他死者と相当の関係のある引取者から引渡の要求があったときは，その死体の全部又は一部を引き渡さなければならない。但し，その死体が特に得がたいものである場合において，医学の教育又は研究のためその保存を必要とするときは，この限りでない。

したがって，17条による保存の場合だけは，「その死体が特に得がたいものである場合において，医学の教育又は研究のためその保存を必要とするとき」は，遺族の承諾が不要になります。本来，死体やその一部を保存するのは，医学の教育または研究のため必要な場合でしょうから「その死体が特に得がたいものである」という条件さえ満たせば，多くの場合に遺族の承諾は実は不要ということにもなります。

しかし，この判決では問題の肝細胞が「特に得がたい」ものとはされなかったのだと思われます。

ただし，死体解剖保存法の意義については大きな疑問点が2つあります。1つは，なぜ遺族の承諾が重視されているのかという問題です。遺族にはどのような権利があると認められているのか，本人の生前の意思や承諾は問題にならないのかという点です。もう1つは，死体解剖保存法に違反することがどのような効果をもつかという問題です。例えば，死体解剖保存法の罰則規定には19条違反に対する罰則（2万円以下の罰金）は規定されていますが，17条違反に対する罰則はありません。判決文が「死体解剖法17条，又は19条に反する違法な行為であり」としながら，続けて「私法上も被控訴人らのBに対する追悼の感情を違法に害する不法行為に」なると述べている点に注目すべきです。要するに，死体解剖保存法は一種の行政法規であって，遺族が訴える際にそれだけを基礎とすることはできないものです。逆に，仮に死体解剖保存法が存在しなければ，遺族が訴えることができないかというとそういうこともありません。何らかの保護すべき利益が遺族にあり（これは第1の問題点に返ってくる点です），それが違法に侵害された場合には，不法行為として訴えることができます。

その意味で，実は，判決は，遺族の承諾なき保存だけを問題にしているわけではなく，「違法な採取，保存，検査」と並べて，その全体を違法な行為と認定しているのです。死体解剖保存法に関する判示は，これらの行為の違法性を認定しやすくするための補助的な道具になっているにすぎません。

不法行為の成立

判決文を読み直してみると，福岡高裁宮崎支部が違法な行為だと認定しているのは，次の行為の全体です。

(1)「前記認定のとおり，被控訴人らは当時3歳の二男であるBを控訴人の医療過誤による不法行為によって失ったこと」。(2)「その機会に控訴人側が右違法な採取，保存，検査に及んだこと」。違法性が認定されているのは，遺族の承諾がないからです。(3)「控訴人は本件訴訟に至るまでは右標本の採取等を被控訴人らに秘匿していたこと」。

要するに，治療自体に不注意なところがあって不法行為とされる上に，死後，遺族の承諾なくネクロプシーによって肝細胞を採取，保存，検査し，しかも後までそれを隠していたことも追加的な不法行為とされたのです。

そうだとすると，設問の事例とは2つの点で異なることがわかります。第1に，治療自体に過失があり，それによってBが死亡しているとされている点です。第2に，ネクロプシーの事実や検査結果を遺族に隠していたとされている点です。

仮に，これらを踏まえて，次のような事例を想定します。例えば，A医師がBの急死の原因がわからず，ネクロプシーをしたところ，事前にはほとんどの医師が予測できない種類の病気であったことがわかり，直ちに遺族にそれを説明したとします。このケースでは，医療過誤はなく，事後の隠蔽もないことになります。それでも，ネクロプシーによる採取と肝細胞の保存が不法行為になるか否かは，少なくとも先の福岡高裁の判決から自明であるとはいえません。

もちろん，仮にBが生きており，医師が病状の急変の理由が知りたくて，Bの承諾なしに肝生検（針を刺して肝臓の細胞を採取すること）をすれば，それは刑法上の傷害罪にあたるとともに文句なしに民法上の不法行為にもなります（後者によってBには損害賠償請求が認められます）。生存している個人には自らの身体に対する不可侵性が認められているからであり，その利益は不法行為法で当然保護すべき利益だとされているからです。

Bが死亡している段階では，遺族の利益が問題となります。判決文はこれを「追悼の感情を違法に害する不法行為」と述べています。他方で，医師には遺族に対し死因を説明する義務がありますが，それが遺族に対する義務であるのなら，遺族からの事前の同意不要にはなりにくいはずです。死因を究明するのに解剖でない手段，ご遺体をほとんど傷つけないで死因究明に役立つネクロプシーがありうることを遺族に事前に説明し承諾を得るという手順を踏むのが普通でしょう。そのような手順なら，ネクロプシーで病院側に不利な結果が出てきたときも遺族に対し正直に説明することにもなります。そのように考えると，仮に，ネクロプシーの結果，医療過誤のないことがわかっても，事後的な隠蔽はまったくなくても，遺族の承諾なくネクロプシーで細胞を採取し保存し検査すること自体が，違法性を帯びることになります。

遺族の利益　死体に対し遺族がどのような利益を有するかは難しい問題です。死体も「もの」であり所有権の客体になるとして，死体の所有権が遺族にあるとするのが法学者の通説ですが，そうかといって自由に処分（例えば捨てること）ができるかといえば，誰もそうとはいいません。判例でも，その性質上，他のものに対する所有権とは大きく異なるものであって，埋葬管理および祭祀供養の客体として所有権に服するだけであると，古くは1927（昭和2）年の大審院（当時の最高裁）も述べていました。

そうだとすると，遺族の利益は極めて限定されたものになります。しかし，先の判決も述べるように，財産的な利益とは違う遺族の「追悼の感情」を法が軽視することはありません。

遺族の承諾がなくともネクロプシーが許されるとすれば，本人が生前に死因究明の意思を表明していた場合（あるいは自らの病状の推移に関する医学的究明に協力する姿勢をみせていた場合）か，または死因究明が多数の事例の究明につながるような場合が考えられます。このようなケースでは，遺族の承諾なしに行われた医師のネクロプシーの違法性が薄らいで，不法行為とされない可能性があります。いわんや，刑法上の死体損壊罪で有罪になることもないと考えられます。ただし，よほどの緊急事態でもない限り，遺族の承諾を得る努力をするのは当然であり，それはいらざる紛争を避け遺族に疑念をもたれない点でも重要です。

*1　福岡高宮崎支判平12・2・1判タ1045・240

《参考文献》

*佐藤雄一郎「死体からの組織の採取・保存に関する二事例」医事法17号（2002）167頁

〔樋口範雄〕

第6部

医療事故の問題

Ⅰ　医療事故の動向
Ⅱ　民事責任──医師の注意義務
Ⅲ　患者側への説明と治療の決定
Ⅳ　医療事故発生から民事訴訟へ
Ⅴ　民事責任に関わるその他の問題
Ⅵ　刑事責任・行政責任・倫理的責任

1 医療裁判のしくみ

設問 49

医療裁判を経験した勝村久司さんの本を読みました。そこでは，高校の先生である著者が結婚し最初に授かった子どもが死産で終わった経緯が語られ，1審で敗訴したこと，控訴審で逆転勝訴するまでのことがつづられています。

その中で，患者側からみて，医療裁判になぜ勝てないかを分析したところがあり，看護記録の改ざんやそもそも記録をなかなかみせてもらえない事情などの他に，専門家である医師に素人の患者が対峙し，裁判官も医療のことは知らないので鑑定医の意見に頼りがちにならざるをえないという医療裁判の構図が記されています。その本の解説では，もっと明確に「裁判は一方的に被告に有利なようにできている。……医療にせよ，司法にせよ，およそ制度と名のつくものはすべて，既得権を持つ者に有利なように作られている」と指摘されています。いったいそれはどうしてなのでしょうか。

医療裁判と立証責任

この本の解説には「家族を失って哀しむ者が，なぜ一方的に不利な立場に置かれねばならないのか？」という疑問が記されています。

確かに，裁判では，訴える側（原告）に立証責任を負わせています。これは，原告側の方で，裁判官に対し一定の事実と主張を認めさせない限り勝てないということです。言い換えれば，訴えられる側（被告）は何もしなくとも勝てるのです。なぜ法はそのようなしくみをとっているのでしょうか。

まず，このようなしくみをとるのは，医療裁判に限られていない点に注意が必要です。医療だけが特殊というのではなく，法や裁判は一般的にそのようなしくみをとっているのです。例えば，自転車に乗った子どもが医師にぶつかりけがをさせたとすると，被害者である医師の方で加害者の子どもの過失を立証しなければなりません。

では被害者が立証責任を負うのはなぜか。もちろん，「法律でそうなっているから」というのは答えになっていません。法がそのようなしくみをとるにはそれ相応の理由があるはずです。

その理由は，法や裁判が介入するのが，何らかの事件・紛争が起きた後の時点であり，その時を基点にして物事をみるからです。もちろん，その時にはすでに被害者は何かを失っています。例えば元気で生まれるはずの子を失っているのです。患者からみると，それ以前からの時の経過は連続的なものであり，なぜ自分にこのような結果が降りかかったのかが問題となります。

しかし，法や裁判からみると，介入の結果，被告に責任ありとするのは，介入時点での状況を変更し，通常のケースなら被告に金銭の支払を命ずることになります。つまり，現状を変更せよと命ずるわけです。そして，そのような見方からすると，現状を変更しようとする当事者，原告側に，自らの主張が正しいことを証明しなさいということになるのです。

患者からすれば，そのような状況を

作り出したのは被告です。その被告が有利な立場にいるのはおかしいともみえるでしょうが，繰り返しいえば，法や裁判はその時点ではじめて関与する新参者なのです。

他に関連する理由は2つあります。1つは，法がある当事者に責任ありとするためには，一定の帰責事由（例えば過失）のあることが必要ですが，帰責事由ありと立証することと帰責事由なしと立証することを比べると，どちらかといえば一般に前者の方が容易だと考えられることです。何かが存在しないことを立証するためには，あらゆる場面・あらゆる事象を探求する必要がありますが，何かがあることを立証するためには，それに関連した事柄だけを探求すればよいからです。

もう1つの点は，仮に反対のルールを採用して立証責任を被告に課すと，ほとんど根拠のない訴えも提起されるようになるおそれが強いという実際的・政策的判断です。濫訴のおそれといわれるものです。

刑事と民事の違い

ところで，裁判には刑事裁判と民事裁判があり，医療事故についても，医師が業務上過失致死傷罪で起訴される刑事事件と，被害者である患者やその遺族が医師や病院を訴える民事事件があります。法律家にとってそれは常識ですが，非法律家にとってはその区別は意外に難しいもののようです。

先の勝村さんの本の解説でも，裁判が一方的に被告に有利なようにできているという指摘の後で，次のような記述があります。

「誰もが知っているように，裁判では『疑わしき者は罰せず』が原則である。医師の責任を裁判官に認めさせるためには，被告側の主張に疑義を唱えるだけではなく，被告と同様の専門的な水準で相手の過失を立証できなければならない」。

この説明は，刑事と民事の違いをせず一緒に議論している点で，正確ではありません。そもそも勝村さんの訴訟は民事裁判であり，その話の中で，刑事訴訟の原則である「疑わしきは罰せず」が登場するのは，法律家には違和感があります。刑事裁判では，訴える者は検察官であり，国家権力を使った捜査権が保障され，しかもその結果は死刑を含む刑罰を科すことになるので，まさに「疑わしきは罰せず」という原則が適用されます。刑事手続というのは，無罪の人を決して有罪にしないための手続ですから，仮に，本当は有罪の人が間違って無罪になることがあっても，それでもよいとするものなのです。したがって，起訴をした検察官（訴える側）には極めて不利な制度を意図的に採用しています。

しかしながら，民事事件では，同じように訴える側に不利な制度が採用されるといっても，その程度も意味もまったく違います。場合によっては，立証責任が転換されて，訴えられる側（被告）に不利な手続に変更されることすらあります。言い換えれば，「疑わしきは罰せず」ではなく，「疑わしき被告に不利に」働くこともあるのです。また，原告の負う立証責任の程度も，刑事事件に比べれば低いものだと考えられます。

それでも医療過誤訴訟は難しい

医療裁判のうち，医療事故を理由とする民事裁判は一般に医療過誤訴訟と呼ばれます。設問で指摘されているように，アメリカでも日本でも，医療過誤訴訟の原告からみた勝訴率は一般に低く4割程度だといわれています。弁護士も喜んで引き受けたがるタイプの訴訟だとはいえません。

患者側からみて医療過誤訴訟が勝ちにくい理由としては，勝村さんの本でも，以下のような点が指摘されています。

⑴　過失の立証に専門家の協力を必要とすること。

医療過誤訴訟では，医療水準が問題となり，その水準以下であることを立証責任のある患者側で立証する必要があり，そのためには医療に通暁した専門家，つまり医師の鑑定が必要になります。

先に，子どもの自転車でけがをした医師の例を出しましたが，この場合の被害者である医師は，子どもの過失を立証する際に，自転車競技の選手の助けを借りる必要はありません。自分でも自転車の安全な乗り方はわかるので，子どもが安全な乗り方をしていなかったことを主張し立証すれば十分です。しかし，医療過誤訴訟では，専門家の責任が問われるので，専門家のあるべき行為水準が基準となり，その基準自体を専門家の助けを借りて立証する必要があります。

アメリカでも，医師は互いに共謀して不利なことは証言しないようにするという問題があり，2つの方法でそれを解決する努力をしました。

1つは，かつては当該地域の医療水準を基準としていたものが（それだと必然的に，当該地域における別の医師の証言が必要になります），多くの州で，全国基準を採用したことです。これならはるか遠方の，医師ではあっても訴えられている医師とは互いに助け合うことなどまず考えられない医師の証言で，医療水準を立証することが可能になります。

2つ目は，手術などの診療行為の過失ではなく，医師が行った説明の不備を問題にする訴訟形態，有名なインフォームド・コンセント違反という形の訴訟を作ったことです。この場合に，必要なインフォームド・コンセントの基準として，患者が知りたい内容という基準をとると，もはや医師の専門家証言は不要になります。

わが国では，アメリカと異なり，州ごとに法が異なるわけでもなく，そもそも明確に地域ごとに医療水準が異なるとは考えていません。裁判で医療水準を問題にする際には，訴えられている医療機関の規模や性格，当該地域の医療の状況などは考慮されますが，それでもあるべき医療水準が地域ごとに異なるとして，問題となった医療機関と同じ県や市町村の中で業務を行っている別の医師の鑑定を必須であるとすることはありません。

しかも，もう1つのインフォームド・コンセント訴訟の面でも，実は大きな違いがあります。アメリカのインフォームド・コンセント訴訟は，有名な割に実際の訴訟で成功することが少ないのです。最大の理由は，十分な説明を受けたとしたら患者が別の療法を選択し，こんな結果にならなかったことを立証する必要があるのですが，それは，実際に受けた療法自体に問題があったという意味ですから，実は，本当に手術等の診療行為に過失がない場合（あるいは過失が立証できない場合）には結局使えないということです。十分な説明を受けなかったことだけでは，実際に生じた損害との因果関係の立証が不十分だとされているのです。

ところが，わが国では，説明義務違反自体で慰謝料を認めてくれますから，その点でも，アメリカよりはるかに有利です。実際，わが国では，近年，説明義務違反（インフォームド・コンセント違反）が問題となる訴訟が多く，法的な意味でのインフォームド・コンセントは，母国のアメリカよりむしろ日本で重要視されているほどです。

しかし，慰謝料ではなく，実際に生じた損害（死亡や重篤な障害）に対する金銭賠償を得ようとすれば，やはり専門家の鑑定が重要になります。そこでわが国の裁判所は，医学界と協力して，医療過誤訴訟に協力して鑑定人となる人たちのリストを作って専門家の助力を得やすくするとともに，複数の鑑定人を利用することで，一方的な鑑定に頼らざるをえない事態を避ける努力をしています。

⑵　医療記録を入手しにくいこと。入手した記録も改ざんされていることが多いこと。

患者の方で立証責任を負うからには，何らかの証拠を提出する必要があります。重要なものは患者自身の証言ですが，それを裏づける診療記録は，通常，相手方の医療機関のもとにあります。それが入手できなかったり，あるいはその内容が正確でなければ，勝訴することは困難になるでしょう。

記録の入手という点では，医療過誤訴訟に慣れた弁護士は，裁判所の助力を得て証拠保全手続を速やかに進め，カルテや看護記録を入手するようになってきました。また，2005（平成17）年に施行された個人情報保護法の中で，医療情報を含む個人情報を保有する者には開示義務があると明記され，患者自身に自らの情報に関する開示請求権が認められています。これは，実質的にカルテ開示が法律上認められていることを意味しています。さらに，患者が死亡した場合には遺族に開示することが，厚生労働省のガイドライン等で認められています。

問題は記録の改ざんです。アメリカの訴訟では，医療機関が記録を改ざんしていたことがわかれば，訴訟では勝てません。医療機関側の主張がすべて信用されなくなるからです。そのようにして改ざんに対する一種の制裁が行われます。しかし，わが国の訴訟では，改ざんの事実が認定されても，事後の記録の改ざんとそれ以前の医療過誤の有無が直ちに結びつくものではないことから（厳密な理屈としては確かにそうです），そして，民事裁判は制裁を目的とするものではないので，医療機関からの他の部分の主張の正誤は改ざんと別個に判断するものとされてきました。

しかし，改ざんの事実は，実際には裁判官の心証形成に大きな影響を及ぼします。さらに，改ざんの事実がわかれば，単なる医療過誤が刑事犯罪とされて業務上過失致死傷罪に問われるおそれが出てきます。1999（平成11）年の都立広尾病院事件が大きな刑事裁判になったのはその実例です。また，いうまでもないことですが，そもそも訴訟をおそれて記録の改ざんをすることは医療倫理に反することであり，2007（平成19）年以降の行政処分制度の拡大により，処分の対象ともなりえます。

設問について

設問では，「医療にせよ，司法にせよ，およそ制度と名のつくものはすべて，既得権を持つ者に有利なように作られている」という指摘をあげて，医療不信，司法不信，制度不信が語られています。実際，完璧な制度はありません。完璧どころか，成績表でいえば，医療も司法も優どころではなく何とか可か良をもらおうと努力しているのが現状です。

ただし，医療に関わる法や司法は，単に既得権をもつ者に有利なしくみを作っているわけではありません。それは文字どおり，公正なしくみを目指しているのです。そのためにまだまだ改善すべき点があることは本当にそのとおりです。

勝村さんの本は『ぼくの「星の王子さま」へ』と題されており，星子と名付けた，医療過誤で亡くなられた子からの宿題として医療裁判に取り組んだ10年が語られています。その解説では，次のような記述があります

「本書が感動的なのは，紆余曲折を経て病院側の過失を認めさせた医療裁判の記録だからではない。……被害者は，正義が自分にあると考える。正義は容易に独善に落ち込む。本書が稀有なのは，長い裁判をたたかいながら，著者がその陥穽を常に自覚していたことにある。……レセプトやカルテ開示の運動を通じて，著者は個人的なかなしみを社会に開いていこうとする」。

解説者が説くように，不幸な医療事故から出発し，それを単なる不信の連鎖に終わらせず，希望と救済につなげている点で，この書物は同様の経験をもつ患者ばかりでなく，医療従事者にも重要な記録だと考えられます。

《参考文献》

＊勝村久司・ぼくの「星の王子さま」へ――医療裁判10年の記録（幻冬舎文庫，2006）

〔樋 口 範 雄〕

裁判は医師に有利か？

医療事故の裁判は，被告にとって有利だといわれています。証拠が医師側に偏在しているとか，仲間意識で鑑定人までが被告をかばうとかいわれています。しかし，それは昔の話です。裁判を進めるための法律である民事訴訟法は，証拠入手の手段である文書提出命令制度を大幅に改めましたし，裁判前の証拠入手手段である証拠保全手続の運用も迅速適切なものに改善されています。のみならず，医療事故を専門に処理する集中部の設置，専門裁判官の養成も順調に進んでいる上，審理に関して事実上の主張・証明責任の転換を図ったり，鑑定人の選任に工夫を凝らしたりして，当事者間の対等関係を確立する努力が行われています。現況は医師側にとって厳しい訴訟運営が行われているといっても過言ではありません。時々記録の改ざんや，原被告本人の偽りの証言が問題となります。そのような事実が判明した場合，正面から取り組まずに，慰謝料算定の際，金額でバランスを取る頭脳的な判決が散見されます。東京地裁平成15年11月28日判決（東京・大阪医療訴訟研究会編著・医療訴訟ケースファイル Vol. 1〔判例タイムズ社，2004〕357頁）は，駅前の美容整形医が起こした麻酔事故で，患者が重篤な低酸素脳症を後遺した悲惨な事件です。被告医師が診療録，麻酔記録の改ざん，虚偽の証言が問われ合計3000万円の慰謝料が認められました。いずれにせよ，原被告を問わず，裁判で嘘をつくのは禁物です。

〔畔 柳 達 雄〕

2 医療事故被害者早期救済のための制度

設 問 50

日本では医療事故による損害賠償は過失なければ賠償なしという法理のもとで処理されていると聞いたことがありますが，そうですか。そのような法制度のもとで，医療事故被害者の早期救済を目指した紛争処理制度にはどのようなものがありますか。また現在，実際にどのような運用がなされているのでしょうか。

過失責任の原則

我妻栄博士は1937（昭和12）年に「不法行為の要件として行為者の故意又は過失を必要とすることは，近代民法の原則である。これを**過失責任の原則**（Prinzip der Culpahaftung）という」。「元来，過失責任は法律の相当に発達することによって認められた制度である。古代においては，客観的不正あらば加害者の主観を顧みずに反撃（復讐）を加えた。次いで加害者の主観的責任（過失）ある場合にのみ反撃を加えることを許し，然らざる場合には原状の回復（例えば所有物の返還）のみを認めた」。「しかして，さらに一歩進むるに及び，その反撃に二つの作用を分ち，被害者は激情を離れて蒙った損害の塡補を要求し，社会は復讐感情の満足の為めに刑罰を科することとした。これが民刑両責任の分化である」。「この分化の以後において，刑事責任はさらに復讐をすてて犯人の社会的応化を目指して進まんとして今日に至るまで学者の論争の渦中にあることは周知のとおりである」。「民事責任においては，過失の大小によって責任の軽重を認めることや精神的損害に対する慰謝料を求めることはなお刑事責任の色調を止めるものとしてこれを排斥せんとする者あるに至った」*1といわれました（一部漢字，仮名遣いとしました）。このときから70年経ちましたが，民・刑両責任の分化とは逆行する立法が目立ち，古代に先祖還りした感があります。

医師など医療関係者が患者を診断・治療する過程で医療事故が起き，稀に患者が死亡し，傷害を受け，これに対する治療にかかわらず結果的に障害を後遺することがあります。患者・遺族が受けたこれら被害の救済を，誰がするのかが本稿の問題の1つです。日本を含めた多くの先進国では，医師など医療関係者（以下説明単純化のために「医師」といいます）に過失がある場合に限り，医師側の負担と責任とで損害を塡補（賠償）すべきとしてきました。我妻博士の説かれる「過失責任の原則」と呼ばれる法制度です。

この立場をとると，患者が医療事故によって死亡し，あるいは生涯介護を要する重篤な後遺障害を残した場合でも，医師の過失が認められないときは，患者・遺族の損失は塡補（補償）されないことになります。「医療事故被害者の早期救済」という場合には，これらの人々の存在にも目を配る必要があります。結論だけいえば，これらの人人の救済は，広い意味での社会保障制度の役割です。医療に関連しては，現時点で国は，内容，給付対象などを非常に限定したものですが，「独立行政法人医薬品医療機器総合機構法（旧「医薬品副作用被害救済・研究振興調査機構法」〔平成14法192〕）」が医薬品等の副作用被害者に対する救済措置，「予防接種法」が予防接種による健康被害者に対する救済措置を講じているのに留まります。これらを含めて設問の対象を，医療事故に関連するすべての被害者にまで広げると，議論が拡散し収拾つかなくなるので，問題があることを指摘するに留め，以下においては，過失責任を前提とする医療事故被害者の早期救済について考えてみます。

過失責任の認定と賠償金原資の確保

当事者間に争いがない，あるいは当事者間で話合いが成立した場合は別として，過失責任の原則に基づき医療事故被害者を救済するためには，患者・遺族は医師（など医療関係者）の過失が診療の際などに存在し，それによって患者が損害を蒙ったことを証明し，かつ裁判所によって認定される必要があります。

しかし，裁判所の判決だけでは絵に描いた餅同然であり，裁判所が命じた損害賠償金の支払が確保されなければなりません。人身事故の賠償額が高騰化し1人1億円を超すことも珍しくなくなった今日，国は別として，医師個人はもちろん，病院・診療所など医療施設の設置者（経営者）は，損害保険会社の医師賠償責任保険に加入して，万一の事態に備えるのが常識です。強制加入制度をとるドイツでは各州医師会の職業倫理規範中で，会員の医賠責保険加入を義務づけてさえいます。

損害賠償金の現実の支払者が国・地方自治体であるにせよ民間保険会社であるにせよ，賠償金支払が過失責任原則に基づく以上，自ら判断する場合は別として，過失・因果関係の存在，損害賠償額などについて，裁判所の判決を含めて権威ある第三者の認定・判断を求めることは当然です。支払について会計検査院・議会，株主などに対する説明責任があるからです。

過失責任などの認定・判断権者

(1)　裁判所　わが国の法制度上，過失責任の存在・損害賠償額などの認定（判断）権者は，民事の裁判所です。三審制をとるので当事者が納得しない場合には同一事件に地裁，高裁，最高裁3つの判決が出ます。地裁判決の事実認定，法律判断，賠償額の判断がきちんとしている場合には，高裁判決を待たずに解決する例も少なくありません。30年前と異なり，1審の合議判決がそれなりに尊重されるのは，裁判官が事実認定の修練を積んでいる上に，専門的事件審理の際に，証拠収集はもちろん，専門的知識補充のために医師鑑定人などの協力を得る手段を，駆使できるようになったからです（民訴212条以下，同規則129条以下参照）。さらに司法制度改革の一環として導入された大都市裁判所の医療集中部創設を契機に，近年地裁合議体の医療事件に対する判断能力が大幅に向上したことも挙げられます。かつて国立大学病院の高額請求事件の場合，文部省（当時）は高裁の敗訴判決を待ってはじめて支払を検討しましたが，近年は地裁判決でも支払っています。

(2)　裁判所以外　現在，裁判所の判断以外の第三者の判断を尊重して，国，保険会社などが支払に応ずる制度が，ごく少数ですが存在しています。

①　国の審査会，審議会　先に紹介した予防接種法がその1つです。同

法11条1項は「当該疾病，障害又は死亡が当該予防接種を受けたことによるものであると厚生労働大臣が認定したときは」，健康被害に対する「給付を行う」としています。そして同条2項は，厚生労働大臣は認定に先立ち審議会等（同施行令9条によると「疾病・障害認定審査会」）の意見を聴する旨定めています。他の例から考えて「疾病・障害認定審査会」中に専門の医師，法律家が入っていると思われます。また，医薬品等の副作用被害救済の際にも，医薬品副作用機器総合機構から判定の申出を受けた厚生労働大臣は，「薬事・食品衛生審議会」に諮問し，その答申を得た上で，判定結果を機構に通知し，被害の救済を図るというしくみ（独立行政法人医薬品医療機器総合機構法16条以下，特に17条参照）を採用しています。この2つの制度が扱うのは，過失でなくて，因果関係の認定ですが，国など公的機関が多額の支出をする以上，審査会などで医学的，法律的見地からの厳格な審査を経ることは当然だし，必要な措置だと思います。

② 日医医賠責保険の「賠償責任審査会」　医療事故についていえば，30数年の実績がある日本医師会医師賠償責任保険（以下「日医医賠責保険」といいます）制度中の「賠償責任審査会」の判断があります。この保険制度は，1973（昭和48）年7月，開業医などの日本医師会会員を被保険者として事実上強制加入させ，日本医師会が契約者となり，わが国の代表的損害保険会社との間に，特別の契約・協定を結んで創設したものです。公正な紛争処理のために，保険会社・日本医師会とは切り離した独立の中立公正な「賠償責任審査会」を設置し，賠償責任の有無，賠償額などをこれに諮り，その判断・指示に基づいて紛争を処理することが予め合意された制度であるところに特徴があります。賠償責任審査会の委員は，わが国を代表する6名の専門医師と4名の法律家からなる合議体で，日本医師会に設置された調査委員会（専門分野の医師16名，医療訴訟に造詣の深い弁護士6名などで構成）の調査報告に基づき，医学的，法律学的見地から検討・審査し，責任の有無，賠償額などについて判断しています。この制度は1960年代から70年代にかけてアメリカで発生した「Malpractice Crisis（医療事故訴訟危機）」に触発されたもので，広義のADR（裁判外紛争処理）的なものともいえます。しかし実務的には，民事裁判制度を前提としながら共存し，相互に補完し合う関係にあるものです。審査会の過失（責任）判断は，裁判所の判決に勝るとも劣らない質が保障されているので，これまで数千件余の事件が，裁判あるいは判決を待たずに保険会社の支払で早期に解決しています。もっとも，この制度が十二分に機能を発揮できたのは，事実関係調査などに都道府県医師会の役・職員，医師，顧問弁護士の日常的な協力があるからで，制度維持のために，日本医師会・都道府県医師会，保険会社が多額の費用と労力・時間を投じているからです。

③ ドイツの鑑定委員会・調停所制度　アメリカで発生した医療危機の情報は，たちまち世界を駆けめぐり，日本だけでなくヨーロッパの一部でも同様の反応がみられています。Dieter Giesenによると「voluntary arbitration boards（ボランタリーな仲裁委員会）」「paneles of medical expert（医療専門家パネル）」といわれるADRが，

フランス，スイス，ドイツで設立されたということです（International Medical Law Rn. 1046 以下参照)。しかし，この種の制度を着実かつ本格的に発展させたのは，ヨーロッパを代表する訴訟大国ドイツです。州レベルの医師会などが，1975年以降に設立した医療事故の「Gutachterkommission（鑑定委員会)」，「Schlichtungsstelle（調停所)」が，過失責任の有無につき無料で鑑定をサービスする制度がそれです。ごく最近では，全ドイツで年間1万件を超える新規申立てを受け付け，毎年ほぼ同数処理しています（例えば2004年度〈暦年〉の新受件数は11,293（件)，既済件数11,324，既済事件のうち形式的理由で終わった事件数は3,498，既済申立てのうち実体判断を受けた件数は7,795です。後者の内訳は，(ア)説明義務違反肯定85，(イ)事実関係に争いがあり説明義務違反の判断留保63，(ウ)診療過誤および損害の因果関係肯定1,774，(エ)診療過誤肯定・因果関係否定473，(オ)診療過誤肯定・因果関係不明78，(カ)診療過誤・説明義務違反否定5,278，(キ)(イ)，(オ)に含まれず代替的な結論75，(ク)(ア)～(カ)に含まれず調停案3であり，有責率は24％です。ちなみに過去の有責率は，2003年度23％，2002年度25％と報告されています。10年前の1994年度が27％，1993年度が25％，1992年度が27％ですから，申立てが増えただけ有責率が下落する傾向にあるようです)。この制度は北ドイツ州の調停所を除き，委員会の委員は，退職した元裁判官と専門分野の医師によって構成され，必要があれば専門学者の鑑定を得た上で，委員会の結論である過失・因果関係の存否についての鑑定書を作成して当事者に交付しています。短期間の結論を要請されるため書面審理が原則とされ，調停所を名乗るところも，損害賠償まで含めた調停は，事実上行っていません。しかし，医療事故の紛争の核心である過失責任の存否につき質の高い鑑定がなされているので，患者側と保険会社との間の交渉は円滑に進むようです。ちなみにドイツの制度の場合も，予め鑑定委員会・調停所と保険会社との間に，鑑定結果受入れの合意がなされています。

裁判外紛争処理制度による解決

最近，医療事故の紛争を，裁判外紛争処理制度で解決しようとする議論，解決できるという議論が盛んです。切っ掛けは，2004（平成16）年12月「裁判外紛争解決手続き利用の促進に関する法律」の制定です。ただ，「紛争」の対象となるものの内容および理解，紛争の解決内容・方式の理解は，論者によって千差万別で統一されていません。過去に何回か，医療事故紛争の早期解決をめざすと称する「医療事故審判所」の設立構想が，医師・患者側双方から提起されました。しかし，医師側は審判所が責任なしと判定することを夢みていますし，患者側は有利な責任判定が迅速に行われ早期に賠償金が入手できると期待しています。課題は同一でも同床異夢の関係にあり，少し議論するとそのことが判明し，構想が終息することを繰り返しています*2。

ところで，裁判外紛争解決手続促進法3条は「裁判外紛争解決手続は，法による紛争の解決のための手続として，紛争の当事者の自主的な紛争解決の努力を尊重しつつ，公正かつ適正に実施され，かつ，専門的な知見を反映して紛争の実情に即した迅速な解決を図るものでなければならない」と定めています。ちなみに本法は，裁判所外で民間紛争解決手続を業として行う者を国が認証するためのものです。同法6条をみると，16項目にわたる厳しい認証基準が定められています。例えば「その専門的な知見を活用して和解の仲介を行う紛争の範囲を定めていること」（1号），「前号の紛争の範囲に対応して，個々の民間紛争解決手続において和解の仲介を行うのにふさわしい者を手続実施者として選任することができること」（2号），「民間紛争解決手続の実施に際して行う通知について相当な方法を定めていること」（6号），「民間紛争解決手続の開始から終了に至るまでの標準的な手続の進行について定めていること」（7号），「民間紛争解決手続において提出された資料の保管，返還その他の取扱いの方法を定めていること」（10号），「民間紛争解決手続において陳述される意見又は提出され，若しくは提示される資料に含まれる紛争の当事者又は第三者の秘密について，当該秘密に応じてこれを適切に保持するための取扱いの方法を定めていること」（11号）などを定め，20条では「認証紛争解決事業者は，その認証紛争解決手続の業務に関し，毎事業年度の経過後3月以内に，法務省令で定めるところにより，その事業年度の事業報告書，財産目録，貸借対照表及び収支計算書又は損益計算書を作成し，これを法務大臣に提出しなければならない」などと規定しています。裁判外紛争解決手続事業が，裁判所の手続に代替するものとされる以上，厳しい規制があるのは当然としても，実際には調停裁判所に匹敵する手続，人的・物的施設を求めるいわば裁判もどきの制度なので，本法の予定する機構が手軽にできるとは考えられません。

のみならず，仮に紛争処理機構ができたとしても，賠償金の支払者である国・保険会社などが，そこでなされた和解を承認しなければ，この機構の結論は画餅に留まります。換言すれば，かつて日医保険やドイツの州医師会が制度設計したように保険会社の参加が得られ，かつ裁判所の判決に匹敵するだけの内容のある判断を恒常的に給付できる医師・法律家集団と，事実関係を調査する人々の確保ができない限り，継続性ある制度として，早期解決のための紛争処理機構を作り，定着させることは，困難だと思います。

裁判所内の解決——司法制度改革

1990年代後半頃から，日本の医療事故紛争・訴訟は経済の停滞とは反対に，急成長に転じています。このことは必然的に裁判所の事件処理・審理期間にも影響し，従来型の審理方式をとる限り，裁判所の滞貨は一層増加することを予想させました。しかし幸いにもこの時期は，21世紀の「司法制度改革」を国民的に議論し始めた時期と一致し，知的財産権訴訟，医療事故訴訟など専門的知見を必要とする訴訟への対応強化が，司法制度改革の最重要論点の1つとして取り上げられました。のみならずこれより先，1996（平成8）年に新民事訴訟法が制定され，1998（平成10）年1月1日から新民事訴訟規則とともに施行されましたが，その前後から医療事故訴訟の審理促進に関して，裁判所を中心に様々な工夫・提案が行われています。また医療事故訴訟については，交通事故訴訟の経験に鑑みて，かねてから東京地裁などに専門部を設置するべきとの意見がありましたが，最高裁は2000（平成12）年春から，東京と大阪で医療事故の集中的審理の実験を開始し，弁護士会との協議を重ねた上で，2001（平成13）年4月1日から東京地裁に4部大阪地裁に2部集中部を創設，本格的な医療事故事件の集中審理を開始し，次第に全国の裁判所に広げています。他方，過去の様々な経緯から，医師鑑定人の確保が極めて困難な情況にあることを打破するために，2001（平成13）年7月最高裁内に最高裁規則に基づく「医事関係訴訟委員会」を設置し，法曹界，医学界の有識者を選任して，鑑定人確保を含めて医事関係訴訟の促進のための措置を講じています。同時に各地方裁判所ごとに地域の大学病院などへの働きかけを強化し，鑑定人確保のための協議・講習を今日まで継続的に繰り返しています。その効果は顕著で，医療集中部の存在する裁判所はもちろん，それ以外の裁判所でも，医療事故の民事事件の審理期間は，昭和期に比べて大幅に短縮しました。2007（平成19）年10月23日付最高裁ホームページ*3によると，医事関係訴訟事件の平均審理期間は，1997（平成9）年36.3（月）が，2003年27.7，2004年27.3，2005年26.9，2006年25.1と確実に短縮しています。この間，新受件数が大幅に増加したにもかかわらずです。結局，日本では僥倖にも日本型マルプラクティスクライシスの予兆が現れたのと，時期を接するかのように，専門訴訟を対象にした司法制度改革への一歩が始まり，医療事故訴訟はその余慶を十二分に享受することになりました。期間が短縮した事実は，裁判所が医療事故訴訟の処理に，次第に習熟してきたことを示します。

さらに2003（平成15）年の民事訴訟法改正で専門委員制度が導入されたので，裁判所が医学的知見を得ることが，従来より一層容易になりました。筆者の予測では専門委員制度は，医療事故紛争の民事調停制度にも影響を与えると考えます。裁判所が専門委員制度を活用するためには，予め専門委員候補者を多数確保する必要があり，これらの候補者は必要に応じて民事調停委員としても活用可能だと思われるからです。換言すれば，高度の医学的判断も可能な民事調停への道が開かれ，裁判所は裁判と調停という2つの紛争処理手法を入手したことになります。

筆者はかつて「今後の問題であるが，調停委員会の構成を練達の弁護士と有能な医師の組み合わせとし，さらに十分な事実調査や証拠調べ（鑑定）などを実施するような調停方式を採用すべきである。そしてこのような調停方式が定着するとすれば，医療事故紛争のうちの相当部分が，この制度によって早期かつ適切に処理されることが期待できる。しかし，このような調停制度を運用するためには，簡易裁判所単位での今の調停方式では，おそらく無理である。むしろ……医療事故紛争の特殊性（筆者注一般的に争訟性が極めて高い傾向がある）に着目した調停制度を創設するべきであろう。その際，最小限必要なことは，調停裁判所を地方裁判所とすること，調停委員会の構成を調停主任，弁護士，当該専門分野の医師とすることおよびこの三名が必ず出席し，かつ経過を書記官がきちんと記録することでなどある」*4と提案したことがあります。

紛争数の予測

裁判外紛争処理という考え方が出てくる背景には，裁判所の専門訴訟に対する判断への専門家側の不信と，事件の激増による裁判遅延の常態化があるといわれています。したがって問題の核心は，現在医療事故が急増したか否かであり，その影響で裁判遅延が起きているかです。もう少し正確にいえば，死亡事故，重篤な障害を後遺する事故が増え，それに起因する損害賠償の紛争が増えているか否かでです。正確なところは不明です。筆者は，たまたま2つのデータを知っています。1つは発足以来経過をみてきた日医医賠責保険制度に毎年付託された事件の概数です（日医保険は，100万円以上の損害賠償請求事件で，都道府県医師会から日本医師会に付託するという手続を経てはじめて開始されます。請求額が150万円以下の事件は稀なので，ほとんどが地裁の管轄事件です）。もう1つは，地裁に毎年係属する医療事故事件の統計です（ちなみに地裁が管轄する財産上の請求事件は，2003〔平成15〕年3月までは訴額90万円を超える事件，同年4月以降は140万円を超える事件です。しかし，従来から医療事故の損害賠償訴訟提起時の訴額が150万円以下ということは考えにくいので，訴額の変更が新受件数の増減に与える影響は少ないと思います）。前記裁判所の統計資料によれば，新受件数の推移は次のとおりです。1997（平成9）年597（件），1998年632，1999年678，2000年795，2001年824，2002年906，2003年1,003，2004年1,110，2005年999，2006年912＊5。約10年間の間に件数が2倍に近づいたことは確かです。2003年，2004年に1,000件を超したことが話題になりましたが2005年，2006年は逆戻りしています（訴額の変更の影響かも知れません）。これに対して，同じ期間の日医医賠責保険の付託件数は，この間勤務医の入会が増えたにもかかわらず，大幅に増えていません（ちなみに1997〔平成9〕年が約340件，1998年約360件，2000年約380件強，2002年約410件，2005年約440件です）。しかもこれらの付託件数のうち，訴訟にまで発展する事件は，40％前後に留まっています。このことから窺えることは，訴訟事件が増えたのは，公的病院，大学病院などを含めて中・大規模病院の紛争が増えたためです。病院関係の医賠責保険料の急上昇がそれを裏づけています。

このような事実はありますが，21世紀に入ってからの日本の現状は，医療事故の紛争処理に関しては，裁判所，関係弁護士たちの努力によって，明らかに事態は改善されています。裁判所は目下，医療事故紛争の短期適切な処理のための実力を蓄積中であり，短期間に事件数が2000件，3000件に達しない限り，十分対応可能な状態にあります。医療事故の紛争にも様々ありますが，少なくとも争訟性の高い事件に関する限り，裁判に勝る事件解決の方法はありません。

「学問に王道なし」といわれるように「医療事故の紛争処理に王道なし」というのが，本稿の結論です。

＊1　我妻栄・事務管理・不当利得・不法行為（日本評論社，1937）96頁
＊2　畔柳達雄「いわゆる『医療事故審判所』の可能性と妥当性」同・医療事故訴訟の研究（日本評論社，1987）131頁
＊3　http://www.courts.go.jp/saikosai/about/iinkai/izikankei/toukei_01.html
＊4　前掲注2・143頁
＊5　前掲注3

〔畔柳達雄〕

1 医師の注意義務――救急病院の医師の注意義務

設問 51

私（A）の夫Bは，夜間，自動車を運転中に電柱に衝突し，腹部をハンドルで強打しました。車に同乗していた私は救急車をすぐ呼んだのですが，夫を受け入れてくれる病院はなかなか見つからず，しばらくして，ようやく救急病院Cに搬送されました。しかし夫を診察したのは脳神経外科医Dであり，Dは，夫の腹部をレントゲンで撮影し，数時間経過観察をしたのみで，ベッドが満床だといって夫を帰宅させました。ところが帰宅後夫の容体は急変し，再度搬送されたC病院で外傷性腹膜炎によって死亡してしまいました。病院がなかなか見つからなかったことにも，また専門外のD医師が行った診察にも納得ができない私は，何らかの法的な救済を求めることができるでしょうか。

救急医療体制の現状

わが国の救急医療機関は，入院を必要としない軽症の救急患者に対応する休日夜間急患センターなどの初期救急医療機関と，入院治療を必要とする重症救急患者に対応する二次救急医療機関，そして複数の診療科領域にわたる重篤な救急患者に高度な医療を総合的に提供する三次救急医療機関に分かれています。設問のC病院は，このうち二次救急医療機関にあたると思われますが，いずれにしても，これらの救急病院は「救急医療について相当の知識及び経験を有する医師が常時診療に従事していること」（救急病院等を定める省令1条1項1号）や「救急医療を要する傷病者のための専用病床又は当該傷病者のために優先的に使用される病床を有すること」（同省令1条1項4号）が求められています。しかし現実には，ベッドの満床や専門医の不在，当直医が他の患者を診察中であることなどを理由に，特に夜間の搬送を断る救急病院が少なくありません。救急患者用のベッドを，いつ飛び込んでくるかわからない患者のために常に空けておくことは事実上不可能です。ベッドの満床を理由に診療を拒否したとしても，患者の症状が重度であり他に収容先が容易に見つからないことを医師が十分に認識しながら診療を拒否し，患者を死亡させたような事例*1ではない限り，直ちに病院に責任があるとはいえません。また，救急医療部門の赤字体質に加え，2004（平成16）年度から始まった臨床研修制度の影響（大学病院に残る研修医が減少し，大学が医局の医師不足を補うため，地域の病院に派遣していた医師を引き上げるケースが増えています），激務を強いられる外科部門のなり手の減少などから，救急医療に携わる医師が絶対的に不足している現状に照らすと，救急病院が人手不足を理由に*2消防機関からの搬送の依頼に応えない場合に，当該病院や，病院を救急医療機関として告示した都道府県知事の法的責任を問うことにも無理があると思われます。

救急病院の医師に求められる医療水準

(1) 問題の所在　診察を引き受けた医師の責任が問われる場面でも，救急病院における診察には限界が伴うことが考慮されるべきでしょう。まず，救急病院の当直医は，設問のように，自己の専門以外の患者を診察しなければならないことが少なくありません。また，病状の緊急性・病態の急変性・患者に関する情報の不十分性*3などから，患者の病状を把握することはしばしば困難です。このとき，救急病院の医師に求められる医療水準をいたずらに高く設定することは，医師に過重な負担を課すばかりではなく，社会全体にとっても，救急患者の受入れ拒絶のますますの増加というマイナスの影響を及ぼすことになりかねません（新聞報道によれば，ある医師は「専門外の患者を受け入れ，対応を誤って訴訟に持ち込まれるくらいなら，断ったほうがいい」と述べています*4）。しかしその反面，救急病院に搬送された患者が重症の場合は，病院に対する患者側の期待は当然に高まることが予想されます。設問で，AがC病院の賠償責任（民415条の債務不履行責任または民715条の使用者責任）を追及しうるためには，その前提として，D医師について，医療水準に満たない診療行為を行った注意義務違反（過失）が認定される必要がありますが，当該医療水準を決定する際には，これらのファクターをどう調整するのかが課題となります。

(2) 裁判例の概観　この点について，自己の専門外の病状を呈している救急患者に対する医師の注意義務が問われた裁判例を概観するならば次のとおりです。まず，①麻酔科医のもとに左目を机の角で強打した幼児が運ばれてきた事案のように，医師の専門科目と患者の病状との乖離が大きく，また症状の急激かつ重大な進行が予想される場合には，医師は，直ちに同じ病院の専門医を呼び出すか，転院手続をする義務があります*5。

これに対して，専門外の医師でも自らある程度の診察が可能な場合はどうでしょうか。②二次救急医療機関の脳神経外科医が，飛び降り自殺を図った患者を三次救急医療機関に転院させる際には，全身状態を把握するための基本的処置をすべきであるとする判決は，専門外の医師でも有しているはずの知見は何かという観点から，医師の過失を肯定しています*6。

それでは担当医が自らの知見や技量に照らすと，やや困難な診断・治療を迫られる場合はどうでしょうか。③初期救急医療機関の整形外科医が，頭蓋内出血の患者の頭部X線写真を適切に判読できず患者を帰宅させた事案で，判決は「急患センターを設置した本来の趣旨に照らして」医師の過失を肯定しています*7。しかしこのような判断基準をとると，現実に人手を揃えられない病院側は負担を強いられることになりかねません。そこで判決③は，専門外の担当医が当該写真を判読するのが容易ではなかったことを病院の減責事由の1つとして考慮しています*8。

これに対して，④脳神経科医が，高エネルギー外傷の患者に胸腹部超音波検査を実施せず，心嚢穿刺にも失敗した事案で，「二次救急医療機関の医師として，救急医療に求められる医療水準の注意義務」に違反したとして，病院の責任を全面的に認める判決があります*9。判決は，担当医が必要な検査や措置を講じられない場合は「直ちにそれが可能な医師に連絡を取って援助を求める」か「三次救急病院に転送することが必要であった」としています（③判決ではX線写真の誤読に加え患者側が事故の態様をぼかして説明したため転院の判断が困難でしたが，④判決ではそのような事情はありませんでした）。結局判決④は，①の立場と同様に理解できそうです。

設問に対する解答 設問では，AがBの相続人としてC病院に賠償請求をするのが現実的な戦略ですが，そのためには，まずD医師の過失が認定されなければなりません。例えば，DがBの腹部レントゲン写真の異常所見を見落としたような事情があった場合には，それが脳神経外科医一般の知見に照らし，または救急病院の医師として注意義務違反と評価されるかどうかが問われることになります。いずれにしても重症救急患者に対応する二次救急医療機関で，レントゲン写真の誤読等があった場合には，医師の過失は肯定されやすいと思われます。他方で，そのような事情がなく，急を要する症状が発現していない場合には，C病院のベッドが満床であることに照らすと，Dが経過観察の後Bを帰宅させたこと自体はやむをえない判断だったと思われます。

しかし，Bを帰宅させる場合でも，腹部を強打した際の腹膜刺激症状は受傷後しばらくしてから発現することがあるので，DはBの家族であるAに対し，その危険性および当該症状の具体的内容（これは専門分野の医師に特有の知見とはいえません）を説明し，症状が悪化した場合にはすぐに病院に来るように指示する義務があったと考えられます*10。もっとも設問で，仮にDにこの点で過失があっても，Bの死亡との間の因果関係が認められるのかどうかは微妙です。Bの容体が急速な転帰をたどったような場合には，死亡による損害についてAが賠償請求をすることは，それほど容易ではないことに留意すべきでしょう。

*1 千葉地判昭 61・7・25 判時 1220・118 参照。判決は診療を拒否した病院が大規模病院であることにも注目し，応急治療の間にベッドが空くのを待つという対応も取れたとしています。
*2 なお，患者の受傷と密接に関連する診療科目の専門医師がいたにもかかわらず診療を拒否した三次救急医療機関の不法行為責任を認めたものに，神戸地判平 4・6・30 判時 1458・127 があります。
*3 菅野耕毅「救急医療に関する法的問題」太田幸夫編・新・裁判実務大系 1 医療過誤訴訟法（青林書院，2000）418 頁
*4 「安心のカルテ@埼玉 第1部(3)」読売新聞 2005・6・2 東京朝刊（埼玉南版）31 頁参照
*5 神戸地判平 14・8・27 判例集未登載（不十分な診察しか行わず，幼児を失明させた当直医の過失を肯定）
*6 東京地判平 11・2・24 判タ 1072・216（もっとも患者の死亡との間の因果関係は否定し，医師の対応によって遺族が被った精神的損害の賠償のみを認容）
*7 福岡地小倉支判昭 60・3・29 判時 1190・75
*8 患者側が受傷の態様について事実を秘匿する等正確な説明を行わなかったことをもって過失相殺を行う際に，医師の過失の程度にも言及し，結局病院の責任を全損害の 70% について認めています。
*9 大阪高判平 15・10・24 判時 1850・65
*10 大阪地判平 3・1・28 判タ 779・253 参照

《参考文献》

＊「医師の需給に関する検討会報告書」（厚生労働省，平成 18・7・28）

〔水野　謙〕

2 医療水準——未熟児網膜症の例

設 問 52

未熟児として出生した子が，保育器で酸素を投与されたため，網膜症にかかり失明しました。数年後，子の出生当時にはすでに，未熟児網膜症の治療法（光凝固法）が存在していたことを知りました。そこで，最新の治療を施してくれなかった病院に対して，損害賠償請求をしたいと思いますが，このような請求は認められるでしょうか。最新の治療を受けることが難しかったとしても，型どおりの対応しかしてくれなかった病院に対しては，誠実な治療をしてほしかったという憤りを感じています。そのような気持ちを裁判所は受け止めてくれるのでしょうか。

医療水準の意義

検討課題の第1は，医師（病院）が，医療水準として確立されたレベルの最善の注意義務を尽くしていたかどうか，です。

医師が患者に対して負う注意義務について，最高裁は，「いやしくも人の生命及び健康を管理すべき業務（医業）に従事する者は，その業務の性質に照し，危険防止のために実験上必要とされる最善の注意義務を要求されるのは，已むを得ないところといわざるを得ない」*1と述べました。この判決は，職業的供血者からの採血に際して梅毒感染の有無を問診すべき注意義務を医師に要求したものですが，その後の最高裁判決においても，医師の注意義務に関する先例として引用されるものとなっています。ここでいう注意義務の基準となるものは，一般的には診療当時のいわゆる臨床医学の実践における医療水準とされています。このレベルに達しない治療をした医師は，注意義務違反から生じた損害を賠償する責任を負います。

さて，設問中の未熟児網膜症に対する有効な治療法としての光凝固法は，研究段階を経て一般的な治療法として確立していったわけですが，これが医療水準として確立した時期については，1975（昭和50）年の厚生省研究班報告時とするのが判例の大勢といわれていました。したがって，設問のような事例において医師の注意義務違反が認められるかどうかは，未熟児として出生した子の出生時期によって判断が分かれることになりそうです。しかし，医療水準の判断は，すべての医療機関について一律に確定できるようなものではありません。最高裁は，光凝固法を用いなかった医師の注意義務違反の判断に際して，単純に一定の時期を境に決めるような判断枠組みを退けて，「当該医療機関の性格，所在地域の医療環境の特性等の諸般の事情を考慮すべき」*2だと述べています。つまり，先進的研究機関を有する大学病院や専門病院，小規模病院，一般開業医の診療所によって，医療水準は異なりうるのであり，例えば一般開業医の診療所においては医療水準とはいえないが，専門病院においては医療水準とされる治療法が認められることになりますし，一般開業医も自らの診療所において実施することはできなくても専門病院に転送する注意義務を負うような治療法がある，ということにもなります。ちなみに，前掲の最高裁平成7年判決は，1974（昭和49）年12月に出生した子について，医師（病院）の注意義務違反の可能性があることを認めたものです。

以上をふまえると，設問の医師（病院）が光凝固法，あるいはその前提となる定期的な眼底検査をしなかったことが注意義務違反を構成するかどうかについても，患者の出生の時期だけでなく，当該医療機関の性格等も考慮に入れての，状況依存的な判断をしなければならないということになるでしょう。なお，このような形で医師（病院）の注意義務違反の有無を判断してゆくべきことは，未熟児網膜症の事案にとどまらず，他の疾病の治療についても妥当することであろうと考えられます。

病院の不誠実な対応

検討課題の第2は，医師（病院）の誠意を尽くさない対応について法的な責任を問うことができるかどうか，です。仮に医師が光凝固法・定期的な眼底検査を実施しなかったことが医療水準に照らして注意義務違反を構成しないとしても，患者は，医師の不誠実について，医師に対して損害賠償請求をすることができるでしょうか。

この問題については，やはり未熟児網膜症の事案に関する名古屋高裁昭和61年判決*3が，次のように述べて患者に600万円余の損害の賠償を認めました。「医師と患者の医療契約の内容には，単に当時の医療水準に拠った医療を施すというのみでなく，そもそも医療水準の如何にかかわらず緻密で真摯かつ誠実な医療を尽くすべき約束が内包されているというべきであり，また医師は本来そのような注意義務を負うものと解するのが相当である。換言するならば，医師が右の義務に反して粗雑・杜撰で不誠実な医療をしたときは，医師のその作為・不作為と対象たる疾患について生じた結果との間に相当因果関係が認められなくても，医師はその不誠実な医療対応自体につき，これによって患者側に与えた精神的苦痛の慰藉に任ずる責があるというべきである」。もっとも，慰謝料請求が認められる要件については，「医師の医療行為ないし医療的対応が著しく杜撰，不誠実であった結果軽からざる医療上の過誤が犯されていること，病患に生じた結果が重大（死亡或いは機能喪失など）で，患者側に医療に対する心残りや諦め切れない感情が残存することが無理からぬと思われる事情が認められることなどが，右責任の発生を限定づける要因となるものと解するのが相当である」とされており，かなり絞りがかかっているといえるでしょう。

この判決は，患者側の痛恨の想いを受け止め，前掲の昭和36年最高裁判決における医師の「最善の注意義務」という判示に連なるものとも評価できそうですが，他方で，事件当時の医療環境に照らせば，定期的な眼底検査（専門医の技術を要します）により未熟児網膜症を発見する手法自体がほとんど知られていなかったため，病院としても対応のしようがなかったとの見方もあります。前掲の名古屋高裁判決の上告審は，次のように述べて患者側の請求を否定しました。「……医師は，患者との特別の合意がない限り，右医療水準を超えた医療行為を前提としたち密で真しかつ誠実な医療を尽くすべき注意義務まで負うものではなく，その違反を理由とする債務不履行責任，不法行為責任を負うことはないというべきである。これを本件についてみると，本症に対する光凝固法は，当時の医療水準としてその治療法としての有効性が確立され，その知見が普及定着してはいなかったし，本症には他に有効な治療法もなかったというのであり，また，治療についての特別な合意をしたとの主張立証もないのであるから，A医師には，本症に対する有効な治療法の存在を前提とするち密で真しかつ誠実な医療を尽くすべき注意義務はなかったというべきであり，被上告人らが前記のようなあきらめ切れない心残り等の感情を抱くことがあったとしても，A医師に対し，患者に光凝固法等の受療の機会を与えて失明を防止するための医療行為を期待する余地はなかったのである」*4。

事件の患者は1972（昭和47）年生まれでしたから，判例の医療水準論を形式的に適用するなら，光凝固法を実施しなかった医師（病院）に通常の注意義務違反を問うことは難しかったと思われます（先に述べたように，未熟児網膜症に対する光凝固法の確立は一般に1975〔昭和50〕年とされています）。このような事情を考慮するなら，患者側を救済する論理として，前掲の名古屋高裁判決がやや耳慣れない「緻密で真摯かつ誠実な医療を尽くすべき」注意義務を持ち出さざるをえなかった背景も理解できるでしょう。しかし，最高裁は，そのような注意義務が認められるためには，「特別な合意」が必要で，しかもその主張立証責任は患者側にあるとしています。したがって，最高裁の立場を前提にするなら，設問のようなケースにおいて，誠実な対応を受けられなかったことを理由とする患者側の損害賠償請求が認められる可能性は小さいと考えられます。

もっとも，患者側としては，他に医師（病院）の責任を追及する方法がないわけではありません。例えば，光凝固法について，当該医師においてそれが実施可能ではなかったとしても，少なくともそのような治療法があることを説明し，必要があれば転医をうながす義務の違反を問うことが考えられます（未確立の治療法についての説明義務に関する〔**設問62**〕も参照）。あるいは，光凝固法による治療を受けられなかったことについての注意義務違反を問うことができないとしても，治療活動の他の局面で注意義務違反が見出される可能性も残ります。

＊1　最判昭36・2・16民集15・2・244
＊2　最判平7・6・9民集49・6・1499
＊3　名古屋高判昭61・12・26判時1234・45
＊4　最判平4・6・8判時1450・70

《参考文献》

＊畔柳達雄「未熟児網膜症裁判の現状」判タ618号（1986）192頁

〔小 粥 太 郎〕

3　医師の専門分化と注意義務

設　問　53

私は総合病院の勤務医です。近時，医療の分野は専門分化が進んでいるので，私の診療科に来られる患者にも，私の専門をみて受診される方が多くいます。このような専門化と患者の期待により，私の法的義務が重くなったり軽くなったりすることはあるのでしょうか。

医療における専門分化とその影響

(1)　医療分野における専門性

私たちが体調に異変を感じて医師に診てもらう場合，個人医院にしても病院にしても，自分が不調と感じている部分についての専門科を標榜している医師を探して診てもらいます。鼻の調子が悪ければ耳鼻科へ行きますし，皮膚がただれていれば皮膚科へ行きます。このように，医師が標榜する専門科は患者の行動に影響を与えるものですが，日本の医事法制は免許取得時にも開業など医療従事に際しても「専門医」という制度を設けてきませんでした。例えば，医師免許を取得した医師が診療所を開設するとき都道府県知事に開設届出をします。そのときに自分が診療しようとする科目を医療法施行令3条の2に定める診療科名の中から選び，例えば「内科」，「消化器科」，「外科」「整形外科」，「眼科」を「診療を行おうとする科目」として届け出ると，それらを看板に掲げ（標榜し）て，堂々と医業を営むことができます（規則4条・1条の14第1項4号）。患者・国民の眼からみて，「外科」，「脳神経外科」「形成外科」という表示をみればその分野の専門家と考えますが，日本では誰のチェックも受けないで，専門家になることができます。しかし，世界の医療全体の流れをみると医師間，医療施設間の専門分化が急速に進み，国民・患者側の本当の意味での専門医・専門家への期待も高まっています。

日本でも非常に古くから麻酔学会，整形外科学会が基準を設けて，学会による専門医設定制度を設けてきましたが，最近では様々な学会が専門医の設定を行っています。たまたまこのようなときに医療制度改革の一環として広告規制が取り上げられ，広告できる事項の1つとして「専門医資格」が取り上げられ，平成14年7月17日医政総発0717001号「広告が可能な医師及び歯科医師の専門性に関する資格名等について」が厚労省医政局長名で都道府県知事あてに通知されました。通知はその後何回も改正されていますが，2007（平成19）年8月現在，47の専門学会認定の専門医資格の広告が認められています。このように日本では「専門科目」と「専門医」の関係が混乱しており，わかりにくくなっています。その理由は広告規制当局者の眼が学会を含めて医師にだけ向けられて，広告を頼る患者・国民のことを忘れているからです。しかし，いずれにしても専門化，専門分化がどんどん進行していることは間違いありません。このような医療における専門分化の拡大は，患者と医師の双方に，どのような影響をもたらしているのでしょうか。

⑵ **患者および医師への影響** 医療が専門分化すれば，通常，患者は自己の症状により適する専門科にかかりたいと考えるでしょう。患者の権利意識の向上と共に，医療機関に関する情報もますます増えています。そこで，患者自身が主体的に，医師の専門を考慮し，またその点を重視して医療機関を選択する場面も出てきます。しかし，このことにより，患者が責任の一部を負担したり医師の責任が軽くなったりすることは，本来，患者の意図するところではなく，また，よりよい医療の提供のために発展してきた医学および医療における専門化の目的をも損なうものでしょう。

患者が医師の専門性を考慮して複数の診療科や異なる医療機関にかかる場合には，まず，医師相互間の情報伝達に関する問題が生じやすくなりますが，この点は紹介制度やセカンド・オピニオン制度の充実化を図ることにより解決すべきです（⇨〔設問83〕）。しかし，情報伝達についての制度を整備したとしても，なお，医療における専門性の要素が医師の法的義務にどのような影響を与えうるか，という問題は残されています。そこで，この問題についてもう少し詳しくみた上で，患者の期待する専門性と医師の責任との関係について考えることにしましょう。

医師の専門性と注意義務

⑴ **医療水準の変化** 一般に，医師が患者に対して負う注意義務は，業務（医業）の性質に照らし「危険防止のために実験上必要とされる最善の注意義務」ですが，この注意義務の基準となるのは「診療当時のいわゆる臨床医学の実践における医療水準」であるとされています。この注意義務に違反した場合，医師は患者に対して，生じた損害を賠償する責任を負うことになります。ところが，この医療水準の判断について，判例は「当該医療機関の性格，所在地域の医療環境の特性等の諸般の事情を考慮すべき」としているのです＊1。したがって，注意義務一般の問題としては，医療における専門性の要素は，専門医の医療水準を高め，注意義務を重くする方向に働いているといえます（医師の注意義務および医療水準につき，⇨〔設問55〕）。

⑵ **転医義務・説明義務** それでは，逆に，専門性が低いあるいは異なる専門科の医師・医療機関の場合，患者に対する注意義務は軽くなるのでしょうか。確かに，診療行為についての医療水準が低くなる以上，義務が軽くなる面はあります。しかしその場合，高い水準の診療を自身で行うことはできなくても，専門医・専門病院の存在を患者に説明・紹介し，転医させる義務を負うことになります。したがって，必ずしも専門医でない医師の責任が軽減されるわけではなく，また専門性の低さを患者の負担に転嫁させることにもなりません。裁判例としては，蝶形洞のう胞（鼻の奥に膿がたまる病気）による左眼失明につき，当初から耳鼻科系統の疾患を疑いながら同一病院内の耳鼻科に紹介しなかった脳神経外科医に義務違反（診療契約上の債務の不完全履行）を認めた事例＊2があります。そこでは，専門外の疾患を有する患者に対する脳神経外科医の義務について，「速やかに耳鼻科系統の専門医の診断，治療を受けることができるよう適切な措置をとるべきことは医師としての職業倫理に由来する当然の責務である」と判示しています。専門医との連携を

もつことが，法的義務と考えられているのです（⇨医師の転医義務につき，〔設問 58〕）。

患者の期待と医師の注意義務

医療の専門分化に伴い，専門医とそれ以外の医師の法的義務の内容には以上のような変化が生じますが，それとは異なる考慮事由として，専門科を受診する患者に生じている期待や受診目的を医師の責任に反映させるか否かという問題も存在します。患者が医師の専門性を考慮し特定の目的をもって受診している場合，このような患者側の事情は医師の法的責任に影響を与えるのでしょうか。

この問題は，裁判上は，患者と医師・医療機関との間の診療契約の具体的趣旨は何か，という形で争われることがあります。例えば，性器からの出血に対する診療の過程で妊娠の有無を尋ねられた産婦人科医が，妊娠の有無についての確定的診断を行わなかった場合に，当該医師に診療契約上の債務不履行（不完全履行）があったか否かが問題となった裁判例*3があります。これにつき，東京高裁は，「レントゲン検査をする必要上妊娠の有無の診断を求めることと，……性器からの出血に対する診療の課程で妊娠の有無を尋ねられる場合とでは，被控訴人の診療行為の内容，したがってその診療行為に基づく総合所見及びその開示（説明）内容とは大きく異なるものである」とした上で，産婦人科医による妊娠の有無に関する部分の説明に不適切さがあったことを認めつつも，損害（妊娠中絶）との間の相当因果関係はないとして，医師の責任を否定しました。この裁判例は，原告である患者の主張の信用性が薄いと評価されている点でやや特殊な事例であり，医師の注意義務一般の問題としては先例になりにくいものかもしれません。しかし，裁判所の法的判断の枠組みは参考になるものと考えられます。

医師の責任の法的性質との関係

このような裁判所の判断枠組みは，医師と患者との関係を診療契約ととらえ，その性格を準委任契約とする考え方に立脚しています。契約とは，本来，当事者がその内容を自由に取り決めてよいものです。そのため，専門医に対する期待や患者の受診目的といった患者側の事情により契約内容が変化する（医師の注意義務が重くなったり軽くなったりする）のではないかという，本問のような疑問が生じるのは自然なことかもしれません。

確かに，これまで述べてきたように，医師の専門性は注意義務の内容に影響を与えうるものですし，患者の態度が医師の責任に影響を与えることもあります。しかし，診療契約には，他の契約とは異なる制約があり，医師の注意義務の変化も，患者の有する医師の専門性を前提とした期待を契約内容に反映させた結果であるとはいいきれない面があります。そもそも診療契約上の義務は結果を保証する債務ではなくて手段債務（義務を履行する過程において最善を尽くすべき性質の債務）といわれるものなので，患者が特定の期待を有していたとしても，その期待がかなう保証はありません。また，患者が医療機関にかかる究極の目的は自己の健康を維持・向上させることにあるので，診療の一過程において患者が特定の期待を有したとしても，必ずしも医師はそれに拘束されて診療を行うとは限りません。患者に対して説明を行う義務はあるとしても，医師の診療には一定の専門的裁量が認められているのです。そこで，学説では，医師の責任の根拠を契約に依るのではなく，医療の専門家としての責任ととらえる立場（信認モデル——専門家責任論）も有力に主張されています（⇨〔設問 3〕）。

＊1　最判平 7・6・9 民集 49・6・1499
＊2　浦和地判平 4・3・2 判時 1441・125
＊3　東京高判平 8・1・31 判タ 915・227

《参考文献》

＊宮治眞「病院における紹介のありかた」唄＝宇都木＝平林編・医療過誤判例百選（有斐閣，第 2 版，1996）212 頁
＊樋口範雄・医療と法を考える（有斐閣，2007）9 頁

〔石 川 優 佳〕

新型インフルエンザと配分的正義

新型インフルエンザの話が時折報道されるようになりました。現在懸念されているのは鳥インフルエンザウイルスが人に感染し，人の体内で増殖できるように変化し，新たなウィルスに変わることです。新型ですからまだワクチンはありません。感染力が強いと急速な世界的大流行（パンデミック）を起こす危険性があります。厚労省はインターネットで「新型インフルエンザ対策関連情報」を流しています（http://www.mhlw.go.jp/bunya/kenkou/kekkaku-kansenshou04/02.html）。しかし，大多数の国民は，実際に流行してはじめてその危険に気づくことになるのでしょう。

過去のインフルエンザでは，スペイン風邪（1918 年～1919 年）が有名です。厚労省の先ほどの広報によれば，当時，死亡者は世界で 4,000 万人に達したと推計され，日本でも 2,300 万人が感染し，39 万人が死亡したと記録されているそうです。世界がいっそう狭くなっている現在，感染力の強いインフルエンザが流行すれば，もっと深刻な事態も予想されます。WHO（世界保健機関）では，すでにインフルエンザ・パンデミック計画を策定し，各国の対応を要請しました。

問題の 1 つが，新型インフルエンザ流行の事態に対し，ワクチン製造に一定の時間がかかることです。誰からワクチンを投与すべきかという問題が生じます。厚労省は新型インフルエンザ専門家会議を開催し，様々な対応策を策定していますが，その中で，2007（平成 19）年 3 月 26 日に「新型インフルエンザワクチン接種に関するガイドライン」をとりまとめ，投与の順番を定めています（参照，http://www.mhlw.go.jp/bunya/kenkou/kekkaku-kansenshou04/pdf/09-09.pdf）。そこでは，新型インフルエンザが高齢者に被害を及ぼしやすいタイプ(1)か通常の成人に及ぼしやすいタイプか(2)に分けて，さらに死亡者を最小限にするか(A)，わが国の将来を守ることを重視するか(B)で二分し，1A，2A，1B，2B という 4 通りの状況を想定しています。例えば，1A では①医療従事者・社会機能維持者等，②医学的ハイリスク者，③成人，④小児，④高齢者という優先順位となり，2B では①医療従事者・社会機能維持者等，②小児，③医学的ハイリスク者，④高齢者，⑤成人となります。アメリカではこれと異なる考え方も示されており，それぞれの社会における医療の配分に関わる正義のあり方が問われています。

〔樋 口 範 雄〕

4 保険適用外の診療行為

設問 54

中堅病院に勤める内科医です。私の担当する患者に慢性関節リウマチ患者が多数おり，痛止めの消炎鎮痛剤を処方しています。患者の中には，胃炎や胃潰瘍を併発している方もおり，消炎鎮痛剤とともに胃薬も一緒に処方しています。しかし，現在の保険診療制度のもとでは，「胃潰瘍の患者に消炎鎮痛剤」は禁忌であり，保健適用外の投薬になるとききました。今後，病院が保険適用外の投薬を見合わせるとの判断をした場合，患者は，薬なしで痛みに耐えなければならず，大変気の毒です。

それでも適用外の投薬であるとして，鎮痛剤の投薬を控えるべきなのでしょうか。

診療報酬制度と医師の行為

わが国では，国民皆保険のもと診療費を保険者と患者本人が分担して支払うしくみになっています。医師，医療機関が支払を受けるには，診療報酬点数表・薬価基準等に基づいて計算された診療報酬明細書（レセプト）を保険者に送付し，提供した診療や請求が妥当であるかの審査を受けることが必要となります。

この審査では，基準どおりに治療が提供されているかを問題としますから，保険適用外の診療を行えば，報酬支払が受けられなくなる可能性があります。そこで，医師，特に病院経営者としては，適用外の診療を行うことには消極的になると考えられます。また，保険適用外の投薬を行った結果，避けられない副作用が生じた場合に，医薬品副作用機構（医薬品の副作用被害が発生したときに被害者を救済するための基金）での救済が受けられない可能性もあります。

一方，患者の立場からも，保険適用外の治療を受けることは経済的な不利益となることがあります。わが国では，保険診療と保険外診療を混在させる，いわゆる混合診療が禁止されています（1957〔昭和32〕年4月に定められた厚生省令「保険医療機関及び保健医療養担当規則」で，保険医が行える診療の範囲を制限しており，これが間接的に保険診療と保険外診療の混合を禁止していると理解されます）。保険診療と保険外診療とを同時に行った場合には，保険適用が受けられず医療費は全額，患者の自己負担となります*1。

そこで，どの治療行為に保険適用が認められるかは大きな問題となります。保険適用になるかどうかは，治療行為や薬剤の有効性や安全性，必要性などの基準によって決定されますが，現実の医療現場とは齟齬が生ずる場面もあります。例えば，能書に記載されていない薬剤の効能について，医師らには周知の事実であるといったことがあります。そこで，保険制度に合わせるために，偽の病名をつける「レセプト病名」が存在したり，保険診療にあたる別の治療を行ったとしてレセプトに記載するなどの対応があったようです。しかし，これらは法制度上，不正請求にあたる可能性がありますし，抜け道的な対応には批判があるのが現状です。

関連する判例

保険適用外の治療行為を医師が控えたために発生した問題として，以下のような事件がありました。保険適用から外されたとして，医師が輸液中にビタミン剤を投与しなかったことから，患者がウェルニッケ脳症に罹患したという事件です*2。

患者Xは，1992（平成4）年6月にY病院に入院し，胃等の摘出手術を受け，経口栄養の代わりに高カロリー輸液の投与を受けました。その際，輸液中にビタミンB_1を含むビタミン剤が添加されていなかったため，XはビタミンB_1欠乏症により，ウェルニッケ脳症に罹患しました。そこで，患者は，医師らが輸液中にビタミンB_1を投与しなかったことに注意義務違反ありと主張して損害賠償を請求しました。

これに対し，医師らは当時，ビタミンB_1を添加しない高カロリー輸液とウェルニッケ脳症との関係について医学的知見が確立していなかったこと，当時の厚生省は，給食料を算定している患者に対するビタミン剤の注射について，別に厚生大臣が定める場合を除き保険点数を算定しないとの通達を出しており，ビタミン剤使用を事実上制限したものです。そこで医師らがビタミンB_1を添加しない高カロリー輸液を施行したのは不可抗力であったと主張しました。

判決では，1992（平成4）年6月以前に発行された医学雑誌で，ビタミンB_1を添加しない高カロリー輸液を行えば，ビタミンB_1欠乏症を発症させ，ウェルニッケ脳症に罹患することが，臨床医学上の知見であり，また，1992（平成4）年の厚生省の通達は高カロリー輸液中のビタミン添加を否定するものではないとして，原告の請求を全部認容しました。

判決では，厚生省通達について，「健康保険医療の対象となる範囲を定めるにすぎず，治療方法に関する医師の専門的判断を拘束するものではない。特定の治療方法を健康保険の対象から外すことによって，医師が選択できる治療方法が事実上制限されることのあることは否定できないにしても，このことが直ちに医師の患者に対する法律上の注意義務を軽減し，または免除する根拠となるわけではない」と判示しました。本件では，患者Xは，通達をもっても，ビタミン剤を投与することに何ら問題はなかったため，医師の過失が全面的に肯定される結果となったものです。そこで，この事案で，医師らの責任が認められたのはやむをえないことともいえるでしょう。

しかしながら，平成4年通達を契機として，同種の事案が頻発したことも併せて考えると，保険の算定の対象であるか否かが，医師および医療機関に及ぼす影響は大きいものといわざるをえません。

保険適用外診療に対する医師の対応

診療報酬支払が，わが国の医療を支える基盤であることからすれば，単なる支払基準であって，医療者の行動を制限するものではないと言い切ることに疑問もあります。

では，医師として，保険適用外の治療にあたる場合，どのように対応すべきなのでしょうか。

まず，患者に対して保険診療制度を十分に説明し，医師と患者の間で，保険適用外の投薬は基本的にできないとされていること，なぜ保険適用外なのか，必要に応じて適用外投薬も考えられること，適用外投薬の場合の副作用の可能性等について十分コミュニケーションをとっておくことが大切だといえます。

また，適用外と判断され審査が通らなかった場合には，再審査請求を行い，事情を説明するなど，医療者の負担ではありますが，細かい対応が必要な状況です。

先のビタミン剤の投与に関しては，ウェルニッケ脳症の訴訟係争中であった1998（平成10）年の診療報酬改定で，高カロリー輸液へのビタミン剤投与が保険適用の対象として明示されました。必要な医療行為であれば，もしくは誤解を招くような診療報酬内容であれば，改定を訴えていくということになりそうです。そのためにも，診療報酬の決定過程には，迅速かつ適切な対応が求められていることはいうまでもありません。また，審査を行う過程にも，現実の医療の動きや，個別の患者に応じた医師の裁量を理解できる専門家が要求されています。今後の取組みとして，症状記載のレセプトやオンライン・レセプトにより，柔軟な支払請求ができるしくみ自体が検討されることも期待されます。

＊1　東京地判平19・11・7 LEX/DB文献番号28132390は混合診療を禁止する「国の健康保険法の解釈は誤り」とする司法判断を示しました。これを受けて，混合診療の見直しも検討されています。

＊2　仙台地判平11・9・27判時1724・114

《参考文献》

＊平沼直人「高カロリー輸液にビタミンB_1を添加しなかったためウェルニッケ脳症に陥ったとされる事例」民情177号（2001）75頁

＊遠藤昌夫「輸液へのビタミンB_1不添加によるウェルニッケ脳症発症事例」医事法17号（2002）137頁

＊木ノ元直樹「保険診療及び自由診療をめぐる問題点」畔柳＝前田＝高瀬編・わかりやすい医療裁判処方箋（2004，判例タイムズ社）227頁

〔畑中綾子〕

5 医療における注意義務と医療慣行

設問 55

私は地方都市で勤務する内科医です。弁護士さんと話したときに，医師が患者に提供すべき医療の水準は，医療慣行とは同じではないということを聞き，心配になりました。この地域での他の医師がしているのと同じ治療をしていても，大都市の病院や大学病院でのレベルの治療ではないということで，訴えられてしまうのでしょうか。また，周りの医師を参考にするだけでは不十分とすれば，どのようなことに気をつければよいのでしょうか。私は週60時間から80時間働くことも珍しくない状況で，「医師の研鑽義務」といっても全分野の医学雑誌を網羅的に読むなどとても考えられません。いったいどのようなものを読んで把握しておけば安心できるのでしょうか。

医療慣行と医療水準の違い

法律上，医師は医療を提供する際，患者に対して「注意義務」を負うとされています。民事裁判において，この注意義務への違反ありとされれば，医師は法的責任を負うこととなります。したがって，この「注意義務」の内容と程度が医師にとっては重要な関心事となります。

最高裁は1961（昭和36）年のいわゆる東大輸血梅毒事件*1で，「いやしくも人の生命及び健康を管理すべき業務に従事する者は，その業務の性質に照らし，危険防止のために実験上必要とされる最善の注意義務を要求される」と判示しました。この事件は，血清反応陰性の検査証明書を持参したいわゆる職業的給血者に対し，医師が「からだは大丈夫か」と尋ねただけでそれ以上の問診を行わず，その給血者から採血し輸血したところ，輸血を受けた患者が梅毒に感染したというものでした。本判決は，このような証明書を持参した給血者に対しては問診を省略するのが当時の医師の間での慣行だったとしても，当該医師が問診を尽くすべきであったとし，医療慣行と医師が負う注意義務とが同一ではないことを明言しました。

しかし，医療慣行と医師の注意義務が同一ではないといっただけでは，注意義務の内容は明らかではありません。まだ実験段階であるような治療法や普及していない先進的な治療法もその範囲に含まれるのか，含まれるとすれば医師に対して酷であるとの議論がなされました。最高裁は，未熟児網膜症に関する1982（昭和57）年の判決*2で，「医師の注意義務の基準となるべきものは，診療当時のいわゆる臨床医学の実践における医療水準である」と判示し，最先端の学問水準とは区別しました。この「医療水準」が医師の注意義務の内容を示すものとして，キーワードとなってきました。「医療水準」とは，最先端の学問の水準でも，医療慣行でもない，おそらく両者の間に位置する基準であると理解されています。「医師の注意義務の基準である医療水準が医療慣行と同じではない」といわれる意味はこのようなことです。

医学的知見が浸透する過程

ところで，設問のように，医師の注意義務の基準である医療水準とは，全国一律にすべての医療機関で同一の基準なのか，ということが次に問題となってきます。この点，未熟児網膜症に関する1995（平成7）年の最高裁判決*3は，新規の治療法が開発され医療機関に浸透する過程を検討して，「当該疾病の専門的研究者の間でその有効性と安全性が是認された新規の治療法」が普及するのには一定の時間を要することを指摘しました。この知見は，「通常，先進的研究機関を有する大学病院や専門病院，地域の基幹となる総合病院，そのほかの総合病院，小規模病院，一般開業医の診療所といった順序で普及していく」と述べ，また「当事者もこのような事情を前提にして診療契約の締結に至る」としました。

医療水準の判断と医療機関の社会的・地理的環境

以上のことを指摘した上で，本判決は，「医療水準……を決するについては，当該医療機関の性格，所在地域の医療環境の特性等……を考慮すべき」とし，「知見が当該医療機関と類似の特性を備えた医療機関に相当程度普及しており，当該医療機関において右知見を有することを期待することが相当と認められる場合には，特段の事情が存しない限り，右知見は右医療機関にとっての医療水準である」と判示しました。したがって，医療水準の判断の際には，その医療機関の社会的・地理的環境が考慮されることがわかります。

最近の判例：ウェルニッケ脳症判決

医師が普段からどのような研鑽を尽くし患者へ医療サービスを提供すべきかという問題は，最も基本的な問題でありながら，なかなか難しい問題です。医療水準に関する最近の判例として，高カロリー輸液とウェルニッケ脳症をめぐる判決があります。医師の注意義務と，厚生省の文書などとの関係が問題となった点で注目されているので，以下で紹介します。

ウェルニッケ脳症とは，ビタミンB_1欠乏により生じる重大な中枢神経障害で，定型的には眼球運動障害，運動失調，意識障害の3主徴が発症します。ウェルニッケ脳症の80％が，ウェルニッケ・コルサコフ症候群に移行しますが，それに移行すると，見当識障害，健忘症状，短期記憶の障害などの症状が現れます。ビタミンB_1は，エネルギー代謝や糖代謝に関与する補酵素として役割を果たす生体に必要不可欠なものですが，生体内では合成されず，体外からまったく摂取しなければ体内貯蔵量は18日間で枯渇します。したがって，自分でものが食べられないために高カロリー輸液を与えられている患者さんには，ビタミンB_1もあわせて与える必要がありますが，それをしなかったためにウェルニッケ脳症を発症したとして，訴訟になったケースがあります。ここでは，地裁判決を2件紹介します*4。

判決の概要

第1の判決は，1999（平成11）年の仙台地裁判決*5（以下，11年判決と呼びます）です。胃および脾臓の全摘手術を受けた患者が，高カロリー輸液の投与の際にビタミンB_1を投与されずにウェルニッケ脳症を発症したという事例で，医師がビタミン剤を投与しなかったことおよびウェルニッケ脳症の初期症状を看過したことの過失が争われました。ビタミンB_1を添加しない高カロリー輸液とウェルニッケ脳症の関係についての医学的知見が，1992（平成4）年当時，医師の注意義務の範囲内であったか，すなわち医療水準とみなされるかが争点の1つとなりました。判決は，医師に義務違反ありとして，1億2997万円余の損害賠償の支払を命じました。

第2の判決は，2002（平成14）年の東京地裁判決*6（以下，14年判決と呼びます）です。結腸の切除手術を行った高齢の患者がウェルニッケ脳症に罹患したことにつき，医師がビタミンB_1を補給せずに合計14日間にわたり高カロリー輸液を投与したことに過失があるかどうかが争われた事例です。判決では医療側の責任が認められ，合計800万円の損害賠償支払が命じられました。では，これら2つの判決の結論の根拠はどのようなものだったのでしょうか。

判決の根拠

(1) 上記2つの判決で医師の注意義務を認定するにあたり，根拠として挙げられているものの1つは，医薬品の添付文書（能書）ないしマニュアルです。いずれのケースでも，使用された高カロリー輸液の添付文書はビタミン剤の添加を要求していました。14年判決は，「医薬品の添付文書（能書）の記載事項は，その医薬品の副作用等の危険性について最も高度な情報を持っている製造業者又は輸入販売業者が，投与を受ける患者の安全を確保するために，これを使用する医師等に対して必要な情報を提供する目的で記載するものであるから，医師が……注意事項に従わず，それによって……医療事故が発生した場合には，……従わなかったことについて特に合理的な理由がない限り，……医師の過失が推定される」と述べています*7。

(2) 判決の根拠として考慮されたもう1つの文書は，厚生省の「医薬品副作用情報」です。これは，「厚生省が二か月に一度，その時々までに厚生省に報告された副作用の中から重要な例を報告するもの」*8です。いずれの被告も主張しているように，これらの事件当時の医薬品副作用情報は，高カロリー輸液投与の際には必ずビタミンB_1も投与するようにとの明確な指示を出していませんでした*9。しかし，11年判決は，1990（平成2）年9月および1991（平成3）年11月の医薬品副作用情報や，製薬企業が直接医療関係者に流す情報である緊急安全性情報の1991（平成3）年10月のもので，「高カロリー輸液施行中に重篤なアシドーシスが発生する例のあることが報告され，術後患者や高齢者，……ビタミンB_1を投与されていない患者など，アシドーシスを発現しやすい状態にある患者には特に注意し，アシドーシスの発現やその兆候が認められた場合は，直ちに高カロリー輸液の投与を中止して適切な処置をとるように指示している」（傍点は筆者）ことを指摘しています。

14年判決も同様に，事件当時以前の医薬品副作用情報に触れています。1993（平成5）年11月発行の医薬品副作用情報には「高カロリー輸液用製剤にはビタミンはまったく配合されていないから，高カロリー輸液療法を行う際には患者の状態に応じてビタミン等の投与量を調整する必要があること，アシドーシスを起こした場合には，直ちに高カロリー輸液を中止して，その治療に努め，無効の場合にはビタミンB_1の投与を行うべきこと」*10（傍点は筆者）が記載されていました。

ビタミンB_1欠乏症とウェルニッケ脳症の関係に照らせば，上記の医薬品副作用情報は，年を追うごとに徐々に的を射たものへ近づいていることがわかるでしょう。しかし14年判決も認めるように，これらの情報は，「高カロリー輸液を投与する際にどのような場合でも必ずビタミンB_1を補給すべきであるというもの」ではありませんでした。しかし判決はこれらの情報を「アシドーシスに限定した情報とみるべきでもない」として，「高カロリー輸液を投与する際には患者の状態に応じて，ビタミンB_1を補給する必要があることを指摘するものというべき」であると結論づけています。

(3)　さらに11年判決は，高カロリー輸液療法とビタミンB_1欠乏症の関係とビタミンB_1欠乏症とウェルニッケの脳症の関係は，1992（平成4）年6月以前に発行された複数の医学雑誌で「既に臨床医学的に確立された知識として」紹介されており，それらの雑誌の中には，「医学生向けの教科書的なものや医師や看護婦向けのマニュアル的なもの及び医者に広く知られており購読者の多いものも少なからず含まれて」＊11いたことも医師の注意義務の認定の際の根拠としています。

保険の算定対象とならない場合

なお，この病気に関しては，ビタミン剤投与が保険の対象から外されていたか否かも問題となりました。この点は，別の設問（⇨〔**設問54**〕）でもふれられていますが，簡単にここでも言及します。

当時の厚生省は1992（平成4）年4月に，社会保険・老人保険診療報酬点数表を改正して，「給食料を算定している患者に対して，ビタミン剤……の注射を行った場合……別に厚生大臣が定める場合を除き算定しないと定め」＊12ました。被告側はこれを「ビタミン剤使用の事実上の制限に等し」いとし，ビタミン投与を行わなかったことは「不可抗力」であったとして争いました。この点，判決は，この事案においては，給食料を算定していない期間が10日間あるが，算定している期間もあると分析します。そして後者の期間についても，厚生大臣が定める例外にあたる状況であったために，実際にはビタミン剤を投与しても診療報酬の点で何ら問題がないことを指摘しています。

さらに判決は，厚生省による保険点数表の規定は，「治療方法に関する医師の専門的判断を拘束するものではない」とし，「特定の治療方法を健康保険の対象から外すことによって，医師が選択できる治療方法が事実上制限されることのあることは否定できないにしても，このことが直ちに医師の患者に対する法律上の注意義務を軽減し，または免除する根拠となるわけではない」＊13と述べています。つまり，保険対象から外されている治療法であっても，医師が患者にとって必要であると判断した場合には，その治療を行う義務が生ずると理解できるでしょう。上述のように，この事案では保険対象から外されていなかったと指摘しているわけですから，必ずしもこの部分がこの判決の結論を導くのに必要だったとはいえず，したがって傍論と理解してよいと思われますが，医師の注意義務に関してこのような言明がなされたことは注意に値するでしょう。

医療水準の判断の際に考慮される事項

以上の2つの判決から，医療水準の判断の際に考慮される事項，すなわち医師に求められている研鑽の内容として，次の3点が指摘できるでしょう。(1)医薬品の能書，厚生省の文書，(2)関連する法律・通達，(3)医学雑誌（特に教科書的なものや医師や看護師向けのマニュアル的なものおよび広く知られており購読者の多いもの）に掲載されている情報・知識です。特に，医薬品の能書については，従わなかった場合には，それに合理的な理由がない限り，医師の過失が推定されるという厳しい扱いがなされています。また，厚生省の文書については，それに書いてあることを把握しているだけでは十分とみなされず，医学雑誌等で確立している医学的知見と照らし合わせた上での理解が期待されているといえるでしょう。さらに通達に関しては，11年判決で，平成4年通達が「難解な文書が並ぶものであり，診療に忙殺される医師に医療以外の知識とエネルギーを要求するものである」との病院側の主張は受け入れられませんでしたので，治療に関わる通達を理解しておく必要があるといえるでしょう。

日本医師会の「医師の職業倫理指針」

最後に，医師の研鑽義務について参考となる規定として，日本医師会の2004（平成16）年2月の「医師の職業倫理指針」があります。この規定は第1章の1という一番はじめのページで，「医師の基本的責務」として，「医師は生涯にわたり常に学習に励み，学術的知識と技術とを習得する義務がある。……学習は，活字をはじめとするさまざまなメディアを通じ，また学会や医師会の講演会や学習会への参加など，さまざまな機会をとらえて行われるべきである」と述べています。倫理規定ですから法的義務とはいえませんが，1つの指針を示しているとはいえるでしょう。

結論として，これだけしていれば安心という明確な答えは出せませんが，医師には少なくとも先に列挙したような内容に精通していることが期待されているといえるでしょう。

＊1　最判昭36・2・16民集15・2・244
＊2　最判昭57・3・30判時1039・66
＊3　最判平7・6・9民集49・6・1499
＊4　他に，悪阻により入院した妊婦がビタミンB_1の投与を受けずにウェルニッケ脳症に罹患したケースで，医療側の責任が肯定された判決があります。前橋地判平7・4・25判時1568・107（畔柳達雄・医療事故と司法判断〔判例タイムズ社，2002〕244頁参照）
＊5　仙台地判平11・9・27判時1724・114
＊6　東京地判平14・1・16判タ1114・250
＊7　東京地判平14・1・16判タ1114・258。この部分は，最判平8・1・23民集50・1・1に依拠しています。
＊8　仙台地判平11・9・27判時1724・121
＊9　高カロリー輸液を投与する場合に必ずビタミンB_1も投与するべきであるとの情報が医薬品副作用情報に載ったのは，1997（平成9）年でした。
＊10　東京地判平14・1・16判タ1114・259
＊11　仙台地判平11・9・27判時1724・120
＊12　仙台地判平11・9・27判時1724・122
＊13　仙台地判平11・9・27判時1724・122

〔三瀬朋子・樋口範雄〕

6 入院患者への安全配慮義務

設問 56

私の子ども（1歳）はぜんそく治療のため病院に入院しました。その病院は完全看護体制をとっており，家族であっても面会時間以外の付添いは認められていませんでした。ある日，私は子どものために玩具を持参し，それを担当看護師に渡して帰りました。子どもはその玩具で遊んでいるうちに，それによって鼻と口が塞がれて窒息状態となり，その後蘇生措置はとられたものの，四肢の麻痺，精神遅滞などの後遺障害が残って，介護なしでは日常生活が送れない状態になってしまいました。私は，病院や医師，あるいは看護師に対して，損害賠償を求めることができますか。

入院患者の安全と裁判例

患者を治療することのみならず，入院中の患者を安全に保護・管理することも，病院（医療機関）側の重要な任務の1つであると考えられます。したがって，そこに何らかの落ち度（帰責事由）が認められれば，法的責任の問題が生ずることになるでしょう。しかし，具体的に，どのような場合に，誰に，どのような責任が生ずるのかについては，ケース・バイ・ケースで判断する他ありません。

入院中の患者に対する監視・管理に問題があったとして，病院等の責任が認められた近年の例としては，次のようなものが挙げられます。

(1) 上腹部悪性腫瘍のため入院中の幼児（3歳5カ月）が病室のベッドから転落し頭蓋内出血を引き起こして死亡した事案で，ベッドの安全柵をセットし，かつそれが完全にセットされたことを確認すべき注意義務を担当看護師は負っていたのにそれを怠ったとして，看護師の使用者である被告病院に使用者責任を認めたもの*1。

(2) 小脳出血のための入院中の患者（60歳）が腎不全により死亡したその一因は褥瘡（床ずれ）にあったと推認される事案で，褥瘡の予防と治療のために必要とされる適切な体位変換を実施しなかった被告病院には，診療契約上の債務不履行ないし不法行為上の注意義務違反があるとしたもの*2（⇨〔**設問57**〕）。

(3) 伝染性単核症のため入院中の幼児（4歳）が，病院食のバナナを誤嚥して窒息死した事案で，患者の頸部周辺のリンパ組織が著しく腫大していた等の事実を認識しえたはずの担当医師には，患者に食事をさせるにあたっては，誤嚥など生じないよう食物の種類・範囲を制限するだけでなく，食事を担当する看護師に対して，少しずつゆっくり食べさせたり，万一誤嚥が生じた場合には，すぐに吐き出させたりするために監視するなどの措置をとるよう具体的に指示をすべき注意義務があったにもかかわらずその義務を怠った過失があるとして，被告病院に使用者責任を認めたもの*3。

(4) 生後3日目の新生児がうつ伏せ

寝で寝かせられた結果，呼吸停止，心停止状態に陥り，酸素脳症となって重度の脳性麻痺の障害が残り，それから約7カ月後にその障害の下で死亡した事案において，生後間もない新生児をうつ伏せ寝にする場合には適切な寝具を用い，これがなければうつ伏せ寝にしてはならないことを徹底させると同時に，寝かせた後も，当該新生児に異常が生じていないかどうか継続的に観察または監視するよう指導すべき注意義務を果たさなかった管理監督者および助産師の使用者である被告病院に使用者責任を認めたもの*4。

(5) 被告病院を退院する際に誤って交付された薬（血糖降下剤）を服用した高齢の患者が低血糖性昏睡のため転倒するなどして被告病院への入退院を繰り返していたところ，さらに入院中に病室で転倒し，結局，肺炎によって死亡した事案において，家族による付添いおよび患者負担による付添看護を原則禁止としていた被告病院（および医師，看護師）は，痴呆症状もみられた当該患者について付添看護の措置を講ずべきであったのに，そのような措置を講ずることなく転倒事故を生じさせた責任は大きいとして被告病院の不法行為責任を認めたもの*5。

同様に入院患者に対する管理に関する事案であっても，医師や病院の責任を否定した事例もあります。

(6) 脳内出血のため入院中の患者（成人）が病室の窓から転落して死亡した事案につき，一般論としては，脳内出血の急性期の患者は，脳内出血に伴う脳の異常により，ベッド上で暴れたり，治療に支障をきたすような行為に及ぶ可能性があるから，病院（および主治医，看護師）には，社会通念上相当な限度で患者の安全について配慮し注意する法的義務があるとしながらも，当該事案においては，点滴および尿管送致により身体の動きが物理的に抑制されている患者が，ベッドから下りて柵などを乗り越えて窓から転落するといった事態は通常予測し難いため予見可能性が認められず，また担当医師やその命を受けた看護師の合目的的に裁量に委ねられている鎮静剤の使用や四肢抑制が本件において行われなかったからといって裁量を逸脱したと認めることはできないとして被告病院の賠償責任を否定した判決*6。

(7) 脳梗塞のため入院治療していた患者が，病室から抜け出し窓から落下して意識不明の重篤な症状に陥った事案において，当該患者がそのような異常な行動をとることは担当看護師および被告病院において予見不可能であったから，当該患者の行動を防止できなかった点，および本件事故の結果を発生させたことについて被告病院に安全配慮義務違反その他の過失は認められないとした判決*7。

このように病院側の責任が否定されたケースもみられます。

担当看護師の法的責任

設問のケースに類似する事案としては，2002（平成14）年の東京高裁判決*8があります。

この判決は，担当看護師の不法行為責任の成否については，「一般に看護婦は，患者に対する療養上の世話又は診療の補助を業とするものであるから，療養の世話や診療の補助業務には，入院患者の病状や身辺に注意を払い，患者の身体の安全や健康を守るべき注意義務が含まれる」と述べています。そして，当該患者は「自らその危険を報知する能力が未だ備わっていない幼児であったから」，担当看護師は「看護婦としての上記義務を果たすためには，自ら訪室して（本件患者の）安全を監視すべきであった」としています。さらに，「（担当看護師は本件患者に）玩具を与えているのであり，これが（患者の）身体に及ぼす影響を考慮に入れる必要があ」るとし，その玩具は特に危険でもなく，またそれ自体に欠陥があったともいえないが，「幼児の行動は予測し難く，本件玩具が（本件患者の）身体にどのような影響を及ぼすかについても予測し難い状況にあったというべきであり」，「単にぜん息で入院している1歳児の場合に比してより頻繁に訪室して（本件患者）の病状を観察すべき義務があった」にもかかわらず，その事案では約30分間患者の病室を訪れなかったことが認められるから，同看護師は「頻繁に訪室する義務を怠った」と判断されています。

しかしながら，その時間帯は他の看護師が昼食時間であったことから，1人で数多くの業務を抱えていたという事情があり，同看護師1人に訪室義務を負わせるのは相当ではなく，したがって，同看護師に不法行為の成立を認めることはできない，と同判決は結論しています（また，事故当日病院に出勤していなかった患者の主治医の不法行為責任についても，「確かに，医師は，人の生命及び健康を管理すべき義務に従事するものであるから，危険防止のために最善を尽くすべきであり，入院患者が幼児の場合には，患者の身体の安全を確保するために危険な状態を阻止すべく看護婦に監視を指示すべき一般的な義務がある」が，本件主治医は事故当日出勤しておらず，したがって玩具の存在も認識していなかったから，玩具で遊んでいる患者を継続して監視するよう看護師に指示する義務は生じない等と述べて否定しています）。

病院設置者の法的責任

しかし，病院設置者の責任については，同判決は次のように述べてこれを認めました。すなわち，「診療契約に伴う付随義務として安全配慮義務を肯定できることは明らかである」とした上で，本件患者のような「幼児の行動は一般に予測不可能であり，これを見越して不測の事態が起こらないよう監視を怠らないというのが医療機関としては当然の義務であり，かつこの義務を履行していれば，容易に（本件患者）に生じた異常に気づくことができ，（本件患者）の口を覆っている本件玩具を取り除くことによって，容易に本件事故を回避することができたのであるから，医療機関である（本件病院設置者）は，（本件患者）に対する危険を防止できなかったことについてその帰責事由がなかったことを主張立証できない限り，債務不履行責任を免れない」。そこで，このことを当該事案に当てはめてみると，「本件において，（本件患者）は，1歳になったばかりで，予測できない行動に出てその生命・身体に関する危険を自招することもあり得る反面，判断能力，危機回避能力がなく，他方，……（本件病院設置者）においては完全看護体制が採られ，家族の付添は面会時間を除いては認められていなかった」のであるから，「（本件患者）の安全に配慮すべき（本件病院）の義務は通常の場合以上に重いというべき」であり，「幼児は（担当看護師が本件患者に与えた本件玩具を）どのように誤用するか予測がつかないことは，医療従事者としては公知のことといえるばかりでなく，（本件患者）はぜん息に罹患しており，呼吸が苦しくなることは常時予測できたのであり，本件玩具によって本件事故のごとき危険な状態が発生することについて予見することが全く不可能であったとはいえ」ず，かつ「（本件病院設置者）としては（担当看護師が多忙のため病室を訪れることができないような）場合に備えて常時看護婦が監視しうる体制を整えるべきであって，かかる体制が整っていなかったために，本件事故が発生したのであれば，医療機関としてはなすべき義務を果たさなかったと評価されてもやむを得ない」と判断されました。

この判決は，看護師や医師という医療従事者個人の責任については，不法行為責任の不成立を理由に否定する一方，入院契約の当事者である病院の管理責任については，債務不履行責任（契約責任）に基づく安全配慮義務の違反の存否を問題にするという法律構成をとり，かつ病院（被告）側に帰責事由がなかったことの立証責任を負わせることによって，結果的に患者（原告）側の負担を軽減し，患者側を勝訴させている点で，注目されます。設問のケースでも，同様の結論が導かれる可能性があります。

なお，病院の事案ではありませんが，特別養護老人ホームのショートステイの利用者が，認知症である他の利用者に車椅子を押され転倒し後遺症を負った事案において，老人ホームは，サービスの提供にあたり，契約者（利用者）の生命，身体の安全に配慮すべき義務を負っているにもかかわらず，利用者を認知症患者から引き離すなどの事故防止措置を講じなかった老人ホームには安全配慮義務違反があるとして債務不履行に基づく損害賠償を認めた判決*9も，参考になるでしょう。

＊1　宇都宮地判平 6・9・28 判時 1536・93
＊2　東京地判平 9・4・28 判時 1628・49
＊3　東京地判平 13・5・30 判時 1780・109
＊4　東京高判平 13・10・17 東高時報（民事）52・1～12・16
＊5　名古屋地判平 18・1・26 LEX/DB 文献番号 28110743
＊6　新潟地判平 7・10・5 判タ 904・193
＊7　東京地判平 15・11・19 LEX/DB 文献番号 28090389
＊8　東京高判平 14・1・31 判時 1790・119。その後，上告棄却（最決平 14・6・25 LEX/DB 文献番号 28080287）。
＊9　大阪高判平 18・8・29 LEX/DB 文献番号 28112505

〔織田有基子〕

7 患者に「褥瘡《じょくそう》」（床ずれ）が生じた場合

設問 57

私は公立病院に勤務する看護師です。私が配属されている病棟では，寝たきりの患者さんが多くいます。中には寝返りさえ打てない患者さんもいます。そのような患者さんが「褥瘡」（じょくそう）にならないように，内規では3時間に一度は看護師が寝姿勢を変えてあげることになっていますが，実際には人手が足りず，とてもそのような頻度ではできていません。また，中には入院してきた時点ですでに軽い「褥瘡」となっているケースもあります。その場合には悪化させないためにさらに頻繁なケアが必要ですが，やはり人手不足のため，それもできていません。このような患者さんやその家族から「褥瘡」ができたとして訴えられ，看護義務違反とされることがあるのでしょうか。

褥瘡とは何か

「褥瘡」は床ずれとも呼ばれます。医学辞典によれば次のような症状のものです。「長時間臥床している時に，骨の突出した部位の皮膚および軟部組織が，骨と病床との間で長時間の圧迫のために循環障害を起こし，壊死となった状態をいう。物理的圧迫の外に，全身的栄養状態の低下，軟部組織の萎縮，免疫力の低下，細菌・真菌感染，汗・糞尿の浸軟汚染などの悪化因子が加わり，悪循環を繰り返し，憎悪する。一度，潰瘍化すると治療が困難になるので予防が大切である」。

この褥瘡の予防および発症後悪化させないために必要な処置として，体位交換，すなわち自分で寝返りを打てない患者の寝姿勢を変えるというケアを頻繁に行うことが必要とされています。設問の事例では，内規で3時間に1回と決められているが，とても手が回らないとのことです。

患者の褥瘡が問題となり裁判となった事例が，1985（昭和60）年頃から登場するようになりました。

褥瘡をめぐる裁判の争点

褥瘡をめぐる裁判では，主に2つの点が争点となります。1つめは，「注意義務」の問題です。これは，褥瘡が生じたことについて，患者側の主張するような予防・治療行為を行う法的義務が医療者側にあったかどうか，そして，その義務が認められる場合に，その義務違反があったか，という問題です。

2点目は，患者側の死亡や病気の回復が遅れたこと等の損害と褥瘡との因果関係です。これは，患者の褥瘡が死亡等の結果を引き起こした原因といえるかどうか，という問題です。褥瘡を煩う患者はすでに重篤な病状である場合が少なくないため，死亡等の原因がもともとの疾患のみにあるか，それとも，褥瘡にもあるのかが争われます。

1984（昭和59）年判決：病院側の責任が否定された判決

この判決は，上記2つの争点のうち，1つめの医療者側の注意義務が否定された判決です*1。脳卒中の発作で倒れたAさん（61歳）が意識不明状態のまま救急車で市立B

病院に搬送され，入院となりました（昭和49年12月7日）。その8日後頃からAさんの仙骨部に褥瘡の発現である発赤がみられたのを皮切りに，褥瘡が拡大し悪化し，ついに入院2カ月後にはそれが原因で39度の発熱に至りました。この褥瘡により，Aさんは全身的な影響を受け，機能回復の訓練の実行に支障を来たし，病状の回復が大幅に遅れました。Aさんは1979（昭和54）年11月1日に死亡しましたが，死亡直前，褥瘡の部位から大量の出血がありました。Aさんの夫は病院の医師・看護師らが褥瘡の予防および治療に積極的でなく，そのためAさんが5年間にわたって苦痛を受けた上，機能回復訓練も遅れたとして，慰謝料を請求する訴訟を起こしました。

判決は，(1)当時の同病院において褥瘡予防体制が「十分ではなかった」こと，(2)予防のために必要な看護の程度は「対象患者の身体状況に応じて個々に判断しなければならない」ことを指摘した上で，(3)Aさんの状態であっても褥瘡発生の予防は不可能ではなく，「医療担当者らの一層の工夫，努力が望まれる状況にあったことは否定できない」と述べました。ところが，結論としては，Aさんの病状，栄養状態，年齢等を勘案して，Aさんの場合「必要な看護レベルは相当高度なもの」と推定され，「本件医療担当者らに対し努力目標としては格別，そこまでの法的義務を課すことは妥当でない」と述べて，法的義務を否定しました。

この判決後，原告側は控訴し，後に被控訴人が慰謝料100万円を支払うとの和解が成立しました。この和解の事実が毎日新聞に大きく取り上げられ，反響を呼びました。裁判では患者側が敗訴しましたが，このような和解を「勝訴的和解」とする評価もあります。

1997（平成9）年判決：病院側の責任が肯定された判決

1997（平成9）年の東京地裁判決*2では，上記2つの争点である，医療側の注意義務違反と褥瘡と患者の死亡との因果関係の両方が肯定され，病院経営者の法的責任が認められました。裁判所は次のような事実を認定し，判決を下しました。

第1の争点は，褥瘡ケアに関する医療側の注意義務違反の有無です。患者であるCさんは，1992（平成4）年1月，外出先で倒れ，救急病院に搬送されました。その後転院先で手術を受け徐々に回復したため，D医師の経営する病院へ転院しました。そのときCさんには，小脳出血に起因する麻痺があり，起居や寝返りも自力ではできない状態でした。転院の際，救急病院の看護師がD医師の病院の看護師宛に作成したCさんの入院経過等を記載した書類には，「褥瘡予防，気道閉鎖予防にて2時間毎の体位変換を励行しております。どうぞよろしく」，「(DM（糖尿病）のため仙骨部，褥瘡できやすい)」と記載されていました。

Cさんが手術を受けた病院では，褥瘡予防のために2時間毎の体位交換等が行われており，Cさんは寝たきりにもかかわらず褥瘡を発症することはありませんでした。ところが，転院先のD医師の病院では，当時，常勤の看護師が8名ないし9名，32のベッドがほとんど満床の状態で，Cさんのような寝たきりの患者に対する体位交換は3時間毎に行うこととされていました。しかし，記録によると，その3時間毎の体位交換が必ずしも励行されていませんでした。D医師の病院への転院後わずか8日でCさんの仙骨部に褥瘡が発生してしまいました。

その後Cさんの褥瘡の状態は増悪し，褥瘡の部位が大きくなるとともに浸出液が多量に排出され，高熱も続き，次第に全身状態が低下しました。そのような経過を経て，Cさんは腎不全により死亡しました。そして，Cさんの妻から訴訟が起こされました。

判決は，褥瘡が発生した場合の治療方法として，「圧迫の軽減（少なくとも2時間毎の体位交換）」が必要であり，「特に糖尿病などの合併症のある患者の場合にはより頻繁に体位交換をする必要がある」ことは，「市販されている医学用文献に記載」されており，被告であるD医師もそのことを知っていたことを指摘しました。そして，それにもかかわらず，「概ね3時間毎の体位交換しか実施せず」，「エアーマットの使用」についても指示を行わなかったことなどに鑑みて，D医師は「病院の経営者ないし担当医師として」，「少なくとも褥瘡の予防と治療のために必要とされる適切な体位交換を実施しなかった」点に「診療契約上の債務不履行ないし不法行為上の注意義務違反がある」と結論づけました。

D医師の側は，基準看護I類（患者4人に対して看護師1人）という看護の体制上，3時間毎の体位交換が事実上限度であると主張しましたが，判決は，そのような事情によって「褥瘡の予防と治療に関する診療上の義務が免除ないし軽減される筋合いではなく，そもそも2時間毎の体位交換を実施することができないのであれば，それを実施することのできる看護体制にある医療機関に転医させるなどの措置を講じて然るべきであった」と述べました。

また，第2の争点である，死亡との因果関係についても，死因となった腎不全に対して「褥瘡も腎機能を悪化させる要因として少なからざる影響を及ぼしたものと推認するのが相当である」と判断しました。その結果，Cさんの死亡による慰謝料が1000万円，Cさんの妻の精神的苦痛に対する慰謝料が100万円と認定されました。

医療者に求められていること

以上に述べたところから，褥瘡ケアにつき，医療者に求められていることは，少なくとも次の2点に整理できるでしょう。

1つめは，判決が言及しているような「市販されている医学文献」に記載されているようなケアの基準に従って，例えば自力で動くことのできない患者には2時間毎に体位交換を励行すること，さらに糖尿病等の事情がある場合にはさらなるケアを行うことです。

2つめは，看護師不足などの事情から，自らの医療機関ではこのようなケアが行えない場合，ケアが可能な医療機関へ転医させるなどの措置をとることです。

＊1　名古屋地判昭59・2・23判例集未登載

＊2　東京地判平9・4・28判時1628・49

《参考文献》

＊森川真好「褥瘡と看護義務違反」鈴木＝羽成監修，医療問題弁護団編・医療事故の法律相談（学陽書房，2001）348頁

＊小笠豊「いわゆる“褥瘡裁判”」唄＝宇都木＝平林編・医療過誤判例百選（有斐閣，第2版，1996）122頁（前掲注1・判決の評釈）

〔三瀬朋子・樋口範雄〕

8 特に開業医についての転医を勧める義務

設 問 58

私は内科の開業医です。先週の木曜日に8歳の男の子が私の診療所に診察を受けにきたので，私は風邪だとして薬を処方し，家に帰しました。今日は月曜日ですが，早朝にこの子が母親に連れられて駆け込んできて，週末に体調が急に悪化したというのです。点滴をしたところある程度落ち着いたのですが，どうも容態が改善する兆候がみえないうちに夕方になりました。心許ないのですが，もう一晩様子をみて，必要であれば明日総合病院に入院し，精密検査ができるよう紹介状を書きたいと思っています。しかし，患者の容態が急変するのではと気が気ではありません。法的にはどうなっているのでしょうか。

転医義務・転送義務とは

医師は一般に，高度の医療技術や施設における診療を要する患者に対して，自己の能力との関係でそのような医療を行えない場合，適切な医療を提供する専門医の診察を受けられるよう転送措置をとらなければなりません。このような医師の転送義務は，裁判例でも法律学説でもほぼ異論なく認められてきました。

転送義務を怠った医師は，不法行為上の過失を犯し，また医師患者間の契約上の債務の履行を怠ったものとされ，転送義務を果たさなかったことにより生じた損害を賠償する責任を負うことになります（民709条）。この問題は，高度の医療施設をもたない医院・診療所の医師，いわゆる開業医にとって重要な法律問題を提起します。

開業医にとっての医療水準

では，転送義務は，いつ，いかなる場合に発生するのでしょうか。これは，開業医が法律上いかなる水準の医療を提供することが期待されているかと関わってきます。

開業医に限らず，医師は一般に「診療当時の臨床医学の実践における医療水準」にかなった医療を行う義務があるとされます。この医療水準は，高度の医療機関と開業医が同じ水準の医療を提供する義務を負うわけではなく，個々の医療機関の特性に応じて相対的に論じられるものです。新たな治療法の有効性や安全性が確認された後，その知見が普及し，これを実施するための技術・設備が普及する過程では，病院によって時間差が生じえます。したがって，医療機関に要求される医療水準を判断するには，個々の医療機関の性格，所在地域の医療環境の特性など，様々な事情が考慮されます*1（⇨〔設問52・55〕）。

このように考えると，開業医にはまず，その限られた技術，設備や知見に応じた水準の医療の実施が求められます。しかし，自らの専門や技術・設備で患者に必要な医療の実施が困難なときには，自らの知見や施設でできることをすれば済むわけではありません。より適切な医療が存在し，それが高度な施設や能力を備えた医師・医療機関において水準性を獲得している場合，開業医にはそのような医師・医療機関への転送義務が生ずるのです。

では，この転送のタイミング，すなわち開業医の求められる医療水準の限界は，具体的な訴訟でどのように判断されるのでしょうか。

平成15年最高裁判決

開業医の転送義務について，具体的に判断した判決として，最近では，2003（平成15）年の最高裁の判決があります。

小学校6年生の患者Xが前日からの腹痛や頭痛，発熱を訴え，開業医Yの診療を受けました。Yは上気道炎・右頸部リンパ腺炎と診断し，薬を処方しました。しかし初診から5日目になっても投薬による症状の改善がみられませんでした。初診から4日目の日曜日に発熱，むかつきと嘔吐を訴えたXは，初診から4日目の午後と5日目の深夜に別の総合病院で診察を受けています（Yの医院が休診だったため）。5日目の午前中の診療で，Yは総合病院での診療経過を聞いた上で，急性胃腸炎および脱水症等と診察し，Xに対する点滴を行い，いったん帰宅させました。嘔吐のおさまらないXは午後再び来院し，これに対しYは2度目の点滴を行いました。この点滴の最中に，Xの意識障害等を疑わせる言動に不安を覚えたXの母親が診察を求めましたが，Yは高度な医療を施すことのできる医療機関に転送はせず，自ら診察を続け，その日は嘔吐がおさまったとしてXを帰宅させました。その晩，Yは転送に備えて紹介状を作成しました。しかしXの症状は悪化し，初診から6日目の早朝にXは意識混濁状態になり，入院治療が可能な総合病院に緊急入院し，原因不明の急性脳症と診断されました。最終的にXには急性脳症による脳原性運動機能障害が残り，日常生活全般にわたり常時介護を要する状態になりました。

このような事実関係を前提として最高裁は，次のように判示しました。Yは，初診から5日目の午後の診療を開始する時点で，初診時の診断に基づく投薬やその日の午前中の点滴が奏功しないことから，自らの診断およびこれに基づく治療が適切でなかったことを認識できた。さらに，その日の午後に母親がXの意識障害等を疑わせる言動に気づいた時点で，Yとしてはその病名は特定できないまでも，Xが自らの医院では検査および治療の面で適切に対処することができない，急性脳症等を含む何らかの重大で緊急性のある病気にかかっている可能性が高いことを認識することができた。そして，Yには「急性脳症等を含む重大で緊急性のある病気に対しても適切に対処し得る，高度な医療機器による精密検査及び入院加療等が可能な医療機関へXを転送し，適切な治療を受けさせるべき義務があったものというべきであり，Yには，これを怠った過失がある」。最高裁はこのように述べ，Yに対するXの損害賠償請求を認めました*2。

この訴訟では，下級審である大阪高裁が医師の過失を否定する判断を下しており，実は微妙な判断を伴っていたことがわかります。高裁は，被告の医師と同じ立場の医師に対してアンケートを行い，その結果，初診から5日目午後の診療終了までに急性脳症の発症を疑うことはできず，患者を総合医療機関に転送する義務があったとはいえない，と判断していました*3。しかし最高裁は，原因が判明しなくとも，重大で緊急性のある病気が疑えるならば，速やかに転送することを医師に求めたのです。実際，高裁と最高裁の過失判断の差は，1日にも満たない転送措置のタイミングの差によるもので，最高裁はかなり厳しい姿勢を示したものといえます。最高裁の論理によれば，一晩逡巡した医師は，手をこまねいていたにすぎないということになり，設問の医師もこの厳しい評価を免れないおそれがあります。

後遺障害の回避可能性

最高裁は，もう1つの点で開業医に対しても厳しい判断を下しています。この事件では，仮に被告医師が1日早く患者を転送していたとしても，それによって患者の予後を左右することは難しく，急性脳症の発症を防止し，その障害を軽減できたか微妙でした。実際に大阪高裁は，予後の改善，後遺症の防止ができたとは認められないとして，仮に転送義務違反を認めたとしても，それとXの後遺障害との間に因果関係は認められないと判断しました。

しかし最高裁は，この点でも高裁の判断を覆し，「適時に適切な医療機関へXを転送し，同医療機関において適切な検査，治療等の医療行為を受けさせていたならば，Xに重大な後遺症が残らなかった相当程度の可能性の存在が証明されるときは，Yは，Xが上記可能性を侵害されたことによって被った損害を賠償すべき不法行為責任を負う」として，事件を差し戻しました。すなわち最高裁は，転送に遅れがみられ，さらにその後に重篤な後遺症が残った場合には，早く転送していても結果が変わらなかったかもしれない，という抗弁を認める余地を極めて小さくしたといえます。

自己決定権と転送義務

なお，設問の事例とは若干異なる状況に関するものですが，医師には，医療水準として未確立の療法であっても，患者による選択（自己決定）の機会を保護するという観点から，他の医療機関へ転送指示をしなければならない場面も出てきます。

最高裁は，当時未確立だった乳房温存療法について，それが乳ガンと診断された原告女性に対し有効である可能性があり，かつ，患者が当該療法の自己への適応の有無，実施可能性について強い関心を有していることを医師が知っている場合には，当該療法の内容やこれを実施している医療機関について説明する義務があると判示しています。医師は，たとえ自身が当該療法について消極的な評価をしており，自らはそれを実施する意思をもっていなくとも，この説明義務を免れることはできません（⇨〔設問62〕）。

この問題は，未確立の療法を患者に受けさせるための転送義務の問題で，専門施設では臨床医学の水準に適合する医療行為が存在する本設問のような事例と，若干問題状況が異なります。最高裁は，このような場合でも，この未確立療法が少なからぬ医療機関で実施されており，相当数の実施例があり，これを実施した医師の間で積極的な評価もされていることを前提としています*4。

＊1　最判平7・6・9民集49・6・1499
＊2　最判平15・11・11民集57・10・1446
＊3　大阪高判平14・3・15前掲注2・民集57・10・1512所収
＊4　最判平13・11・27民集55・6・1154

〔溜箭将之〕

9 健康診断における責任
――特に人間ドックにおける注意義務

設問 59

A医師は自治体の提供する健康診断への協力を依頼されました。これとは別にA医師の属する病院では，いわゆる人間ドックのサービスも提供しています。前者の場合と，後者の場合とで，医師の法的責任に何らかの相違があるのでしょうか。

実はA医師の属する病院では，つい最近，次のような事件が起きました。人間ドックの受診者について，レントゲン検査で肺に円形の陰影が発見され，CT検査に進んで経過をみようという判断をした後，わずか3カ月後に死亡したという事件があり，病院が訴えられているのです。人間ドックの場合に，医師や病院はどのような義務を負うのでしょうか。

健康診断の種類

健康診断にも様様なものがあります。よく知られているものとして，学校保健法に基づく就学時および毎年の生徒に対する健康診断，労働安全衛生法に基づく雇入れ時と毎年の労働者に対する健康診断，地域保健法に基づき各地の保健所が行う各種の健康診断などがあります。

これに対し，人間ドックも健康診断の一種であることは間違いありませんが，個人が任意で自らの健康状態を知り，疾病の予防および早期発見を目的として受ける診査をいいます。半日から数日まで期間も様々であり，金額，検査項目などに関する明確な法律上の規制もありません。ただし，一般的には，先に述べた健康診断よりも検査項目が充実しているといえます。すでに，日本病院会や日本人間ドック学会などが，人間ドック施設の認定制度を実施しています。

人間ドックにおける見落とし

設問のもとになった事件は，次のような経過をたどりました。1998（平成10）年，当時74歳の男性が人間ドックの健診を受けました。胸部レントゲン検査で陰影がみつかり，CT検査等の精密検査の必要ありという通知を受けました。すぐに，CT検査を受けたのですが，結果を記したカルテには「肉芽腫が考えられる」と記載されながら，説明はもっぱら昔かかった結核の痕跡だという趣旨と，経過をみましょうということだったのです。その説明を受けた後，この男性は，3カ月後に，体調不良で入院した別の病院で末期ガンと診断され，入院後2週間を経ずに死亡したというものです。遺族は人間ドックを行った病院を訴えました。

裁判所は，ガンの可能性についても説明していたとの病院側の主張を退けた上で，そもそも人間ドックに基づく健康診断を行うという診療契約は，検査の結果に基づいて受診者の健康状態を把握し，その状況を説明するとともに，適切な健康管理上の助言を行うべき債務を病院が負うものであるのに，それを果たしていなかったと結論づけました。ただし，本件の小細胞ガンが急速に進行する悪性のガンであることを指摘して，ガンの存在を知って適切な治療をしていれば延命できたという立証はないと述べ，賠償すべき損害としては，故人が自らの生死に関係するさらなる精密検査を受けるかどうかの自己決定の機会を失ったことと，死期が近いことを知って，人生の最後の段階の過ごし方を考える機会を失ったことに対する慰謝料だけを認めました。ちなみにそれは400万円という判断です*1。

同様に，延命の可能性に関する立証はないとしながら，原告は，人間ドックを受診することで，異常を疑わせる兆候があればその告知を受け，適切な指導を受けて大腸ガンの早期発見と早期治療の機会を得ることを期待していたはずであり，この期待は法的保護に値すると判示した判決があります*2。

この判決では，人間ドックの診療契約について次のように述べています。「人間ドックは，疾病，特に癌や糖尿病といった成人病の早期発見と，適切な治療を受けさせるためのアドバイスを主たる目的として行われるものであり，受診者も当時の医療水準における適切な診断とアドバイスを期待して人間ドック診療契約を締結するのであるから，人間ドックを実施する医療機関としては，当時の医療水準に照らし，疾病発見に最もふさわしい検査方法を選択するとともに，疾病の兆候の有無を的確に判断して被検者に告知し，仮に異常があれば治療方法，生活における注意点等を的確に指導する義務を有するというべきである。また，人間ドックはいわゆる集団検診とは異なり，健康管理に高い関心を有する者が自発的に受診するものであり，受診者は少しでも異常を疑わせる兆候が存在する場合にはその告知を受け，精密検査を受診することを希望しているのが通常である（それが，癌の存在を疑わせる兆候であればなおさらである。）から，実施医療機関は，異常を疑わせる兆候があればこれをすべて被検者に告知し，診断が確定できない場合には精密検査あるいは再検査を受けて診断を確定するよう促す高度の注意義務を有するというべきである」。

ここでは，次の2点が明らかにされています。

⑴ 人間ドックを行う医療機関には，医療水準に照らして，疾病発見に最もふさわしい検査とそれに基づく判断をする義務があること。

⑵ 法律で義務づけられている健康診断と異なり，健康に高い関心を有する受診者が異常の有無を懸念して自発的に受診するものであるから，何らかの異常が発見された場合，すべて告知し，確定診断がつかない場合には精密検査を受けて診断を確定するよう促す高度の注意義務を負うこと。

おそらく，後者の点は，人間ドックの費用は保険がきかず，それでも受診するという受診者の意識に強く配慮しているところがあると思われます。そして，通常の健康診断以上に高度の注意義務を負うと述べている点が注目されます。また，これら2つの事件では，延命利益の賠償は認められませんでしたが，立証責任が果たされれば延命利益の賠償もありうるところであり，実際にそれを認めた判決もあります*3。

責任を否定した例　もっとも，人間ドックにおける異常の見落とし，見逃しが，すべて医療機関や医師の責任を問うことにつながっているかといえばそうではありません。東京高裁の判決で，2年度にわたって胃部レントゲン検査を受けたのに，精密検査の必要ありという指示を受けられず，その間に胃ガンが進行，転移して死亡したと主張し訴えた事件で，請求を退けたものがあります*4。この事件では，消化器専門の医師5人を鑑定人に選任し，問題のX線写真をみてもらったところ，その見解が区区に分かれたことをもって，「消化器病を専門とする医師ですら正確に読影をして異常所見を指摘することが極めて困難なものであった」と認定しています。また，この判決では，そこで問題となった病院のような「通常の医療施設において実施される人間ドック健診」については，「大学病院等の最先端の病院が行う胃部X線検査の検査水準を基に過失の存否を論じることは相当でなく，通常の医療施設における医療水準を基準と」することが適切だと述べています。したがって，法律的にいうと，高度の注意義務といっても，人間ドックにおける検査の水準がいきなりすべて高度の基準，言い換えれば最先端の大学病院と同様の基準で判断されるわけではない点に注意が必要です。

ただし，通常の健康診断に比べれば，検査項目も多い分，わかることも多いはずであり，また何らかの異常がみつかれば，精密検査につなげる説明を十分に行う責任が，健康診断より重いということができるでしょう。

人間ドックにおける検査の際の問診

人間ドックに関しては，もう1つ注目すべき事件があります。1泊2日の人間ドックに入院して，経口の胆のう造影剤を服用したところ，ショック死した事例で，受診者は以前にも同様の薬剤で薬疹が出たことがあり，問診を尽くしていればそれがわかったはずだとして医師の責任を認めた例があります*5。人間ドックに限らず，問診については医師側に厳しい判決がいくつも出ていますが，これもその例の1つです。しかし，医師としては，人間ドックの検査で死亡することは論外ですから，検査自体に一定のリスクがある場合には十分な注意をし，説明をすることが必要です。

設問について

設問を振り返ってみます。事業所で従業員に提供される健康診断等に比べて，人間ドックについては，検査項目が多く，また受診者がより積極的に健康状態を知りたいと望んでいる分，検査に関する注意義務や説明義務が重いということができます。ただし，検査で必ずすべてがわかるわけではないこと，また検査での見落とし，見逃しがあっても，すべてその後の結果の責任が医療機関にかかるわけではないことにも注意が必要です。

人間ドックの場合，法的な規制がない代わりに，日本病院会や人間ドック学会で評価がなされており，そこで指示されている検査項目や検査結果の診断方法が，裁判となった場合にも大きな影響力をもつと予想される点も見逃すべきではありません。

*1　東京地判平15・3・13 LEX/DB 文献番号 28081453
*2　東京地判平4・10・26 判時 1469・98
*3　静岡地沼津支判平2・12・19 判時 1394・137
*4　東京高判平13・3・28 判時 1754・81
*5　仙台地判昭56・3・18 判タ 443・124

《参考文献》
*植木哲他・医療判例ガイド（有斐閣，1996）28頁

〔樋口範雄〕

1　医師の説明義務と患者の自己決定権

設　問　60

私（A）は，ここ数年，左半身の痺れや頭痛があり，B大学病院で脳動静脈奇形（AVM）と診断されました。B病院のC医師は，このままだと脳出血のおそれがあるといい，奇形部分の摘出を勧めました。私は，危ない手術なら先延ばしにしたいと医師にいいましたが，「危険はないわけではありませんが，手術が失敗するのはとても低い確率です」とCが答えたので，その言葉を信じて手術を受けました。ところが，Cの説明によれば，手術中の予想もつかぬ出血によりAVMの摘出は失敗し，私は下半身不随となってしまいました。その後，専門書を調べると，AVMの摘出手術は難易度が高く，かなりの危険を伴うと書かれてあります。私はB病院に損害賠償を求めることができるでしょうか。

医師の説明義務違反

設問で，C医師はAに対し，手術に伴う危険を不当に低く，また抽象的に説明しています。脳動静脈奇形（AVM）の摘出が失敗した事例で，医師が事前にこのような説明しか行っていない場合には，下級審裁判例は医師の説明義務違反を肯定しています*1。医師が手術をする際にどのような基準で，どのような内容の説明を尽くす必要があるのかについて学説は分かれていますが，手術に伴う危険は，患者であれば誰もが重視する情報のはずです。したがって，設問でCの説明義務違反が肯定されることに異論はないでしょう。しかし，Cに説明義務違反があったけれども，行われた手術自体には特にミスはなかった場合に，Aは損害賠償を請求できるでしょうか。以下では，この問題を検討したいと思います。

説明義務違反と損害との間の因果関係

(1)　2つの因果関係　患者が医師の説明義務違反を理由に病院の不法行為責任（民715条）を追及するためには，患者は，医師の義務違反「によって」自らの権利または法律上保護される利益が侵害され，その結果，損害が生じたことを立証する必要があります（同709条）。設問でAが，後遺症（下半身不随）に伴う逸失利益や慰謝料などをB病院に請求したいのであれば，①C医師の説明義務違反がなければ，そもそもAが手術を受けることに同意せず，Cは別の選択（投薬などによる保存的治療など）をしていた蓋然性が高いこと，また，②Cが別の選択をしていれば，Aに下半身不随という権利または法益の侵害は生ずることがなく，したがって，それに伴う各種の損害は生じなかった蓋然性が高いことをそれぞれ立証する必要があります。これが医師の過失と患者の損害との間の因果関係の立証と呼ばれている問題です。

(2)　因果関係の立証の困難さ　しかし，これらの立証のうち，特に①の立証ができるかどうかは，次に述べるように相当に微妙な問題です。まず，

AVMは先天性の奇形であり，それほど緊急に手術をしなければならないものではないことが多いことは事実です。しかし他方で，AVMは保存的治療に委ねていたのでは，いつかはわかりませんが，いずれ脳内出血という重篤な症状が現れるかもしれない病気です。この点で美容整形手術などとは大きく事情が異なります*2。しかも設問では，Aには左半身の痺れという具体的な症状が現れはじめており，だからこそCは，保存的治療よりもAVMそのものの摘出を勧めたと考えられます。このような事情があるときに，患者が医師から手術の危険性について十分に説明を受けた上で，AVMの摘出を強く勧められたと仮定した場合，それでもなお患者が自己の判断に基づいて保存的治療を希望したといえるのかは，極めて立証しづらい事柄です。実際，AVMに関する裁判例は，この点について判断が分かれています*3。

(3)　被害者のとらえ方　なお，アメリカでは多くの州の裁判所が，患者が裁判になってから「適切に説明をされていれば手術を受けることはなかった」と証言した場合に，陪審員がその証言が本当なのかを判断できず，因果関係の認定に迷うおそれがあるとして，具体的な患者ではなく，合理的な患者を基準に，上記の因果関係①の問題を考えようとしています。この結果，説明義務違反を理由とする賠償請求は制約されることになり，アメリカの学説には判例を批判するものも少なくありません*4。しかしわが国の裁判所は，合理的な患者を基準に因果関係を考えなければならないといったとらえ方は特にしていません。不法行為法の一般原則に従えば，当該の具体的な被害者について因果関係の有無を考えるのが妥当であり，わが国では，その原則が医師の説明義務違反の事例でも維持されているといってよいでしょう。

患者の自己決定権

(1)　後遺症について賠償請求ができない場合　それでは，Aが上記の因果関係①の立証に成功しなかった場合はどうなるでしょうか（①の立証に成功したが②の立証に失敗した場合はどうかという問題もありますが，ここでは検討の対象外とします）。このときAは，後遺症という「権利又は法律上保護される利益」（民709条）の侵害から生ずる損害の賠償を求めることは困難です。しかしAとしては，仮に適切な説明を受けていれば手術に同意することはなかったということを立証できない場合でも，適切な説明を与えられなかったことによって，後遺症以外の，何らかの権利または法益の侵害が生じ，その結果，損害を被ったことを立証できれば，その損害について賠償請求ができるはずです。わが国の学説は，ここでいう「権利」を患者の自己決定権と呼び，それが侵害されたことを理由に慰謝料の請求を認めようとするものが有力です。

(2)　患者の自己決定権の中身　しかし重要なことは，この自己決定権の具体的な中身は何かであり，また，それが侵害されるとどのような損害が生ずるのかということです。裁判例の中には「十分な説明を受けなかったという精神的損害」*5を認めるなどという言い方をするものがありますが，このような判示だけでは，賠償を強いられる病院側の納得は得られないでしょう。一般に損害の内容を確定する際には，どのような権利または法益が侵害されたのかについて，もっと目を向けるべきだと考えられます。この意味で，

AVMに関する裁判例の中に，医師の不十分な説明により「手術の危険性や予後の状態を十分に把握し，自らの権利と責任において自己の疾患についての治療を，ひいては自らの人生そのものを真しに決定する機会が奪われたことになるのであって，これによって〔原告である患者〕の被った精神的損害は重大である」と述べるものがある*6ことは注目に値します。この判決は，医師から十分な説明を受けていても手術を受ける選択をした可能性は小さくないとして，上記の因果関係①を否定していますが，それにもかかわらず，自らの人生そのものを真摯に決定する機会が奪われたと述べています。これは，医師から適切な説明をされた場合とされない場合とで，手術に同意するか否かという結論が同じであったとしても，それとは別の次元で「患者の医療参加に関する価値の重要性」*7を裁判所が受け止め，あるいは「自らが納得した上で医療を受けるという状況」*8を患者に保障することが大切であると裁判所が判断したことを物語っています。なお，以上の問題に関連して，医師が遺伝病をもつ子どもの両親に対して，次に生まれる子どもにも同様の症状が出る可能性についてどのような説明をすべきであったのかが問われた判決が近時注目を集めています（東京高判平17・1・27判時1953・132）。

設問に対する回答　医師が説明義務に違反した場合に問題となる患者の自己決定権の具体的内容については，裁判例の集積を待つ必要があります。しかし，設問の事例でAは，最も知りたがっていたはずの手術の危険性についてC医師から不正確な説明をされたために，手術を受けるかどうか，受けるとしても直ちに受けるかどうかについて不十分な形でしか判断できなかったと考えられます。したがって，このことの主張・立証にAが成功すれば，後遺症についての賠償請求ができない場合でも，自己決定権の侵害によって生じた精神的損害（慰謝料）の賠償をB病院に対して請求することが可能でしょう。

*1　例えば，東京地判平4・8・31判時1463・102，新潟地判平6・2・10判時1503・119頁，東京地判平8・6・21判時1590・90など。
*2　例えば，美容整形手術に関する名古屋地判昭56・11・18判時1047・134は，本文①の因果関係を明確に肯定します。
*3　AVM事例に関する前掲裁判例のうち，新潟地判平6・2・10は，本文①と②の因果関係を肯定して手術により患者に生じた損害の賠償を認めます（但し患者の身体的素因を理由に減額）。これに対して東京地判平4・8・31は因果関係①を否定し，東京地判平8・6・21は因果関係①と②を否定しています。
*4　吉田邦彦・契約法・医事法の関係的展開（有斐閣，2003）299頁以下参照
*5　東京高判平11・9・16判時1710・105（研究段階の薬の副作用により患者が死亡した事例）
*6　前掲注1・東京地判平8・6・21（控訴審判決の東京高判平11・5・31判時1733・37も同旨）
*7　前掲注4・321頁
*8　樋口範雄「患者の自己決定権」岩波講座現代の法14・自己決定権と法（岩波書店，1998）63頁，92頁

《参考文献》

*中村哲「医師の説明義務とその範囲」太田幸夫編・新・裁判実務大系1 医療過誤訴訟法（青林書院，2000）69頁以下
*ロバート・B・レフラー（長澤道行訳）・日本の医療と法（勁草書房，2002）

〔水 野　　謙〕

2 インフォームド・コンセント（患者への説明）の内容と方法

設問 61

医師は，手術をする前には，患者に対し，その手術の内容やリスクについて説明すべきことは知っています。その場合，説明は口頭ですべきでしょうか。それとも書類を渡せばよいでしょうか。患者の承諾については，承諾書を作成しなければなりませんか。また，手術のリスクはどの程度まで説明する必要があるでしょうか。例えば，手術に伴う輸血により肝炎に感染する危険性は何％などというところまでも説明する必要があるでしょうか。

インフォームド・コンセント

医療行為をする際には，一般に，患者からいわゆるインフォームド・コンセントを得る必要がありますが，とりわけ，手術のように侵襲性の高い医療行為については，このインフォームド・コンセントが重要な意味をもっています。インフォームド・コンセントは，医師から患者に対する説明，およびそれを前提とした患者から医師への承諾という2つの要素から成り立っています。以下では，説明と承諾のそれぞれについて，設問に答えながら，概要と留意点をかいつまんでお話ししましょう。

なお，日本では，医療行為に際してのこのインフォームド・コンセントについて，内容や方法を具体的に定めた法令の規定はありません。したがって，以下に述べることは，参照可能ないくつかの判例（具体的な個々の事件において裁判所が示した判断）や各種のガイドライン・倫理指針等に基づいて，現時点での一般的な考え方と思われるものを示したものであり，これと異なる考え方がありえないというわけではありません（なお，患者が未成年者である場合のインフォームド・コンセントについては，⇨〔設問100〕）。

説明の方法と内容

まず，医師から患者に対する説明ですが，この説明は，患者が手術等の医療行為を受けることを承諾するための前提ですから，患者が十分に理解できるような方法で，また患者が十分に理解しているかどうかを医師が確認できるような方法で行う必要があります。したがって，説明内容を記した書類を渡しただけでは不十分であって，原則としてやはり患者との直接の対話によって説明することが必要でしょう。説明補充のための資料や患者が後から参照するための資料として書類を渡すことは，もちろん差支えありません。

説明すべき内容は，一般的には，患者の病状に関する診断，実施する予定の医療行為（手術等）の内容，その医療行為に関するリスクや副作用等の情報，その医療行為を実施しないとした場合に関する情報（他の医療行為の可能性やそれに伴う効果やリスク，放置した場合に予想される結果）など，患者が同意するかどうかを判断するための資料として必要な事柄です。

説明の程度・範囲や内容は，説明する時点での一般的な医療水準に照らして決せられるといえるでしょうが，より具体的な判断に際しては，次のようないくつかの考え方が唱えられています。1つの考え方は，医師の側からみていく考え方であり，同じ状況にある合理的な医師であれば与えるであろう説明が基準となるとするものです（合理的医師基準説と呼ばれています）。他方，患者の側からみていく考え方もあります。この考え方も，さらに2つに分かれていて，1つは，同じ状況にある合理的な患者にとって重要な情報を説明すべきであるとするもの（合理的患者基準説）であり，もう1つは，合理的な患者にとっては重要ではない情報であってもその具体的な患者にとって重要な情報は説明すべきであるとするもの（具体的患者基準説）です。

これまでの裁判例を眺めてみると，一応の傾向としては，合理的医師基準説が基調になっているようですが，近時は，合理的患者基準説，さらには具体的患者基準説に近い考え方をとる裁判例も出てきています。インフォームド・コンセントの趣旨が個別の事案において個々の患者の自己決定を尊重することにあるとすれば，具体的患者基準説にも傾聴すべき点があるように思われます。したがって，医師と患者の対話の中で，医師が患者の個別具体的な事情や希望等を知りまたは知りえた場合には，その点にも配慮して説明の内容・範囲・程度等を決めるのが適切であるものといえましょう。

設問にある，手術のリスクの説明内容についても，以上のような点を考慮して――すなわち，合理的医師が合理的患者に説明するとすればどのような内容を説明することになるかを考え，さらに対話からわかる範囲での当該患者の個別事情にも配慮して――説明内容を決定することになります。

リスクの説明義務につき参考となる判例としては，例えば次のようなものがあります。説明義務がないとしたものとして，横浜地裁昭和57年判決*1（虫垂炎手術の際の全身麻酔によって悪性過高熱症に起因する心不全で患者が死亡した事案において，その発症の確率が7000回～10万回に1回程度である場合には，「通常起こりうることが危惧される危険とはいえない」として，医師にその危険の説明義務があるとはいえないとしたもの）。他方，説明義務があるとしたものとして，大阪地裁平成7年判決*2（下腿骨骨折治療の手術に伴い化膿性骨髄炎に罹患した事案において，約1.5％の確率で細菌感染が発生する危険がある場合には，その危険を具体的に説明すべきであるとしたもの）があります。

設問の，手術の際の輸血に伴う肝炎感染のリスクの説明の要否については，当該手術において輸血が必要となる蓋然性および現時点で輸血をする際の肝炎感染の確率等を考えあわせ，その患者が手術に同意するか否かの判断において，肝炎感染のリスクを考慮に入れる必要があるかどうかを検討することによって結論が出されることになるでしょう。

承諾の方法と内容　法的な観点からは，必要なのは患者の承諾という事実であって，承諾書ではありません。したがって，承諾書を作成することが不可欠であるというわけではありません。しかし，実務上は，例えば手術のように重大な治療行為については，患者の承諾についての明確な証拠を残すために，承諾書を作成しておくことが強く要請されます。また，患者としても，単に口頭で承諾する場合に比べて，承諾書に署名・捺印を求められれば，説明をよく聞き十分に納得した上で承諾をするという心構えがより強くなるはずであって，その意味でも承諾書の作成は望ましいといえましょう。

承諾書の内容は，患者が，その医療行為につき説明を受けて十分理解したこと，そしてその医療行為を受けることに同意することを記してあればよいのですが，その説明の内容をどの程度詳しく書くかは，状況に応じて，適宜判断されればよいでしょう。なお，かつては，承諾書の中に，経過が思わしくなかったり事故が起きたりしても病院・医師に対して苦情は述べない等の条項が入れられていることが多かったのですが，このような免責条項は，実際に病院・医師の過失によって事故が起きたようなときにはまず間違いなく無効とされますので，ほとんど意味がありません。最近の承諾書の書式には，このような条項はあまりみられなくなっています（⇨〔**設問78**〕）。

＊1　横浜地判昭57・5・20判タ476・170
＊2　大阪地判平7・10・26判タ908・238

《参考文献》

＊ロバート・B・レフラー（長澤道行訳）・日本の医療と法（勁草書房，2002）
＊新美育文「インフォームド・コンセントに関する裁判例の変遷」年報医事法学16号（2001）97頁
＊畔柳達雄・医療事故と司法判断（判例タイムズ社，2002）91頁～176頁

〔早川眞一郎〕

アメリカの患者自己決定法

1990年にアメリカ連邦議会は，患者の自己決定法（Patient Self-Determination Act）という法律を制定しました。病院に対し，患者が入院する際に終末期医療につきどのように希望するかを確認する文書を作成するよう求めるものです。患者には延命治療を拒否する権利があり，それを指示しているかなどを患者に尋ねる項目が含まれています。しかし，患者は，文書の質問に答える義務はありません。

実際には，多くの患者が，このような機会を活用して自己の意思を明らかにすることはないという調査結果が出ています。アメリカ病院協会の刊行した書物（Ethics for Everyone, 1995）では，その理由を3つあげています。

まず，このようなスキームは終末期医療の事前指示を言い出すのは患者だと想定しているのですが，患者の多くはそのような態度に出るのを躊躇するようです。

また，医師の中にも，人工呼吸器を外したり，そもそも付けないことにするか否かを患者と話し合うのに消極的な人がいます。このようなことを持ち出すだけで，患者の中には気力を失い症状にも影響する人がいると考えているからです。

さらに，昔は若年でも死亡する人が多く，しかも家で死亡する例が多かったので，人々は親しい人の死を直接見聞きする機会がありました。しかし，現在では，比較的年をとった人でも，自分のこととして死を意識する必要があると考えず，終末期医療の問題を医師と話し合う気持ちになれないということもあるようです。

〔樋口範雄〕

3 治療方法の決定

設 問 62

乳ガンと診断されました。医師が，ガンの転移を防ぐために乳房を切除しなければならないというので，命には代えられないと思って手術を受けることにしました。ところが，手術後しばらくしてから，乳房を切除せずにガンの治療を行う方法があったことを知り，その方法で治療を受けたかったという思いでいっぱいです。せめて，そのような治療方法があることを教えてくれなかった医師に対して，損害賠償の請求をしたいと考えていますが，そのような請求は可能でしょうか。

医師の説明に関わる問題

医師は，手術を成功させたとしても，その手術について患者に対する説明を欠いた場合には，説明義務違反を理由に損害賠償責任を問われることがあります。それでは，医師の説明は，実施された手術について行われれば足りるのでしょうか，それとも別に選択肢となるべき治療法についても行われるべきでしょうか。設問は，まず，この点を問うものです。さらに，選択肢となるべき治療法が未だ確立されたものでなかった場合に，医師はその治療法がそのようなものであることについて説明しなければならないかもしれません。十分な説明が行われなかったとすれば，患者の医師に対する損害賠償請求が認められる可能性があります。

他の選択肢の説明と患者の自己決定

判例は，実施された手術以外に選択肢となるべき治療法についても，医師に説明義務を認めているといってよいでしょう。2001（平成13）年の最高裁判決は，一般論として次のように述べています*1。「医師は，患者の疾患の治療のために手術を実施するに当たっては，診療契約に基づき，特別の事情のない限り，患者に対し，当該疾患の診断（病名と病状），実施予定の手術の内容，手術に付随する危険性，他に選択可能な治療方法があれば，その内容と利害得失，予後などについて説明すべき義務があると解される」。

伝統的な医師と患者との関係を念頭に置く場合には，患者の治療法の選択は，医師が専門家としての知見に基づいて判断すべき事柄となりますから，実施される手術以外に選択肢となるべき治療法について医師による説明が行われる必然性はなく，仮に説明が行われるとしても，消極的なものにとどまるでしょう。しかし，最高裁は，治療法の選択における患者の判断を重視しています。すなわち前掲の平成13年判決は，「ここで問題とされている説明義務における説明は，患者が自らの身に行われようとする療法（術式）につき，その利害得失を理解した上で，当該療法（術式）を受けるか否かについて熟慮し，決断することを助けるためにに行われるものである」と述べています。

以上にみられるのは，医師が自ら最善と判断する治療法を選択し，その責任も引き受けるという考え方ではなく，医師が患者のために選択肢を提示・説明し，患者が中心となって治療法を選択するという考え方だといえましょう。医師は，自ら最善と判断する治療法以外のいわば次善の策についてもその利害得失等の説明をすることを求められることによって，専門家としての誇りを傷つけられたと感じるかもしれません。また，医師自身が最善とは考えていない治療法についての説明は，どうしても不十分になるおそれがありますから，注意が必要です。場合によっては，患者にセカンド・オピニオンを得ることをすすめるべきかもしれません。最高裁は，医師の専門家としての判断を尊重するというよりは，患者に複数の選択肢が提供されることを重視しているのでしょう。患者からみると，別の選択肢の提示・説明が欠けた場合には，医師に対して損害賠償を請求できる可能性がありますが，逆に選択肢の提示・説明に基づいて自ら熟慮して治療法を選んだ場合には，医師の責任を問うことが難しくなりそうです。医師による説明の拡大に伴い，患者の責任も重くなる可能性があるということです。それだけに，患者に対する説明の質の確保が，より一層，重要になってくると考えられます。

説明の質については，様々な裁判例がありますが，最近も注目に値する最高裁判決が出されています*2。いわゆる逆子の出産に際して，夫婦が帝王切開術を希望していたにもかかわらず医師主導で経膣分娩が行われ，結果的に胎児が死亡したケースで，最高裁は，「帝王切開術を希望するという上告人らの申出には医学的知見に照らし相応の理由があったということができるから，被上告人医師は，これに配慮し，上告人らに対し，分娩誘発を開始するまでの間に，胎児のできるだけ新しい推定体重，胎位その他の骨盤位の場合における分娩方法の選択に当たっての重要な判断要素となる事項を挙げて，経膣分娩によるとの方針が相当であるとする理由について具体的に説明するとともに，帝王切開術は移行までに一定の時間を要するから，移行することが相当でないと判断される緊急の事態も生じ得ることなどを告げ，その後，陣痛促進剤の点滴投与を始めるまでには，胎児が複殿位であることも告げて，上告人らが胎児の最新の状態を認識し，経膣分娩の場合の危険性を具体的に理解した上で，被上告人医師の下で経膣分娩を受け入れるか否かについて判断する機会を与えるべき義務があったというべきである。ところが，被上告人医師は，上告人らに対し，一般的な経膣分娩の危険性について一応の説明はしたものの，胎児の最新の状態とこれらに基づく経膣分娩の選択理由を十分に説明しなかった上，もし分娩中に何か起こったらすぐにでも帝王切開術に移れるのだから心配はないなどと異常事態が生じた場合の経膣分娩から帝王切開術への移行について誤解を与えるような説明をしたというのであるから，被上告人医師の上記説明は，上記義務を尽くしたものということはできない」と判示しました。患者は，複数の治療法の選択肢の存在を知り，形の上では経膣分娩について医師からの説明を得て手術を受けたのですが，患者自身に治療法の選択に伴う責任を引き受けさせるためには，具体的で十分な説明がなされていなければならないということではないかと考えられます。

未確立の治療法の説明

さて，これまで検討したところからすれば，医療水準（⇨〔設問52〕）として確立された治療法が複数存在する場合には，医師は，それらについて患者に説明すべきことになります。それでは，未確立の治療法についても，医師は説明をしなければならないでしょうか。

一般論としては，医師が常に未確立の治療法についてまで説明しなければならないとはいえないでしょう。これに対して設問と同様の事件を扱った前掲の最高裁平成13年判決は，未確立の治療法であっても，医師がそれを説明すべき場合があることを認めています。事件当時，乳ガンの治療法としては，胸筋温存乳房切除術が一般的で，乳房温存療法は未確立とされていました。胸筋温存乳房切除術を実施した医師の判断は，十分にありうるものでしたし，手術自体にも技術的な間違いはありませんでした。しかし，最高裁は，乳房温存療法が未確立のものだったとしても，「少なくとも，当該療法（術式）が少なからぬ医療機関において実施されており，相当数の実施例があり，これを実施した医師の間で積極的な評価もされているものについては，患者が当該療法（術式）の適応である可能性があり，かつ，患者が当該療法（術式）の自己への適応の有無，実施可能性について強い関心を有していることを医師が知った場合などにおいては，たとえ医師自身が当該療法（術式）について消極的な評価をしており，自らはそれを実施する意思を有していないときであっても，なお，患者に対して，医師の知っている範囲で，当該療法（術式）の内容，適応可能性やそれを受けた場合の利害得失，当該療法（術式）を実施している医療機関の名称や所在などを説明すべき義務があるというべきである」と述べ，さらに，「乳がん手術は，体幹表面にあって女性を象徴する乳房に対する手術であり，手術により乳房を失わせることは，患者に対し，身体的障害を来すのみならず，外観上の変ぼうによる精神面・心理面への著しい影響ももたらすものであって，患者自身の生き方や人生の根幹に関係する生活の質にもかかわるものであるから，胸筋温存乳房切除術を行う場合には，選択可能な他の療法（術式）として乳房温存療法について説明すべき要請は，このような性質を有しない他の一般の手術を行う場合に比し，一層強まるものといわなければならない」（傍点は引用者による）という注目すべき判示を行いました。

設問についてみると，複数の治療法のいずれもが医療水準として確立していた時期に手術が行われたとすると，医師に乳房温存療法についても説明すべき義務が認められる可能性が高くなります。乳房温存療法が未確立だった時期に手術が行われたとすると，医師は，これについて常に説明義務を課されるわけではありません。もちろん，最高裁平成13年判決のような事情があれば，医師は乳房温存療法についても説明すべきですから，その説明を欠いたことを理由に患者からの損害賠償請求が認められる可能性が残ります。

＊1　最判平13・11・27民集55・6・1154
＊2　最判平17・9・8判時1912・16

《参考文献》

＊中村也寸志「最判平成13年11月27日解説」最高裁判所判例解説民事篇平成13年度版（下）（2004）714頁以下
＊ロバート・B・レフラー（長澤道行訳）・日本の医療と法（勁草書房，2002）

〔小粥太郎〕

4 家族に対する告知・説明義務

設問 63

A医師の担当している患者Bさんは，心臓の病で末期といえる状況にあります。A医師は，この事実をBさんまたはその家族に告げないといけないと感じていますが，微妙な問題であるだけに，誰に対しどのようにして告げるのがよいか迷っています。Bさんは75歳で意識ははっきりしていますが，検査などにも怖がる様子をみせるような女性です。配偶者はすでに亡くなられています。48歳の長男がおられることは知っていますが，忙しくてほとんど病院に来られる様子はなく，A医師も一度会ったきりで，病院にはもっぱら長女が頻繁に訪れています。

説明義務の意義とその客体

医師には，診断・治療の他に患者に対しそれらを説明する義務があります。現在は，そもそも検査や手術の前に，当該手技がどのような意義をもつものか，副作用などのリスクはないか，他にはどのような手段があるかなどを説明する義務があるとされ，これは特にいわゆるインフォームド・コンセントを得る手続と呼ばれています。しかし，それ以外にも，その時点での病状や予後などを説明する義務があります。

ところが，ガンの告知を典型例として，病状によっては，患者本人に説明しにくい事態があると考えられてきました。患者に知らせると精神的打撃が大きく，病状をいっそう悪くする場合があるからです。そこでは，医師の裁量が重視されてきました。何を説明するかばかりでなく，いつ誰に対しどのような形で説明するかについても裁量権の行使が求められ，また認められてきました。しかし，他方で，医師の説明義務という考え方は，医師に裁量がなく説明する義務があるということであり，最近の傾向としては，不治のガンや末期の症状についても，医師の裁量ではなく，説明義務を重視する方向にあります。

そこで，説明義務の客体，言い換えれば，誰に対し説明すべきかが大きな問題となってきました。

日本医師会の倫理規定

日本医師会は2004（平成16）年に「医師の職業倫理指針」を策定し公表しましたが，患者に対する責務の冒頭でもこの問題を扱っています。しかも，それは，患者本人に対する説明と家族に対する説明の2項目に分けて記述しています。

まず，「病名・病状についての本人への説明」と題する項目は次のようなものです。

「医療における医師・患者関係の基本は，直ちに救命処置を必要とするような緊急事態を除き，医師は患者に病状を十分に説明し，患者自身が病気の内容を十分に理解したうえで，医師と協力しながら病気の克服を目指す関係である。したがって，一般的にいえば，医師が患者を診察したときは直ちに患者本人に対して病名を含めた診断内容を告げ，当該病気の内容，今後の推移，およびこれに対する検査・治療の内容や方法などについて，患者が理解できるように易しく説明する義務がある。

しかし例外的に，直ちに真の病名や病状をありのまま告げることが患者に対して過大の精神的打撃を与えるなど，その後の治療の妨げになるような正当な理由があるときは，真実を告げないことも許される。この場合，担当の医師は他の医師等の意見を聞くなどして，慎重に判断すべきである。また，本人へ告知をしないときには，しかるべき家族には正しい病名や病状を知らせておくことも大切である」。

その解説部分では，本人への説明が原則だが，患者のために告げないことが許される場合があること，その判断には慎重でなければならないので他の医療スタッフと相談することも必要であること，さらに患者本人に告げないと判断した場合には，「配偶者，親子，時には兄弟姉妹など，患者の世話・保護にあたっている，しかるべき家族」に知らせておくことも必要だと記され，後に紹介する2002（平成14）年の最高裁判決が引用されています。

「医師の職業倫理指針」は続けて「病名・病状についての家族への説明」についても次のように定めています。

「病名・病状についての説明や告知は，患者に正常な判断能力がある限り，患者本人に対して行うことが原則である。わが国では患者と家族の関係が親密であり，相互に寄り添っている関係が認められることが多いので，この場合には，患者・家族を一団と考えて，家族に対して真の病名・病状を詳細に説明することも必要である。

しかし，患者本人が家族に対して病名や病状について知らせることを望まないときには，それに従うべきである。家族が患者本人に本当の病名や病状を知らせてほしくないと言ったときには，真実を告げることが本人のためにならないと考えられる場合を除き，医師は家族に対して，患者への説明の必要性を認めるように説得することも大切である。

また，このような経過および事情は，後日のため記録に留めておくべきである」。

この文章は，患者本人への説明が原則であるとしながら，患者・家族を一団と考えて両者に説明する必要があることを説くと同時に，患者は家族に，家族は患者本人に知らせてほしくないという場合に，医師がどのように対処すべきかを示すものです。要するに，本人への説明という原則に立ち返るべきであり，患者が家族に知らせてほしくないという場合にはそれに従い，逆に家族が患者に知らせたくないという場合には，それはよくないと説得せよというわけです。

しかし，原則どおりにまず本人への説明が行われているなら，実は後者の状況は生じえないはずです。そのような状況が出現するのは，(1)医師が本人への説明に危惧を抱いた場合か，または，(2)医師が当該患者とその家族についてはいわば一体・一団と考え，とりあえず家族に説明してみたら，実は一体ではなく，本人への情報提供・説明を遮断するよう求められたというケースのどちらかです。本当に，患者本人への説明が原則だと信じているなら，(2)は起こってはいけないケースです。もしも，本人へ説明すべきか否かが純粋に医学的判断であるなら，医師はその権限の行使を家族に委ねるべきではありません。家族に説明するケースでは，はっきりと医師の立場としては，本人には告げるべきでないと考えており，したがって，家族であるあなたに説明しているというべきです。

ところが，医療の実態は，そのような理屈を貫徹するのが難しいことも示しています。例えば，本人が家族に病状を知らせてほしくないという場合はそれに従うべきだと書かれていますが，患者の病状次第では，まさに家族の支持や介護が必要になるケースも少なくありません。その家族に正しい病状が伝わっていなければ，患者の利益になりません。だから，単純に，患者本人がそういうのだからそれに従えばよいということにはならない可能性があります。「職業倫理指針」には，医師と患者が協力して病気に立ち向かう関係だと明記されていますが，多くの医師は，実は，医師と患者ばかりでなく，患者の家族もチームの重要な一員であることをよく知っています。

ただし，患者に対し説明するか家族に説明するかを曖昧にしておくと，説明しにくい病状の場合，家族へまず説明することが，医師の一種の責任逃れになっている可能性もあります。その意味では，患者本人への説明を医師が行うことを原則として確認することには大きな意義があります。

もちろん，患者も様々，家族も様々であり，医師が家族関係の詳細を知るのは容易でないため，単純明快なルールどおりにすればよいというわけにもいきません。だからこそ，伝統的に医師の裁量権が認められてきたのです。

最高裁判決

では，法的なルールはどうなっているかというと，2002（平成14）年に最高裁は，家族に対する説明義務について重要な判決を出しました*1。

事案は次のようなものでした。70代後半の男性が心臓が悪く秋田市内の病院に通院していました。1990（平成2）年10月末に肺ガンの末期であるとの診断がなされ，担当医は本人へ告げるのは適当でないと判断し，家族に説明する必要があるとカルテに記載しました。ただ，この医師は転勤が予定されていたので，代わりに来た医師に託すことにしたのですが，そのまま誰にも説明しないまま，1991（平成3）年3月，患者は胸の痛みが治まらず秋田大学医学部付属病院を受診したところ末期ガンと診断され1週間後に患者の子どもへの説明がなされます。その半年後，患者は死亡し，遺族から前の病院では何ら説明がなかったとして訴えたという事件です。遺族は，末期ガンの説明を早期に受けていれば，より多くの時間を同人と過ごすなど，同人の余命がより充実したものとなるようにできる限りの手厚い配慮をすることができたと主張しました。

1審の地方裁判所では請求が棄却されましたが，控訴審と最高裁はその主張を認めました。患者本人へ説明しなかったことは医師の合理的裁量によって正当化されるとしながら，本人に説明しない以上，家族に対する告知の適否について速やかに検討すべき義務があるとしたのです。慰謝料として120万円が認められました。最高裁の判決の文言でいうと，次のようになります。

「医師が患者本人にはその旨を告知すべきではないと判断した場合には，患者本人やその家族にとってのその診断結果の重大性に照らすと，当該医師は，診療契約に付随する義務として，少なくとも，患者の家族等のうち連絡が容易な者に対しては接触し，同人又は同人を介して更に接触できた家族等に対する告知の適否を検討し，告知が適当であると判断できたときには，その診断結果等を説明すべき義務を負うものといわなければならない。なぜならば，このようにして告知を受けた家族等の側では，医師側の治療方針を理解した上で，物心両面において患者の治療を支え，また，患者の余命がより安らかで充実したものとなるように家族等としてのできる限りの手厚い配慮をすることができることになり，適時の告知によって行われるであろうこのような家族等の協力と配慮は，患者本人にとって法的保護に値する利益であるというべきであるからである」。

この結果，医師は，患者本人に説明しないという判断を下した場合，その代わりに，家族に対する説明義務をストレートに認めたとまではいえないものの，それが適当か否かを検討する義務が医師にはあることになりました。

ただし，この事件が示唆する事柄のうち最も重要な点は，わが国の医療と法の（寒々しい）現状が示されているところです。末期ガンと診断された患者がいます。しかし，判決に表れた事実だけをみると，医療機関には，人生の最期を迎えた人間に配慮するターミナルケアの体制作りに苦心したような跡がみられないのです。治療の過程で担当医が交代し，「家族に説明する必要あり」とするカルテの記載内容が適切に引き継がれなかったことはその象徴にすぎません。本件の被告は医師ではなく病院を経営する法人でした。それならこのような医療体制そのものの不備を問題にする道はなかっただろうかと思われます。

設問について　本件の設問を振り返ると，ここでもA医師は末期の状況にある患者Bに直面しています。説明の選択肢は3つです。⑴患者Bだけに説明する，⑵家族の中の誰かに説明する，⑶患者Bと家族が同席しているところで説明する。このとき，A医師が考えるべきは，説明後のBのことです。患者はショックを受けるでしょう。薄々はもうだめかもしれないと思っていても，医師にはっきりと告げられてそれをしっかりと受け止めることのできる患者は，気の弱い女性であるBでなくとも，そう多くはないはずです。しかも，説明を聞いたらすぐに亡くなるわけでもないでしょうから，亡くなるまでの間にどのような診療の体制がとれるか，医療者と家族とでどのようなサポートができるかを考える必要があります。その上での，あるいはそのための説明でなければなりません。

A医師が，医師として患者本人には説明しない方がよいと判断する場合には，法律的にも，代わりとなる家族への説明の適否を検討する義務があります。検討の結果，誰にも告げる必要がないということにはならないでしょう。裁判所が慎重な姿勢を示したのは，稀ではあっても，家族もすべて病弱とか，あるいは遺産をねらうような家族しかいないという状況もありうるからです。本件の設問では，そのようなケースは想定されていないので，頻繁に訪れている長女に対し，長女または長女と他の家族に，患者の現在の病状と予後につき説明したいと相談するのがよいと思われます。

＊1　最判平14・9・24判時1803・28，その評釈として，樋口範雄「家族に対するガンの告知」宇都木伸他編・医事法判例百選（有斐閣，2006）120頁

《参考文献》

＊日本医師会・医師の職業倫理指針（2004）

〔樋口範雄〕

5 確定診断のための検査拒絶時の医師の注意義務

設　問　64

私は，地方の市民病院に勤める神経内科医Aです。激しい頭痛，悪心，および嘔吐を訴えて前々日に研修医Bの，前日には内科医Cの診察を受けた患者を引き継ぎました。B医師およびC医師は，CT写真の読影に従い，くも膜下出血を対象疾患から外しておりました。私は，カルテの記載を確認した上，CT写真の読影と所見を考慮した結果，緊張性頭痛を最も強く疑いました。しかし，脳が浮腫状であること，項部硬直の疑いを認められること，軽度の炎症の疑いもあることから，髄膜炎またはくも膜下出血の可能性を考慮して腰椎穿刺による髄液検査を一応勧めました。しかし，患者はこの検査を拒絶しています。そのため，緊張性頭痛の疑いに基づいて処方しようと考えておりますが，万一患者がくも膜下出血で翌日突然死亡した場合，法的責任を負うかと思うと不安です。医師としては，どのような点に気をつけたらよいでしょうか。

平成14年名古屋での判決

この設問で問題となっているのは，くも膜下出血の疑いのある患者が，確定診断するための腰椎穿刺検査を拒絶している場合において，医師はどうすればよいかということです。実際，2002（平成14）年の名古屋高裁が扱った事件*[1]は，これと類似の事例でした。裁判で認定されている事実は次のようなものでした。

52歳の女性患者は，前日の昼頃から，それまでには経験したことのない頭痛に苦しみ，その翌日の夜になってから市民病院の救急外来を訪ねました。当直医は一般内科の医師Hで，その痛みが，頭全体であり，眼の奥や後頭部が割れるように痛いこと，痛みは持続的であり非拍動性であること，悪心があり嘔吐も数回あったことを確認します。医師は，問診の中で，最近の視野異常，めまい，複視，手足のしびれ，脱力，咳，鼻汁，最近の頭部打撲等について尋ねたところ，患者はめまいについては最初あったと答えたものの，その他については該当がないという返事でした。患者はその時点で，意識は清明であり，独歩も可能な状態でした。

H医師は，脳神経所見をとるため，患者に対し，視野（指で視野の範囲を測定），対光反射（患者の瞳孔をライトで照らして瞳孔の反応をみる），外眼運動（患者に眼を動かしてもらいその動きをみる），バビンスキー・テスト（患者の足の裏を金属でこすって反応をみるテスト），項部硬直についての検査（仰向けになった状態で患者の首の後ろを両手の全指で支えてゆっくり上げて項部の状態をみる）など様々な検査を行いました。しかし，これらの検査ではいずれも異常がありませんでした。体温も血圧もほぼ正常でした。

H医師は，上記診察の結果疑われる疾患は多数（片頭痛，緑内障，群発性頭痛，副鼻腔炎，髄膜炎，くも膜下出血，脳腫瘍等の疾患が考えられた）あり，さらに頭部CT検査と血液検査を実施することにしました。血液検査は正常で，重症の髄膜炎等の細菌感染は考えにくいと判断し，また，頭部CT検査ではCT写真に異常を認めなかったので，明らかな脳出血，脳腫瘍，くも膜下出血は対象疾患から除外しました。そして，鎮痛剤であるセデスGを内服させた上，しばらく様子をみたところ，症状が軽快したことから，重症な病気ではないと判断し，脳に異常はない旨説明して，翌日あらためて内科を受診すること，何かあったらまたすぐ来院するよう告げて，夜11時半頃帰宅させました。この段階で医師の疑った病名は，緑内障に伴う頭痛，群発性頭痛および片頭痛の可能性でした。

翌日，患者は病院に来て一般内科医であるI医師の診察を受けます。I医師は，前日のカルテの記載を確認し，本件CT写真を読影しましたが，異常とは認めませんでした。患者は相変わらず頭痛を訴えており，髄膜炎に対する治療を担当する神経内科医による診察が必要であると考え，神経内科のF医師に直接患者の診療を引き継ぎましたが，その際腰椎穿刺による髄液検査を行うことは依頼していません。

神経内科医であるF医師は，カルテの記載を確認し，本件CT写真を読影して，脳溝が同年代の人に比べると狭いとの印象を持ち，全体的に浮腫状であると評価し，患者の52歳という年齢からすると，正常とも異常とも言い難いと判断し，突然発生した痛みではなく，非拍動性の痛みであること，来院までかなりの時間が経過していること，セデスで症状が軽快していることから，片頭痛，緊張性頭痛，緑内障等を疑いました。しかし，本件CT写真から患者の脳が浮腫状であること，項部硬直の疑いがあることなど軽度の炎症が疑われたことから，髄膜炎やくも膜下出血等の可能性も考えられるので，患者に対し腰椎穿刺による髄液検査を勧めてみたが，患者はこれを拒否しました。そこで鎮痛薬などを処方しただけで帰宅させました。

ところが，その翌朝，患者は頭痛と吐き気のため救急車で病院に搬送され，再度の脳動脈瘤の破裂発作に伴い，くも膜下出血が生じたことが原因となって，同日午前9時には死亡してしまったのです。

裁判結果と理由

裁判では，1審も名古屋高裁も遺族の勝訴とし，医師の対応に過失を認めました。ただし，1審では，患者も勧められた検査を断った点に過失があるとして3割の過失相殺を認めたのに対し，高裁判決では，過失相殺を認めず，患者側の全面的勝訴としました。

大きく分けて過失とされたのは2つの点です。最初の受診日における一般内科医Hの対応には，その段階でくも膜下出血の確定診断に至らなかった点はやむをえなかったとしながらも，CT写真の専門家の読影でいずれも異常を認めたと証言されたことから，脳神経外科医に相談すべきだったとされました。実際，その病院には脳神経外科医もいたのです。結局，この患者は，神経内科医に引き継がれるのですが，専門を異にしても，CT写真の読影で異常が判断できたはずだとされ，検査結果の判断に関する過誤と，脳神経外科の専門家に相談しなかった2点において，過失ありとされました。

患者が腰椎穿刺を断った点については，医師は，脳に異常がないことを告げた上で，念のため腰椎穿刺検査をすることを勧めたにすぎないとされ，それなら患者には腰椎穿刺検査が本当に必要かどうかを自ら決定するに十分な説明は受けていないとして，これをもって過失相殺することは相当ではないと判断されました。

この判決から得られる教訓

判決文には次のような表現がみられます。

「H医師が本件CT写真からは患者がくも膜下出血であるとの確定診断ができなかったとしても，本件CT写真が正常なものではなく，明らかな異常があり，脳外科医であれば経験が比較的豊富ではない医師でも異常を判断できる程度のものであって，患者の臨床症状からはくも膜下出血が疑われる典型的な症状が認められ，くも膜下出血が放置すれば死亡する危険があり早期に手術をする必要性が高いものであることを十分念頭において考えれば，H医師は，くも膜下出血を専門領域とする脳神経外科医に相談すべきであり，しかも病院としては当直医が脳神経外科医と直ちに連絡をとることができる態勢をとっていたのであるから，当直医であるH医師は容易に連絡して脳神経外科医に相談することが可能であったというべきであったから，このような措置を執らなかった点に，過失があったといわざるを得ない」。

この事件ではH医師ばかりでなく3人の医師が関与しているのですが，いずれも，患者の症状からすれば，くも膜下出血の可能性に気づくべきであり，少なくとも脳神経外科医と連絡を取っていない点に過失ありとされています。

そこには，そのように判断した背景となる3つの事情が指摘されています。

(1) CT写真が正常でないことがわかったはずであること

(2) 脳外科医であれば経験の浅い医師でもくも膜下出血を疑うような症状がみられており，専門を異にする医師でもそれを疑うことが可能な程度のものであったこと

(3) くも膜下出血が放置すれば死亡する危険があり早期に手術をする必要性が高いものであること

ここでは特に(3)の事情が大きく作用しており，想定される病名のうち，最悪のケースを配慮して行動することが求められています。それは，くも膜下出血を専門とする脳外科医への連絡と相談だというわけです。

また，患者が，腰椎穿刺検査を断った点については，くも膜下出血だった場合のリスクやその蓋然性につき，十分な説明がなされていないとして，真意に基づく拒否といえないと判断されました。「一応勧めた」という程度では，腰椎穿刺検査がもたらす患者への負担を考えると，患者が承知しないのも十分に合理的だということです。

設問について

以上の説明から，設問への回答は比較的容易に導くことができます。神経内科が専門のA医師は，腰椎穿刺検査を断った患者についてくも膜下出血を心配するなら，まず脳神経外科医に相談すべきです。脳神経外科医が同様の疑いをもつようなら2人で患者に説明し，確定診断を得るのに腰椎穿刺検査が有用ならそれを強く勧めるべきです。法的責任を恐れるからではなく，それこそが患者のためだからです。

最後に，先の名古屋高裁の判決に関連して3点コメントを付け加えます。

(1) この判決が適切な結論を導いているとすれば，それはCT写真やその他の患者の症状からみて，誰からみても当然というほどではなくとも，相当数の医師がくも膜下出血を疑うだろうというケースであるとされたからです。くも膜下出血は放置すれば死亡の危険

があるので，その場合の相当数はある程度のまとまった数であれば十分ということもありえます。しかし，ほとんど可能性がない場合でも常に最悪を考えて腰椎穿刺検査をするということになると，それはいわゆる防御的医療の一種になるでしょう。疑われる疾患が多数考えられる段階で，医師があらゆる検査をするよう「強く勧める」というのでは，逆の意味で過失ある医療になりかねません。

(2) 適切な検査による適切な診断をするためには，専門家の活用が重要です。この事件で死亡した患者には3人もの医師が短期間に関わっていながら，その内訳は一般内科医が2名，神経内科医が1名でした。複数の専門を異にする医師がデータをみるようなシステムがあれば，このような事故は防止できた可能性があります。

(3) 高裁判決では，過失相殺の適用が排除されましたが，一般には，本件の1審判決のように医療過誤訴訟における過失相殺の法理の適用が拡大する傾向にあるといわれます。それは，医療が医師だけの作業にとどまらず，結局のところ，医師と患者が共同で病気と闘う作業だからです。しかし，他方で，パートナーである患者はこの闘いの素人であり，医師による十分な説明がなければ適切に闘うことができません。高裁判決はそのことを示したものと理解することができます。

＊1 名古屋高判平14・10・31判タ1153・231

《参考文献》

＊鈴木経夫「医療過誤訴訟における過失相殺」太田幸夫編・新裁判実務大系1 医療過誤訴訟法（青林書院，2000）308頁

〔佐藤智晶・樋口範雄〕

性同一性障害と法

「3年B組金八先生」で上戸彩さんが性同一性障害に悩む女子中学生を演じて大きな反響を呼びました。その後2003（平成15）年，「性同一性障害者の性別の取扱いの特例に関する法律」が制定され，家庭裁判所で性別の取扱いの変更を認めることができるようになりました。しかし，それでこの問題のすべてが解決したわけではありません。

1つの問題は，2人以上の医師が性同一性障害と診断しただけでは法的な措置をすることになっていないところです。先の法律の第3条は，以下の要件のすべてを満たす場合に限って，性の変更を認めることにしています。

(1)20歳以上であること。(2)現に婚姻をしていないこと。(3)現に子がいないこと。(4)生殖腺がないことまたは生殖腺の機能を永続的に欠く状態にあること。(5)その身体について他の性別に係る身体の性器に係る部分に近似する外観を備えていること。つまり，医学的に性同一性障害とされながら，生殖器を摘出する手術まで受けなければ法的な救済は得られません。限定的に認める趣旨を強調するあまり，性同一性障害の人たちの選択の幅を狭め，大きなリスクを課しているわけです。

〔樋口範雄〕

6 先駆的な医療行為を提供する際の留意点

設問 65

2002（平成14）年11月，東京慈恵会医科大学付属青戸病院で，前立腺ガン摘出のため，「腹腔（ふくくう）鏡手術」を受けた男性（60歳）が1カ月後に死亡する事故があり，2003（平成15）年9月になって警視庁に3人の医師が逮捕されました。この手術法は高度先進医療とされ，患者の体への負担が少ないものの，手技の難度が高く，熟練した技術が求められるのに，未熟な医師が担当したことが原因であるとされたのです。

先駆的な治療方法を実施する場合，法律的にみると，通常の医療とどのような相違があるとみなされるのでしょうか。

慈恵医大青戸病院事件

設問にある慈恵医大青戸病院事件は，マスコミでも大きく取り上げられました。手術に当たった3人の医師には，1審段階ですが，2006（平成18）年6月に東京地裁で有罪判決が下されました。主治医に禁錮2年6月執行猶予5年，執刀医に禁錮2年執行猶予4年，助手に同じく禁錮2年執行猶予4年という刑です。なお，刑事処分が確定する前に，しかも1審判決が出るはるか前に，厚生労働省では，主治医と執刀医に対し業務停止処分を行っています。

この手術の当時，前立腺ガンを摘出する腹腔鏡手術は，「高度先進医療」の対象とされていました。このような手術を行った医療機関が，5回の実施例を厚生労働省に報告し，スタッフや施設・設備面の要件を満たして承認を得ると，入院料などが公的保険でカバーされるようになります。このような承認医療機関になることは，その医療機関の優れた技量を示すことになります。そして，承認医療機関での治療実績を重ねて，有効性安全性が確認されると，当該手技が一般に保険診療の対象に入るわけです。

青戸病院は，承認医療機関になっていませんでしたが，医療機関か患者が費用をすべて負担すれば承認医療機関でなくてもこのような治療をすること自体は禁止されていないのです。青戸病院の手術チームの場合，執刀医が腹腔鏡下前立腺摘除術に助手として2回参加した経験があるだけだったと報道されています。先駆的な治療方法を行うリスクを患者に負わせたことになりますが，結果的に，逮捕され有罪となっているからには，医師もそのリスクを免れなかったことになります。

しかし，他方で，新しい技術の導入は医療現場に不可欠です。どのようなプロセスと注意をすればそれが可能になるのでしょうか。

2004（平成16）年の裁判例

刑事裁判ではなく，民事裁判の場で先駆的・試行的治療方法の当否が争われた事件があります。2004（平成16）年の東京地裁判決は次のような事件を扱いました*1。

患者Aは2000（平成12）年の事件当時ほぼ60歳の男性でした。自覚症状はなかったものの，心電図検査で異常が指摘されB病院で精密検査を受けました。その結果，冠動脈に狭窄病変が発見され，同じ病院でPTCA（percutaneous transluminal coronary angioplasty，経皮的冠動脈形成術）なる手術を受けました。ところが3カ月後に再狭窄が確認され再度同じ手術を受けたところ，穿孔が生じ死亡してしまいました。そこで，遺族から病院を訴えたのがこの訴訟です。

訴状では様々な論点が指摘されていますが，大きく分けると，そもそもPTCAを実施すべきでなかった，実施する際の説明が不十分だったという部分と，実際に手術をする中でミスが生じたこと，そのミスへの対処が十分でなかったという部分に分かれます。東京地裁の判決では，前者について，PTCAのような先駆的治療（後述するように一般的適応のない治療と呼んでいます）を行うのはどこの医療機関でもよいというわけではないが，本件の医療機関は一応その資格があること，ただし，説明が不十分であったとして，慰謝料1200万円および弁護士費用を認めました。他方で，手術自体に過失があったとか，いったん事故が生じた後の対応やそれを予測した準備に過失があったという主張は容れませんでした。

なお，この判決自体は控訴されているのでまだ確定していません。しかし，先駆的・試行的医療のあり方を論ずる点では十分に参考になる事例です。そこで，この判決の関連部分を以下簡単に紹介してみます。

判決の論理　まず，判決は，すでに治療方法として一定の程度確立しているものを「一般的適応のある治療行為」，そうでないものを「一般的適応のない治療行為」と呼んで区別します。

一般的適応のある治療行為とは，「一般に，……その当時の医療水準を前提に，当該治療行為に伴う生命・身体に対する危険性（危険の発生する頻度を含む）と当該症状の状態（生命・身体に対する危険性の程度，治療の必要性・緊急性の程度を含む）及びこれに対する当該治療行為の効果を総合考慮し，当該症状に治療の必要性が認められ，当該治療方法が，当該症状に対する一定の治療効果（効果の内容，治療を受けた患者のうち効果のあった患者の割合等を含む）を期待できるものであり，当該治療行為に医療行為として期待される安全性が確保されているとき（当該治療行為に伴う生命・身体に対する危険性が，その治療効果に比して不相応に大きいものでないとき）」の治療を指します。判決文ですから長々しく記していますが，要するに，医療ですから常にリスクは伴うものの，一定の治療効果と安全性が確認されているものという意味です。

このような一般的適応のある治療行為については，「原則として，正当な医療行為と認められ，違法性を有しない」とされます。このような発想には，他人の身体に対して侵襲を加えることは，医療であっても原則として違法とされるという前提があり，それにもかかわらず，一般的適応のある治療行為であれば正当な行為だとして原則と例外が逆転するというのです。

ところが，一般的適応のない治療行為については，たとえそれが治療目的であっても，本来の原則に戻って，その治療行為は違法性ありというのです。その違法性を解消する鍵は患者の同意ということになります。

もっとも，一般的適応のある治療行為なら，医師が勝手にやれるかといえば，この判決もそうはいいません。「患者の意識がないなど，患者の同意を得ることができないような状況にない限り，患者の自己決定権に基づく同意は必要」と明記し，結局，ここでも患者の同意が必要だと述べています。

では，一般的適応のある治療と一般的適応のない治療とでは，何が違うのでしょうか。判決は2つの点で違いがあるといいます。何しろ，一般的適応のない治療は，原則が違法な行為なのですから，違法性を消滅させるために2つの要件が必要だというのです。

1つは「一定の能力を有する医療従事者が，患者の同意を得て，一定の医療設備及び医療環境のもとで実施する場合」。そして2つめは，その場合の患者の同意が，一般的適応のある場合に比べて，「より重い意義を有する」という点です。判決では，「当該治療の実施例が少なく，当該治療行為の危険性についても，治療効果についても十分に検証されているとはいえないが，そのことを十分に患者が理解し，当該治療行為の実施を患者が望めばこれを実施することも許されるという場合」と述べています。重要なのは，まだ一般的適応がない手技だということ，先駆的治療術でリスクがまだ十分にわからないこと，それだけ危険が大きいこと，代替方法として従前の「一般的適応のある治療方法」があればそれについても十分に説明し，一般的適応のない治療方法を勧める根拠と，その根拠が実は確実でないことなどを十分に説明するということです。

判決の結論

東京地裁判決では，以上のような論理を具体的な事件に適用して次のような結論を導きました。

(1)　本件PTCAは一般的適応のない治療法であり，被告Y病院のように，その実績や担当医師の能力，医療設備，医療環境において，難度（危険性）の高いPTCAであっても，安全性を確保しながら一定の治療効果をあげることが期待できる医療機関に限って，患者の同意を得た上で実施することが許されるものであった。

(2)　同意については，患者に対する説明と同意はあったものの，PTCAの代替方法であるCABG（coronary artery bypass grafting，冠動脈バイパス手術）についてはそちらの方が侵襲が小さいことだけしか説明せず，今回の病変については，PTCAの方が合併症の危険性が高く，しかも難度（危険性）の高い治療であることなど，何ら説明していない。また，PTCAを実施しても再狭窄の可能性が高く，そうなれば，さらにPTCAかCABGを実施することになるが，PTCAではなくCABGを実施すればそのような事態を防げることの情報提供もなかった。

(3)　被告担当医師らが，患者にもその家族にも，本件PTCAの具体的な危険性やCABGの相対的利点について何ら説明せず，むしろ，CABGの実施が困難である旨の誤った情報を提供し，かつPTCAの侵襲性がCABGよりも低いことを強調したために，患者側に誤解が生じたこと。そこに説明義務違反があることは明らかであり，そうだとすると患者の同意は，一般的適応に欠けるところのある本件PTCAが正当な医療行為として認められるための同意としても，自己決定権の行使としての同意としても，その有効性を欠くものというべきである。それは，一般的適応のある治療行為について，自己決定権の行使としての有効な同意を欠く場合に比して，その違法性の程度は非常に重い。

⑷ ただし，適切な説明がなされた場合に，患者がCAGBを選択し，しかも死亡しなかったということの立証はされていないので，損害賠償としては，このような選択の機会を失ったことに対する慰謝料だけを認める。そしてその額は1200万円であり，それを遺族が相続したことになる。

以上に紹介した東京地裁判決の重要なところは，説明の不十分さを具体的に認定し，医師の説明の仕方のどこが足りなかったかを明らかに認定している部分です。その上で，一般的適応のない治療方法について十分な説明がないことの違法性の程度は非常に重いと判示しています。ただし，その結果，別個の選択，別個の結果が生じていたことまでは，立証が不十分だとして，それに対する損害賠償を否定しました。救済を，選択の機会喪失の精神的慰謝料だけに限っている点については，一定の立証がなされているのならその確率で，死亡によって失われた利益の賠償を少なくとも部分的に認めるべきだとする学者の批判があります（参考文献の五十川教授のコメント)。

説明の内容

裁判官である中村哲氏は，試行的・先駆的治療方法を試みる際には，次に掲げる10項目もの説明が必要だとして，一般的適応のある治療方法と比べて「より重い意義を有する同意」の意味を明らかにしています。

⑴ 試行的・先駆的な治療方法であること。

⑵ この治療行為の有効性とその合理的根拠。

⑶ この治療行為をとるべき必要性とその合理的根拠。

⑷ 試行的・先駆的な治療方法を実施する際に，それを審査する第三者的機関の有無と，それが存在する場合の承認の有無。

⑸ この治療行為のリスク，その危険性の具体的内容と程度。

⑹ リスクが発現した場合の，医師および医療機関の対処法。

⑺ 従来とられてきた他の治療方法の有無，内容，この治療法との比較。

⑻ 医師やこの医療機関がこの治療行為にどれだけの経験を有するか。これまでの結果。

⑼ 患者は，この治療行為を拒否することが可能であり，それによって何ら不利益を受けないこと。

⑽ いったん同意しても，いつでも撤回できること。

これは一般的な治療で求められているインフォームド・コンセントの内容よりもずっと詳しく広範なものです。実際の裁判での判示ではなく，あくまで裁判官の試論として提示されているのですが，これを設問にあてはめると，先駆的な治療方法を実施する場合には，一定の資格のある医師と医療機関が行うこと，その際に非常に詳細な説明をした上での同意を得ることが，法律的にみても必要ということになります。

＊1 東京地判平16・2・23判タ1149・95

《参考文献》

＊五十川直行「民法判例レビュー87」判タ1166号84頁

＊中村哲・医療訴訟の実務的課題（判例タイムズ社，2001）

＊アンナ・マストロヤンニ（溜箭将之訳）「外科手術の技術革新——法的責任と規制」樋口＝土屋編著・生命倫理と法（弘文堂，2005）382頁

〔佐藤智晶・樋口範雄〕

7 患者の治療拒否と医師の注意義務

設問 66

A医師はある大学病院の皮膚科の医師です。狭心症で入院治療を受けていた67歳の患者Bさんが退院後，市販の風邪薬を服用したところ，身体全体に赤い斑点が生じ，皮膚粘膜や目に病変のあるスティーブンス・ジョンソン症候群と診断され，再度入院してきました。この病気は薬疹の一種であり，プレドニンなどのステロイド剤を投与するのですが，感染症に対する強い警戒が必要になります。入院後も症状の改善がみられず，全身の痛みを訴えたBさんは，「もう死にたい。何もしなくていい。家に帰りたい。」と言い出しました。同じ頃，臀部に緑色汚染が見られ，A医師は緑膿菌感染を疑い，皮膚に処置していたガーゼの一部を切除し，細菌培養検査で確定診断を行うことにしました。しかし，確定診断を得るには1週間近くを要し，その間，Bは強い痛みの伴う塗り薬の患部塗布やガーゼ交換などを拒否し，「処置は受けない，家に帰りたい。」と言い続けたため，プレドニン投与とシーツ交換だけしか行えない状態でした。

A医師はBの息子Cさんと連絡を取り，治療を受けるよう説得するよう依頼しましたが，そうこうしているうちにBは死亡してしまいました。緑膿菌感染を確認する結果が届いたのはその翌日でした。A医師としては，どのように対処すればよかったのでしょうか。

患者の治療拒否の事例

医師の勧める治療法を患者が拒否する場合には，少なくとも3種類のケースがあります。第1に末期医療のケースで延命措置を拒む場合，第2に宗教上の理由で輸血を伴う手術を拒否する場合，そして，第3に末期でもなく宗教上の理由に基づくのでもなく治療を拒否するような態度を患者が示す場合であり，本設問はこの最後の例だと考えられます。このような場合，医師はどうすべきかが問題となります。この設問が基にしたのは，2002（平成14）年の福岡高裁判決です*1。この事案では，1審では医師と病院側が勝訴しましたが，控訴審で逆転判決が出され，損害賠償責任が認められました。まさに，医師はどうすべきだったのかが問われることになったのです。

高裁判決では，医師は緑膿菌感染を疑った時点で直ちに細菌培養検査を行うとともに抗生物質の投与を行うべきだったのにそれが遅れた点と，細菌感染に対する有効な治療法としての入浴療法を行うべきだったという2点で過失ありとされました。患者が治療を拒否していた点については，当該治療に苦痛を伴う場合，治療を受けたくないとするのは患者によくみられる言動であるとし，本件の患者の言動は医師が適切な手段を執るのを不可能にする程度に至っていないと認定されました。要するに，患者の治療拒否は真摯なものではなく，医師は何とかすべきだったというのです。この判決の評釈には，それは医師や病院に酷ではないかと批判するものがあります。

患者の治療拒否で患者を敗訴させた判決

実際，有効な医療が行われるためには，医師の努力だけでは十分でなく，患者やその家族の協力が不可欠です。最高裁判決でも，傍論ではありますが，およそ患者として医師の診療を受ける以上，当然，専門家である医師の意見を尊重し治療に協力する必要があると述べた例があります（1995〔平成7〕年の最高裁判決*2）。

そして，患者の治療拒否の態度を重くみて，医師の責任を否定した例もあります。2001（平成13）年の札幌地裁判決はその例です*3。この事件では，飲酒運転で交通事故を起こした後，救急病院に搬送されてきた患者が，レントゲン撮影の際に暴れ，点滴を自分で外してトイレに行き，勧められた超音波検査やCT検査を拒み，看護師の制止を振り切って帰宅しようとしました。医師は，患者とその妻に対し，「無理強いはできないができるだけ早く病院に行ってください」と告げましたが，結果的に，患者は数時間後に死亡してしまったという事件です。裁判所は，生命の危険を認識するほどの医学所見が存在しておらず，適時の適切な説明と説得が医師と家族から試みられたと認定し，次のように判示しました。

「必要な説明，説得をしても，なお患者が医療行為を受けることを拒む場合には，それでも担当医師らに診察・検査を続行し，経過を観察すべき義務があったということはできない。なぜなら，医療行為を受けるか否かの患者の意思決定は，患者の人格権の一内容として尊重されなければならないのであり，最終的に医療行為を行うか否かは，患者の意思決定にゆだねるべきだからである」。

これだけ徹底して拒否すれば自己責任になるでしょう。患者ばかりでなく，家族も一緒に帰宅した点も重要だと考えられます。

医療機関や医師のディレンマ

宗教上の理由に基づく輸血拒否や，末期でもはや治癒不可能な状態の患者にどこまでの延命措置を行うかという問題と異なり，それ以外のケースで徹底した治療拒否のなされる事例がそう頻繁にあるとは思われません。しかし，他方で，通常の医療についても，治療方法の選択とその前提となる十分な説明を受ける権利が患者に認められると，医師が勧める治療方法を患者が拒むケースは数多く生ずる可能性もあります。その意味では，先に紹介した福岡高裁の事案と札幌地裁の事案は，それ自体は誰にでも生ずるものといえないものの，そこに伏在している問題は普遍的なものでもあります。

医師や医療機関としては，重大なディレンマに直面することになります。一方で，患者の意向を自己決定の尊重だとして尊重しても，どちらの裁判でもそうであるように，患者が死亡すれば遺族から訴えられる危険があります。その際には，福岡高裁判決が示すように，患者の治療拒否は真意に基づいていないとか，札幌地裁判決が示唆しているように，生命の危険があるとの説明が十分に行われていなかったという主張がされる可能性があります。しかも，患者のために医療を行うことを基本とする医療倫理の観点からしても，単に患者の意思だからということでそれに従うのは，医師として本当に責任のある行為であったかと自問する医師も少なくないでしょう。

他方で，患者の示す意向は真意では

ないとか，自己決定権の正当な行使と認められないとして，医師の判断により，患者の拒む治療法を強行すれば，刑法上の傷害罪とか，あるいは民事法上の人格権侵害（つまり自己決定権の侵害）として賠償責任を問われるおそれもあります。

したがって，医師や医療機関は，まさにどちらの行動をとっても一定のリスクがあるという状況に直面します。

ではどうすべきか

しかしながら，2つの裁判は，医師がどのような点に配慮すべきかを示唆してもいます。次のように列挙することができます。

(1) 患者の治療拒否によって生命の危険や重大な障害が生ずる危険性があるか否か。仮にあるとしてその蓋然性はどれほどのものかを，診療当時の臨床医学の実践における医療水準と入手できる検査結果に照らして，きちんと判断すること。

(2) その判断と根拠を，患者と，家族がいれば家族にも，十分に説明すること。

(3) どのような説明をしたかを記録に残しておくこと。

(4) 患者の治療拒否が真摯なものか否かを確認すること。苦痛を避けるための拒否であるなら，苦痛緩和の手段を探ること。患者本人が泥酔その他の理由できちんとした判断をした結果の拒否であると認められない場合には，家族等に連絡して，その判断を仰ぐこと。

最後に，判断に迷う場合で，特に治療拒否が患者の生命の危険に直結する場合には，救急のための治療に傾斜した判断をしても，緊急避難や緊急事務管理などの法理によって，医師や医療機関の責任を問わない可能性があるという点も指摘しておいてよいでしょう。なお，繰り返しになりますが，本設問では，宗教上の理由による輸血拒否や末期医療の中の延命措置とは別の局面について説明しているのであり，それらの場合については，また別個の考慮が必要になる点に留意してください。

＊1　福岡高判平14・5・9判時1803・36
＊2　最判平7・4・25民集49・4・1163
＊3　札幌地判平13・4・19判時1756・121

《参考文献》

＊塩崎勤編著・医療過誤判例の研究（民事法情報センター，2005）419頁〔伊藤佑輔〕

〔佐藤智晶・樋口範雄〕

8 遺族に対する病理解剖提案義務

設問 67

A医師は大学病院に勤務する医師です。担当の患者が死亡し，死亡原因には複数の可能性があるとは感じたものの，その中で最も有力な急性心筋梗塞が死因だと判断しました。そして，その死因に基づく説明を遺族にしました。病理解剖までは考えませんでした。ところが，遺族はこの説明に納得していなかったらしく，A医師および病院を訴えることになりました。A医師としては，このような場合，病理解剖を提案しなければならないのでしょうか。

死因説明と病理解剖提案義務が争われた事件

この設問の基になった事件では，医師の遺族に対する死因説明義務と病理解剖提案義務の有無が問題になりました。1993（平成5）年の秋の日曜日，当時67歳の男性が配偶者に付き添われて，ある大病院の救急外来を訪れます。下腹部および腰部の不快感と下痢および嘔吐の症状が続いていたためです。早速，腹部レントゲン写真が撮られ尿検査等が行われました。潜血反応があり，血液検査では白血球増加がみられました。とりあえず，急性腸炎と診断され，尿路結石，腰椎骨の変化等も疑われ，入院することになりました。痛止めの措置がなされました。入院2日目夜の看護記録には，「症状が続いていることで家族の不安は大きい。十分な原因追求と結果の説明が必要だろう。現状では疼痛をおさえるだけの処置となっている印象を受ける」との観察結果が記載されています。

入院して3日目，朝，レントゲン撮影を受けて病室に帰った後，患者は痛みを訴えナースコールをします。数分後には言語が明瞭でなくなりはじめ，力が抜けたようになり，意識不明となりました。そして，自発呼吸がなくなり，心・呼吸停止に至ったのです。人工呼吸など蘇生措置にもかかわらず，昼過ぎに死亡してしまいました。

遺族に対し，病院は心筋梗塞で死亡したという説明をしました。しかし，遺族はこの説明に納得せず，民事訴訟に訴えることになりました。裁判では，本件の死因は腹部大動脈瘤破裂の可能性が非常に強いこと，それを医師が見逃したこと，さらに死因に関する遺族に対する説明が不十分であり，また被告病院は死因が確定できなかったにもかかわらず病理解剖を行う姿勢がまったくなく，遺族に対しその問いかけすらされなかったとして，患者の家族に対する診療行為の説明義務違反があると主張しました。

これに対し，病院側は，死因は心筋梗塞であること，ただし，仮に腹部大動脈瘤破裂を原因とする心不全であったとしても，わずか3日間に腹部大動脈瘤を発見することは不可能あるいは著しく困難であったと反論しました。

裁判経過

1審の東京地裁は，1997（平成9）年，原告勝訴の判決を出しました*1。その理由は，鑑定人の鑑定によれば，病理解剖がなされていない本件では，死因が腹部大動脈瘤破裂を原因とする心不全か，あるいはそれ以外の疾患によるものかについて推定または断定することは困難であること，そして，右入院から死亡までの間に腹部大動脈瘤を発見することは必ずしも容易であったとは思われないこと，しかしながら，心筋梗塞という説明に遺族が納得していなかったのは明らかであり，死因の解明を望んでいた原告らに対し，病理解剖の提案その他の死因解明に必要な措置についての提案をして，それらの措置の実施を求めるかどうかを検討する機会を与える信義則上の義務があったと結論づけました。本件で病理解剖を実施していれば，死因が明確になった可能性が高く，遺族にとってその機会を失わせた点に過失ありとして，400万円の慰謝料を認めたのです。

ところが，控訴を受けた東京高裁は，翌1998（平成10）年，この結論を覆し病院側勝訴の判決を出しました*2。

高裁判決では，まず遺族側の主張を死因解明・説明義務と整理し，この義務が法律上何に基づくものかを検討しています。後に述べるように，それは簡単な問題でないとしながら，結論としては，遺族の求めがある場合は「信義則」上，患者の死因について適切に説明を行うべき義務を負うものと解すると述べています。そして具体的な事情のいかんによっては，病理解剖の提案をし，その実施を求めるかどうかを検討する機会を与え，その結果に基づいて患者の死因を遺族に説明すべき「信義則」上の義務を負うべき場合がありうることを完全に否定しさることはできないものとしています。

しかし，本件では，心筋梗塞説にも一定の客観的裏づけがあったのであり，それに基づく説明をしているのであるから，病理解剖の提案までして死因を解明する「信義則」上の義務を負っていたと解することはできないと結論づけました。

死因の説明義務

この裁判経過は，医学的判断の難しさと，医療従事者にどこまでの法的な義務を課すべきかという問題もまた同様に容易でないことを示しています。例えば，遺族の訴えを退けた高裁判決も，端的に，医療機関には遺族に対し，「死因解明のため病理解剖をするのはいかがでしょうか」と尋ねる義務がまったくないというのではなく，具体的事案によっては病理解剖提案義務のあるとされる可能性も否定しきれないと述べているのです。

判決で注目されるのは，遺族に対し死因を説明する法的な義務について，その根拠づけで苦労している点です。病院で患者が死亡すれば，遺族に対し，医師が死因は何かを解明しその判断の結果である死因について説明するのは当然ではないかと思われます。法律上の義務にする必要もないくらいですが，逆に，法律上はそのような義務がないというのもおかしい話です。

この部分の高裁判決の論理は次のようなものです。

(1)　死因解明・説明義務を死体解剖保存法によって根拠づけることはできない。なぜなら，この法律は，もっぱら「公衆衛生の向上を図るとともに，医学の教育又は研究に資する」ための解剖を規定しているので，遺族が納得するためというような私法上の義務とは無関係である。

(2)　診療契約上の義務の一環として存在するということもできない。なぜなら，契約の当事者は医療機関と患者であり，死亡した患者の遺族にまで死因解明・説明義務を負担していると解することには無理がある。

(3) いわゆる医師の説明義務ないしインフォームド・コンセントの法理から，遺族に死因を説明する義務があるとするのも困難である。なぜならインフォームド・コンセント法理は，基本的に患者の自己決定権の尊重の理念に基礎を置くものであって，患者自らが，その受けるべき医療行為の内容を主体的に選択・判断することを可能とするための前提条件の提供に関わるものである。本件では，患者は死亡している。

ところが，それにもかかわらず，死因の説明義務ありという結論を導き出します。キーワードは「信義則」です。この言葉は，法律家が困ったときに持ち出す常套句であり，法学部では，学生に対し，「信義則上こうなる」というような形で答案を書くべきでないと教えているものです。内容が不明確で，いかにも勉強していない学生が頼りたがる安直な概念だからです。

この背景の1つには，**〔設問3〕**にあるように，わが国の法律家が，医師患者関係を契約と考えるので，患者が死亡すると契約も自動的に終了するため，遺族への義務を根拠づける上で概念的な困難に直面することがあります。しかし，結論だけは常識的でなければならないので，信義則を持ち出すわけです。医師患者関係に契約以外の要素があるのを正直に認めれば，このような困難を感ずる必要はなくなります。

概念的なことはさておき，より重要な問題は，この判決が「遺族の求める場合に」死因の説明義務があると述べている点です。一般に，突然死亡してしまった患者の遺族に対し，遺族が求めなければ死因を説明する義務がないとどうしていえるのでしょうか。医師として（遺族の求めがあろうとなかろうと）このような転帰を説明できる部分は説明する，わからない部分がある場合にはそれを率直に認めるのが本来の医師の姿であり，それを法が求めてもおかしいとはいえないと考えられます。

病理解剖提案義務 死因を説明する義務が医師にあるとすれば，死因を解明する必要が生じます。判決も，本件の場合，病理解剖をしていれば死因が腹部大動脈瘤破裂か心筋梗塞か，あるいはそれ以外の原因かが解明された可能性が高いと述べています。ただし，高裁判決では，心筋梗塞説にも一定の客観的裏づけがあったとして，病理解剖の提案までする法的な義務はなかったとしているわけです。法的な義務はなくとも，結果論からすると，あるいは医療倫理的な見方からすると，本件の場合，病理解剖を提案しておくべきだったということが明らかです。遺族は解剖を嫌って断ったかもしれません。しかし，医師として真の解明のために努力したという事実は残ります。

加えて，高裁判決が，病理解剖提案義務など絶対存在しないといわなかった点も重要です。具体的事案によってはその義務ありとする可能性があると述べているわけですから。そうだとすると，医師には，後の裁判所の判断によって責任ありとされるリスクが残ります。死因に謎が残る場合で遺族が病院の説明に納得したようにみえないケースでは，病理解剖という選択肢でさらに死因を解明する努力を行う用意があることを伝える方が賢明です。

＊1 東京地判平9・2・25判時1627・118
＊2 東京高判平10・2・25判時1646・64

〔佐藤智晶・樋口範雄〕

1 医療事故報告書の開示

設問 68

大学病院の外科医です。私どもの病棟で，肝移植を受けた患者が，手術から2日後に意識不明となり，現在も昏睡状態が続いています。病院では，事故調査委員会を設置して調査した結果，合併症と判断し，その旨ご家族にもご説明しました。しかし，患者の家族は，手術中にミスがあったのではないかとして，病棟にある患者に関連するすべての記録を開示するよう，求めてきています。診療録や検査記録などは，すでにお渡ししましたが，事故調査に関連した書類についても，この要求に応じるべきなのでしょうか。

診療記録等開示請求権の根拠

この設問に答える前に，まず患者（家族）には，診療に関する記録についてそれを知る権利があるかどうかを考えてみます。患者（家族）は診療記録等開示請求権を有するかという問題です。

この問題は2つに分けて考える必要があります。1つは，裁判（訴訟）手続上はどうかであり，他は裁判手続と離れてはどうかです。両者は微妙に絡み合っていますが質的にはまったく別の議論です。まず前者を論じ，次いで後者の点を検討します。

医療事故の民事裁判（訴訟）の際に，患者あるいは家族が訴訟提起前あるいは提起後に，裁判所に対する申立てにより，医療機関の保持する診療録，看護記録，X線写真，検査記録等いわゆる「診療諸記録」の開示（具体的には閲覧・謄写）を求めることがあります。その手段として訴訟提起前は「証拠保全手続」（民訴234以下），提起後は「文書提出命令申立て」（民訴220条以下）によって，患者・家族はこれらの資料の写しを入手します。時間は前後しますが考え方の基本は文書提出命令申立てです。現在の裁判実務では，訴訟提起前に，「検証」方式の証拠保全を申請すると，裁判所が直接医療機関に赴き，診療諸記録を提示させてその現状を検証（確認）する手続を実施します。患者・家族はこの手続を通じて，ほとんどすべての診療諸記録（写し）を入手できます（ただし精神神経科の資料の一部など，正当事由があれば，開示を拒否できる場合があります）。

証拠保全手続が極めて有効な手段となったのは，旧民訴法時代先人の努力によって文書提出命令に関する旧民訴法312条3号（現220条3号）の解釈として，患者の診療諸記録は，挙証者（当該患者）の「利益」ないしは「法律関係」文書であるとの解釈が確立し，所持者に提出義務があるとされたからです。なお，旧民訴法312条2号（現220条2号）には，「挙証者が文書の所持者に対しその引渡し又は閲覧を求めることができるとき」という文言があります。この規定は，挙証者に民法など実体法上の「文書の引渡し・閲覧請求権がある」場合は，提出命令を出せるという趣旨です。したがって患者に実体法上の引渡し・閲覧請求権があれば，2号による申立てができますが，多くの法律家は，民法などの解釈上，権利を認めるのは困難だと考えてきました。実務的には3号で処理可能となったために,「実体法上の権利」の問題は忘れ去られました。

そこで,次の問題は,患者(家族)が裁判提起とは無関係に,自己の診療諸記録(の写し)を医療機関から入手する法的手段があるか,換言すれば実体法上の権利があるか否かです。あるとすれば,その法的根拠は何かです。この点について1970年代から80年代にかけて,欧米で大きな動きがありました。患者は診療諸記録(媒体)中に記録(化体)されている「診療情報」の主体の1人だという考え方が,裁判所・専門家の間で支持されたことです。患者が診療情報の主体である以上,自己の情報を守るために,情報源にアクセスできるのは当然だと考えたわけです。その結果,情報主体保護の法的根拠としては,アメリカ法で発達したプライバシーの権利であるということが確認されました。1967年Emmett事件連邦控訴裁判所判決など*1を受けて,1974年連邦プライバシー法が制定され,連邦が設置した医療機関の診療記録に対する患者本人の閲覧・謄写請求権などを認めました*2。

アメリカ医師会が発行する「Code of Medical Ethics-Current Opinions with Annotations(医療倫理綱領——最新意見注釈付き)(2006-2007)」によると,多くの州が患者の診療記録へのアクセス権を保障した法律を制定していると報じています(同書7.02項参照)。

他方ドイツでも,1970年代に入ってから,繰り返し連邦裁判所などで議論され,1978年6月28日まず,連邦裁判所判決が診療記録は医師の備忘録であるだけでなくて患者のためにも奉仕するものだとする見解を示します。次いで1982年11月23日連邦裁判所判決が,基本法(憲法)で承認された患者の自己決定権,データベース法,州医師会医師職務規範などを引用しながら,診療諸記録中,患者に関する客観的記載部分について,患者の開示(閲覧・謄写)請求権を正面から承認しました*3。引用の基本法は,自由権(人格権を含みます)に関する同法2条であり,日本国憲法13条にほぼ相当します。患者の自己決定権はプライバシー権の核心の1つですから,この判決によりドイツはアメリカの考え方と共通の基盤に立ったといえます。

わが国でプライバシー権が憲法13条の権利の1つとして承認されたのは,言葉こそ使っていませんが,最高裁(大)昭和44年12月24日刑事判決*4が最初だといわれます(民事判決では東大医科研事件の最判平成12・2・29が「手術を受けるか否かについて意思決定をする権利を奪ったものといわざるを得ず,この点において同人の人格権を侵害したもの」と表現して,患者の自己決定権が憲13条の人格権であることを承認しています*5)。開原成允=樋口範雄編『医療の個人情報保護とセキュリティ』で,樋口教授は「日本国憲法にはプライバシーという言葉や個人情報という文言はない。しかし,13条がこれを保障した権利だと解されている」とした上で,診療情報との関係で問題になる「プライバシー権の内容は,自己決定権と自己情報コントロール権に大きく二分される」と述べる(7頁以下参照)など,同書を通じて診療情報とプライバシー権との関係について日米を対比して説明しています。

したがって,私たちが診療諸記録の提示問題に関する欧米の議論の推移をその後も正確に追い続けていれば，「患者の診療情報」（の支配）という概念を通じて，日本の患者も自己の診療諸記録に対し実体法上の閲覧謄写権（アクセス権）があるという解釈に到達できたと思われますが，その後十分な議論もなく今日に至りました。

しかしわが国でも，プライバシー権が憲法13条に基づく実体法上の権利として承認されてきた経過に鑑みると，欧米と同様に，患者は自己の診療記録（情報）を閲覧・謄写する実体法上の権利を有すると解釈して差し支えないし，むしろするべきだと考えます。その場合に1つ押さえておくべきことがあります。現在のわが国の診療諸記録といわれるものには，患者情報ばかりでなく，外部に出すことを想定せずもっぱら内部で利用する目的で作成される記録，私的感想を記載したメモなどが混然一体となっていることが少なくありません。一般論としてはこれらの記録（資料）に対してまで，プライバシー権は及ばないと考えますが，今後検討すべき重要課題の1つです。

個人情報保護法の制定

2003（平成15）年5月「個人情報保護法」が制定され，2005（平成17）年4月から施行されました。同法25条は，個人情報取扱事業者が本人から個人データの開示を求められたときは開示義務があることを定めています（行政個人情報12条1項，独行個人情報12条1項。医療分野につき「医療・介護関係事業者における個人情報の適切な取扱いのためのガイドライン」，情報提供につき「診療情報の提供等に関する指針」が設けられています）。

この法律は，高度情報通信社会の発展に伴い個人情報の利用が著しく拡大していることに鑑み，個人情報の適正な取扱いに関し基本理念・基本方針を定め，国などの責務を明らかにするとともに，個人情報取扱事業者の遵守すべき義務等を定め，個人情報の有用性に配慮しつつ，個人の権利利益を保護することを目的として定めた（同1条）もので，全事業者を対象としています。換言すれば，高度情報化社会の中で，個人のプライバシー情報を，いかに守りどこまで利用できるかを調整する法律です。

同法25条は，個人情報取扱事業者が本人から自己の個人データ（情報）の開示を求められたときは，「遅滞なく」「開示しなければならない」と定めています。この規定が本人に開示請求権を与えたとする考え方がありますが，誤りです。同法は情報に関する私法上の権利義務関係を創設し規律する法律ではありませんし，法文上も事業者の義務という形で規定し，違反に対して苦情処理手続等を設けていることからも明らかです*6。しかし，このようにいうことは，上述した憲法13条の解釈によって形成されたプライバシー権に基づく本人の情報源へのアクセス権の存在を否定するものではありません。むしろ，「個人情報保護」を掲げた立法が行われたこと自体が，情報に関するプライバシー権の存在を，再確認したということができます。

以上のような点を確認した上で，以下では設問にあるような医療事故に関連した情報について患者（家族）の開示請求権の有無を考えてみましょう。

医療機関の有する事故関連情報

まず，医療法施行規則1条の11第4号は，医療施設（医療機関）のうちすべての病院と有床診療所に対して，院内報告制度等の整備を義務づけています。

他方，医療法4条の2により厚生労働大臣の承認を得て特定機能病院と称しうる病院，および国立病院や大学病院等（「事故等報告病院」）は，大雑把にいうと，誤った医療などにより，あるいは誤りかどうか判然としなくとも，患者が死亡し・重大な心身障害を後遺する「事故等事案」が発生した場合には，当該事案に関する「事故等報告書」を，原則として事故後2週間以内作成し，「登録分析機関 ㈶日本医療機能評価機構）」に提出すべき旨義務づけています（医療16条の3第7号・17条，同施行規則9条の23第1項2号・11条・12条参照）。明確な法律上の根拠なしに，関係者に対してこのような義務を課す厚生労働省の対応は，後記論点見過ごしとも併せて非常に問題です*7。

おそらく先に述べた院内報告制度の整備を義務づけた医療法施行規則とも関係しますが，厚生労働省は平成17年3月15日医政発315018・薬発0315003各都道府県知事宛医政・医薬食品局長連名通知「ヒヤリ・ハット事例収集事業の実施について」を通知して同省の定めた「ヒヤリ・ハット事例収集事業要綱」に従って，全医療機関に対して，医療機能評価機構に必要な報告をすることを義務づけています。医療界で「アクシデント・レポート」，「インシデント・レポート」の語が使われ，前者は「事故等報告書」に，後者は「ヒヤリ・ハット報告」にほぼ相当すると思われますが，正確な意味は不明なので，本問では，できるだけ厚労省の用語を使用します（上記報告書と微妙に関係するものとして，大学病院，大規模の国公立病院等において，重大医療事故が発生した場合に，調査結果を患者・家族などに対する意味を含めて公表しあるいは報告する目的で，調査委員会を設置し，関係者から事情を聴取して委員会名の報告書を作成することがあります。これらの報告書については末尾で検討します）。

規則の命ずるところにより，病院内で事実関係・事故原因を調査し，書面・報告書等（以下「報告書類等」といいます）を作成し，報告するのは，将来の安全な医療制度を構築するために，正直な内容の事故報告を集積し，原因を究明して再発防止を図ることが目的です。この制度を成り立たせるためには，関係者から正直かつ詳しい事実関係の報告を求め，専門家が集まり忌憚ない立場で事件内容を分析し検討する必要があります。厚労省がアメリカに範を求めて構築した報告制度は，まさにそのことをめざしたものです。厚労省報告制度に関係して作成された「報告書類等」が外部に出たり，外部に出すことを強制されるとすれば一時的な紛争処理に役立つことはあっても，以後，関係者の調査協力は得られず，制度そのものが崩壊します。したがって，厚労省が「報告書類等」の作成・報告の履行を義務として求める以上，これらの書類等について，他の法的制度（例えば文書提出命令）との関係で，その取扱いについて法的手当を講じておく必要があります。このような重大な論点があるのにまったく顧みた形跡がありません。

これらの「報告書類等」の文書に対して，患者は開示請求権を有するか

個人情報保護法25条は，上述のとおり，本人の開示請求権を認めたものではありません。ここでは念のため，同条が開示請求権を認めたものと仮定して，「報告書類等」と同法との関係について検討しておきます。結論からいうと，たとえ開示請求権があるとしても，設問の例のような書類については例外として法律上の開示義務はないと考えられます。

まず，周知のように「報告書類等」は，匿名化して作成し報告することになっています。ところで，個人情報保護法は，データが個人を識別（特定）可能か否かによって，開示義務の対象となるか否かを判断します。そこで一般論としては，特定個人のデータであることが識別できる場合には，開示義務の対象となりますし，反面，個人が識別できない場合には，開示対象にはなりません。「ヒヤリ・ハット報告」の多くは後者の範疇に入ります。問題は匿名化されていても，それ以外の情報等と併せて個人が特定できる場合です。特に重大事故に関する「事故等報告書」が，識別可能な書面と解される余地があることは否定できません。もっとも，同法は「当該個人情報取扱事業者の業務の適正な実施に著しい支障を及ぼすおそれのある場合」（25条1項2号）は開示義務の対象から除外しています。規則に基づき作成する「事故等報告書」，「ヒヤリ・ハット報告」書類などの記録類は，病院内あるいは将来の日本の安全な医療制度を構築する目的で作成・提示させるものです。したがって，これらの書面の開示を義務づけることは，病院自身の調査努力や安全管理への姿勢を阻害し，最終的には報告制度の崩壊につながり，社会全体にとって，結局は利益となりません。そこで，これら書面の開示は「業務の適正な実施に著しい支障を及ぼすおそれのある場合」にあたると考えることが相当です。

この問題はプライバシー権との関係で考えた場合にも，本人利益と相手方ないしは社会的利益との比較考量の結果，多くの場合否定的な結論に達すると思います。

以上のとおり，規則に基づく「報告書類等」に対しては，患者・家族は実体法上も個人情報保護法上も開示請求権は否定されることになります。

そこで，裁判手続上はどうなるかを次に検討します。再び民訴法220条が登場します。「報告書類等」は，これまで講学上「自己使用文書」と呼ばれたものに相当しますが，書類等の作成目的・内容等から考えて，民訴法220条3号の患者のための「利益」ないし「法律関係」文書にはあたりません。また実体法上の請求権も否定されるので2号文書にもあたりません。しかし新民訴法は旧民訴法とは異なり，220条4号を創設して，1号～3号に該当しない文書について一般的提出義務を課した上で，4号イからホにあたる場合には，提出義務がない旨定めています。条文をみると「報告書類等」に関しては，ロ「公務員の職務上の秘密に関する文書でその提出により公共の利益を害し，又は公務の遂行に著しい支障を生ずるおそれがあるもの」と，ニ「専ら文書の所持者の利用に供するための文書（国又は地方公共団体が所持する文書にあっては，公務員が組織的に用いるものを除く。）」とが関係してきます。民間病院の場合は，「ニ」が関係するので，最初に「ニ」を，次いで「ロ」を検討します。

「ニ」の「専ら文書の所持者の利用に供するための文書」の意味について，最高裁平成11年11月12日決定＊8は，「ある文書が，その作成目的，記載内容，これを現在の所持者が所持するに至るまでの経緯，その他の事情から判断して，**専ら内部の者の利用に供する目的で作成され，外部の者に開示することが予定されていない文書**であって，開示されると個人のプライバシーが侵害されたり個人ないし団体の自由な意思形成が阻害されたりするなど，開示によって所持者の側に看過し難い不利益が生ずるおそれがあると認められる場合には，特段の事情がない限り，当該文書は民訴法220条4号ハ（筆者注 平成13年の法改正で現在は「ニ」）所定の『専ら文書の所持者の利用に供するための文書』に当たると解するのが相当である」との判断を示しています。この事件で問題となった対象は銀行の貸出稟議書でしたが，決定で展開された一般論は，本問の「報告書類等」にも，そのまま当てはめ可能です。すなわち，被告病院が民間病院である場合には，被告病院が作成した「報告書類等」は，決定の上記ゴチック部分の定義に相当し，民訴法220条4号ニの「専ら文書の所持者の利用に供するための文書」として提出義務は否定されます。

これに対して被告病院が国公立病院である場合には，結論は同じですが，同条4号ロの「公務員の職務上の秘密に関する文書でその提出により公共の利益を害し，又は公務の遂行に著しい支障を生ずるおそれがあるもの」の規定によって処理されます。広島高裁岡山支部平成16年4月6日決定*9は，国立大学病院が病院内で発生した医療事故の情況等に関し文部省（当時）に報告するために作成した文書，および病院長に報告等するために作成した文書について，本件各文書が「同条4号ロ所定の文書に当たるとした点並びに相手方に本件各文書を提出する信義則上の義務があるとは認められないとした点においては相当であって，結局，相手方には本件各文書を提出する義務があるとは認められない」との判断を示しています。

その際「本件各文書は，本件医療事故について，行政庁内部において，相互に自由かつ率直な意見交換を行うことにより，将来の医事紛争が予想される患者らとの交渉ないし訴訟追行に向けての対応・方針を検討することを目的として作成されたものであって，非公知の事項に関するものであり，かつ，紛争当事者としての国の円滑な交渉ないし訴訟追行の適正を確保するために実質的にも秘密として保護するに値する事項に関するものであるから，非権力作用に関する職務上の事項であるがゆえに『公務員の職務上の秘密』に当たらないとするのは相当ではない」と述べています。対象となった文書は「報告書類等」と若干異なりますが，議論の実質的な内容は「専ら文書の所持者の利用に供するための文書」の場合と異ならないと思います。

さて，ここで先に留保した，法令とは無関係な事故調査委員会の報告書などの問題について，簡単に触れておきます。大学病院等で重大事故発生後，患者・家族を納得させるために調査委員会を設置し，関係者から事情聴取をしたりしながら報告書を作成し全部または一部を監督官庁に提出し，報道媒体などに公表することが流行っています。これら委員会の資料・調査報告書等は，委員会発足の趣旨にもよりますが，文書提出命令の対象となる可能性が少なくありません。東京高裁平成15年7月15日決定*10が，この問題を考えるにあたり参考になります。埼玉医大抗ガン剤誤投与事件の1審さいたま地裁の審理の際に，原告が「大学病院医療事故調査委員会」作成の報告書と作成の際に参照した関係の事情聴取記録など原資料一切の提出を求めたのに対して，原審は，事情聴取部分は「ニ」にあたるが，報告提言部分は「ニ」にあたらないとして，後者だけ提出を命じました。双方が控告したのに対して，高裁も原審の決定・考え方を支持し肯定しました。

最後に本問では患者と遺族を区別しないで議論してきました。実体法上の閲覧・謄写請求権の根拠をプライバシーに求めるとき，両者を同一視できるかという論点があります。アメリカでもドイツでも遺族が結局は死者の権利を承継すると考えているようです。ちなみにドイツでは1983年5月31日の連邦通常裁判所判決以来，近親者ないし相続人の診療記録閲覧請求権を認めています*11。

*1 Emmett v. Eastern Dispensary & Casualty Hospital, 296 F. 2d 931 (D. C. Cir. 1967).

*2 丸山英二「アメリカ法における医療記録」(医事法1号〔1986〕89頁以下所収）は，1985年の第15回医事法学会シンポジウム「医療記録 再論」のために用意されたアメリカにおける医療情報へのアクセスについての歴史をまとめた貴重かつ先駆的な論文です。そこには訴訟に直接関係しない場合の医療記録に対する患者のアクセス権の根拠が明確に示されています。残念ながら，当日のシンポジウム出席者の理解が得られませんでした。

*3 E. Deutch / A. Spickhoff Medizinrecht 5. Auflage Springer (2003) S308-Rn. 466, E. Steffen/B. Pauge Arzthaftungsrecht 10 neubearbeitete Auflage RWS Verlag (2006) S213-Rn. 473。なおドイツ連邦司法大臣・健康社会保障大臣連名で2003年2月に国民向けに発行した「Patientenrechte in Deutschland - Leitfaden fuer Patienten und Aerzte（ドイツにおける患者の権利——患者と医師のための手引き）」は，元連邦通常裁判所長官 Karlmann Geiss を長とする委員会が作成したものです。13頁で患者が診療記録の客観的記載部分につき，閲覧・謄写請求権を有することを1項目立てて明言しています。

*4 最大判昭44・12・24刑集23・12・1625

*5 最判平12・2・29民集54・2・582

*6 東京地判平19・6・27判時1978・27は，個人情報保護法25条1項は本人に個人データの開示請求権を付与した規定と解することは困難であるとの判断を示し，同法に基づく診療記録などの開示請求を否定しました。

*7 山本隆司「事故・インシデント情報の収集・分析・公表に関する行政法上の問題(上)」ジュリ1307号（2006）19頁以下，特に24頁参照。

*8 最決平11・11・12民集53・8・1787

*9 広島高岡山支決平16・4・6判時1874・69

*10 東京高決平15・7・15判時1842・57

*11 E. Deutch et al ibid S310-Rn. 468. E. Steffen et. al ibid S215-Rn. 478ff.

〔畔柳達雄〕

2 死因の究明

設問 69

入院していた祖母が亡くなりました。数日前に見舞いに行ったときは比較的元気そうだったので驚いています。付き添っていた叔母の話によれば，何かの点滴をした後に，急に容態が悪化してあっという間に亡くなったということでした。医療ミスがあったのではないかとも思うのですが，病院は急に心臓の調子が悪くなって亡くなったという以上に説明をしてくれません。真実を知るためにはどうすればよいでしょうか。

遺族の不信への対応

設問のようなケースにおいて，遺族が死因を知ることは，現在の制度の下では必ずしも容易ではありません。

まずは，遺族から病院に対して，死因の説明を求めることが考えられます。個人情報保護法に基づく開示請求が認められるのであれば好都合ですが，同法が原則として生存者の個人情報を対象とするものと解されていることに照らせば，遺族による開示請求が認められる余地は乏しいといえます。しかし，「医療・介護関係事業者における個人情報の適切な取扱いのためのガイドライン」(厚生労働省，平成16・12・24)においては，「遺族から診療経過，診療情報や介護関係の諸記録について照会が行われた場合，医療・介護関係事業者は，患者・利用者本人の生前の意思，名誉等を十分に尊重しつつ，特段の配慮が求められる」とされています。

また，下級審判決には，病院が，「死因の解明を望んでいた原告らに対し，病理解剖の提案その他の死因解明に必要な措置についての提案をして，それらの措置の実施を求めるかどうかを検討する機会を与える信義則上の義務を負」うことを認めたものもあります*1。これらからすれば，病院による死因の説明が常に法的に義務づけられているとはいえませんが，遺族としては，病院から説明が行われることを一定の限度では期待してもよさそうに思われます（病院による死因の説明，事故調査報告書の提出などについては，〔設問68〕および〔設問70〕を参照）。

医師法21条による異状死届出

死因の究明に関して比較的よく知られているのは，医師による異状死の届出制度です。医師法によれば，医師が死体を検案して異状があると認めたときは，警察署に届けなければならないものとされています（医師21条）。警察実務では，届出のあった案件について，(1)変死体（その疑いがあるものを含む），(2)明らかな犯罪死体，(3)明らかな非犯罪死体に区別し，(1)については，検視（刑訴229条）その他の犯罪捜査に関する手続を行い，(2)については，直ちに実況見分，検証，鑑定処分などを行い，(3)については検案（外表検査）を行うことが一般的だといわれています。

(1)(2)については，刑事司法手続として死体の解剖等が行われることがあります。しかし，遺族は，その結果について，開示請求などをすることはできず，事実上警察を通じて間接的に死因を知る可能性があるにとどまります。(3)については，監察医制度が施行されている地域（例えば東京23区）における監察医による行政解剖（死体解剖保存法8条），または遺族等の承諾によるいわゆる承諾解剖（同7条参照）が行われることがありえますが，前者は公衆衛生・医学教育研究の目的で行われるものであり，後者も死亡した患者が入院していた病院に解剖を依頼したのでは，どこまで遺族の希望がかなえられるのか定かではありません。ただし，民事訴訟手続において，捜査機関から嘱託を受けて鑑定を行った医師が所持する司法解剖の鑑定書の控えについて文書提出命令が認められた例があることは，ここで紹介しておく必要があるでしょう*2。

死因究明のための最近の動き

最近では，死因究明に関する制度の不備や，人的・物的資源の不足を改善しようとする動きも出ています。そのうちのいくつかを紹介しましょう。

まず，医師法21条における異状死を広く解釈して，医師の届出義務を積極的に認めようという動きがあります。1994（平成6）年5月に出された日本法医学会の異状死ガイドライン*3は，「基本的には，病気になり診療をうけつつ，診断されているその病気で死亡することが『ふつうの死』であり，これ以外は異状死と考えられる」という見解を示しました。これに対しては，医師側から，刑事訴追，萎縮医療に対する懸念などを理由とした批判が出ています。

この点に関する見解の対立をどのように評価すべきかは難しいところですが，2004（平成16）年4月13日の最高裁判決*4（死体を検案して異状を認めた医師は，自己がその死因等につき診療行為における業務上過失致死等の罪責を問われるおそれがある場合にも，医師21条の届出義務を負うとすることは，憲38条1項に違反しない旨を判示したものです）が，医師の届出義務の社会的な重要性を示すことになったため，この義務を軽んじるような意見は，少なくとも訴訟では通用しにくくなるのではないかと思われます。

次に，東京都の監察医が行った行政解剖の結果については，遺族等の請求があれば，その死因情報を知らせる旨の取扱いが2003（平成15）年4月から開始されたことにも，一定の意味があるといってよいでしょう*5。

さらに，2005（平成17）年からはじめられた「診療行為に関連した死亡の調査分析モデル事業」が非常に重要な意味をもっています*6。厚生労働省によれば，「医療の質と安全を高めていくためには，診療行為に関連した死亡について解剖所見に基づいた正確な死因の究明と，診療内容に関する専門的な調査分析とに基づき，診療上の問題点と死亡との因果関係とともに，同様の事例の再発を防止するための方策が専門的・学際的に検討され，広く改善が図られていることが肝要である。そこで，医療機関から診療行為に関連した死亡の調査依頼を受け付け，臨床医，法医学者及び病理学者を動員した解剖を実施し，更に専門医による事案調査も実施し，専門的，学際的なメンバーで因果関係及び再発防止策を総合的に検討するモデル事業を行う」とされています。刑事訴追や民事訴訟提起とはひとまず無関係に死因の究明がめざされている点は，医師側にも受け容れやすいのではないかと思われます。

このモデル事業においては，医療機関と遺族両方の合意の下，臨床の専門医の立会いのもとで，法医および病理医による解剖を実施し，三者による解剖結果報告書を作成するとともに，臨床の専門医による診療録等の調査や聞き取り調査等を実施するものとされています。専門家による評価委員会が設置され，収集した資料や解剖結果報告書を基に，個別事案について死因の原因究明と診療行為との関連に関する評価を行い，評価結果報告書を作成し，依頼された医療機関および患者遺族に報告をすることになります。遺族も，これにより第三者的な専門家による死因判断の説明を受ける機会を得ることになります。

遺族のとるべき方法　以上にみたところによれば，遺族が死因を知るための方策は，近時，増えつつあるということができます。遺族としては，病院に対して説明を求めても埒があかなければ，モデル事業の利用，司法解剖・行政解剖を促し，また，訴訟を提起した場合には文書提出命令の活用を検討するなどということになるでしょう。しかし，患者の治療にあたった医療機関と遺族が敵対的な関係にある場合には，依然として，遺族が死因を知ることは容易でないように思われます。

＊1　東京地判平 9・2・25 判時 1627・118
＊2　東京地決平 17・6・14 判時 1904・119
＊3　法医学会による異状死ガイドラインについては次のサイトで見ることができます。(http://web.sapmed.ac.jp/JSLM/guideline.html)
＊4　最判平 16・4・13 刑集 58・4・247
＊5　東京都監察医務院における死因情報の提供に関する基準 (http://www.fukushihoken.metro.tokyo.jp/kansatsu/info/kijun.pdf)
＊6　モデル事業のホームページは下記です。(http://www.med-model.jp/)

《参考文献》

＊河上正二「死因の説明過誤事件」宇都木他編・医事法判例百選（有斐閣，2006）132 頁

〔小 粥 太 郎〕

3 医療事故と家族への説明

設問70

子どものじんましんがひどくなったためある病院に治療にいきました。そうすると医師は「注射を打ちましょう」といって看護師さんに指示をしました。看護師さんが注射をしているときに子どもが「気持ち悪いからやめて」と嫌がった直後に意識を失いました。病院側の説明によると，何らかの理由で心停止し，そのため低酸素脳症が発生したといいます。今後の予後は厳しく一生寝たきりになるということです。

単なるじんましんの治療だったものがこんなことになり，しかも病院側は治療にミスはなかったとしか説明してくれないので，本当の原因もわからず，とても納得ができません。どのような責任が問えるでしょうか。

患者や家族に対する事故の説明義務

患者が治療の過程で亡くなったり，重大な傷害を負った場合に，担当した医師や医療機関には，どのような過程や原因でそのような結果が生じたかについて調査し報告する義務があります。患者が生存していれば，当然その患者にはそのような説明を受ける法的な権利がありますし，患者が亡くなってしまった場合にも，契約の一方当事者がいなくなってしまったことによって医療側がそのような説明義務を免除されるかというとそのようなことはなく，家族などに説明する義務があると考えられています。

患者が未成年者の場合

患者が未成年者の場合については多くの判例があるわけではありませんが，この設問の基になった2005（平成17）年の京都地裁の判決*1では，医療ミスによって重大な傷害が発生した場合に，その原因を十分説明しなかったことや，虚偽の説明をしたことを理由として，その傷害自体ではなく，説明の不十分さや虚偽の説明自体を違法であるとして慰謝料を認めました。

この事件では，6歳の子どもがじんましんの治療で訪れた病院で医師が塩化カルシウム注射を指示したのに，准看護師が誤って塩化カリウムを静脈注射したために急性心停止が発生し，そのために低酸素脳症が起こり，生涯寝たきりになるなどの重大な障害が発生しました。しかし，病院側は被害の発生の原因を十分に説明せず虚偽の説明に固執していたので，そのことによってより大きな精神的な苦痛を与えたと認定されて，慰謝料が認められています。担当の医師に対しては，被害の発生の原因を十分に説明せず虚偽の説明に固執したことについて，傷害を負ったこと自体に対する慰謝料に増額させる損害賠償が認められました。さらに，医療機関にも説明報告義務を十分尽くさなかったこと自体に対して慰謝料を払う責任を認めています。

この事件では，そもそも医師が注射を指示した塩化カルシウムがじんましんに対して医学的に効用・効果がなく，しかも，医師自身も事件直後に文献などからそのことを認識していたにもかかわらず，事件発生から3カ月を過ぎても当初の説明に固執し続けたことや，誤って別の薬剤（塩化カリウム）の注射を行った准看護師は自らのミスを隠すために塩化カルシウムの空のアンプルをどこからかもってきて偽装していたことなどから，事故後の対応が被害者の精神的苦痛を増したと判断されました。

病院については，医師同様，医師の指示した薬剤が問題となったじんましんに効用がないこと，また指示された静脈注射による使用を本来予定していないことなどを簡単に知りうる立場にいたとされています。しかも，そのことについて認識があったと思われる状況においても，保健所や医師会への事故報告だけでなく，患者の両親に対しても，そのことを説明せず，やっと事件の約3年後になってそのことを認めたという事情のもと，調査・報告義務に反しているとして慰謝料100万円が認められました。

都立広尾病院事件と家族への説明義務

別の事件でも，同じような結論が導かれています。医師法21条の医師の警察への異状死届出義務が問題となった都立広尾病院の注射ミス事件の民事裁判の東京高裁の判決*2では，都立病院との診療契約には家族など第三者のためにする契約も含まれるとされました。つまり，診療契約の一部として患者本人に説明ができない場合やそれが望ましくない場合には当然家族に対する説明義務も予定しているので，それが診療契約に含まれているとして，遺族への説明義務を根拠づけました（第1審は，遺族に対する説明を，信義則上，診療契約に付随する義務と説明していました）。

まず，一般論として，診療契約は患者を診断して適切な治療をすることを内容としますが，それに付随して医療行為について適時に適切な説明することも医療者の義務であるとしています。そして，内容や効果について治療行為前だけでなく，医療行為が終了後も，その結果について説明を行う必要があるとしています。つまり，医療機関が医療に関する情報を独占していることに加え，その情報にアクセスすることが容易であるという医療情報の管理の特性から，医療機関側に説明義務を課しているのです。その他の法的な根拠として，医療法1条の4第2項が，医師，看護師などの医療従事者に対し，医療提供に際して適切な説明を行う努力義務を課していることや，民法によって診療契約が準委任契約の一種として準委任契約終了後には遅滞なく顛末を報告する義務を課していることなども根拠としてあげています（民656条による同645条の準用）。

この事件は，慢性間接リウマチ治療のために入院中の患者に対してヘパリンナトリウム生理食塩水を投与すべきだったものを，看護師がヒビテングルコネート液を投与したため患者が亡くなったものです。死亡の翌日には，遺族に対して薬剤の取り違えが死亡の原因である可能性を説明した上で，病理解剖の同意を得ました。問題とされたのは，その解剖結果によって死因が薬物の誤注射によるものであることがほぼ間違いがないと認識していながら，そのことを率直に知らせず，主要臓器に異常が見当たらないので薬剤の誤注射が原因である可能性が高まったとだけしか説明しないで，今後血液や臓器などを調べて死因を究明すると述べていたことです。つまり，死因が明らかになっていながら，それは説明せず，結論を先延ばしにしており，「不十分で不適切」だと評価されたのでした。

さらに，事件の約2カ月後に保険金請求のために死亡診断書を作成した場合にも，死因を病死として記載していたことも，説明義務違反とされました。裁判所は，これらの説明義務違反の損害として，患者の死亡によって生ずる精神的な苦痛とは別個のものとして法的に保護する必要があるとし，遺族らに計100万円の慰謝料を認めました。

患者および家族への説明義務と法的な保護

これらの判決からいえることは，法的な説明の仕方には多少のニュアンスの違いがあるものの，患者が亡くなった場合にもその死因について説明する義務があるということです。

確かに，特に患者が亡くなってしまった場合には，その遺族に対する調査・報告義務をどのように法的に基礎づけるかについて，医療サービスを契約ととらえることから，その契約当事者自身が亡くなっているため，問題が残ります。そのため信義則に基づくとか，診療契約に付随する義務であるなどという説明がなされています。ただ，患者本人が生存していれば，ミスの発生原因などについて調査・報告する義務を負うことは間違いないですし，紹介した事例のように患者が6歳の子どもであったり，また何らかの理由で契約締結の能力に欠ける人であっても，両親などの法定代理人が本人に代わってその権利行使をすることができます。さらに，患者本人が亡くなっている場合でも，遺族に対して，報告義務があるとされていて，一定の場合には，その前提として死因調査のために病理解剖を提案することが義務づけられる可能性も示唆されているほどです。いずれにしても，治療の開始および過程だけでなく，治療が終わったあとにも，とりわけ，不幸にも結果が思わしくなく，しかもそれがミスによって起こった可能性のある場合には，その原因などをきちんと調査し，その上で患者や遺族に対して説明することが法的にも求められると考えられます。注目に値するのは，上に紹介した事件のように，医療者側のミスであることが判明しているのにもかかわらずそれとは違った説明をすることは悪質であると判断されて，慰謝料が追加されたり，説明義務違反だけで独自に慰謝料を認めたりしていることです。

専門家たる医師の倫理

このような方向性は，専門家としての倫理にもかなうものだと思います。例えば，日本医師会の『医師の職業倫理指針』（2004）の5「社会に対する責務」の中で医療事故の報告に関する規定があり，その中では，重大な事故が発生した場合には，「患者や家族に対して事情を説明することも大切である」としています。さらに，事故隠しなどは厳に慎むべきだとも述べています。

同様の主張は，国立大学医学部附属病院長会議の提言にもあります。事故後の対応に関する部分では，患者や家族に対して誠実で速やかな事実の説明が重要であるとしています。その際，「重要な事実を省かない」，「明快に説明できないことがあれば率直にそのことを伝える」，「ミスの事実があれば，結果に影響を与えていないと考えられるものでも，包み隠さずに伝える」と述べています。さらに，遺族に関して，医療は通常の経済行為（契約）とは異なり，患者と強い結びつきをもつ家族も潜在的な「当事者」であるとみなすべきとされ，患者が死亡した場合には，死に至る経過を説明すべきであると述べています。

もちろん，患者本人が家族に対しても自らの病を知られたくないと表明していた場合のような患者のプライバシーに対する配慮から説明を行わない場合があるとしても，医療者側のミスを隠すために説明しないことが認められているわけではありません*3。

このようにみると，ミスが起こった場合の説明は患者と家族の両者になすべきであり，患者が亡くなった場合には家族に誠実に死因を説明すべきだという結論に達した前述の裁判の結論は，まさに医師が専門家として求められる高い倫理と同じことをめざしているとみることもできます。当然といえば当然ですが，自らのミスによって患者が亡くなったことを認識しながら，責任を回避するために嘘をついたり，故意にミスリーディングな説明をすることは法的にだけでなく，倫理的にも許されていない点に注意が必要です。

*1　京都地判平17・7・12判時1907・112
*2　東京高判平16・9・30判時1880・72
*3　国立大学医学部附属病院長会議編・医療事故防止のための安全管理体制の確立に向けて「提言」（日総研出版，2001）136頁～140頁

《参考文献》

*松井和彦「医療事故によって死亡した患者の遺族に対する死因の説明義務」判評559号（2005）9頁（判時1897号171頁）
*畔柳達雄「医療事故後の医師の説明義務」日医雑誌135巻7号（2006）1515頁
*広島地判平4・12・21判タ814・202
*河上正二「死因の説明過誤事件」宇津木他編・医事法判例百選（有斐閣，2006）132頁～134頁

〔岩田　太〕

入院患者拳銃で撃たれる

2007（平成19）年11月，佐賀県で，入院中の患者が拳銃で撃たれ死亡する事件が起こりました。暴力団の抗争に絡んでいると疑われたのですが，被害者自身はまったく暴力団と何の関係もない一般市民でした。そこで，間違えられて撃たれたのではないかということになり，その後，実際に暴力団員が逮捕されて，どうやらその前に同じ病室に入院していた暴力団員と間違えられたことが確認されました。

狙撃する相手を確認もしないで撃ってしまった犯人はどうかしています。入院患者がこのような事件に巻き込まれることがあるというのも驚きです。「銃社会，ここまできたか」という感を深くしますが，実はもう1点重要なことがあります。

というのは，この病院は，病室の入口に誰がその部屋に入院しているかを示す名札を付けていなかったからです。仮に，かつてはほとんどの病院でそうであったように名札の掲示があれば，犯人も侵入の際にそれに目がとまり，勘違いに気づいた可能性もあります。このような取扱いを個人情報保護法で義務づけられていると誤解している病院の多いことが関係しているとすると法の責任も重大です。

〔樋口範雄〕

4　証明妨害(1)

設問71

法律家による医療事故の裁判の座談会などで「証明妨害」という言葉を聞くことがありますが，どういうことですか。

「証明妨害」の定義および効果

青山善充教授は「証明妨害とは，証明責任を負わない当事者が故意または過失により証明責任を負う当事者の立証を失敗させまたは困難にすることをいう。相手方に有利となる証拠を破棄・隠匿するのがその典型である。それが文書提出命令の対象または対象となりうる文書の不提出，破棄・隠匿である場合には，法律上の制裁として一定の訴訟上の効果が定められているが（224。……），それ以外の場合（証人の隠避や，文書であっても重要な事実の不記載）にどうするかが問題となる」とし，その効果について「わが国の通説は，証明妨害があった場合の効果として，自由心証の範囲内で考慮すれば足りるとするが，上記のように証明責任の転換を認める考え方もある……。保険金支払請求事件で，保険料が事故発生前に払い込まれたか否かが争われた事案で，保険会社が発行した保険料受領書に受領の日時が記載されていなかった場合に，それが保険会社の故意またはそれと同視しうる重大な過失によるときは，証明妨害になるとし，その効果として，裁判所は，要証事実の内容，他の証拠の確保の難易性，妨害された証拠の内容・形態・重要性等を考慮して，①挙証者の主張事実を事実上推定するか，②証明妨害の程度等に応じ，裁量的に挙証者の主張事実を真実と擬制するか，③挙証者の主張事実について証明度の軽減を認めるか，④証明責任を転換し，反対事実の証明責任を妨害者に負わせるか，を決すべきである，とした判例がある（東京高判平3・1・30判時1389-49)。証明妨害にも種々の態様がありうるので，その効果としても，このように種々の可能性を残しておく柔軟な対応が妥当であろう」*1と述べています。

事実不明確の不利益は証明責任負担者に

ここで「証明責任」という言葉が登場しますが，その関連で「ノン・リケット」という言葉があります。田中英夫編英米法辞典によると「non liquet　明白でない故の判決回避……ロ　ローマ法上，事件の審理後においても，事件が明白でないときは，裁判官はN. L.（＝non liquet）と記し，判決から免れえた．英米法では認められたことがない」と解説されています。日本民訴法の母法はドイツでしたが，日本の裁判所も事実不明だからといって，裁判（の結論を出すこと）を拒否することができない制度です。その点では英米法そしてドイツ法と同じ立場にあります。現代の裁判制度の主流は，予め，当事者の一方に，一定の事実──自己に有利な法律効果を発生させまたは発生させない事実──を，主張し，証明する責任を負わせておき，審理の結果，証明できていないと判断されたときは，不利益に認定することを認めています。裁判（所）はローマ法とは異なり，ノン・リケットで済ますことは許されず，証明責任の負担者に不利益な判決を下す義務・責任を負っているわけです。圧倒的多くの場合，裁判を提起した側すなわち原告が，被告の責任原因事実について主張し証明する責任を負う構造をとっています（本稿は民事裁判に限定しますが，刑事裁判の場合も，被告人の刑事責任該当事実の主張・証明の責任負担者は国〔検事〕側で，証明に失敗した場合には，判決は被告人を無罪とします）。

自己に不利益な証拠の取扱い

このように証明責任負担者は，証明の失敗はすなわち敗訴判決を意味するので，自分に有利な証拠資料・証人を捜して，主張事実の証明に努力します。一方に有利な証拠は，反面，他方には不利なので，相手方当事者はそのような証拠がないことを希います。当事者（弁論）主義を強化した民訴法のもとでは，自己に不利益な証拠を，積極的に法廷に提出する義務は，当事者本人にも弁護士（代理人）にもないのが原則と考えられています（もっとも民訴2条が「当事者は，信義に従い誠実に民事訴訟を追行しなければない」と定め，弁護士職務基本規程5条も「弁護士は，真実を尊重し，信義に従い，誠実かつ公正に職務を行うものとする」と規定していることが，証拠が偏在する訴訟の中で，この辺りの解釈・結論に微妙な影響を与えると思われますが）。

しかし積極的に提出する義務がないということと，冒頭に紹介した「証明責任を負わない当事者が故意または過失により証明責任を負う当事者の立証を失敗させまたは困難にする」ために「相手方に有利となる証拠を破棄・隠匿する」こととは，問題の次元が異なります。特に対象となる証拠に対して裁判所あるいは相手方が，接近（アクセス）する権限・権利を有する場合には，証拠の破棄・隠匿行為は，明白な違法行為であり，手続法上も，実体法上も，様々な法的制裁があることに注意を要します。

証拠の偏在と証明妨害

証明妨害は，通常の訴訟では，ほとんど問題になりません。訴訟を提起しようとする人は，裁判のために必要な証拠資料を何らかの形でもっているのが，一般的だからです。例えば，お金の貸し借りの訴訟であれば，借用書，契約書あるいは領収書，土地や建物の貸し借りでは，賃貸借契約書，地代や家賃の受取りがあるのが普通です。もっとも，同一言語を喋り，長年阿吽の呼吸の世界に安住した日本人は，きちんとした書面を作ることも，保存することも苦手です。その結果，書面があるはずの契約訴訟などでも，確実な証拠資料が乏しくて，何が事実かを確定することに，裁判官，弁護士が日常的に悩まされています。

これに対して，人の生命・身体傷害が問題となる公害訴訟，薬害訴訟，製造物責任訴訟など，いわゆる現代型不法行為訴訟の多くは，原告が被告の責任原因（過失・因果関係）を証明するための資料は，被告の手中に集中・偏在しています。同じ傾向は，医療事故による損害賠償請求訴訟でも顕著にみられます。診療経過を示す診療録，手術記録，麻酔記録，検査所見記録，看護記録，助産記録，エックス線写真など（以下「診療関係諸記録」といいます）は，医院（診療所），病院施設の開設者・管理者が，医療関係諸法の命ずるところに従い，所持・管理しています。事故に遭遇した患者・遺族が，医療事故損害賠償請求訴訟を提起し，遂行し，維持するためには，これらの診療関係諸記録（の写し）を，医療側から入手することが不可欠です。

診療関係諸記録の入手と証拠保全手続の必要

かつて，診療関係諸記録（の写し）を，患者・遺族が求めても，法律上の義務規定がないことを根拠に，提出を拒否され，入手が困難な時代が続きました。1970年代後半頃から先人たちの努力により，旧民訴法の文書提出命令，証拠保全手続に関する条文解釈が深化され，裁判所の手を借りる限り，医療関係諸記録入手の法的障害はほぼ解消されました。のみならず文書提出義務の一般化を認めた1996（平成8）年の新民訴法制定・施行，訴え提起前における証拠収集の処分等の制度を導入した2003（平成15）年の民訴法改正，同年の個人情報保護法制定などにより，患者・遺族の医療関係諸記録（写し）の入手は，旧民訴法時代に比してさらに容易になっています。

それにもかかわらず，訴訟提起を考える以上，検証を中心にする医療関係諸記録の証拠保全手続実施は，依然，必要であるし，重要であると考えます。裁判所の関与により審理に必要な資料が漏れなく収集できることと，検証を行うことにより，その時点における資料の状態が裁判所の目で確認され，裁判所の記録として保存され，その日以後の改ざん問題が解消されるからです。

訴訟提起後の診療記録等の入手――文書提出命令と不提出

医療事故訴訟では，訴訟提起前に診療記録等を入手しているのが一般的です。しかし，稀に訴訟提起後，原告（患者本人または患者の相続人）が被告または第三者に対してその所持する当該患者の診療関係諸記録の提出を求めることがあります。通常民訴法226条の文書送付嘱託を申し立てて任意提出を求めますが，所持者が応じない場合，民訴法220条以下の規定により文書提出命令を裁判所に申し立てます。被告であれ第三者であれ申立ての対象である診療諸記録が当該患者（原告）に関するものである場合には，通常，裁判所は所持者に文書の提出を命じます。問題は被告が診療諸記録の提出を命令されながら，これに応じなかった場合です。民訴法は2つの制裁規定を用意しています。

同法225条は第三者が応じなかった場合には決定で20万円以下の過料に処するとしています。条文から明らかなとおり，当事者の不提出には過料の制裁はありません。

しかし同法224条は，(1)①当事者が応じなかった場合（1項），②当事者が相手方の使用を妨げる目的で提出義務のある文書を滅失させたり使用できないようにした場合（2項）には，当該文書の記載に関する相手方の主張を真実と認めることができる（傍点筆者）と規定し，その上さらに3項で，(2)次のように定めています。「前二項に規定する場合において，相手方が当該文書の記載に関して具体的な主張をすること及び当該文書により証明すべき事実を他の証拠により証明することが著しく困難であるときは，裁判所は，その事実に関する相手方の主張を真実と認めることができる（傍点筆者）」。(1)の規定は旧民訴法時代にも存在しました。しかし，この条文が活きてくるのは，挙証者が当該文書の内容作成の経緯を知っているかあるいは知りうる場合に事実上限られます。挙証者が文書の存在を知っていても，文書の情報（記載）内容を具体的に知ることのできない場合には，山勘で主張するというのは格別，文書の情報（記載）内容を，具体的に主張できない場合が生じます。このような事例では勢い挙証者の主張は抽象的・不特定なものとならざるをえず，そのような主張を真実と認めても，証明対象の事実認定には役立たず，制裁機能が働かないと指摘されていました。

そのような中で，航空自衛隊ジェットパイロットの三等空佐が，ジェット戦闘機に単座搭乗して教育指導のため飛行中に突然訓練を中止し緊急着陸する旨告げた直後，飛行場に失速状態で着地接触して死亡した事故が発生し，遺族は飛行機の整備不良を主張して国家賠償訴訟を提起しました。この事件で控訴審の東京高裁は遺族の申立てを容れて，防衛庁航空幕僚監部が保管する「航空事故調査報告書」の提出命令を出しましたが，国家機密を理由に国が応じなかった場合に，判決中で「当裁判所は，民事訴訟法第316条（現224条1項）により，右調査報告書をもって控訴人らが立証しようとする事実，すなわち本件事故が本件事故機の整備不完全のため惹起された事実を真実と認めることとする」との判断を示しました*2。申立て当該文書によって立証すべき事実を真実と認めうるとする判決が現れ，学説も支持するようになりました。現行法224条3項は，旧法の上記のような問題点を克服するために導入されたものです。この一般的な規定が，医療事故訴訟の際の診療記録等の文書提出命令違反の場合にも働くことは間違いありません。

しかし現実の医療事故に関する裁判例をみると，ほとんど使われていません。裁判所が本条を「伝家の宝刀」として使わない理由はいくつか考えられます。1つは，医療事故訴訟を不法行為訴訟の一種と考えた場合，不法行為訴訟で原告が主張すべき事実は，(ア)医師らが患者の身体生命を侵害したこと，(イ)その侵害行為に過失（故意）があること，(ウ)患者に損害が発生したこと，(エ)侵害行為と損害の間に因果関係があることの4項目であり，原告はこの4項目の事実を相当程度具体的に主張することが求められます。特に(ア)，(イ)は，裁判の中心課題であり，どのような事実があって身体生命が侵害されたとか，どんな点に医師らに過失があるかを，具体的に主張する必要があります。問題は，診療関係の諸記録は，診療経過や検査結果などを明らかにすることはあっても，原告の主張すべき(ア)(イ)(ウ)(エ)に即して作成されるわけではないので，それらから直ちに，原告主張どおりの事実が判明するわけではありません。また，文書提出命令申立書には「証明すべき事実」の記載を要しますが（民訴221条1項4号），実務では文書提出義務の対象を広げるために包括的な記載を許容しています。このような包括的に記載された事実を真実と認めることが果たして妥当かという問題もあります。さらにもっと決定的なことは，判決において十二分に周辺の証拠を吟味しないまま，形式的に原告の主張事実を真実と認めた場合，高裁で簡単に反証されて判決が破られる危険性が大きいという問題もあります。その結果として，多くの裁判例は，文書提出義務違反を認定した場合でも，直ちに224条3項の効果に走らないで，正面から事実認定を重ねることによって被告の責任を認定し，悪質な被告の反証を封ずる手立てを講じています。〔設問72〕はこのような判決を取り上げたものです。

＊1　中野貞一郎他・新民事訴訟法講義（有斐閣，第2版補訂版，2006）367頁

＊2　東京高判昭54・10・18判時942・17

《参考文献》

＊渡辺武文「証拠に対する当事者行為の規律——証明妨害，違法収集証拠の証拠能力を中心として」新堂幸司編・講座民事訴訟5・証拠（弘文堂，1983）159頁以下

＊中野貞一郎「医療過誤訴訟の手続的課題」同・過失の推認（弘文堂，1978）119頁，207頁以下参照

＊小泉＝前田「立証妨害」門口正人編代・民事証拠法大系1（青林書院，2007）234頁参照

＊和久田道雄「不服従の場合等の効果」門口正人編代・民事証拠法体系4（青林書院，2003）209頁以下参照

〔畔柳達雄〕

ADR

ADRはalternative dispute resolutionの略語で，直訳なら「代替的紛争解決」になります。裁判に代わるという意味で一般に「裁判外紛争解決制度」と訳されます。

医療事故に関わる紛争は，内容が複雑であるため長期裁判になる傾向が強く，一般の裁判なら1審の平均審理期間が8カ月程度であるのに対し，医療過誤訴訟では3年以上かかるのが普通でした。現在は裁判所の努力で2年程度になっていますが，それでも相当の時間がかかります。

そこで，裁判ではない形での紛争解決方法が模索されてきました。一般にADRには，和解（settlement），調停（mediation），仲裁（arbitration）があるといわれます。示談は曖昧な言葉ですが和解を指す場合が多く，これは当事者の間だけで相談して解決するという方法です。これに対し調停や仲裁は，調停員や仲裁員という第三者が介在する点で普通の和解と異なり，さらに，調停は調停案に同意する義務が当事者にないのに対し，仲裁では仲裁決定が出たらそれに従うことを約束して始める点が異なります。しかし，ADRは当事者がこれでやろうと同意して始まるもので，裁判が一方的な申立てで開始され，他方はいやでも出頭しなければならなくなるのと大きな違いを示します。ADRの各種の方法について，いくつか重要な点を指摘しておきましょう。

(1)上記の説明はいわばモデル的に示しているだけなので，実際には様々な形があります。例えば，調停といっても，調停員と当事者が一堂に会して相談するタイプもあれば，調停員が一方の当事者に感触を確かめ，また他方の当事者のところへ行って意見を聞きながら一致点を探るという方式もあります。弁護士の同席があるかないかもそれぞれ違います。

(2)ADRの手法は迅速で妥当な解決をめざすためのものです。裁判と異なり，法によって結論を出す必要がないので，証拠が十分でなくとも手続を進めたり，あるいは裁判では認めることの難しい条件を付けた合意案を作ることも可能です。

(3)ADRによることにしても，裁判に訴えることがまったくできなくすることは難しいとされています。その意味では，ADRがあっても，最終的な紛争解決手段としての裁判の存在は否定されません。

〔樋口範雄〕

5 証明妨害(2)

設問 72

証明妨害は不法行為にならないのですか。

「証明妨害」の具体例

医療訴訟に関連して2つの態様の証明妨害があります。1つが，被告・医療側が患者の診療関係諸記録を改ざんし，あるいは破棄する場合です。これらの資料・文書を所持する医療施設の開設（管理）者は，民訴法220条2号・3号によって，裁判所に文書を提出する義務を負っています。もう1つが，証人に偽証させ，証拠資料に手を加えるなどして事実関係を偽る場合です。医師や弁護士が加功すれば，刑法の偽証の罪（刑169条）が発動されます。

近年，医療訴訟に限らず，社会の注目を呼ぶ様々な事件で，重要資料の破棄・改ざんと当事者による偽りの証言が増えているとの印象を受けます。民事事件の偽りの証言は，陳述書前提の尋問と深く関係しているというのが筆者の見解です。

医療訴訟の中では，診療諸記録，なかんずく診療録の改ざん・破棄が繰り返し問題になっています。しかしこの問題を独立の不法行為請求として構成した例は，極めて稀と思われます。本筋の論点である診療上の過失，因果関係が認定できる場合には，それ自体認定困難な「改ざん」問題にはあえて深入りせずに，慰謝料など損害賠償額算定の際の諸事情として判断することによって十分目的を達しうるからだと考えます。

東京地裁平成15年11月28日判決*1は，診療録・麻酔記録の破棄・改ざんが最大の論点となり，裁判所は被告医師が証拠をねつ造したとの厳しい判断を示しています。にもかかわらず，裁判所は最終的にこの認定を，賠償額算定時の一要素として処理するに留めています。事件は26歳の主婦Xが，雑誌・折込み・ビラ・インターネットなどにより，無痛（麻酔）による美容外科手術を宣伝する被告Y医師のもとで，2001（平成13）年4月26日，麻酔医の関与なしに，Y医師1人により，笑気，酸素，セボクレンの全身麻酔（人工呼吸器使用）と1％リドカイン（キシロカイン®）40 ml胸部浸潤麻酔の併用下に，約2時間にわたる豊胸手術を受けたところ，術後意識が回復せず，震えが出現，血圧が著しく低下したため，設備が整った後送G病院に救急車で転送，救急蘇生処置などを受けた結果，生命は取り留めたものの，重度低酸素脳症を後遺した悲惨な事案です。

この事案では，被告の要請に基づき出動した救急隊の当日の記録および後送G病院の医師が作成した当日の外来診療録，特に到着時に被告医師から聴取した事実を記載した外来サマリーなど客観性ある記録が裁判所に提出されています。2つの記録によると，被告Y医師による手術は，午前10時の麻酔導入によって開始，12時頃手術を終了したが，意識回復をみないまま時間が経過し，漸く14時41分，被告

Y医師が救急車を要請，同45分被告Yクリニックに到着，15時9分Yクリニック出発，同12分G病院救急部到着，直ちに救急蘇生術を講じたとされています。また，G病院から5月7日に電話で，さらに17日には書面で，患者治療の必要上，手術から病院到着までの経緯につき書面による情報提供と麻酔記録，手術記録のコピーなどを求めたのに，Y医師が適切な対応をしていないと認定されています。

同年7月12日，被告クリニックで，証拠保全が行われますが，Y医師は自宅にあるとの理由で診療録等の提出を拒否します。翌日，再び裁判所が出向き，漸く診療録と麻酔記録などが提出され，原告によればその翌日，G病院に麻酔記録と手術経過説明書がとどいたということです。

しかるに，証拠保全で提出された診療録，麻酔記録によると，手術開始（麻酔導入）時刻が11時55分，手術終了時刻が13時56分，14時に悪寒持続，体温40℃，14時25分救急要請，14時41分救急車到着と記載されています。G病院の記録と異なり手術開始時刻が10時から2時間ずらされ，その結果，異変発生後の対応が極めて適切なことを示すものとなっています。

判決は詳細に内容を検討・吟味した後に「以上のG病院の診療録の記載，原告XのG病院入院後の被告の対応及び証拠保全の検証期日における被告の対応並びに本件診療録及び本件麻酔記録は，後日，被告によってねつ造されたと認められ，その記載が真実であるとは到底認められない」と断定し，被告医師の積極的証明妨害の事実を認定しました。

その上で，次のような見解を示しています。

「(1)のとおり，G病院の診療録の記載によって認められる原告Xの被告クリニックにおける診療経過は，極めて簡単なものであって，これらの事実を前提にして，被告の本件事故についての過失を判断することは極めて困難といわざるを得ない。しかしながら，原告Xについて詳細な診療の経過が明らかにならないのは，被告が本件診療録及び本件麻酔記録をねつ造したという事情によるものであり，被告は，これらを自己の責任を免れようとする意図の下で行ったといわざるを得ないところ，かかる行為は，法の予定していないところであり，民事訴訟法上の信義則にも違反するものとして到底許されるものではないから，原告らが主張するように，民事訴訟法224条2項を類推適用して，被告の本件手術によって原告Xに生じた重大な障害の結果について，被告の過失をいう原告らの主張を真実と認めるということも考えられないわけではないが，当裁判所としては，いまだそのような見解をとることに躊躇せざるを得ない。しかしながら，少なくとも被告クリニックにおける診療経過が明らかでないという不利益を原告らに負担させてその事態を引き起こした被告に有利に取り扱うことができないのはいうまでもないところであり，本件事故についての被告の過失を認定するに当たっての前提事実については客観的な証拠に反しない限り，原告らに有利に認定して過失判断を行うべきであるし，被告が本件診療録及び本件麻酔記録をねつ造したという事実は，被告の過失を認定する上で，被告に不利益になる事情であると考えられる」。

判決はこのように述べた上で，詳細な診療経過に関する事実認定を行い，被告医師の過失を認定し，さらに「本件事故発生後においては，原告Xの搬送先であるG病院からの照会にも協力せず，同病院における原告Xに対する適切な治療の機会を妨げ，さらには，自らの責任を逃れるために本件診療録及び本件麻酔記録をねつ造するという行為に及んだものであり，患者の健康や命を扱う医師という職業にある者としてあるまじき，極めて悪質な行為に終始したのであって，その責任は極めて重いというほかはない」と述べて，慰謝料金2600万円の支払を命じています。この判決の手法は，〔**設問71**〕の冒頭に掲げた青山教授の解説中に引用された東京高裁平成3年1月30日判決が挙げた4つの図式とはやや異なります。しかし，裁判所の裁量の余地を大幅に残し，事件に応じた柔軟な対応をめざすもので共通の基盤に立つと思われます。

証明妨害と不法行為

東京地裁の事案では，証明妨害の効果を，妨害者の被告医師に対する事実認定の際の不利益に留めていますが，妨害者である被告医師が刑法上の制裁を科された上さらに，不法行為を構成するとして損害賠償を認めた例があります。甲府地裁平成16年1月20日判決（民事）*2がそれです。

この事件は，産婦人科医院に入院した妊婦が男児を出産したが出産とほぼ同時に死亡し，さらに母親に発生した産後出血が止まらないので，大学病院に転送したが，いわゆるDIC（播種性血管内凝固症候群）で死亡した事案です（但し未解剖）。問題は，(1)遺族が訴訟提起に先立ち，証拠保全を求めたが，Y医師は自ら，あるいはまったく出産に立ち会っていないZ看護師に命じて，診療録，産科温度表，看護記録，入院病歴要約等の記録を書き換えたものを検証対象として提示した。(2)訴訟提起後，文書提出命令により提出を求められた分娩台帳等を故意に破棄し，別の分娩台帳等を偽造して裁判所に提出した。(3)さらに上記Z看護師を証人申請して，当日の産科的処置を含めて分娩時の状況を，自ら直接体験したかのように陳述させたというものです。疑問を抱いた原告代理人が告訴し，甲府地裁平成14年3月29日判決（刑事）*3は，被告医師Y，Z看護師の証拠隠滅・偽証（教唆）罪（刑104条・169条）の成立を認めて，それぞれに懲役1年6月，執行猶予3年の刑を宣告し，確定しました。この判決を受けて原告は，医療訴訟の請求中に，被告の以上のような証明妨害行為は，不法行為にあたるとして独立の損害賠償請求を追加したわけです。

上記平成16年の民事事件判決は，この部分に関して，次のように判断しています。

「ウ　上記のとおり，被告が偽証を行わせた点は司法作用を害する重大事犯であり，本件訴訟において虚偽の事実を主張し続け，改ざんした診療録等を証拠として提出するなどの立証活動をしたことも，訴訟当事者に要求される信義誠実の原則に反し司法作用を害するものといえるのであり，いずれも厳しい非難を免れない。のみならず，被告の上記行為は，以下に述べるとおり，死亡した自己の患者である花子の遺族に対して負う説明義務にも違反するものであり，不法行為を構成する。

エ　医師は，診療契約を結んだ患者に対し，診療内容の報告・説明をする義務を負う（民法645条）。患者が診療行為に伴い死亡した場合，説明を求める主体としての患者はすでに亡いが，人の死という重大な結果が発生した以上，患者の遺族がその経緯や原因を知りたいと強く願うのは当然のことである一方，診療の経過を最もよく知っているのは担当医師であるし，また，その専門的な知識をもとに死亡の経緯や原因について適切な説明をすることができるのも担当医師しかいない。したがって，自己が診療した患者が不幸にして死亡するにいたった場合，担当医師は，患者に対して行った診療の内容，死亡の原因，死亡にいたる経緯について，その専門的な知識をもとに，説明を求める患者の遺族に対して誠実に説明する法的な義務があるというべきである。

被告は，花子の遺族である原告太郎から説明を求められたにもかかわらず，上記のとおり，診療録等の改ざんや偽証工作を行い，4年以上にもわたって真実を隠蔽し続け，疑問を抱いた原告らの調査に基づき刑事告発がされた後に初めてその事実を告白するにいたった。被告は，本件訴訟において有利な結果を得たいという自己本位の考えから，原告太郎に対して負う上記の法的説明義務を故意に踏みにじったのであって，被告による一連の行為は極めて悪質な不法行為であるといわざるをえない。

オ　死亡した患者の遺族としては，死亡の経緯，死亡原因については，担当医師の説明を信頼するしかないのであるから，この信頼を根底から裏切られた原告太郎が，被告の上記不法行為によって被った精神的な衝撃が，どれほど大きなものであるかは，容易に察することができる。しかも，被告の改ざん工作，偽証工作のため，事案の解明が困難になり，訴訟が著しく長期化することになったばかりか，原告太郎はまた，被告の改ざん工作，偽証工作を暴くためにも大きな努力を強いられたのであり，花子の死亡以降，本件訴訟を通じて，原告太郎が負った精神的負担，さらには社会的・経済的負担は相当大きなものであったといわなければならない。

カ　以上の事実その他本件訴訟に現れた一切の事情を総合すると，原告太郎が上記被告の行為によって被った精神的苦痛に対する慰謝料としては，1500万円とするのが相当である」。

＊1　東京地判平15・11・28 LEX/DB文献番号28090425

＊2　甲府地判平16・1・20判時1848・119

＊3　東京・大阪医療訴訟研究会編著・医療訴訟ケースファイルvol. 1（判例タイムズ社，2004）357頁

《参考文献》

＊佐藤彰一「診療録不提出・証明妨害事件」唄＝宇都木＝平林編・医療過誤判例百選（有斐閣，第2版，1996）206頁

＊太田秀哉「診療録不提出・証明妨害事件」宇都木伸他編・医事法判例百選（有斐閣，2006）40頁

〔畔 柳 達 雄〕

6 医療裁判における鑑定

設問 73

「医療裁判は鑑定人裁判ともいえる」といわれることがあります。A医師は大学の産婦人科教室の教授ですが，今回，ある病院で出産時に子どもが死亡し患者が訴えている事件で鑑定を依頼されました。A医師は，鑑定を依頼されるのははじめてのことなので，それがどのような意義をもつのか，どれだけ大変なことなのかがわかりません。

医療裁判において鑑定人になるとは，何を意味するのでしょうか。

鑑定の必要性　アメリカでの医療過誤訴訟の多さはよく知られています。わが国では，少なくとも法律家は医師患者関係を診療契約（準委任契約）ととらえているので，医療事故が生じた場合，患者側は，不法行為（何らかの注意義務違反があったとして訴える訴訟）と並んで，契約違反（通常，債務不履行と呼ばれます）でも訴えるのが普通です。しかし，アメリカでは，事故は不法行為であるととらえており，医療過誤訴訟も一種の不法行為訴訟だとされています。

ところが，アメリカでも，医療過誤訴訟が単なる不法行為訴訟と明確に異なる側面があります。それは，通常の不法行為訴訟（例えば，自転車がぶつかってきてけがをしたというような訴訟）では，自転車に乗る人の注意義務がどの程度のものかは，誰でもわかるはずだということになっており，アメリカでは陪審裁判が行われるケースが少なくありませんが，その場合の陪審は，通常の人であれば，当該事件に起きたような自転車の運転をしたか否かを判断することになっています。言い換えれば，その点について専門家の証言を得ることなく裁判が行われます。

しかし，医療過誤訴訟では，裁判を提起した原告が，まず，その裁判で問題となっている分野の医療において，通常の医師はどのような検査や治療をしているかを専門家証人，つまり鑑定人に依頼して，立証する必要があります。医療過誤訴訟は専門家を訴える訴訟であるため，専門家としての注意義務の基準が何かを原告側で示す必要があるのです。逆に，被告の方でも，独自に専門家証人を用意し，アメリカにおける医療過誤訴訟の争いの主要な部分は，鑑定人対鑑定人という専門家の争いになります。したがって，アメリカでも，あるいはアメリカでこそ，医療裁判は鑑定人裁判と呼んで差し支えないものとなります。アメリカの医療過誤訴訟で，鑑定人は必須であり，しかもその鑑定人は，原告が依頼する者と，被告が依頼する者とに分かれます。もちろん，専門家として鑑定をするのですから，専門的中立的な判断が求められ，依頼された側に有利なように結論をねつ造することは許されていません。しかし，それぞれの当事者から依頼された専門家が異なる結論を提示することが多いので，専門家であっても常に同じ結論に至るわけではないという現実を示すことになります。

わが国の医療裁判の場合，アメリカ

の状況と異なる要素があります。

第1に，医療裁判であっても，鑑定人は必須とされていません。しかし，現実には鑑定人を頼まざるをえないケースが多く，そのため設問の冒頭にあるように，医療裁判は鑑定人裁判だということになります。

第2に，わが国で鑑定という場合，裁判所が依頼する鑑定と，私的鑑定の2種類があります。設問の場合のA医師が誰にどのような趣旨で依頼されたかが問題となります。一方の当事者から鑑定意見書を出してくれるよう依頼される場合があり，これが私的鑑定です。この場合，A医師が出す鑑定書は，その当事者が提出する証拠書類の中に入れられることになり，裁判所が依頼し指定した鑑定とは異なる扱いがなされます。

裁判所が依頼する鑑定は，文字どおり，専門的中立的な鑑定と考えられており，一般にはこの鑑定書の方が裁判官の心証形成に大きく影響するとされます。しかも，後に述べるように複数の専門家への依頼が行われるのは一部の裁判所の最近の現象であり，多くは1人の鑑定人への依頼がなされるため，いっそうその影響は重要です。したがって，アメリカとはまったく別の意味で，「医療裁判は鑑定人裁判である」ということになる可能性があります。専門的中立的な鑑定であれば，適切な専門家に依頼する限り1つの結論を導くはずだという考えに立っており，だからこそ，裁判所が誰に依頼するかが決定的に重要ということになります。

以下，A医師には，裁判所から依頼がきたとして叙述を進めます。

鑑定人になるまで

鑑定が行われるのは，原告または被告，あるいはその双方から鑑定申請がなされ，裁判所がその必要性を認めたときです。原告または被告が，適切と考える医師などの専門家を上申し，他方の当事者がそれに同意すれば，裁判所からの依頼がなされます。両方の当事者が同意できない場合や，当事者からの上申がない場合には，裁判所が自ら大学病院等に依頼して適切な鑑定人を探します。最近，最高裁判所の医事関係訴訟委員会では，医学会の協力を得て，適切な鑑定人を推薦してもらい，最高裁医事関係訴訟委員会名で担当裁判所に鑑定人を推薦し，裁判所から依頼するという手続も定められました。他にも事前に調停が行われている場合など，調停委員の紹介を受けて，裁判所が依頼を行うことがあります。

裁判所は，依頼に際して，事案の概要や鑑定資料を示し，鑑定事項（何を鑑定してもらいたいか）を説明します。専門家からみて，鑑定事項が必ずしも医学的にみて適切でないと考えられる場合には，その旨を告げて，鑑定事項を再検討する余地もあります。

法律上，裁判所による鑑定人の指定を断ることはできませんが，実際には同意を尊重する運用がなされています。

鑑定の手続

鑑定人を引き受けると，まず，良心に従って誠実に鑑定することを誓約する宣誓書への署名捺印が求められます。その上で，裁判所から鑑定資料が送られてきます。その内容は次のようなものです。

⑴鑑定手続の説明書
⑵鑑定書のひな形
⑶鑑定事項書
⑷事案の概要を説明した書類
⑸争点整理表
⑹診療経過一覧表，検査結果一覧表，投薬内容一覧表

(7)訴訟に提出された証拠書類（カルテや検査記録，医師や患者の陳述書，私的鑑定による鑑定意見書）
(8)訴訟に提出された文献等
(9)証人尋問調書

このうち(1)と(2)は，鑑定人に，鑑定手続と最終的な鑑定書の書き方を説明するもので，すべての鑑定資料で同一です。後の書類は，その事件に特有の内容を示すものです。

これらの書類を検討して，鑑定意見を作成します。その過程で，他の記録があるならみたいとか，患者の診察をする必要があるならそれを求めることも可能です。

鑑定書が裁判所に提出されると，その写しが裁判所から原告被告双方の弁護士に交付されます。

裁判所から鑑定料が振り込まれ，鑑定人の仕事は無事終了ということになりそうですが，そうではありません。必要に応じてその後も補足説明を求められたり，裁判所および当事者から，直接，鑑定人に対する質問がなされる鑑定人質問が行われることがあります。鑑定人の便宜を考えて，最近ではテレビ会議システムの利用なども行われます。

なお，事件がどうなったかについては鑑定人にも裁判所から通知が来ることになっています。

複数鑑定など　鑑定の一般的な方式は，1人の鑑定人が指定され，鑑定事項についての鑑定意見書を作成するというものですが，千葉地裁などでは，複数鑑定の試みがなされています。これは，最初から複数の専門家に同じ鑑定事項について鑑定を依頼するものであり，さらに複数鑑定個別方式と複数鑑定討議方式に分かれます。前者は，個別に鑑定書を作成し，それぞれが裁判所に報告するというものですが，後者は，複数の鑑定人が一堂に会して議論をする機会を設けてその結論を1つの鑑定書にするというものです。その際，意見が一致しなければ，それぞれの意見を記すことになります。

また東京地裁では，カンファレンス方式という方法がとられることもあります。この手続では，原則として，異なる大学病院に属する医師3名が鑑定人に選任され，鑑定人，当事者，そして裁判官が一堂に会する鑑定会議を行うというものです。ラウンドテーブルの部屋が用いられ，文字どおり，裁判というより会議の雰囲気で議論がなされます。裁判所からも当事者からも質問をすることができます。

「医療裁判は鑑定人裁判ともいえる」という言葉は，医師側の弁護士が鑑定する医師たちに圧力をかけるために用いた言葉だといわれることがあります[*1]。しかし，裁判所も，医療裁判における鑑定の重要性に鑑み，より多様で公正な鑑定制度の改善に努力しています。設問に戻ると，A医師が鑑定を引き受けた場合，それは決して気楽なことにはなりませんが，医療裁判もよりよい医療の実現手段の1つであり，鑑定事項が専門とするところであれば，進んで協力することが期待されます。

＊1　例えば，勝村久司・ぼくの「星の王子様」へ――医療裁判10年の記録（幻冬舎文庫，2004）91頁

《参考文献》

＊畔柳＝高瀬＝前田編・わかりやすい医療裁判処方箋（判例タイムズ社，2004）63頁以下〔池町知佐子〕

〔樋口範雄〕

7 鑑定結果の評価

設問 74

私（A）が経営する病院で，脳外科のB医師が行った手術の直後に脳出血によって患者Cが死亡する事件が起こり，Cの遺族は，私の病院に損害賠償を求める訴訟を提起しました。裁判所に提出された医師Dによる鑑定意見は，Bの手術中の操作がCの死亡の原因であるとはいえないというものでした。ところが，裁判所はこの鑑定意見を採用せず病院に損害賠償の支払を命じました。医学の専門家である医師の鑑定が，なぜ医学の素人である裁判官によって排斥されてしまうのでしょうか。私には納得ができません。

鑑定結果と自由心証主義

鑑定とは，特別の学識経験を有する第三者に命じて，その学識経験に基づき，法規や経験則の知識またはその適用による具体的事実の判断を報告させ，裁判官の知識・判断を補充する証拠調べのことをいいます*1。実務上，鑑定は当事の申出（民訴180条1項）によって開始されるのが通例であり，裁判所は，申立人と相手方の意見に基づいて鑑定事項を定めた上で（民訴規129条），鑑定人を指定します（民訴213条）。設問では，このようにして指定された鑑定人が行った鑑定結果を，裁判所がなぜ排斥できるのかが問われています。

この問いに，やや形式的に答えるならば，鑑定結果の証拠価値は，裁判所の自由な心証によって判断されるから（自由心証主義。同247条）ということになりますが，以下ではもう少し具体的に検討することにしましょう。

裁判所による鑑定意見の評価

(1) 慎重な結論が提示されている鑑定　患者に生じた症状の原因が，医師の過失に結びつきやすい事実αか，それとも過失と直ちに結びつくとはいえない事実βなのかが裁判で争われている場合に，医学的見地からは原因がαであるともβであるとも断定できないという慎重な鑑定書が提出されることが少なくありません。しかし裁判所は，そのような場合でも，「訴訟上の立証は，一点の疑義も許されない自然科学的証明ではなく，経験則に照らして全証拠を総合検討し，特定の事実の存在を是認し得る高度の蓋然性を証明することであり，その判定は，通常人が疑いを差し挟まない程度に真実性の確信を持ち得るものであることを必要とし，かつ，それで足りる」*2という見地から，αこそが原因であるとか，βが唯一の原因であるとはいえないといった積極的な判断を下すことがあります。判例はここでは，①鑑定意見に一定の評価を加えることによって，その慎重な結論を乗り越えると同時に，②裁判所が認定したいくつかの事実に注目して，かかる積極的な判断を行っています。①②の具体例は次のとおりです。

① 第1に，確定的判断が困難なのが，鑑定人が依拠する医学の限界に由来すると考えられる場合があります。例えば開業医が，風邪をひいた患者に多種の薬剤を長期間投与した後，患者

が副作用（顆粒球減少症）で死亡したケース*3では，患者に発疹が生じた時点で投薬を中止すべきだったのかが争点となり，副作用の起因剤と発症日が問題となりました。このうち起因剤について鑑定意見は，発疹が生ずる以前から投与されていた複数の薬剤の相互作用（α）により顆粒球減少症が発症することはありうるが，本件では具体的に証明されていないとし，患者の発疹発生の前後3日間に投与されたネオマイゾン（β）についても，起因剤として最も疑われるが確証がないとしています。しかし最高裁は，このような慎重な鑑定意見について，顆粒球減少症の病因論は未完成な部分が多いという医学文献などに照らし，訴訟上の証明の見地からみれば決定的な証拠資料とはいえないと評価しています。

第2に，鑑定人が確定的な判断をするのが困難なのが，患者に関するデータが制約されているためだと評価される場合も，鑑定意見は決定的な意味をもちません。顆粒球減少症のケースで鑑定意見は，当該症状の発症日を発疹発生の後だとしていますが，裁判所は，これは開業医の不十分な検査所見を前提として，医学的に確実に証明できることだけを述べたにとどまると解しています。また，化膿性髄膜炎の治療として医師がルンバールを実施した直後にけいれん等の発作が起き，患者に後遺症が生じた事例*4では，後遺症の原因が化膿性髄膜炎の再燃（β）かルンバールに起因する脳出血なのか（α）が争われました。ある鑑定意見は，鑑定対象である患者の「脳波所見〔だけ〕からは」脳出血の有無は判断できないとしましたが，最高裁は，このような鑑定意見があるからといって脳出血原因説をとる妨げとはならないとしています。

② 裁判所はこのように，鑑定意見から自由な立場を確保した上で，「通常人」を基準とする高度の蓋然性という視点から因果関係を判断しています。顆粒球減少症のケースでは，判決は，本症の副作用を有する多種の薬剤が長期間投与されたことや本症の発生に伴い発疹が生ずることがあることなどに注目し，起因剤を厳密に特定しなくても本症は発疹が生じた時点で発症していたといえるとして，βを唯一の病因として医師の責任を否定した原判決を破棄差戻しています。ルンバール・ショック事件では，αが患者の後遺症をもたらす可能性，αと症状発生との時間的近接性，脳の異常部位，βが患者に発生する蓋然性の低さ，αが原因であることを前提に医師が治療を行った事実などを考慮して，αと後遺症との間の因果関係を認めています。

(2) 結論が明確に示されている鑑定

以上の慎重な鑑定とは異なり，鑑定書の結論がより明確に示されている場合はどうでしょうか。このときでも，鑑定人が前提とした事実が裁判所の認定する事実と異なっている場合は，鑑定結果の証拠価値は減殺されます。例えば，手術中に患者の体内から発見されたガーゼが，8年前の別の手術時に遺留されたものであるかが争われたケース*5では，複数の鑑定のうち，ガーゼがツッペル（止血用）ガーゼであることを前提とした鑑定結果について，裁判所は，ツッペルガーゼとは断定できないことを1つの理由に鑑定結果を採用しませんでした。

また，診療録などに記載された重要な所見を考慮せずに結論を導いている鑑定意見も，採用されないことがあります。例えば，顔面けいれんを根治するために脳神経減圧術を受けた患者が，手術直後に生じた小脳内の血腫により死亡した事案で，血腫が手術中の操作上の誤りに起因するものだったのかが争われたケース*6があります。最高裁は，CTスキャンの所見によれば血腫が認められる部位は手術部位とは異なるという鑑定結果について，手術部位にも血腫があることを示唆する診療録を検討していないと批判しています。その上で判決は，患者に脳内出血の素因があったことが確認されていないこと，手術と病変との時間的近接性，手術が病変をもたらす可能性などを考慮し，「通常人」をして，患者の脳内出血が手術中の何らかの操作上の誤りに起因するという疑いを強く抱かせると判示して，医師の責任を否定した原判決を破棄差戻しています。

設問に対する回答

設問で医師Dの鑑定意見が，医学の限界や利用しうる患者のデータの限界などによって，医学的観点からは，Bの手術中の操作がCの死亡の原因であると確実に証明できないというものであった場合には，その判断は，証拠資料として決定的な意味をもたないことがあります。また，Dが前提とした事実が裁判所の認定事実と異なっていたり，診療録などの重要な所見を考慮しないで結論が導かれたりしていれば，その証拠価値には疑問が投げかけられるでしょう。いずれにしても訴訟における立証の場では，「通常人が疑いを差し挟まない程度に真実性の確信を持ち得る」ものかどうかが1つの重要な判断基準となり，医学の専門家である医師の見解は，その観点から法的な評価を受けることになります。

もっとも，判例がしばしば言及する「通常人」とは何かというのは，実は難しい問題です。例えば，先に紹介した脳神経減圧術に関するケースの差戻審判決は手術ミスを理由とする賠償請求を退けていますが*7，その際に医師が脳ベラ先端で後下小脳動脈本幹を圧迫したかどうかを検討し，そのような操作は脳外科手術の通念に反するという鑑定意見を，「通常人からみても〔そのような圧迫があったとは〕考え難」いとして支持しています。しかし手術中の思わぬ不手際があったのかが問われている事案で（しかも手術をしたのは経験の浅い医師でした），このような判断に説得力があるのかは見解が分かれるかもしれません。「通常人」を基準とする判断には微妙な点が含まれていることに留意すべきでしょう。

＊1　西口元「医療過誤訴訟と鑑定」太田幸夫編・新・裁判実務大系1 医療過誤訴訟法（2000，青林書院）509頁，515頁
＊2　最判平9・2・25民集51・2・502。最判昭50・10・24民集29・9・1417も訴訟上の因果関係の立証についてほぼ同旨。
＊3　前掲注2・最判平9・2・25
＊4　前掲注2・最判昭50・10・24
＊5　名古屋高金沢支判昭58・1・26判タ492・117
＊6　最判平11・3・23判時1677・54
＊7　大阪高判平13・7・26判時1797・51。もっとも判決は，医師の説明義務違反を理由に1000万円という比較的高額の慰謝料を認めています。

《参考文献》

＊野田宏「鑑定をめぐる実務上の2，3の問題」中野貞一郎編・科学裁判と鑑定（日本評論社，1988）1頁以下
＊畔柳達雄「医療事故訴訟と鑑定」中野貞一郎編・科学裁判と鑑定（日本評論社，1988）167頁以下
＊渡辺千原「医療過誤訴訟と医学的知識」立命2000年3・4号下巻（2001）1172頁以下参照

〔水 野　謙〕

8 医療過誤訴訟の消滅時効・除斥期間

設問 75

20歳の誕生日を迎えた娘が，成人の記念にはじめて献血を行いました。しかし，その際判明した娘の血液型が，私たち夫婦との親子関係の存在を疑わせるものだったので，その後いろいろ調べたところ，どうやら，出産病院において赤ん坊の取り違えが生じた可能性が高いことがわかりました。私たちは，病院に対して損害賠償を求めることができますか。

消滅時効の壁　本件のような事案において，かつての裁判実務では損害賠償請求が認められることは難しいと考えられてきました。

まず，本件において，（発生した可能性がある）新生児の取り違えを，いわゆる「事故」（不法行為）と考えて，その責任を病院側に問おうとする場合，原告は，新生児の取り違えが発生したこと，その取り違えが病院側の故意・過失によって生じたこと，その取り違えによって原告に損害が生じたこと，およびその損害の内容などを立証する必要があります（民709条参照）。

さらに，このような損害賠償を求める権利については存続期間の制限が定められており，「被害者又はその法定代理人が損害及び加害者を知った時から3年間」行使しなかった場合，当該権利は消滅します（同724条前段）。つまり，被害者の側で，損害が発生したこと，および誰が加害者であるかを知ったときから3年間のうちに，損害賠償を求める訴訟を提起しなければならないのです。これは一般に消滅時効と呼ばれています。

このような消滅時効を認める理由としては，長期間存続している事実状態を尊重し，その事実状態を前提として築き上げられた社会秩序や法律関係の安定を図ること，権利の上に眠る者は保護に値しないこと，過去の事実の立証の困難さを緩和する必要があること，などが挙げられます。とりわけ，不法行為において3年という短い消滅時効が定められているのは，被害者側が損害および加害者を認識していることを前提とし，つまり被害者側の利益にも配慮した上で，加害者の立証上の困難を救済するためだと考えられます*1。

もっとも，一般に，病院側の責任の有無については高度な医学的および法律的判断が要求される場合が少なくないため，たとえ患者が損害の発生および加害者を知ってから3年以内に請求を行うことができなくても，患者側が権利の上に眠っていたとはいいきれず，また病院側が損害に対する責任をきちんと果たさないまま時効による損害賠償請求権の消滅を認めることは正義・公平に反するとも考えられるので，最近の医療事件においては，時効の成立をできる限り制限する方向で検討されてきています。消滅時効の起算点を遅らせる手法を用いた判決などはその例です*2。

除斥期間　被害者が，新生児の取り違えがあったこと，およびそれを行った者を知ってから3年以内に訴訟を提起すればよいかというと，そうとも限りません。民法の規定では，「不法行為の時から20年を経過したとき」もまた，当該権利は消滅してしまうからです（同724条後段）。この規定の意味・性質については議論がありますが，最高裁および現在の多数説は，これを消滅時効ではなく除斥期間であると解しています*3。

除斥期間とは，一定の期間内に行使されない権利（ここでは不法行為に基づく損害賠償請求権）は，その期間の経過によって消滅するというものであり，当事者が訴訟において除斥期間の主張を行うと否とにかかわらず，裁判所が職権で期間の経過による権利の消滅を認定する点で，また，この除斥期間については中断（期間の進行を振出しに戻すこと。民147条参照）が認められない点で，消滅時効とは異なると解釈されています。

このように，期間の経過により一律に権利の消滅を認める除斥期間は，消滅時効よりもなおいっそう法律関係の安定を志向する概念といえるでしょう。本件では，不法行為の時，すなわち新生児の取り違えが生じた時からすでに20年以上が経過しているため，除斥期間経過により損害賠償請求権は消滅したとの主張も可能です。実際，東京の都立病院で47年前に生じた新生児取り違え事案につき，第1審である東京地裁平成17年5月27日判決は，被告病院に対する損害賠償請求を，除斥期間経過を理由として棄却しています*4。

その例外

ただし，この除斥期間経過による権利消滅についてもまた例外を認める判例が出ています*5。最高裁は，集団予防接種の副作用で心神喪失に陥った原告が，接種後20年以上経過した後に禁治産宣告を受け，後見人が付いたときから6ヵ月以内に損害賠償請求権を行使したなどの経緯を特段の事情ありとみて，民法158条の法意に照らし，民法724条後段の効果は生じないとする判決を出しています*6。その中で述べられている「……その心身喪失の常況が当該不法行為に起因する場合であっても，被害者は，およそ権利行使が不可能であるのに，単に20年が経過したということのみをもって一切の権利行使が許されないこととなる反面，心身喪失の原因を与えた加害者は，20年の経過によって損害賠償義務を免れる結果となり，著しく正義・公平の理念に反するものといわざるを得ない」という部分は，除斥期間の適用を，正義・公平の観点から柔軟に判断すべきとの見解を示しているように思われます。

また，じん肺に関し国を訴えた事案において，「……身体に蓄積した場合に人の健康を害することとなる物質による損害や，一定の潜伏期間が経過した後に症状が現れる損害のように，当該不法行為により発生する損害の性質上，加害行為が終了してから相当の期間が経過した後に損害が発生する場合には，当該損害の全部又は一部が発生した時が除斥期間の起算点となると解すべきである」と述べた判決*7や，これを受けて，集団予防接種を受けてB型肝炎に罹患した患者に対する国の損害賠償責任を認めた判決*8，および血液製剤フェブリノゲンの投与によりC型肝炎に罹患した患者に対する国および製薬会社の賠償責任を一部認めた判決*9などの趣旨に鑑みると，本件においても，正義・公平の見地から損害賠償請求権が認められる可能性がまったくないとは言いきれないでしょう。

本設問の場合　ところで，本件については，これを病院側による診療契約上の債務不履行の事案とみることもでき，その場合，契約債権の消滅時効は，「権利を行使することができる時」（民166条1項）から10年（同167条1項）で完成します。この「権利を行使することができる時」とは，一般論としては，「本来の債務の履行を請求し得る時」を指すものと考えられています*10が，医療の場面ではその特殊性（専門的知識を有する医療従事者側とそのような知識をもたない患者）を考慮した判断が下されているようです*11。

先に挙げた都立病院における新生児取り違え事案の控訴審において，東京高裁*12は，病院と夫婦の間には，安全に出産させ，新生児を取り違えることなく両親に引き渡す契約（分娩契約）が結ばれており，原告側にはその契約の不履行に基づき損害賠償を請求する権利があるとした上で，その損害賠償請求の消滅時効の起算点は，DNA鑑定で取り違えに気づいた時点（出生から39年後）であるから，債務不履行による損害賠償請求権の10年の消滅時効にはかからない，と判断しています。この考え方に基づくならば，本件においても，取り違えに気づいた時点から消滅時効が進行することとなり，損害賠償請求権は認められるものと考えられます。

＊1　新潟地判平6・6・30判タ849・279参照

＊2　例えば，東京高判平8・9・30判時1589・32，広島地判平8・11・29判時1630・111

＊3　最判平元・12・21民集43・12・2209

＊4　東京地判平17・5・27判時1917・70

＊5　例えば，福島地いわき支判平2・2・28判時1344・53，京都地判平5・11・26判時1476・3

＊6　最判平10・6・12民集52・4・1087

＊7　最判平16・4・27（国賠関係）民集58・4・1032

＊8　最判平18・6・16判時1941・28

＊9　福岡地判平18・8・30判時1953・11

＊10　最判平10・4・24判時1661・66

＊11　福岡地小倉支判昭58・3・29判時1091・126，神戸地尼崎支判平4・11・26判時1479・73，最判平6・2・22民集48・2・441，最判平16・4・27（対会社関係）判時1860・152

＊12　東京高判平18・10・12判時1978・17

〔織田有基子〕

1　損害賠償額の算定――因果関係の認定との関係

設　問　76

私の夫Aは，海外で心臓移植手術を受け，帰国後B病院に通院して免疫抑制剤の投与等による術後管理を受けていました。しかし，B病院のC医師が誤って少なめの免疫抑制剤を投与しつづけたところ，夫は心臓移植後に伴う拒絶反応によって死亡してしまいました。せっかく莫大な費用をかけて夫がいったんは元気になったのにと思うと，私はこの医療過誤を許すことができません。しかし，一般に心臓移植を受けた患者の生存率は，かなり低いそうです。私はB病院に損害賠償を求めることができるでしょうか。

医師の過失と患者の死亡との間の因果関係

(1)　因果関係の立証の必要性　設問の事案で相談者が，C医師の使用者であるB病院に，Cの不法行為責任（民709条）を前提とする使用者責任（同715条）を追及する場合は*1，C医師の行った少なめの免疫抑制剤の投与が医療水準を逸脱しており，Cに過失があることが必要となります。しかしそれに加えて，相談者は，Cの過失がなければ（Cが適切に免疫抑制剤を投与していれば）Aの死亡という権利または法益の侵害が生じなかったという因果関係を立証しなければなりません。この問題について，最高裁の平成11年判決は，「医師が注意義務を尽くして診療行為を行っていたならば患者がその死亡の時点においてなお生存していたであろうことを是認し得る高度の蓋然性が証明されれば，医師の右不作為と患者の死亡との間の因果関係は肯定される」としています*2。

(2)　因果関係の立証の困難さ　しかし，C医師が医療水準にかなった適量の免疫抑制剤を投与していたならば（過失がなかったなら），Aが死亡の時点でなお生存していたということを立証するのは，それほど簡単ではありません。たとえ医療水準にかなった医薬品が投与された場合でも，人の体がそれにどう反応するのかは一概にいうことはできず，患者の個体差に左右される事柄だからです。もっとも，因果関係を立証するためには，C医師の過失がないならばAが「死亡の時点で」生存していたといえればよいという上記判例の趣旨を，たとえほんのわずかな時間でも，Aの死亡時刻が後ろにずれた蓋然性が高いことさえ立証できればよいと解するならばどうでしょうか。その場合は，患者Aの容態が，海外から帰国した時点ですでに思わしくなく，B病院で受診直後に死亡したような場合を除いて，Cの過失とAの死亡との間の因果関係が認められるかもしれません。

損害額の算定について

(1)　死亡との間の因果関係が認められる場合

しかし，そのようにして死亡との間の因果関係が立証できたとしても，死亡から生ずる損害として，相談者が何を請求できるのかは微妙な問題です。

①　逸失利益について　医療過誤がなければ被害者が死亡することなく

労働を続けることができたといえる場合は，遺族は被害者の就労可能年数（期間）に対応する逸失利益の賠償を請求できると考えられます。しかし手術後の生存率がかなり低く，医師の過失がなかったとしてもせいぜい死亡時刻が後ろに少しずれただけかもしれないという場合には，患者の逸失利益の請求は困難となります。もっとも，設問のモデルとなった判決*3は，心臓移植後4年間にわたり不適切な術後管理がなされた患者が拒絶反応により死亡したケースで，「逸失利益の算定は極めて困難であるが，少なくとも1000万円を下らない」と判示して，具体的な就労可能年数を認定することなく，逸失利益を算定しています。このような柔軟な算定が是認されるのであれば（なお民訴248条参照），被害者救済につながることは確かでしょう。

② 慰謝料について　逸失利益が認められるかどうかにかかわりなく，相談者は，Aの死亡に伴う慰謝料は請求できます。慰謝料の額は裁判官の裁量に委ねられていますが，海外で莫大な費用をかけて心臓移植手術を受けたことを裁判所が斟酌するのであれば，多めの慰謝料が認められるかもしれません。

(2) 死亡との間の因果関係が認められない場合　それでは，患者の容態が急速な転帰をたどるなどして，平成11年の最高裁判決の枠組みに従っても，医師の過失と患者の死亡との間の因果関係を認定できない場合はどうでしょうか。これについて最高裁は平成12年に，医師の「医療行為と患者の死亡との間の因果関係の存在は証明されないけれども，医療水準にかなった医療が行われていたならば患者がその死亡の時点においてなお生存していた相当程度の可能性の存在が証明されるときは」医師は患者に賠償責任を負うという判決を下しています*4。判決は，その理由として「生命を維持することは人にとって最も基本的な利益であって，右の可能性は法によって保護されるべき利益であり，医師が過失により医療水準にかなった医療を行わないことによって患者の法益が侵害された」からだと述べています。判決は，当該事案における患者の法益を「医療水準にかなった医療が行われていたならば患者がその死亡の時点においてなお生存していた相当程度の可能性」ととらえているようです。

(3) 患者の法益を「相当程度の可能性」ととらえた場合　ただ，このように患者の法益をとらえた場合，次の2点が問題となります。

① 因果関係の認定について　因果関係は高度の蓋然性をもって証明されなければならないという従来からの判例理論と，上記の判決のいう「相当程度の可能性」理論とを接続するのなら，医療水準にかなった医療が行われていたならば，患者の相当程度の生存可能性が，死亡の時点で奪われることはなかったということを，高度の蓋然性をもって証明する必要がありそうです（上記の最高裁平成12年判決は，この点には触れていません）。しかし，相当程度の可能性は，高度の蓋然性より程度が低いものだと考えられます*5。そのような可能性が奪われたことを，高度の蓋然性をもって証明することが可能なのか，可能だとして，それがどのような理論的な意味をもっているのかについては，議論の余地が残されています。

② 損害賠償の内容について　因果関係の問題をクリアできたとしても

「相当程度の可能性」の侵害から生ずる損害として，具体的に何が認められるでしょうか。設問の事例は，仮に死亡との間に因果関係が認められる場合でも，逸失利益の賠償が認められるのかは微妙なケースであり（⇨(1)①），ましてや「相当程度の可能性」の侵害との間の因果関係が認められるにすぎない場合には，慰謝料請求ができるにとどまると考えるのが穏当でしょう。最高裁の「相当程度の可能性」理論の枠組みに従う下級審裁判例の中でも，逸失利益の賠償まで肯定したものは見当たらず，慰謝料を認めるにとどまっています。なお従来の学説の中には，死亡との間の因果関係が認められない場合に，「期待権」の侵害による慰謝料請求を認めようとするものがありました。この法律構成と「相当程度の可能性」理論との関係についても，不透明な点が残されています*6。

設問に対する回答　判例理論を前提とした場合，第1に，C医師の過失がなければ，Aが死亡の時点で生存していたといえる高度の蓋然性があるかどうかが問題となります。これが肯定されても，設問の事案では，相談者はB病院に対して，Aの死亡に伴う慰謝料請求は可能ですが，逸失利益まで認められるかどうかは微妙だと思われます。

第2に，死亡との間の因果関係は認められないが，「相当程度の可能性」という法益が侵害されたこととの間の因果関係が認められる場合も，やはり慰謝料しか認められないと思われます。この場合の慰謝料は，死亡との間の因果関係が認められる場合と比較して，低額であることが予想されます。

第3に，「相当程度の可能性」という患者の法益の侵害との間の因果関係すら認められない場合はどうでしょうか。このとき，学説の中には，死亡でも「相当程度の可能性」の侵害でもない法益侵害を措定し，それに伴う慰謝料請求を肯定しようとするものもありますが，判例は「相当程度の可能性」を比較的容易に認めていますので，実務上，第3の問題が表面化することは少ないと考えられます。

＊1　このほかAB間の診療契約についてBの債務不履行責任（民415条）を追及するという構成もありますが，医師の過失や因果関係の認定については，どちらの構成の下でも特に違いは生じません。

＊2　最判平11・2・25民集53・2・235（医師が肝硬変の患者に対し2年10ヵ月にわたり必要な検査をせず，患者が肝細胞がんにより死亡）。

＊3　大阪地判平13・1・19判時1747・123

＊4　最判平12・9・22民集54・7・2574（医師が患者の狭心症発作に適切に対応せず，患者が急性心筋梗塞により数時間後に死亡）。なお，「相当程度の可能性」というタームは，最判平15・11・11民集57・10・1466（適切な転送措置がとられなかった急性脳症の患者に後遺症が残った）や最判平16・1・15判時1853・85（適時に胃の内視鏡の再検査がなされなかった患者がスキルス胃ガンにより死亡）でも用いられています。

＊5　例えば前掲注4・最判平12・9・22は，20％以下の確率で患者を救命できた可能性があるにとどまる事案で，「相当程度の可能性」理論を展開しています。

＊6　前掲注4・最判平12・9・22の原審は，医師が病気の治癒ないし救命に向けて最善を尽くすべき義務を怠ったことに着目して「期待権」の侵害という構成をとっていますが，上告審は「期待権」という言葉を用いていません。

《参考文献》

＊水野謙「医療過誤訴訟における因果関係論と賠償額の算定」法の支配137号（2005）46頁

〔水野　謙〕

2 損害額の算定――患者の疾病を理由とする減額の可否

設問 77

私（A）は左手首を粉砕骨折したため，B病院に入院し，C医師の手術を受けましたが，その後も手首は上手に動かず，強い痺れや痛みが残りました。しかしC医師は，再手術をしようとはせず，退院後も私の症状は好転しません。私がC医師に不満を述べたところ，「後遺症はあなたが骨折したこと自体によるものである」といわれました。私はこのような説明では到底納得できません。私はB病院に損害賠償を請求できるでしょうか。

医師の注意義務違反

設問で，AがB病院に使用者責任（民715条）を追及できるためには，まず，C医師に何らかの注意義務違反（同709条にいう過失）があることが前提となります。医師の治療後，患者に後遺症が生じたケースでは，(1)病状の把握・診断，(2)治療法の選択，(3)患者に対する説明，(4)治療の実施，(5)治療後の経過観察などの各段階で医師に過失があったかどうかが問題となりますが，骨折については，(2)の治療法の選択（観血的療法か保存的療法かなど）には医師の裁量が広く認められるのが通常です。このため，骨折した患者の後遺症事例で患者の請求を一部にせよ認める裁判例は，(1)や(4)の段階での過失に加え，または(1)や(4)の過失を認めずに，(5)の場面で医師の過失があったとするものが少なくありません*1。このほか，(3)の段階でC医師が治療のリスクについて説明義務を尽くしていれば設問のような紛争は生じなかった可能性がありますが，この問題は別項の解説に譲ります（⇨〔設問60～62〕）。以下では，C医師に(5)の過失があった場合を検討します。例えば骨折部を固定するために挿入した鋼線が手術後に突出し，Aの疼痛や可動制限をもたらしたにもかかわらず，C医師が再手術して除去しなかった場合*2はどうなるでしょうか。

患者の疾病を理由とする免責・減責の余地

(1) 交通事故事例との比較

このときC医師のいうように，Aの後遺症の発現に骨折が寄与していることを理由にB病院が責任を免れると考えるのは，一見するとかなり奇妙な発想です。これは，交通事故の被害者が事故時に疾病に罹患していたために被害が拡大した場合と比較すると明らかです。つまり出会い頭の交通事故事例では，加害者は被害者の素因を事前に知る由もなく，ただ，事故の発生を回避する注意義務に反していたかどうかが問われています。この場合は，「当該疾患の態様，程度などに照らし，加害者に損害の全部を賠償させるのが公平を失するときは，裁判所は，損害賠償の額を定めるに当たり，民法722条2項〔過失相殺〕の規定を類推適用して，被害者の当該疾患を斟酌することができる」という判例理論*3が妥当します。これに対して医療過誤事例では，医師は，まさに被害者の疾病を医療水準に照らし適切に治療する義務に違反しているのであり，このとき医師の側の責任の有無や賠償額を定める際に，患者の疾病が当然に斟酌されると考えるのは不合理だからです。

(2)　病院側の免責が認められる場合

しかし，設問でC医師が仮にAに対して適切な経過観察と再手術をしていたとしても，Aに骨折部位の可動制限や痛みなど現在の後遺症とほぼ同様の症状が残った蓋然性が高い場合はどうでしょうか。この場合は，Cの過失とAの後遺症との間に因果関係がないので，B病院は後遺症に関する逸失利益や慰謝料などの支払を免れます。もっとも，適切な時期に再手術を行えば多くの患者に（少なくともある程度は）良好な結果が得られるからこそ，当該再手術が医師に課された注意義務となっているときに，Aに限ってそのような結果がまったく望めないと認定されるケースは少ないでしょう。

(3)　病院側の減責が認められる場合

しかしその一方でCが適切に再手術を行っていても，何らかの後遺症がAに残る可能性が否定できない場面は十分予想されます。この場合は，当該可能性の程度によって結論が変わりうると思われます。

①　まず，骨折に関する裁判例の中には，一定の後遺症が残る「可能性ないし疑問」があるからといって，医師の過失と患者の現在の後遺症との間に「相当因果関係がないとはいえない」とするものがあります*4。この裁判例は，病院側がこの程度の可能性を反証しても，（患者側の主張・立証によって形成された）医師の過失と現在の後遺症との間の因果関係ありという心証は覆らないと判断したものと理解できそうです。もっとも，この裁判例は，損害項目のうち，一般に賠償額の多くを占める逸失利益こそ減額しなかったものの，慰謝料を算定する際に，上記の可能性を斟酌しています*5。これは慰謝料項目を活用することによって，病院側の減責を一部認めたものだといえるでしょう。

②　それでは，患者の骨折が，今日の医療水準の下では完治が望めない部位または種類のものであった（医学の限界を超えるものであった）ということが，より明確に認定できるケースはどうでしょうか。裁判例の中には，このとき，前記(1)の交通事故事例の判例理論を援用して，過失相殺の規定を類推して賠償額（逸失利益や慰謝料など）を減額するものがあります*6。

しかし(1)の事例では，被害者の疾患が原因の発生や拡大に寄与しているとはいえ，加害者の過失を起点とする因果関係が損害全部に及んでいるので（交通事故がなければ被害は発生または拡大しなかったということが判例理論の前提にあります），因果関係を肯定した上で，その次の賠償額算定のレベルで過失相殺の類推を行うことには一定の合理性があります。それに対して，今想定しているのは，たとえ医師の過失がなくても何らかの後遺症が生ずるケースであり，両者を同列に論じられるのかはやや疑問です。しかしいずれにしても，医学の限界という患者が負担すべきリスクが結果の発生に寄与している場合に，結論として病院側の責任を減ずることは，損害の公平な分担という過失相殺の背後にある理念にかなうものだといえそうです。なお，未熟児網膜症の医療過誤事例でも，患者が極小未熟児であったこと自体が失明という結果に寄与しているとして，過失相殺の規定を類推する裁判例が散見されます*7。これらの裁判例の当否もやや問題ですが，根底にある考え方は同様であると考えられます。

設問に対する回答　AがB病院に現在の後遺症に関する損害賠償を請求できるためには，C医師がAの病状を把握し，治療を行い，治療後の経過を観察する過程で，何らかの注意義務違反（過失）がある必要があります。それが肯定された場合には，Cの過失がなければ，Aの後遺症は生ずることはなかったといえるのかどうか（因果関係の有無）が問題となります。骨折の種類や部位などによっては，どんなに治療をしても完全な予後が期待できない場合があるでしょう。その場合には，AのBに対する損害賠償請求は全面的にまたは部分的に，否定されるケースが予想されます。なお，Aが骨折をしたのがAの不注意によるものであった場合は，その事情が賠償額を定めるにあたり斟酌されることがあります。例えば，深夜，酒に酔ったあげく歩行中に橋から転落して骨折したケースでは，その事情は過失相殺の内容として斟酌されていませんが*8，無免許運転や飲酒運転という重大な法令違反の結果，骨折した場合には，裁判例は病院側の責任を定めるにあたり，積極的に過失相殺を行う傾向にあります*9。

＊1　福岡地判平元・4・20 判時 1342・107（右手第四指近位指節間関節の脱臼骨折を関節捻挫と誤診した〔本文(1)の〕過失に加え，受傷後相当期間を経過しても症状が軽快しない場合に，治療法の変更等を検討しなかった〔本文(5)の〕過失を認定），東京地判平元・11・28 判タ 722・264（左前腕の橈骨と尺骨を骨折した小児に対する経過観察〔本文(5)〕を怠り阻血によるフォルクマン拘縮症を発生させた事例），東京高判平元・12・13 判時 1343・38（右足関節脱臼骨折部に保存療法実施後，レントゲン撮影による経過観察〔本文(5)〕を怠ったため整復・再固定の措置を行う機会を逸し関節の機能障害を生じさせた事例），京都地判平 6・2・25 判時 1524・93（左橈骨末端粉砕骨折部位を固定するキュルシュナー鋼線の刺入方向が誤っていた〔本文(4)の〕過失と，術後，キュルシュナー鋼線等の内固定材料の除去や再手術等をしなかった〔本文(5)の〕過失を肯定）など。

＊2　前掲注 1・京都地判平 6・2・25

＊3　最判平 4・6・25 民集 46・4・400（被害者が交通事故以前に一酸化炭素中毒に罹患），最判平 8・10・29 交民 29・5・1272（被害者が事故時に頸椎後縦靭帯骨化症に罹患）

＊4　前掲注 1・東京高判平元・12・13

＊5　原告は，右足関節脱臼骨折の完治を困難にする可能性がある，大腿骨骨折と両下腿骨骨折の多発骨折傷害も同時に負っており，この多発骨折傷害の存在が，右足関節脱臼骨折に関する慰謝料（入・通院によるもの金 100 万円，後遺障害によるもの金 300 万円）を算定する際の一事情として斟酌されています。

＊6　前掲注 1・京都地判平 6・2・25 は，左橈骨末端粉砕骨折に関する過失のほか右手の骨折についても医師の過失を認定した上で，全損害額のうち 5 割が左橈骨末端粉砕骨折自体に起因しているとして賠償額を減額しています。

＊7　東京高判昭 63・11・28 東高時報（民事）39・9〜12・98，広島高判平 6・2・7 判タ 860・226

＊8　前掲注 1・京都地判平 6・2・25

＊9　東京地判平 4・7・31 判時 1458・94。このほか，骨折事例ではないものの飲酒運転によって交通事故を起こした場合に病院側の責任を過失相殺によって減ずるものに，東京地判昭 62・12・21 判時 1287・95，那覇地判平 8・7・2 判時 1612・109 などがあります。

《参考文献》

＊齊藤敏文「整形外科(1)――骨折」根本久編・裁判実務大系 17 医療過誤訴訟法（1990，青林書院）694 頁以下

〔水野　謙〕

3 免責条項（同意書）

設問 78

盲腸の手術を受けることになりました。聞くところによると，手術の前には手術同意書というものを差し入れるのだそうですが，それはどのような内容のものでしょうか。患者は，手術同意書に署名捺印すると，医療ミスがあった場合にも，患者が予め同意していたという理由で，病院に対して損害の賠償を求めることなどができなくなるのでしょうか。

手術の同意書　インフォームド・コンセントの考え方が広まったこともあり，現在では，手術に際して，原則として患者の事前の同意が不可欠であるとされるようになっています。同意が手術前に書面化されることも少なくないでしょう（もっとも，緊急の手術や軽微な手術などであれば書面が作成されないことが普通です）。書面の名称や内容には，病院によってばらつきがあります。その典型的な内容は，患者に対して医師から病気の内容・手術の目的や必要性・内容・手術に伴うリスク等の説明が行われ，患者がこれを理解した上で手術の実施に同意したことを示すというものです。

同意書の法的意義　手術の際の同意書は，法的にどのような意味を有するでしょうか。

第1に，患者の同意は，手術自体を法的に正当な行為とする役割を果たすと考えられます。いかに治療上の必要性があり内容の適切な手術であるとしても，それは，原則として（緊急の場合や患者自身に同意の能力がない場合などを除いて）患者自身の同意がなければ許されない行為であり，それにもかかわらず手術が行われたとすると，医師側に民事上・刑事上の責任が生じることになるからです。

第2に，患者の同意は，医師の一定の説明義務が履行されたことを確認する役割を果たすと考えられます。医師は患者に対して様々な説明義務を負っていますが，その中でも，手術前に，病気の内容，手術の目的や必要性・内容・手術に伴うリスク，場合によっては代替的な治療方法の有無や内容等の説明をすることは，患者自身の自己決定を保障するという観点から，たいへん重要なものだとされています。医師側がこのような説明を怠った場合には，損害賠償責任を負う可能性が生じます。そこで，医師側としては，患者に対して説明義務を尽くすと同時に，後日の紛争を回避するため，患者が説明を聞いて理解・納得したことを，書面で確認しておきたいというわけです。

一般に医師が患者に対して何をどの程度説明すべきかについては見解が分かれていますが（合理的な患者を基準とすべきか，具体的患者を基準とすべきか，など），患者が医師の説明に納得して同意した，などという書面が残っていれば，医師の説明義務が尽くされたことの重要な証拠になるでしょう。

同意書の主な役割は，以上の2つであろうと考えられます。

患者の側からみれば，同意書に署名

する手続が必須とされることによって，手術を受けるか否かを自分自身が決定すること，手術の目的や方法等についても医師の説明を聞いて納得した上で手術を受けること，が担保されることになるといえるでしょう。

免責の効果の有無　手術の際の同意書（あるいはこれとセットになった説明のための書面）には，手術に伴うリスク，さらには手術の具体的方法等が記載されていることもあります。

例えば，ある患者が，手術に伴う死亡率が約1％であることを承知した上でその旨が記載された同意書に署名捺印し，その後の手術の結果死亡した場合について考えてみましょう。この場合には，一見すると，患者は同意の上でリスクのある手術を受けたのだから，不幸な結果が生じたとしても医師の民事上・刑事上の責任は生じないということになるかとも思われますが，これは正確ではありません。医師が責任を負うかどうかは，医師としての注意義務を尽くしたかどうかにかかっています。つまり医師は，然るべき注意義務を尽くしたのでない限り，手術に伴って患者が受け入れたリスクが現実化したとしても，責任を問われる可能性があるということです。

それでは，患者がある手術が特定の術式によって行われることを承知した上でその旨が記載された同意書に署名捺印した場合に，当該術式による手術が意図した結果をもたらさなかったときはどうでしょうか。この場合にも，患者は同意の上で特定の術式の手術を受けたのだから，手術が失敗に終わったとしても医師の民事上・刑事上の責任は生じないように思われますが，これも正確ではありません。ここでも，医師が責任を負うかどうかは，医師が注意義務を尽くしたかどうかにかかってきます。具体的には，当該術式を実施する上での注意義務，さらに場合によっては他の術式ではなく当該の術式を選択することについての注意義務を尽くしたかどうかなども問題になると考えられます。

いずれにせよ，手術の際の同意書において，患者が手術について同意をしていたとしても，医師の責任がおよそ生じないなどということにはなりません。

明確な免責条項がある場合　なお，手術を受ける患者が病院に対して，「手術によりいかなる事故が発生しても苦情等は一切申しません」などといった誓約書を差し入れることがあるかもしれません。これは，法的には，合意により，医師の責任を予め免除すること，あるいは，患者が損害賠償請求権を予め放棄すること，であるといえます。

しかし，患者の生命身体に生じた損害についての医師の賠償責任は，事前の合意によって免れることができないとの評価が一般的です。つまり，このような誓約書が差し入れられていたとしても，医師の落ち度による医療事故で患者の生命身体に損害が生じた場合には，裁判所は，患者の損害賠償請求を肯定する可能性があるということです。その理由としては，そのような合意が公序良俗（民90条）・信義則（同1条2項）に反するからであるなどといわれてきましたが，現在では，事業者の損害賠償責任の免除を無効とする消費者契約法8条の存在も，加えられるべきでしょう。

〔小粥太郎〕

4 医師の責任——賠償責任保険

設問 79

医師国家試験に合格しました。昨今の医療事故訴訟に関する報道などをみていると，自分も将来，どんなに気を付けていても損害賠償請求を受け，損害賠償義務を負わされるのではないかと不安になります。そのような場合に備えて，保険に入るべきだということを聞くのですが，そのしくみはどのようなものでしょうか。

医師の賠償責任保険

医師は，医療事故に関する損害賠償請求の民事訴訟の被告となる可能性があります。もちろん，被告になったからといって，常に損害賠償義務が課されるわけではありません。裁判所が医師に損害賠償を命じるのは，医師に然るべき注意義務違反が認められたことなど損害賠償責任が生じる要件が充足された場合に限られます。とはいえ，損害賠償責任は，往々にして重い経済的負担につながりますから，医師が不安を感じるのもやむをえないところです。

このような損害賠償義務の負担というリスクに予め対処するには，責任保険制度を利用することが適当です。自動車の保有者の損害賠償リスクに対処する責任保険が強制加入（自賠5条参照）であるのと異なり，医師の責任保険は，——あたかも自賠責保険とは別にドライバーが任意で利用する賠償責任保険と同様に——それを利用するか否かが医師の任意に委ねられています。そのしくみは，基本的には一般の責任保険制度と同じで，医師が，医療事故によって損害賠償責任を負う場合に，保険金が支払われるというものです。

このような医師の賠償責任保険は，大まかにいえば，2種類存在するといってよいでしょう。1つは，日本医師会の用意する責任保険であり，もう1つは保険会社が用意する責任保険です。

医師会の医師賠償責任保険

日本医師会の医師賠償責任保険は，同会のA会員（同会の会費を納入している病院・診療所の開設者など。2007〔平成19〕年4月時点では研修医も含まれています）が，医療行為（被保険者が自ら行ったか否かを問わない）に起因する他人の身体の障害（障害に起因する死亡を含む）につき損害賠償責任を負う場合に，その損害を塡補するものです。日本医師会（強制加入団体ではありません）のA会員になれば，他に特段の手続をしなくても，責任保険の恩恵を享受することができます。保険会社と契約をして保険料を支払うのは，日本医師会です。

日本医師会の医師賠償責任保険の大きな特徴は，医学・法学の専門家から構成される中立的な賠償責任審査会が設けられているところにあります。医療事故が生じた場合には医師の責任の有無や損害賠償の額について争いが生じるおそれがありますが，審査会はこれらの問題について審査・議決を行います。そして，保険会社など関係者は，審査会の判断内容に沿って示談交渉等を進めるべきものとされています。もちろん，示談交渉が成立せずに訴訟に至った場合に裁判所が下す判決の内容が，審査会の判断と一致するとは限りません。しかし，中立的な審査会は，医師・患者双方が早期に満足のいく解決に達することに貢献しうる存在といえるでしょう。

その他，この保険制度の特徴としては，紛争処理過程において医師に対するサポートが行われることもあげられます。例えば，都道府県医師会が患者との折衝を担当する可能性も認められていますし，紛争処理につき弁護士の選任が必要になれば日本医師会・都道府県医師会・保険会社が協議してその選任を行い，弁護士報酬も保険会社が負担するものとされています。

この保険制度の損害塡補の限度額は年間1被保険者あたり1億円に限られています。また，医療事故について日本医師会のA会員が非A会員とともに責任を負うべき場合等においては，当該非A会員の負担部分について保険金が支払われません（「カット払い」などといわれています）。そこで，日本医師会の医師賠償責任保険制度にいわば上乗せするような保険として，高額の賠償請求に対応し（1事故2億円，年間6億円まで塡補），カット払いを解消する保険（「特約保険」などといわれています）も用意されています。特約保険は，加入希望者が自ら掛金を支払うものです。

保険会社の提供する保険　医師には，日本医師会の医師賠償責任保険を利用する以外にも選択肢があります。保険会社の中には，医師が医療業務を遂行するに際して生じた損害賠償責任を塡補するために様々な保険商品を用意しているところがありますから，医師は，そのような保険会社と契約して保険料を支払うことによって，損害賠償義務の負担というリスクに対処することが考えられます（勤務医賠償責任保険など。医師個人が契約をするのではなく，医学関係の学会や大学同窓会が保険会社と契約を締結して保険料を支払い，学会員や同窓生の責任を保険でカバーしようとすることもあるようです）。さらに，病院・診療所の開設者等が加入する病院賠償責任保険や，予防接種業務に特化した保険，日本医師会の保険ではカバーされない100万円以下の賠償義務を塡補する保険などがあり，病院賠償責任保険には，日本医師会の保険でカバーされない施設の使用・管理上の事故による賠償義務を塡補するというメリットを有するもの（医療施設賠償責任保険を含むもの）もあります。これらの保険の内容は，各保険会社によって違いがありますから，正確なところは各社の約款を確認しなければなりません。

保険の対象の限定　なお，日本医師会の医師賠償責任保険についても，その他の医師賠償責任保険についても，美容を主たる目的とする医療行為に起因する賠償責任，医療の結果を保証することにより加重された賠償責任，名誉毀損または秘密漏泄に起因する賠償責任等々，保険金が支払われない場合が取りきめられていますから，これについても，約款等の内容を確認しておくべきでしょう。

《参考文献》

＊畔柳達雄・医療事故訴訟の研究（日本評論社，1987）

＊日本医師会・日本医師会医師賠償責任保険（含む日医医賠責特約保険）解説（日本医師会，2005）11頁

＊太田秀哉「保険制度，医師会の医事紛争

処理機構について」畔柳＝高瀬＝前田編・わかりやすい医療裁判処方箋（判例タイムズ社，2004）185頁〜200頁

〔小 粥 太 郎〕

【日本医師会の医師賠償責任保険における紛争処理手続】

紛争処理フローチャート

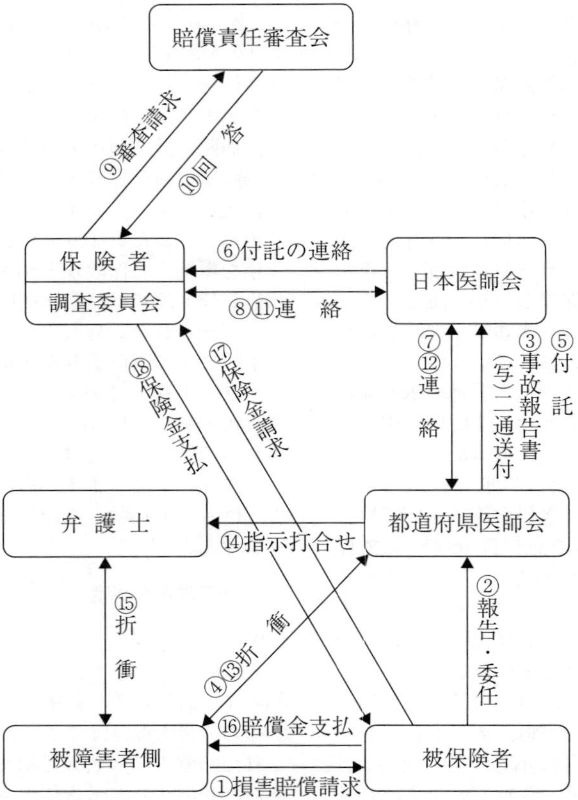

（日本医師会医師賠償責任保険〔含む日医医賠責特約保険〕解説〔日本医師会，第2版，2005〕）

5 予防接種の問診義務と救済制度

設 問 80

A医師は，インフルエンザの予防接種を行っていました。接種者の1人である1歳のBに接種したところ，翌日，Bは死亡してしまいました。接種の際に付き添ってきたBの母親Cは，問診票に風邪の症状やアレルギーなどはない旨記載しており，看護師による問診でもこの点を確認していました。しかし，後にわかったところによると，Bは間質性肺炎と腸炎に罹患しており，軟便を除けば外見からは異常のみえにくい症状だったのです。Cは訴えを提起し，A医師の問診が不十分であり，体温測定・視診・聴診・打診などを行わなかったため，子のBが死亡したと主張しています。

予防接種事故について，法はどのような定めをしているのでしょうか。

1967年（昭和42）の予防接種死亡事件

この設問のもとになったのは，1976（昭和51）年の最高裁判決です*1。事件となった予防接種は，1967（昭和42）年に東京の赤羽保健所で行われました。集団接種（ただし強制のものではなく勧奨接種）で，当時1歳1カ月の子どもにインフルエンザ予防接種をしたところ，翌日の朝死亡したという事件です。両親が原告となり，東京都を被告として訴えました。原告によれば，この集団予防接種では，問診も子どもの年齢を問いただしただけで，それ以上に体温測定，視診，聴診，打診などいっさいなく，仮にこれらをしていれば肺の呼吸音の異常（ラッセル音）を確認して予防接種を中止することができたはずだということです。一方，被告は，予防接種に関する注意が大きく掲示され，予防接種の受けることのできない健康状態の説明と，質問があれば直ちに説明がある旨の説明がなされていたと主張しました。また，勧奨接種の場合，問診，体温測定・視診・聴診・打診を行うよう定める予防接種実施規則4条は適用がないと論じました。

裁判では，1審の東京地裁（1973〔昭和48〕年判決）も控訴審の東京高裁（1974〔昭和49〕年判決）もともに訴えを退ける判断をしました。体温測定，視診，聴診，打診については，間質性肺炎と濾胞性大小腸炎は，専門医師であっても外見的所見からは到底発見し難いものであり，仮にそれをしても発見のできなかったケースであると述べました。また，問診については，本件の医師が予防接種について多くの経験を有し，接種にあたって常に小児の身体の具合について問診しているという証言を採用し，母親からも異常ありとの申出はなかったこととあわせて，問診義務の違反もないと判断したのです。

1976（昭和51）年の最高裁判決

ところが，上告を受けた最高裁は下級審の判断を覆します。

まず，予防接種実施規則が勧奨接種にも適用になるか否かについては，当然適用ありと宣言しました。「インフルエンザ予防接種は，接種対象者の健康状態，罹患している疾病，その他身体的条件又は体質的素因により，死亡，脳炎等重大な結果をもたらす異常な副反応を起すこともあり得るから，これを実施する医師は，右のような危険を回避するため，慎重に予診を行い，かつ，当該接種対象者につき接種が必要か否かを慎重に判断し，実施規則4条所定の禁忌者を的確に識別すべき義務がある」。しかし，これらを常にすべてしなければならないという趣旨ではなく，「予防接種を実施する医師は，右の方法すべてによつて診断することを要求されるわけではなく，とくに集団接種のときは，まず問診及び視診を行い，その結果異常を認めた場合又は接種対象者の身体的条件等に照らし必要があると判断した場合のみ，体温測定，聴打診等を行えば足りると解するのが相当である」。したがって，問診こそが重要になり，しかも「医学的な専門知識を欠く一般人に対してされるもので，質問の趣旨が理解されなかつたり，的確な応答がされなかつたり，素人的な誤つた判断が介入して不充分な対応がされたりする危険性をももつているものであるから，予防接種を実施する医師としては，問診するにあたつて，接種対象者又はその保護者に対し，単に概括的，抽象的に接種対象者の接種直前における身体の健康状態についてその異常の有無を質問するだけでは足りず，禁忌者を識別するに足りるだけの具体的質問，すなわち実施規則4条所定の症状，疾病，体質的素因の有無およびそれらを外部的に徴表する諸事由の有無を具体的に，かつ被質問者に的確な応答を可能ならしめるような適切な質問をする義務がある」ことになります。

最高裁は，そこから，適切な問診を尽くさなかったため，接種対象者の症状その他を見抜くことができずに予防接種を実施し重大な結果となったケースでは，「担当医師は接種に際し右結果を予見しえたものであるのに過誤により予見しなかつたものと推定するのが相当である」という判示を導きました。本件のように地方自治体が予防接種の実施主体となっている場合には，地方自治体の方で，「接種対象者の死亡等の副反応が現在の医学水準からして予知することのできないものであつたこと，若しくは予防接種による死亡等の結果が発生した症例を医学情報上知りうるものであつたとしても，その結果発生の蓋然性が著しく低く，医学上，当該具体的結果の発生を否定的に予測するのが通常であること，又は当該接種対象者に対する予防接種の具体的必要性と予防接種の危険性との比較衡量上接種が相当であつたこと（実施規則4条但書）等を立証しない限り，不法行為責任を免れない」と結論づけました。

本件の場合にこれを適用すると，「担当医師が，㈠適切な問診をしたならば，接種対象者について，接種当時軟便であつた事実のほか，どのような疾病，症状，身体的条件，病歴等を認識しえたか，㈡適切な問診を尽して認識しえた事実があれば，体温測定，聴打診等をすべきであつたか，㈢右体温測定，聴打診等をしたならばどのような疾病，症状，身体的条件等を認識しえたか，㈣右予診によつて認識しえた事実を前提にした場合接種対象者が禁忌者であると判断するのが医学上相当であつたか，についてさらに審理を尽す」よう命じて，東京高裁に裁判を差し戻すことにしました。

予防接種制度の変化 この事件は予防接種制度に大きな影響を及ぼしました。とりわけ，最高裁判決は，問診義務を重くとらえた上で，通常の訴訟であれば訴える側に立証責任があり，問診の不十分さのために重大な結果が生じたことを原告が立証しなければなりませんが，むしろ訴えられる医療側が，適切な問診があったとしても重大な結果を回避し得なかったことを立証しなければならないとしたのです。問診義務を重くした上で，さらに問診ではほとんど症状等が発見することのできないようなケースでない限り，医療者側は免責されないというわけです。

これは，従来の過失責任のしくみと比べて，医療者側に著しく重い責任を課すものであり，無過失責任の方向に近づくものです。

そこで，予防接種の際に行う問診のあり方が改善され，防げる事故を起こさないための配慮がなされるとともに，防げない事故（副作用）もあるという認識の下，1976（昭和51）年の予防接種法改正の際に，予防接種健康被害救済制度が新設されました。予防接種法に基づく「定期の」予防接種による健康被害が生じた場合（なぜ定期と呼ぶかは後述します），医師の過失とは無関係に被害者を救済しようというものです。さらに，それ自体に防止できない危険のある予防接種を強制的にするのは問題であるとして，1994（平成6）年には予防接種法の接種義務規定が改正され，予防接種は努力接種に変わりました。

現在の予防接種体制と被害救済制度 国立感染症研究所感染症情報センターのホームページでは，予防接種ガイドラインを公表しています。それによれば，現在の予防接種に関しては次のようになっています。

(1) 集団接種ではなく，個別接種を原則としています。

(2) 予防接種には次の3種類があります。

① 予防接種法に基づく一類疾病および結核予防法に基づく予防接種。これらには努力義務ではありますが，予防接種を受けるように努めなければならないという規定があります。なお一類疾病とは，ジフテリア，百日せき，破傷風，ポリオ，麻しん，風しん，日本脳炎です。

② 予防接種法に基づく二類疾病には，努力義務が規定されていません。インフルエンザが二類疾病とされています。

③ 任意接種。上記2つが「定期の」予防接種であるのに対し，まったくの任意で行われる予防接種（マラリアその他）は完全な任意接種です。

(3) 予診では，予診表を活用するとともに，丁寧な問診の他，視診・聴診も必ず行います。予診表と問診で確認される項目は以下のように詳細なものです。

① 体温（予防接種を行う医療機関の体温計で計ったもの）

② 予防接種の効果や副反応等についての事前確認

③ 発育歴

④ 当日の身体の具合

⑤ 最近1カ月以内の病気

⑥ 家族や遊び仲間の病気

⑦ 1カ月以内の予防接種

⑧ 生まれてから今までにかかった病気

⑨ BCG接種の場合，結核患者と

の接触歴
⑩　ひきつけ（けいれん）の有無
⑪　薬や食品によるじんましんや体調の変化
⑫　子どもの先天性免疫不全
⑬　予防接種による副反応
⑭　家族に予防接種を受けて具合の悪くなった者がいるか
⑮　過去の輸血，ガンマグロブリンの投与
⑯　他の事柄につき医師記入欄

(4)　予防接種法に基づく予防接種による副作用については，予防接種健康被害救済制度の適用があります。被害者またはその保護者から通報を受けた市町村の調査委員会を経て厚生労働省に設置されている審査会で，予防接種と被害との因果関係が否定されないという認定がなされると，定められた補償金が支払われ金銭的な意味での救済が図られることになります。

(5)　任意接種の場合にも，防げない副作用があるという点では同じですから，医薬品に基づく副作用一般についての救済システムにのせることになっています。医薬品医療機器総合機構による救済制度があります。

(6)　なお，これらの公的救済制度は，被害者が不法行為を主張して訴えを提起することを妨げるものではありません。そういう意味では，重い問診義務の先例や，不適切な問診義務によって被害が生じたという因果関係の推定に関する先例は今も生きています。

設問について　以上のように，設問の事例は，今は起こりにくくなっています。極めて丁寧な予診が行われるはずですし，聴診も行われるからです。さらに万一被害が生じた場合にも，予防接種による被害だと認定されれば，より正確にいえば，予防接種による被害ではないという認定がなされない限り，健康被害救済制度で一定の補償がなされます。

もちろんそれでは足りないとして，不法行為訴訟を提起することもできますが，ガイドラインにあるような予診がなされている場合には，現在では逆に問診義務の部分については過失の立証は難しいことになります。

＊1　最判昭51・9・30民集30・8・816

《参考文献》

＊植木哲・医療の法律学（有斐閣，第2版，2003）265頁以下
＊財団法人予防接種リサーチセンター・予防接種ガイドライン等検討委員会「予防接種ガイドライン」(2007年3月改訂版）ウェブページ（http://idsc.nih.go.jp/vaccine/2007vaguide/index.html）参照

〔樋口範雄〕

6 薬害と製造物責任

設 問 81

私は日頃から冷え性に悩む50歳の主婦です。私は，冷え性によく効くという漢方薬を，医者の処方によって約2年間服用していましたが，全身の倦怠感や嘔吐などの症状が現れたため，別の病院で検査を受けた結果，腎障害があるとの指摘を受けました。そこで腎障害の治療を続けましたが，4年後には，血液透析を必要とする状態に至りました。実は，この漢方薬は海外で製造され日本の業者が輸入したものです。私は，この輸入業者に対して製造物責任法に基づき損害賠償を求めることができますか。

薬害と不法行為責任

設問のケース（以下，本件）において，漢方薬の輸入業者に対し，製造物責任法に基づく損害賠償責任を求めることは可能であると考えられます。

かつては，薬の服用によって副作用が出た場合，加害者（製薬会社等）に対する損害賠償請求は，不法行為責任（民709条以下）を問う形で行われていました*1。そして，その場合は，加害者に故意または過失があったことをはじめ，権利侵害が存在すること，損害が発生したこと，加害者の行為（故意・過失）と損害との間に因果関係が存在すること，を被害者（原告）の側で主張・立証しなければなりませんでした。しかしこのことは，製造技術が高度化・複雑化している現代においては，被害者側の立証を極めて難しくさせ，損害賠償請求の途を事実上閉ざしてしまうことになりはしないかという懸念を生じさせました。しかも，このような製造物の欠陥により製造物の利用者等が損害を被った場合における製造者の法的責任の問題は，医薬品に限らず，市場に流通する製造物一般について当てはまることです。

製造物責任法の制定

この問題に関するアメリカやヨーロッパにおける議論なども参考にしながら，日本では，民法の特別法として「製造物責任法」（平6法85）が1994（平成6）年に制定され，翌年7月1日から施行されました。その結果，製造業者等が製造，加工，輸入等を行った製造物であって，その引き渡したものの欠陥により他人の生命，身体または財産が侵害されたときは，製造業者等は，故意・過失があろうとなかろうと，これによって生じた損害を賠償する責任を負わねばならなくなりました（同3条）。

同法2条1項は，「製造物」を「製造又は加工された動産」とのみ規定していますが，ここでは基本的には，工業的な大量生産・大量消費になじむような物（有体物）で，人為的に欠陥が創出される可能性のある物を対象としています*2。もちろん，医薬品もこの製造物に該当します。

「製造業者等」の意味については，同法2条3項に3つの類型が挙げられていますが，本件の輸入業者は，このうちの「当該製造物を業として製造，加工又は輸入した者」（1号）に該当するでしょう。ここでいう「業とする」とは,「無償・有償,営利・非営利を問わず,同種の行為を反復継続して行うこと」を指します。製造物の製造または加工による欠陥の創出に直接には関わっていない輸入業者が責任を問われる理由は,「その製造物の国内の市場への源泉供給者という意味では製造業者と同視すべき立場と考えられること,消費者が海外の製造業者を直接訴え,あるいは賠償請求が認められた場合の執行を担保するのが困難であること」*3を考慮したためです。

その結果,被害者（原告）の方では,(1)製造物に欠陥が存在したこと,および(2)その欠陥によって損害が生じたこと,を立証すれば足り,以前に比べて被害者の立証責任が軽減されることとなりました。

本件では特に,問題となる漢方薬に欠陥が存在したか否かが問題となると思われます。「欠陥」とは,同法2条2項によれば,「当該製造物の特性,その通常予見される使用形態,その製造業者等が当該製造物を引き渡した時期その他の当該製造物に係る事情を考慮して,当該製造物が通常有すべき安全性を欠いていること」を意味するとされています。ひとくちに製造物といってもいろいろな種類のものがありますが,とりわけ医薬品は,一定の効能を有する反面,ある程度の副作用は避けられないという性質も有しており,副作用があることから直ちに欠陥製造物であるとはいえず,医薬品の効能よりも明らかに副作用による危険の方が大きい場合に,欠陥の存在を認めることができると考えられます。

先　例　この点につき,本件と同様の事案において,「輸入された医薬品が『欠陥』を有するかどうかは,当該医薬品の効能,通常予見される処方によって使用した場合に生じ得る副作用の内容及び程度,副作用の表示及び警告の有無,他の安全な医薬品による代替性の有無並びに当該医薬品を引き渡した時期における薬学上の水準等の諸般の事情を総合考慮して判断するのが相当である」と述べた判決があります*4。

そして,その判決は,以下の5つの点を指摘しました。

(1)　当該医薬品はいわゆる冷え性に対し効能を有している。しかし,

(2)　約2年間にわたる長期間かつ継続的な当該医薬品の服用は通常予見できる使用形態であり,当該医薬品に含まれるアリストロキア酸は少量継続的に摂取された場合にもヒトに対して腎毒性があると推認できるから,通常予見される処方によってアリストロキア酸を使用した場合に生じうる副作用として腎障害を認めることができる。

(3)　当該医薬品には,副作用として腎障害があることの表示および警告がない。

(4)　当該医薬品と同様の漢方薬で,アリストロキア酸を含まない原料を使用する漢方薬は多数存在しているから,それをもって当該医薬品に代替することは容易に可能であった。

(5)　医薬品を輸入した2004（平成6）年1月の段階で,アリストロキア酸を含む漢方薬の服用によって腎障害を来した症例を知ることは可能であった。

以上のことから,「効能と副作用を比較する限り,効能に比し副作用の重篤さは顕著というべきであり」,（かつ(3)～(5)も存在しているので）当該医薬

品は，製造物責任法上の欠陥を有すると判断しています。

上の(2)は，同時に，欠陥と損害との間に因果関係が存在することの主張にも関わる点であり，この判決では，因果関係の存在については，その他の事実もあわせて検討した上でその存在を認めています。また(5)は，同法4条1号が規定するいわゆる開発危険の抗弁（製造業者等は「当該製造物をその製造業者等が引き渡した時における科学又は技術に関する知見によっては，当該製造物にその欠陥があることを認識することができなかったこと」を立証すれば，賠償責任を免れることができる）の主張をも同時に封ずることができるものと考えられます。

この判決では触れられていませんが，講学上用いられることの多い製造物の「欠陥」に関する3分類，すなわち「設計上の欠陥」「製造上の欠陥」「表示上の欠陥」のうち，この事案は「設計上の欠陥」「表示上の欠陥」の両方に関連するものであるといえるでしょう。

本件では，もう1つ，時効の問題も気になります。製造物責任法は，「（製造物責任法に基づく）損害賠償の請求権は，被害者又はその法定代理人が損害及び賠償義務者を知った時から3年間行わないときは，時効によって消滅する。その製造業者等が当該製造物を引き渡した時から10年を経過したときも，同様とする」と規定しています（同5条1項）が，病院で腎障害との指摘を受けてからすでに3年が経過している本件では，請求権が短期消滅時効によって消滅しているとの反論も考えられるからです。

後遺障害による損害賠償請求権の消滅時効の起算点についてはいろいろな考え方がありますが，先の判決は，「……腎機能障害の発症後，回復に向けて治療を継続するも，日々刻々と症状が進行し，一定の後遺障害を残す形で症状が固定した場合，『被害者が……損害……を知った』というためには，被害者が，治癒することのできない残存症状を後遺障害として認識し，後遺障害による損害の範囲及び損害額を把握しうる程度の事実を認識することが必要である」と述べて，時効の起算点を症状が固定した時と解し，さらに，血液透析を受けた日をもって症状が固定したものと認めるのが相当であると述べています。

なお，製造物責任法は，被害者保護の観点から，10年の除斥期間に対する特則として，「（10年の除斥期間）は，身体に蓄積した場合に人の健康を害することとなる物質による損害又は一定の潜伏期間が経過した後に症状が現れる損害については，その損害が生じた時から起算する」との規定を置いています（同5条2項）。ここで想定されている蓄積性を有する物質とは，メチル水銀やポリ塩化ビフェニールなど「化学物質，金属等のうち，人体に吸入された後，肝臓や骨髄や神経中枢などの組織に沈着して，極めて徐々にしか排出されない性質を有する物質」*5を指し，また，一定の潜伏期間が経過した後に症状が発現する損害を生じさせる代表的なものとしては，病原体が挙げられます。

製造物責任法と海外の製造業者の責任追及

製造物責任法に基づく損害賠償を，漢方薬を製造した海外の製造業者に対して請求することも，不可能ではありません。製造物責任法は，製造物責任を負うべき「製造業者等」

を日本国内の業者に限定しているわけではないからです。しかしながら，訴訟手続上の種々の問題が立ちはだかっています。

まず，海外の製造業者に対する訴訟を日本の裁判所が引き受けるかどうか，あるいは海外の製造業者が自ら日本の裁判所の管轄に服するかどうかといった国際裁判管轄の問題があります。仮に日本の裁判所で訴訟が開始されたとしても，訴訟書類の送達や証拠調べを実施する際に海外の裁判所に協力を依頼するなど，通常の国内訴訟とは異なる配慮が必要となります（もっとも，本事案につき日本で訴訟が行われる場合には，「法の適用に関する通則法」18条本文により，原則として，被害者が生産物〔漢方薬〕の引渡しを受けた地の法，すなわち日本法が準拠法となる可能性が高く，したがって製造物責任法が適用されることになるものと思われます）。さらに，たとえ日本の裁判所で被害者（原告）が勝訴したとしても，製造業者（被告）が日本国内に資産を有していない場合には，海外にある被告の資産から損害賠償を取り立てる他なく，これを実現するためには，国にもよりますが，種々の手続を経る必要が生じます。このように，海外の製造業者を相手に製造物責任を問うことは，実際には難しいと解されます。

＊1　例えば，キノホルム剤の服用によりスモン病に罹患した患者に対する製薬会社の不法行為責任を認めた判決として，東京地判昭53・8・3判時899・48，新潟地判平6・6・30判タ849・279など，クロロキン製剤の服用によりクロロキン網膜症に罹患した患者に対する製薬会社の不法行為責任を認めた判決として東京高判昭63・3・11判時1271・3など。

＊2　通商産業省産業政策局消費経済課編・製造物責任法の解説（通商産業調査会，1994）62頁

＊3　前掲注2・107頁

＊4　名古屋地判平16・4・9判時1869・61。評釈として，植木＝細野・判評567号（2006）25頁（判時1921号187頁），古川俊治・医事法21号（2006）131頁，木村久也・NBL 795号（2004）10頁など。

＊5　前掲注2・171頁

〔織田有基子〕

7 病院に来ない患者

設問 82

私は消化器科の医師です。胃の調子が悪いという患者の胃のポリープを採取して病理組織検査をしたところ，悪性の腫瘍の疑いが出ました。担当医として，たまたまその結果を知ったので，病院の職員を通じて検査結果の説明のための来院を促したのですが，約束の時間になってもその患者が現れません。病院の職員が患者に連絡をしたところ，体調に問題はないので来院しないとのことでした。しかし，検査結果から判断する限り，少なくとも再検査の必要があり，手術の必要が生ずる可能性も濃厚です。このような場合，医師としてはどうすべきでしょうか。

設問の提示する課題

設問において，患者が死亡するなどの事態が生じた場合には，医師が，検査結果を説明する義務に違反したことに基づいて損害賠償責任を問われる可能性があります。しかし，このような展開を避けるために，医師が患者に対して検査結果を直ちに告げれば問題は生じなかった，というわけでもありません。とりわけ検査結果がガンだったとすると，わが国においては，それを告知した医師の行為が不法行為とされる可能性があるからです。医師は，検査結果を告げるべきか否か，告げるべきだとしてもどのような場合に告げるべきか，さらに患者自身に告げるべきか家族に告げるべきか，といった問題があります。これが設問における第1の問題です。

第2に，第1と密接に関連しますが，病院に来ない患者に対して，医師はどのように対応すればよいか，という問題があります。

検査結果の告知・説明義務

第1の，検査結果の告知の問題については，ガン告知に関する議論が参考になるでしょう。とはいえ，ガンの告知に関する裁判例・学説の見解は帰一するところをしりません。大まかにいえば，告知すべきであるとの考え方と，告知すべきでないとの考え方とを両極として，その中間に，治療効果が上がるようであれば告知すべき，あるいは，患者が希望しているようであれば告知すべき，などの見解がみられます。設問に似た事案についての最高裁判決も，ガン告知に関する一般論を示すことなしに，当該事案についてガンの疑いがあるとの説明をしなかったとしても，診療契約上の債務不履行にあたらないとの事例判断を示したにとどまっています*1。しかし，この判決から，最高裁の考え方をうかがうことは不可能ではありません。

まず，医師がガンの疑いを告げずに手術の必要な別の病名を告げて入院させようとしたことについて，「初診の患者でその性格等も不明」であることに加えて「本件当時医師の間では癌については真実と異なる病名を告げるのが一般的であった」ことから，「患者に与える精神的打撃と治療への悪影響」を考慮して，「やむを得ない措置であった」と述べています。同時に「真実と異なる病名を告げた結果患者が自己の病状を重大視せず治療に協力しなくなることのないように相応の配慮をする必要がある」,「家族に対して真実の病名を告げるべきかどうかも検討する必要がある」などと述べますが,当該事案において医師の責任を問うところまでの問題はないとしました。この事件の患者は,適時に来院しなかったために検査結果が出てから1年も経たないうちに死亡しています。このような重大な結果が生じているわけですが,最高裁は,「およそ患者として医師の診断を受ける以上,十分な治療を受けるためには専門家である医師の意見を尊重し治療に協力する必要があるのは当然」というように患者の非協力的態度を考慮に入れた上で,医師が,別の病名を告げたにとどまったとしてもそれは診療契約上の債務不履行にあたらないと判断したのです。

事件当時とは,ガン告知に対する考え方も少しずつ変わってきているのではないかと思われますが,設問のようなケースが実際に生じた場合には,この最高裁の考え方をベースに解決案が探られる公算が高いですから,これを十分に理解することが重要でしょう。患者の性格や家族状況等に応じて医師のなすべき行為が変わってくるということは間違いないように思われます。そこで,医師としては,抽象的に,検査結果を告知すべきか否か,あるいは患者自身に告知するのか家族に告知するのか等を考えるのではなく,まずは,患者または家族と十分にコミュニケーションをとり,当該患者に適した説明をする方向をめざすことからはじめるのが,穏当なところではないかと思われます。

病院に来ない患者への対応

第2に,病院に来ない患者に対して,医師はどのように対応すればよいでしょうか。

1つの考え方は,病院に来るかどうかは患者自身が決めることだから,医師にそれに干渉する義務はないというものです。もっとも,検査結果が未だ告知されていない場合についてまで,この考え方に依拠してよいかどうかには疑問が残ります。患者に決定を委ねるからには,決定に必要で重要な情報を患者が有していなければならないように思われます。

もう1つの考え方は,逆に,患者が判断を誤って来院しない可能性を考慮して,医師ないし病院から,患者や家族に積極的に連絡をとり,場合によっては強く来院を促すというものです。前掲の平成7年の最高裁判決がいうところの,患者が「治療に協力しなくなることのないように相応の配慮をする必要がある」というのは,具体的には以上のようなことを意味するのではないかと考えられます。とりわけ,検査結果を正しく説明していなかったような場合には,医師(病院)側から患者に接触すべき要請が高まるのではないでしょうか。

医師としては,初診時に患者および家族等の連絡先を確保し,生命健康の維持のために来院の必要性が高いような場合については,少なくとも来院を促すべき局面があるのではないかと考えられます。

＊1　最判平7・4・25民集49・4・1163。なおその評釈として,会澤恒「最判平成7年4月25日研究」法協117巻11号(2000)1668頁。

〔小粥太郎〕

8 セカンド・オピニオン（second opinion）

設問 83

私は，現在，慢性リンパ性白血病（Ⅱ期）の患者さんを受け持っている市立病院の内科医です。この数カ月間，抗ガン剤を用いた化学療法を行ってきましたが，症状が改善されたように思えたので，いったん治療を中止することにしました。私はこの方法が最善と考えており，患者さんに対しては，現在の治療法についての詳細な説明とともに，他の療法と比較した場合のそれぞれのメリット・デメリットを伝えました。しかし，患者さんは逆に，他の療法の方に強い関心をもってしまったらしく，より専門的な大学病院の血液内科でセカンド・オピニオンを得て来たいと言い始めました。

セカンド・オピニオンについては，何となくイメージすることはできますが，従来のように紹介状を書く場合との違いや具体的な手続，また，どのような法的問題があるのかについてはよくわかりません。セカンド・オピニオンという制度について教えて下さい。

セカンド・オピニオンの意義

(1) セカンド・オピニオンとは何か　最近，わが国でもセカンド・オピニオンという言葉を耳にしたり目にしたりする機会が増えてきています。「セカンド・オピニオン外来」を新設する医療機関も現れ，独立行政法人国立病院機構では2004（平成16）年から独自のセカンド・オピニオン制度を導入しました。しかし，現状の「セカンド・オピニオン」においては，「現在の主治医が行う医療について，別の医師からの意見を聞くこと」という広い範囲での共通項は見出されるものの，輸入されて間もないこの概念の詳細を，医師・患者の両者が明確に認識し，受け止めているとはいえない状況にあります。

したがって，今後，わが国でどのような制度が設計され発展してゆくかにより，セカンド・オピニオンの具体的内容は異なってくるのですが，以下では，この制度が未だ生成途上の段階にあることを前提に，制度の枠組みやそこに期待される役割，法的問題点などを考えてみたいと思います。

(2) セカンド・オピニオン制度の枠組み（従来の諸制度との相違点）　従来，わが国でも，主治医が他の医師に紹介して転医したり，他の医師がカウンセリングを行ったり，また諸々の事情により患者が自己判断で別の医師の診察を受けに行ったりすることは行われてきました。それでは，これらとセカンド・オピニオンとの違いはどこにあるのでしょうか。

セカンド・オピニオンの意義については多義的なとらえ方が可能ですが，一応は，「現在診療を受けている医師（第1診療医）の診断・治療内容に対して，その医師から公開された診療情報（カルテや各種検査データ等）をもとに判断される他の医師（第2診療医）の意見」であると定義することができます*1。現在の主治医が各種データ等をコピーまたは貸し出すため，患者は二重に検査を行う必要がありません。この点は，患者の負担を軽減するという意味で利点があるのみならず，セカンド・オピニオンを行う医師が，従来の経緯を含んだ情報に基づき判断するため，より正確な診断が期待できることにもなります。無駄な医療費の抑制にもつながると考えられます。

セカンド・オピニオンを受けた後，患者は基本的には元の主治医のところに戻って治療することが予定されているので，転医・転院とは異なります。ただし，セカンド・オピニオンを提供する医師は，実際にデータを見ながら診断および治療方法の提案を行い，患者は両方の医師の意見を比べて自らの意思決定の助けにしているため，元の主治医のところに戻るか否かは，最終的には患者自身が決めることになるでしょう。

このようにセカンド・オピニオン制度は，患者と現在の主治医とセカンド・オピニオンを提供する医師の三者が同じ情報を共有し，複数の医師の診断をもとに患者自らが意思決定をするしくみが基本になると考えられます。

(3) 制度の沿革・役割　セカンド・オピニオンは，元々，アメリカにおいて，無駄な医療を省き医療費の抑制に資するための政策の流れの中で始まったといわれています。それが，患者自らが自己の疾患について熟知し最良の選択を行うために役立てようとする考え方と結びつき，患者の権利を守るための制度の1つとして確立していきました*2。したがって，セカンド・オピニオンには，自己の医療について多くの情報を得て，より自由な選択に役立てるという患者のための役割と，無駄な医療を防止するという医療界全体におけるコスト削減の役割の2点が期待されています。アメリカと日本では医療制度・医療保険制度が異なっている点に注意は必要ですが*3，日本型のセカンド・オピニオン制度を作る上でも，この2つの役割を積極的に実現してゆくことが望ましいでしょう。

とりわけ，患者のための役割は重視されるべきです。医療の過程において，患者は医師から諸々の説明を受けますが，当該医師の行った診断が適切であるのか，また複数存在する治療方法の中でどの方法を選択するのが最善であるのかを，患者が判断することは難しい場合も多いでしょう。セカンド・オピニオン制度の活用により，複数の専門家の診断を比較し，患者自身が自己の病状や治療方法につき納得した上で判断を下すことで，インフォームド・コンセントの法理や患者の自己決定の考え方を補完することが期待されているのです。

セカンド・オピニオンの法的問題

(1) 複数の医療機関の法的責任　セカンド・オピニオンを得る場合，通常の医療の流れの中に，従来は関与していなかった他の医療機関の行為（診療）が入ることになります。複数の医療機関が関与する場合の責任の分担については，どのように考えればよいでしょうか。

まず，セカンド・オピニオンが入る場合にも，医師はそれぞれ独立した立場で自らの判断を下すことに変わりはありませんので，従来の民事責任の法理と同じ枠組みで，それぞれの医療機関に固有の責任を考えることができます。

また，これらの固有の責任に加えて，複数の医療機関が関与することによる特別な責任が課される場合もあるでしょう。患者がセカンド・オピニオンを望む場面としては，主治医の下した疾患の診断に不安がある場合や，当該疾患に関する治療法の選択に迷いがある場合などが考えられますが，それぞれの場合において，主治医とセカンド・オピニオンを行う医師とが一致して誤った判断を下した場合には，共同不法行為（民719条）の責任を問われる可能性があります。また，主治医とセカンド・オピニオンを行う医師とが異なる判断を下した場合，基本的に，それぞれの医師は自己の診療内容についてのみ責任を負えばよいと考えられますが，他の医師の診療内容が明らかに不適切であることに気づくべきときには，その旨を患者に知らせる義務があるでしょう*4。

(2) わが国のセカンド・オピニオン制度の課題　以上のようなセカンド・オピニオン制度を，社会的に有用な制度としてわが国で定着させてゆくためには，多くの課題があります。

まず，主治医からの情報提供の体制が確立されていなければ，セカンド・オピニオンを行う医師は不確かな判断しかできません。さらに，セカンド・オピニオンを行う専門科医が一定数確保されていなければ，制度として成り立たないことになります。これらの要件を充足するためには，行政側の積極的支援によって制度を推進する必要があるでしょう。例えば，診療報酬制度を改定し，セカンド・オピニオン制度に経済性をもたせることなどが考えられます*5。

また，患者側も，セカンド・オピニオンを有効に活用するべく，医師の意見を冷静に受け止め，理解しようとする態度をとることが必要です。自己診断に合った意見を求めるだけのためにドクターショッピングをすることは，セカンド・オピニオン制度のあるべき姿をゆがめることになりかねません。

*1　吉田聡「医療制度におけるセカンドオピニオン」現代のエスプリ416号（2002）31頁，沖野眞巳「診療契約の特性の観点からみたセカンドオピニオン」同163頁等。

*2　前掲注1・吉田32頁

*3　アメリカでは，日常のかかりつけの医師と専門医との間に，より明確な役割分担がなされていることから，患者の紹介やセカンド・オピニオンの提供が頻繁に行われます。また，国民皆保険制度は整備されておらず，HMO（Health Maintenance Organization）と呼ばれる医療保険の会社が，医療機関の効率的な経営を目的として強い発言権をもっている（マネージド・ケア）ことから，医師は他の医師との比較で評価を受けたり，患者に対する医療の必要性が吟味されやすい環境にあります。

*4　東京高判平6・1・24判タ873・204は，セカンド・オピニオンの場合とは異なり，耳鼻咽喉科と放射線科という異なる専門科が共同で治療にあたっていた事例ですが，耳鼻咽喉科医の暫定的な診断（悪性腫瘍）に基づいた放射線治療を，その後の生検の結果（頚部腫瘤・腋窩腫瘤）により継続中止とするべきであったにもかかわらず，放射線科医に伝えずに漫然と誤った治療を継続させたことが注意義務違反とされ，両方の医師が共に不法行為責任を負いました。

*5　国も適切なセカンド・オピニオン制度の推進を図るべく，セカンド・オピニオンのために検査記録等を提供した場合，情報提供料として保険請求することを認めています。ただし，セカンド・オピニオンを得ることに対する医療費に保険適用はありません。東大病院などいくつかの病院ではセカンド・オピニオン外来という部門を設け，セカンド・オピニオンを得ようとする患者を積極的に引き受けようとしています。

《参考文献》

*現代のエスプリ416号（2002）

〔石川優佳〕

1 医療事故と刑事責任

設問 84

私は麻酔医として，最近ある前立腺ガン患者に対する「腹腔（ふくくう）鏡手術」に立ち会いました。主治医は，この術式がはじめてだったため，器具などのマニュアルを見ながら執刀していたほどだったため大変手間取り，結局患者さんは低酸素脳症から手術の1週間後に死亡しました。さらに，主治医は，手術に際して患者には自分の経験不足や危険性を十分伝えず，しかも必要とされる病院内の倫理委員会からの承認を得ていませんでした。主治医などは警察に逮捕されたり刑事責任を追及されたりするでしょうか。

刑事責任の4類型

医療ミスによって患者が死亡した場合，刑事的な責任としては，主として以下の4つの罪が問題になります。

第1は，刑法211条の業務上過失致死傷罪であり，「業務上必要な注意を怠り」，つまり注意義務違反によって，患者を死傷させた場合には，業務上過失にあたるとされ5年以下の懲役（もしくは禁錮）または100万円以下の罰金に処せられる可能性があります。

第2に，上記のような業務上過失致死傷が問題となりうる医療ミスなどにおいて同僚医師，看護師を庇うために診療記録などを書き換えた場合には，刑法104条の証拠隠滅罪に問われる可能性があり，2年以下の懲役または20万円以下の罰金が科されます。

第3に，仮にミスによって患者が死亡した際に，医師は死亡診断書（死亡証明書）などを作成する必要があるのですが，その際死因について虚偽の記載をした場合には，国公立病院の医師であれば虚偽有印公文書作成罪・同行使罪（155条・156条・158条など），また民間病院などの医師であれば虚偽診断書等作成罪（160条）にあたる可能性もあります。

また，医師には，死体の検案によって異状であること認識した場合24時間以内に所轄警察に届け出る義務があり（医師21条），その報告義務違反に対しては50万円以下の罰金に処せられる可能性もあります。

最後の異状死の届出義務は，平成16年の最高裁判所判決*1によって，判決自体の妥当性やその射程については議論のあるところですが，刑事上の責任を問われるおそれのある事項について自己に不利益な供述を強要されないことを保障した憲法38条1項に反しないとされており，検案によって死因などが不明（異状死）であると判断した場合などは警察への届出義務があるとされます。上記4種類の刑事制裁のうち第2から第4はミスを起こしたこと自体よりも，その後の対応をめぐる責任だといえます。まとめてみると以下のようになります。

① 刑法211条・業務上過失致死傷罪（5年以下の懲役〔または禁錮〕または100万円以下の罰金）
② 刑法104条・証拠隠滅罪（2年以下の懲役または20万円以下の罰金）
③ 刑法155条・156条・158条・虚偽有印公文書作成罪・同行使罪

（1年以上10年以下の懲役），同160条虚偽診断書等作成罪（3年以下の禁錮または30万円以下の罰金）

④　医師法21条・異状死の届出義務違反（50万円以下の罰金）

実際に刑事事件となる場合

さて，この設問では，事実関係に少し変更を加えていますが，もとになっているのはいわゆる慈恵医大青戸病院事件と呼ばれるもので，手術を執刀した医師など3名が逮捕起訴された事件です（東京地裁では3名全員執行猶予つきの有罪判決が下されて手術助手1名は控訴しましたが，東京高裁で有罪が維持されました*2）。この事件に限らず，近年医療者の刑事責任が問われる事例が報道される例が多くなっていますが，医療ミスに関連して刑事責任が問われるのは，比較的少ない状況です。

例えば，医療過誤の新規の民事訴訟は2003（平成15）年には1000件を超えていますが*3，刑事事件については正確な統計がないので不明確な部分もあるものの，刑事訴追されたのは1970（昭和45）年から約25年間で76件，その後は増加して，1999（平成11）年から2004（平成16）年4月までの5年間に79件だといわれています*4。証拠の隠滅を図るなどよほどの捜査機関の心証を悪くしない限り，捜査の過程で医師が逮捕されることはほとんどなく，起訴されたとしてもほぼ100％有罪となる一般の刑事事件と異なり，有罪率もかなり低いといわれています*5。さらに公判が請求されず罰金しか科されない略式起訴（簡易裁判所での書面審理のみ）で終わる事件もかなりの割合にのぼります。実刑が科されるのは被害者の数が多いとか，故意の加害行為に近い場合など例外的な事件で，これまでせいぜい数件程度に留まり，罰金刑もしくは執行猶予で終わることが大多数だといってよい状況です。

業務上過失致死傷罪

上記の4類型のうち医療ミスをめぐって刑事責任がもっとも問題になるのは第1の業務上過失致死傷です。前述のようにこの犯罪では，「業務上必要な注意」を怠ったことが要件となっていますが，実際にこれまで訴追されてきたのは，単なるミスのレベルではなく，基本的な注意義務に違反した場合です。基本的な注意義務や重大な注意義務に対する違反というのは，医師や看護師が普通に注意していれば間違えないような行為（もしくは間違えるべきでないといえるほど基本的なミス）を犯し，そのミスによって死亡など重大な結果を生じてしまった場合，この犯罪にあたる可能性があります。

実際どのような行為が対象になるかというと，例えば，患者の取り違えや別の患部を誤って手術を行うこと，血液型を誤って輸血すること，誤った薬剤を注射すること，また，手術器具などを体内に置き忘れることなどです。いわば単純なミスが重大な被害を及ぼした場合に，刑事責任を問われることが多く，医学的な判断が分かれる場合や医師の裁量があるとされるケースで刑事制裁が発動されることは非常に少ないといえます。したがって，むしろ医師よりも看護師が対象となる確率も高いようです。

本設問の検討

本設問の場合でも，問題となった腹腔鏡手術が医師の間で一般的にどのような形で行われているかという医療水準を前提に，それを重大な形で逸脱している場合には，基本的な注意義務違反とされる可能性があります。例えば，腹腔鏡手術を行う場合には，医療界において通常，助手として一定数の手術に立ち会った経験が必要であるとか，はじめて執刀を行う場合には当該術法の経験者を指導医としておかなければならないなどの要件を課していたり，また，多量の出血に備えて一定量の輸血を用意しておくことが同レベルの病院などで一般的に要求されているとすれば，それを満たしていない場合に「業務上の過失」を問われる可能性が十分にあります。

この設問で，マニュアルを見ながら行っていたとか，数回程度しか当該術法の助手として立ち会ったことがない，また，本来病院内で事前に倫理委員会の審査を受けなければならないのにそれを受けていなかったというのが事実であるとすれば，刑事責任を問われることも十分ありうるでしょう。

ただ一般論としては，手術中のミスは，手術室という密室で発生すること，また，専門家としての医師にはかなりの程度の裁量が認められることなどから，そもそもミスがあったことの証明が難しく，さらに，仮にミスが認定されたとしてもそのミスが被害の原因かどうかという因果関係の証明も困難であるため，刑事責任を問われる確率は高くないといえるでしょう。

刑事責任とミスの隠蔽

にもかかわらず，2つの点に注意しておく必要があります。1つは，前述のように，マスメディアを含め医療ミスに対して社会の目が厳しくなってきているという現実です。いま1つは，手術をめぐっても比較的厳しく刑事責任が追及される類型の事件があることです。それは，医師法21条の異状死の届出義務違反や，カルテの改ざんなどです。

異状死の届出義務違反は，届出があったかどうかは明確なので，問題となるのは異状死であることの認識があった時点がいつであったかが焦点となります。そこでは，複数の関係者などに届出の要否について相談した場合や死因の原因について何らかの記録が残っている場合などに比較的容易に届出義務違反が認められることになります。

同様にカルテを改ざんした場合などは，カルテを新たな用紙にはじめから書き換えることなどをしない限り，書き加えた証拠（つまり，改ざんの証拠）がカルテに残されている場合も少なくありません。仮にそれが意図的な隠蔽でなく単純な記入ミスなどを直す場合であっても，医師側に有利な方向で書き換えていたりすれば隠蔽の意図，悪性が推測されてしまう場合もあり，厳しく糾弾される可能性があります。書き換えをするのであれば，隠蔽行為と誤解されないよう，書き換えたことやその日時が明確に分かる形で行うべきです。このことは刑事責任の問題だけでなく，行政による懲戒処分（⇨〔設問86〕）の対象ともなりうるため特に注意が必要です。

このことに関連して，ミス自体よりもそのミスを隠蔽しようとしたことに対し，厳しい刑事制裁が発動される可能性が高まることを示したと考えられる判決が最近下されました。それはいわゆる東京女子医大事件と呼ばれるもので，心臓手術の際の人工心肺装置の操作ミスで患者が亡くなったとされる事件についてなされた2つの刑事訴追です。訴追されたのは執刀医と指導医だったのですが，執刀医は業務上過失致死罪で訴追されたのに対し，指導医はそのミスを隠蔽しようとカルテの書き換えを行ったために証拠隠滅の罪で訴追を受けました。

裁判の結果，指導医は証拠隠滅罪で有罪となって懲役1年，執行猶予3年の判決*6が下されましたが，その指導医が隠蔽しようとしたいわば本体である業務上過失致死の罪に問われた執刀医は無罪となったのです*7。その理由は，人工心肺の不具合が事故の原因であり，しかも，その不具合を予見することは無理だったということでした。つまり，結果的にみると犯罪ではなかった行為に対して隠蔽を行った医師だけが刑事責任を問われたのです。このことは，手術中に犯されたミスに対して刑事責任を問うことの困難さとともに，ミスをめぐって隠蔽を行うと，それ自体が厳しく罰せられることを示唆しているとみることができます。

*1　最判平16・4・13刑集58・4・247（311）
*2　東京地判平18・6・15，東京高判平19・6・5（いずれも判例集未登載）
*3　医事関係訴訟事件の処理状況および平均審理期間より（http://www.courts.go.jp/saikosai/about/iinkai/izikankei/toukei_01.html〔2007年9月18日時点〕）
*4　飯田英男・刑事医療過誤Ⅱ（判例タイムズ社，2006）i頁～ii頁
*5　中山＝泉編著・医療事故の刑事判例（成文堂，第2版，1993）5頁
*6　東京地判平16・3・22 LEX/DB文献番号28095468
*7　「12歳女児死亡，人工心肺担当医に無罪　東京女子医大の医療ミス判決」朝日新聞2005・12・1朝刊1頁。執筆段階（2006年8月）で，検察は無罪を不服とし控訴している。

《参考文献》

*畔柳＝高瀬＝前田編・わかりやすい医療裁判処方箋（判例タイムズ社，2004）
*中山＝泉編著・医療事故の刑事判例（成文堂，第2版，1993）
*飯田＝山口・刑事医療過誤（判例タイムズ社，2001）
*樋口範雄「医療事故と法に関する医師の誤解・法律家の自戒」日本外科学会雑誌105巻9月号（2004）539頁～540頁

〔岩田　太〕

2 医療事故に関する行政処分等の傾向

設問 85

最近，医療事故に関連して，ミスをした医師や看護師に対する処分等が以前よりずっと厳しくなったという話を聞きました。それは本当でしょうか。また，それが仮に本当だとした場合に，同じようなミスをした人がかつては処分されなかったのに，今は処分されるというのは，不平等な取扱いのような気がするのですが，いかがでしょうか。

医療事故に対する法の対応

社会は様々なルールで動いているわけですが，法はその中でも特別の規範だと考えられています。特別とされる点は，まず，ルール違反に対し，法的制裁が課されるところです。単に，周囲や社会から非難，批判されるというのではなく，直接的に，何らかの法的効果が及んできます。しかも，それには通常3種類のものがあります。交通事故の場合を例にとると，例えば，赤信号なのに車で交差点を突っ切り，歩行者をはねて死亡させたようなケースのように，加害者に一方的な過失があるような交通事故を起こすと，刑事制裁が発動され，業務上過失致死傷罪に問われます。犯罪を犯したことになります。また，行政処分が行われ，運転免許が剥奪されて運転できなくなります。さらに，被害者に対する民事賠償として金銭を支払わねばなりません。このように，具体的な3つの法的効果を伴う点で，法は，他のルールと異なるのです。しかも，これら制裁の背後には国家権力が存在するので，このような効果を受けるのはいやだといっても，どうしようもありません。国家権力を背景にした強制力を伴うルールが法だということになります。だからこそ，法は，民主的な手続で制定しなければならず，また常にその内容が適正であることが求められます。

医療従事者が医療事故を起こした場合にも，刑事処分，行政処分，民事賠償という3つの法的効果が問題になります。そして，設問にあるように，近年，医療事故に対する法的な効果が厳しくなっています。具体的な例を次にみてみます。

1992年の患者取り違え事故の場合

『実例に学ぶ医療事故』という本に，次のような1992（平成4）年の事故が紹介されています。ある公立病院で，肺臓疾患患者と肝臓疾患患者のカルテを取り違える事件が起きました。肺臓疾患の患者は肺の切除，肝臓疾患の患者は肝臓の切除が予定されていました。ところが，患者の取り違えが生じたため，肝臓疾患の患者に誤って肺切除手術が行われようとしました。しかし，こちらは途中で誤りに気づき，危うく肺の切除を免れました。他方，肺臓疾患の患者の方は，肝臓の5分の1が切除されてしまいました。病院は，このミスを両方の患者に説明し，体力の回復を待って，本来の手術を施行しました。

この患者取り違え事故に関与した医師と看護師には，次のように法的な対応がなされました。

刑事責任は，医師も看護師もなし。

民事責任については，患者2人に1300万円で和解が成立しました。金銭はおそらく病院から支払われたものと考えられます。

行政処分についても医道審議会で医業停止などの処分はなし。ただし，医師・看護師とその上司に院内の処分として1カ月から6カ月までの減給処分がなされ，他に看護師3名に訓告処分が行われました。

この事件では，幸いにして，ミスに比較的早く気づいたため，間違った手術が完了することはなかったのです。2人の患者も死亡というような結果になっておらず，その点は極めて重要ですが，それにしても，国のレベルでの行政処分も刑事処分もなかったことに留意する必要があります。

1999年の横浜市大患者取り違え事件

1999（平成11）年1月に有名な横浜市大患者取り違え事件が発生します。74歳の心疾患の患者に心臓手術が，84歳の肺疾患の患者に肺の切除・リンパ節郭清手術が予定されており，2人の患者を取り違えて手術を完了してしまってから気づいたという事件です。すぐに，県警が業務上過失致傷の疑いで捜査に入り，横浜市は調査委員会を立ち上げるなど大きな事件となりました。

この事件の法的効果は次のようなものでした。

刑事処分については，業務上過失傷害罪で4人の医師と2人の看護師が訴追されました。

1審（横浜地裁2001〔平成13〕年9月20日*1）と控訴審（東京高裁2003〔平成15〕年3月25日*2）の結果を次に列挙します。

① 医師Aについては1審が罰金50万円で，控訴審も罰金50万円。

② 医師Bは1審が罰金30万円で，2審は罰金50万円。

③ 医師Cは1審が無罪，しかし2審で罰金25万円。

④ 医師Dは1審が罰金40万円，2審で罰金50万円。

⑤ 看護師Eについては，1審が罰金30万円，2審で罰金50万円。

⑥ 看護師Fは，1審で禁錮1年，3年間の執行猶予付きだったものが2審で罰金50万円。

行政処分については，この中で上告している被告人がおり，全員について確定していないため，まだなされていないようです（2007年9月時点）。これは，従来，刑事処分が確定してから行政処分を行うという慣行があったためであり，決して，行政処分がなされないという意味ではありません。おそらく，いずれ業務停止処分等がなされると予想されます。

民事責任については，2002（平成14）年11月，肺の一部を切除された患者に慰謝料850万円，心臓の手術を行われた患者に250万円の慰謝料支払で和解が成立したとの報道がなされました。

2つの事件の比較

この2つの事件は，同じように患者を取り違えたといっても，ミス発見の遅速や結果の重大性の程度において大きく異なる面があります。しかしながら，そのような事実を斟酌してなお，発生時点でわずか6年の差異にもかかわらず，後者の事件では，刑事処分と行政処分が大きな役割を果たすようになってきたことが明らかです。とりわけ，行政処分については，その後，慈恵医大青戸病院事件などでは，刑事処分と連動しないで独立に処分がなされる先例が開かれ，さらに2006（平成18）年の医師法改正で，行政処分としての戒告処分が追加されるなど，その役割が従来よりも重視されようとしています。また，2000（平成12）年以降，医療事故について刑事訴追がなされる事例が目に見えて増加したと，元検察官の飯田英男教授も述べているところです。刑事処分も大きな役割を果たすようになってきているのです。したがって，この2つの事例の比較だけでの即断というわけではなく，一般的にも，今世紀に入って医療事故に対する法的な制裁（刑事処分と行政処分）が厳しくなったというのは正当な認識でしょう。

設問では，それは不平等ではないかという疑問が提示されています。しかし，先の2つの事例についても，すでに述べたようにまったく同じ事件とはいえません。したがって，傾向として厳罰化ということはいえても，ある具体的な事例で不平等な法の適用がなされたというのを立証するのは困難です。

平等という点を強調するよりも，むしろ医療安全の促進のために，厳罰化傾向がどれだけ寄与するか，逆にそれに問題がないかを問うべきでしょう。1993（平成5）年の朝日新聞の社説で，交通事故を犯罪とすることについて論じたものがあります。そこでは，交通事故による死亡者が毎年1万人を超えるという当時の状況を背景として，一方で必要以上に刑罰による規制をはりめぐらしている日本の状況を批判するとともに（何しろ，事故と違反の両方をあわせた「交通犯罪」の被疑者は，検察庁に送致された全犯罪被疑者の実に85％を占め，毎年国民の100人に1人を「前科者」にしている計算になるというのです），他方では，酒酔い，無免許運転など，悪質で危険な行為のような真に「犯罪」に値する行為については厳罰化を進める必要があると説いています。

この社説の議論を借用するなら，医療事故について必要以上に刑罰による規制をはりめぐらせることの功罪を問題にすべきです。とりわけ，医療事故と交通事故は大きく性格を異にするものです。それなのに，刑法上は業務上過失致死傷という同じ罪条になります。しかし，医療は厳罰化して安全が図れるほど単純な業務ではありません。必ず一定のリスクを覚悟して行わざるをえないものでもあります。

弁護士との比較　この問題については，医療従事者と同じく専門家の代表とされる弁護士が，自ら弁護士の懲戒処分を行う責任を担っている点が注目されます。医療従事者も，専門家として，悪質な行為については自ら毅然たる処分を行うような体制作りが求められます。しかも，処分という制裁の形ばかりでなく，再教育によって，再びミスを犯さないように，患者の健康の維持と回復に寄与する活動への復帰を促すようなしくみを，専門家団体として行うような活動が期待されます。それこそが，「昔は処分が甘かったはずだ，今のあり方は不平等だ」と嘆いたり，批判をしたりするよりも，建設的な方向だと考えられます。

＊1　横浜地判平13・9・20判タ1087・296
＊2　東京高判平15・3・25刑集61・2・214

《参考文献》

＊押田＝児玉＝鈴木・実例に学ぶ医療事故（医学書院，第2版，2002）136頁
＊社説「『交通犯罪』をどう考えるか」朝日新聞1993・11・23朝刊

〔樋口範雄〕

3 医師に対する行政処分

設問 86

前記〔設問84〕の不慣れな術式を行ったために患者が死亡した事例において，その手術に立ち会った麻酔医に対し医師免許剝奪などの行政処分が行われる可能性はあるでしょうか。麻酔医自身は，同じ医者として，執刀医のやり方に憤慨しています。

医師の行政処分 医師法7条2項は，医師が一定の問題を起こし，「医師として品位を損するような行為」のあった場合，厚生労働大臣によって，免許取消，一定期間の業務停止などの処分がありうることを規定しています。その際，厚生労働大臣は，医道審議会の意見を聴取しなければなりません。実際に行政処分がなされてきたケースはいろいろありますが，代表的なものは，診療報酬不正請求や，罰金刑以上の刑を科せられた場合などです。したがって，医療ミスをめぐって刑事訴追がなされ，罰金刑以上の刑が科せられた場合には，行政上の制裁として，免許の取消，一定期間の業務停止などの処分が下される可能性があります。

行政上の制裁は，本来，刑事上の責任が前提となっているわけではなく，別個の制度ですが，従来は刑事事件で有罪となった場合だけに発動されるのが慣例でした。しかも，厚生労働省の調査資源が非常に小さかったため実質的な調査を行うことはほとんどなく，つい最近まで，新聞に報道された事件を担当官が手作業で探し，それによって認知された事例のみが行政処罰の対象となるという状況であったようです。そのため，しばしば厚生労働省が知らなかったり，また，わかった場合でもすでにかなりの時間が経過してしまったりして，実質上制裁が加えられない事態も存在しました。

これまでの統計によれば，1971（昭和46）年から2005（平成17）年7月までに医師が医療ミスに係わる業務上過失致死傷罪を理由に業務停止の処分がなされたのは，総計で57件，最近7年間では多少の増加傾向がみられるものの年間10件に満たない状態でした[*1]。したがって，従来であれば，この設問のようにまだ刑事訴追を受けていない状態で医療ミスをめぐって麻酔医が，行政処分を受ける可能性はほぼ皆無でした。いわんや，執刀医について刑事処分のなされる可能性が低ければ，手術に立ち会っただけの麻酔医は行政処分についても心配する必要はなかったわけです。

医師の懲戒の積極化傾向 しかしながら，近年，医療事故に対する社会の関心の高まりを反映し，医師資格を管轄する厚生労働省の姿勢は大きく変容しつつあります。医療ミスに対する資格面からの規制についての積極化を示す現象として，以下の2つが重要です。

第1は，医療安全を資格面から確保し社会における医療不信を払拭するため，2002（平成14）年12月13日厚生労働省・医道審議会医道分科会は，今後の医師に対する行政処分の方針として，「医師及び歯科医師に対する行政処分の考え方について」を公表し，今後刑事処分に至らない事例においても，医療ミスを繰り返すなど，その能力が著しく欠ける場合には，刑事制裁を待たずに，行政処分を行う可能性を示しました*2。

第2は，このような医道審議会の機能拡大を担保するため，重要な2つのシステムを構築しました。1つは刑事事件で有罪となった医師について，2004（平成16）年2月より法務省から情報提供をうけるようになりました*3。さらに，医師法を改正し，懲戒手続における強制調査権限が認められ，戒告など新たな行政処分の新設と，医師に対する再教育を医療への復帰の要件とすることが定められました*4。

以上のように，これまでの医師の行政処分は，刑事制裁の後追いだけしか担ってこなかったと評価されてもおかしくない状況だったのですが，現在では医療安全に向けた制度の活性化が図られています。ただ厚生労働省は，必ずしも処罰の拡大と厳罰化で医療安全が達成できると考えているわけではなく，医師の質の確保を最重点に置いていることには注意が必要です。再教育の義務づけはその現れです。また，資格面からの安全水準の維持のためミスの状況のより包括的な情報収集をめざし，将来的には，諸外国同様，民事事件における賠償や和解金の支払について，毎年報告義務を課す更新制度なども検討されることになると思われます。

医療者内部の自律規制

最後に，近年，学会などの専門家集団による専門医制度など，医療安全に関連した資格面での新たな努力にも目を見張るものがあります。現段階ではまだまだ十分とはいえませんが，従来医療水準を維持するための自主的な努力が不十分であった日本の医療界の伝統からすると，専門医の認定や特定の技術認定審査を行うため，教育課程（講習会への出席など）を設け，認定のための基準を設定して審査を行うなど，画期的ともいうべき活動が展開されるようになってきています*5。

この設問で問題となった腹腔鏡手術については，日本内視鏡外科学会の施行細則案では分野によって要件が異っているようですが，例えば，泌尿器科領域では「主たる術者として20例以上経験していること」と要件を定めています*6。今後は，このような医師同士による，より活発な切磋琢磨の努力が医療の安全向上に寄与していくことは間違いないと思われます。

このような流れからいうと，本設問のような事例では，少なくとも手術を担当した執刀医については行政上の制裁が科される可能性はあるように思われます。実際に，慈恵医大青戸病院事件では，刑事処分前の段階（医事に関する不正として）ではじめて医業停止（2年間）の処分が下されました。麻酔医については，手術中の具体的役割が不明なので一定の結論を導くことは困難ですが，一般論として長時間の手術であれば術中管理にしめる麻酔医の役割は大変大きいものですし，不満に思っていたとしても無理な手術の一翼を担っていることも間違いないわけで，刑事制裁だけでなく，行政上の制裁が発動されないとはいいきれないでしょう。

仮に自分自身が対象でなくとも，執刀医に対して刑事責任が追及される場合には，麻酔医も無関係でいられることはありえません。少なくとも警察による事情聴取などが行われる可能性や，行政上の懲戒手続に関連しても何らかの関与を要求されるかもしれません。日本ではあまり問題にされてきませんでしたが，諸外国では同じ医師が不適切な行為を行っているのを認識した場合には，専門家（医師）としての倫理として，病院幹部や厚生労働省への報告義務が課せられています。将来的には，そのような報告義務の要否も問題になりえます。

＊1　近年における内訳は，2件（1999），1件（2000），4件（2001），8件（2002），7件（2003），6件（2004），7件（2005/07まで）です。http://www.mhlw.go.jp/shingi/2005/08/s0811-2f.html（第1回医師等の行政処分のあり方等に関する検討会資料6「医師及び歯科医師の処分件数」）

＊2「医師及び歯科医師に対する行政処分の考え方について」（厚生労働省・医道審議会医道分科会，平成14・12・13。http://www.mhlw.go.jp/shingi/2002/12/s1213-6.html）（2008年1月7日時点）

＊3　厚生労働省・医政局医事課「『罰金以上の刑に処せられた医師又は歯科医師』に係る法務省からの情報提供体制について」（http://www.mhlw.go.jp/houdou/2004/02/h0224-1.html）

＊4「行政処分を受けた医師に対する再教育に関する検討会報告書（概要）」（厚生労働省医政局，平成17・4。http://www.mhlw.go.jp/shingi/2005/04/dl/s0422-8a.pdf）。これに基づき2006年に医師法は改正された。

＊5　例えば，「腹腔鏡手術，技術に格差――認定合格53％どまり，学会『厳正に審査』」，日本経済新聞2005・7・16夕刊10頁。

＊6　http://www.asas.or.jp/jses/info/kisoku_saisoku.pdf（2008年1月7日時点）

〔岩田　太〕

よきサマリア人法

アメリカではすべての州で，Good Samaritan Act（よきサマリア人法）と呼ばれる法律が制定されています。内容は，医師を含めて自発的に他人を救助しようとした人が過失を犯して行動してもその責任を問わないとするものです。この法律名の基になった寓話は聖書に由来し，ジェームズ・M・バーダマン編『アメリカの小学生が学ぶ国語・算数・理科・社会教科書』（ジャパンブック・2006）によると，小学校1年生の教科書に出てくるほどで，誰でも知っているものです。

イエスが「自分を愛するように汝の隣人も愛しなさい」と説いたところ，「私の隣人とは誰か」と問われ持ち出した話です。強盗に襲われて半死半生の人が倒れていたとき，通りかかった祭司も別の人も通り過ぎ，あるサマリア人だけが彼を助けて介抱し，宿屋に運んでその宿代まで負担したという寓話をした後，イエスは問い返すのです。「この3人のうち誰を強盗に襲われた人の隣人と呼ぶべきでしょうか？」。

アメリカの法律制定には医師会が大きな役割を果たしたといわれます。この場合の法律は，「助けないと刑罰」という脅しをするのではなく，「助けようとして間違っても責任は問えない」という形で救助行為を促進しようとしています。

〔樋口範雄〕

4　同僚医師の無能力と医師の倫理

設　問　87

私の同僚医師は，これまでに心臓カテーテル挿入で何度か失敗し，その結果出血多量によって2名の患者が亡くなっています。その度ごとに患者の家族にははっきりとミスがあったことは謝罪せず，原因不明のアクシデントとして説明しているようです。この同僚の医師はこのままではきっとまた同様のミスを起こすように思いますが，私はどうすべきでしょうか。懲戒を求めて医師会，学会，厚生労働省（医道審議会）などに報告すべきでしょうか。

特権としての医師資格と自主規制

医師法17条は，医師の資格をもたない者が医業を行うことを広範に禁止しています。資格をもたない人が医業を行うことを禁止することは，資格者に医業について独占を認めていることです*1。その目的は，独占を認めることによって，「人々の健康を維持し向上させること」，つまり，医学部での6年間の教育と，国家試験への合格という要件を満たした人々だけに医業を認めることによって，安全な医療を提供しようとしているのです。同時に，そのような独占によって，一定の経済的なインセンティブを保障し優秀な人材を確保し，安全な医療を提供することを目的としています。

しかし，日本における従来の資格規制では，確かに参入の段階では比較的厳しい要件が課されているのに対し，資格取得後には，医師資格者が罪を犯し一定以上の刑罰が科されたことがマスコミ報道などを通じ明らかになった場合に，例外的に医師に対して懲戒手続が行われることを除いて，医療の安全性に関する資格面での法的・行政的な規制はまったくといっていいほどなく，ほぼ完全に個々の医師の自主的な努力だけに委ねられているといってもよい状態だったように思います*2。もちろん，病院など複数の医師が存在し，その中で日常的にチームによって医療が提供されていれば医師同士の切磋琢磨は行われ，インフォーマルな規制が行われていないとまではいいきれません。にもかかわらず，それらは病院の組織上，公的に制度化された装置になっているわけでもありません。依然として個々の医師の倫理に委ねられている部分が多いといえるでしょう。

翻って考えてみると，医師は，特別の教育を経て特殊な技能をもつ専門職たるプロフェッションとして，上記のような特権を付与されているのです。そのことから考えると，医師集団としては，安全な医療の提供のために同僚医師の能力や健康について担保すべく積極的に行動することが重要だといえます。実際，医療の専門性を考えると，医療水準維持の観点からは，医師同士の厳しい眼というのが最も重要で，かつ，効果的であるように思います。例えば，設問にあるような問題が疑われる場合にも，そのような情報の最も近くに存在しているのが同僚の医師であるといえますし，その情報の確かさについても一次的には適切に判断しうるのも同僚医師であるといえるでしょう。同じ職場で働いている場合には，人間関係の中で様々な軋轢にさらされ，それが人の判断に影響を与える可能性も否定できませんが，一般には，特に同じ専門であれば，お互いの技量のレベルなどについて熟知している場合も多く，それが単に医師という専門家として許容される範囲の巧拙の問題ではなく，放っておけば患者の安全に直結しうる基本的な技能を欠いたレベルのものであるかどうかについても適切に判断しうるでしょう。しかし，上述のように現段階では，法的にはもちろん，医師会や学会の倫理綱領にもそのような規定が設けられているわけではないようです。したがって，誰にどのような手法によって届けるべきかのルールも存在しません。まとめてみると，同僚の医師の不正を発見した際に，一部公務員の告発義務のような例外的な状況を除いては，法的にはまったくこれらの場合にどのように行動すべきかについては定められていないだけでなく，医師の倫理としても何らの規定もないのが，現状のように思います。

公益通報者保護法＊3

そこで参考になるのが，2006（平成18）年4月から施行された公益通報制度です。公益通報者保護法とは，最近マスコミを騒がせることが多くなった食品の偽装表示事件や自動車のリコール隠し事件などの企業不祥事に対する1つの対策として，上記のような企業による不正行為の抑止および事後的な早期の対処をめざして，企業内部からの通報を奨励するための立法です。すなわち，そのような組織内部の違法行為の外部への通報は，当該組織にとって大きな打撃の可能性があるとともに，通常被用者には組織の問題をみだりに外部に漏らさない忠実義務があるとされ，それが多くの組織の就業規則違反につながり，ひいては懲戒解雇や不当な配置転換，昇進・昇給場面での差別など様様な不利益な取扱いを受ける危険性があるため，それを防止すべく策定された通報者保護の法制です。このような内部者による通報に対しては，従来自分の所属する組織や仲間を裏切る行為としてとらえられることが多かったように思いますが，そもそも違法行為は許されるものではなく，国民の生命，身体，財産などに対する被害の未然防止や拡大防止の観点からだけではなく，早期に違法行為から脱することで組織自体に対する悪影響を最小限に抑えるものとして，積極的にとらえられるようになってきています。

この公益通報者保護法は，対象法令を定めていて，主として個人の生命身体の保護，消費者の利益の擁護などに関するものとして，刑法，食品衛生法，個人情報保護法など7つの法律が挙げられています。その他には同趣旨の法律が414も挙げられていますが，すべてが対象というわけではなく，違反行為に対して刑罰や行政法上の制裁などの罰則によってその履行が予定されているものだけが対象となります。後者のものには，医療に関する法令もかなり多く挙げられていて，医師法，歯科医師法，医療法，保健師助産師看護師法，健康保険法，感染症予防法などまで含まれています。そして，この法律では，公益通報をなした労働者，つまり，医師や看護師が病院などで雇われていて，通常の企業でいえば取締役など経営に直接関わっていない限り，それらの人々を解雇や不当な配置転換その他の不利益な処分から守ることになっています。

ただ，この法律の射程はさほど広いものではなく，いくつかの意味で限定が必要です。上述のように雇用場面での不当な取扱いを制限しているものなので，抽象的な一般条項を公益通報に関して明確化したという象徴的な意味では大きな意義があるにせよ，従来民法の一般原則や労働基準法18条の2などによって，裁判で争われていた雇用の無効や不利益取扱いの妥当性の問題とほぼ同じ状態なのです。したがって，この法律によって，雇用場面での保障でもどれだけ進展したかは不明です。さらに，刑事的，民事的に名誉毀損など別個の場面で訴えられる可能性はあり，それには直接この法律は関係しません。名誉毀損に関しては深入りしませんが，1つには下記で論ずるように病院の上司や経営者に相談したり，また，監督官庁である厚生労働省の担当部局に連絡することは，マスコミ報道などとは異なり不特定多数に向けて他人の名誉を傷つけるわけではないこと，2つ目には，名誉毀損などの訴訟でも結局公益目的かどうか，真実または真実であると信ずる相当な理由があるかなどの違法性が阻却される理由があるかが問題となるので，公益通報者保護法と直接には関係がありませんが，その判断基準は重なり合うことが多いように思います。

医療の問題と外部への通報が問題となった裁判例を，これらは公益通報者保護法が成立する前の事例ですが，参考のために2つだけ挙げておきます。1つめは，医療法人思誠会・富里病院事件と呼ばれるもので，ある医師が抗生物質を過剰に投与していたためにその病院での院内感染（MRSA）発生率が高くなっていると別の医師が考え，保健所に通報したことによって，通報した医師が普通解雇されたことが無効として争われた事件です*4。この事件では，当初は院長や法人会長に是正策をとるよう求めましたが，それが容れられず，最終的に保健所に通報したというものでした。問題となっていた医師の抗生物質の投与は，患者の生命身体に直結する問題であり，それについては院長自身が疑問をもっていたという事情などもあったので，その通報目的も不正とはいえず，しかも保健所への申告によって処分が下された事実も，またその事実がマスコミなどを通じて社会に知れわたったこともなかったことなどから，解雇権の濫用として解雇が無効とされました。

もう1つの事例は，マスコミを一時賑わした日本医科大学病院事件です*5。大学病院で20歳の女性にあご骨折の手術が行われたのですが，その2日後に亡くなってしまったのです。この事件では，同じ病院に勤める別の医師が，死亡の原因はあごの手術に用いられたキルシュナー・ワイヤーが誤って頭蓋骨に刺さってしまったことだと，患者家族に伝えただけでなく，それをマスコミに情報提供した結果，それが報道されたことを受け，大学病院側が名誉毀損で損害賠償を求めたものです。東京地裁判決では，通報目的がもっぱら公益を図るためのものであり，通報の中味が真実であるとは認定できないものの，それが真実であると信ずる相当な理由はあったとして，不法行為の成立を否定していました。しかし，高裁判決では，地裁判断とは異なって，キルシュナー・ワイヤーが頭蓋骨に刺さったと信じた判断根拠の不十分さを指摘し，真実と信ずる相当性も否定しました。そして，通報目的の意図（公益性）を判断するまでもないとして，損害賠償を認めました。

最初の事件では医師が解雇されていたことが主要論点だったのに対して，第2の事件では，病院側からの名誉毀損が主たる論点なので，問題とされる法律構成も異なりますし，個々の事件の中味も大きく異なり，2つの事件だけから一般論を引き出すのは困難です。しかし，あえて一言すれば，判断を分ける要因として，通報内容の真実性だけでなく，通報先が保健所という行政機関かマスコミかという事実や，通報に至るまでの内部での是正のための努力なども挙げられることだけは間違いないようです。

また，ここで取り扱う設問で問題となっている医療ミスは，確かに刑法では211条の業務上過失致死傷罪にあたる場合があり，実際に総数は少ないにせよ，刑事裁判で有罪判決が下されることもあります。さらに，医師法4条および7条の2では，上記のように罰金刑が科されたり，刑事事件で有罪とならない場合でも繰り返し医療ミスを犯していた場合には，医事に関する不正などとして，免許停止，取消しなどの処分を受ける可能性があり，実際そのような事例も少ないながら存在しています。ただ，そもそも医療は治療という性質から患者の死などと常に隣合せであり，しかも，故意と同等であるといいうるような非難度の高い行為ではなく，その状況にいれば誰でも犯しうるようなミスを刑事処罰の対象とするのは適切ではないとの根本的な批判も存在します。その点をおくにしても，犯罪となる，つまり，業務上過失が認められるためには，警察・検察による，当事者に対するやり過ぎとも評されるほどの入念な捜査や準備を経た上で，さらに，裁判での徹底的な訴訟活動を通じて，やっと認定される場合も少なくなく，さらに，無罪とされる場合も一般の刑事事件に比してかなり高いとされています。つまり，同僚医師がミスだと思ったとしても，簡単にそれが犯罪だとはいえない類型の行為なのです。ですので，医療の場面での公益通報者保護法の適用は，そう簡単に回答できない問題を含んでいることも事実です。

いずれにしても，目的や保護法益には重なり合う場合も多く，しかも，通報手続に関連しても，基本的な考え方は参考になるので，その手続をみておきます。上述のように，内部者の通報を奨励するために，公益通報者保護法は，通報先やその内容について一定の手続を定めています。まず，保護の対象となる通報対象は，公的か私的かにかかわらず自らの組織などの法令違反およびその現実的な可能性の場合です。そのような場合には，一定の通報先にそれらの情報を提供したとしても，解雇などの不利益な処分から保護される構造になっています。保護対象の通報先は，⑴事業者内部（労務提供先），⑵規制権限をもつ行政機関，⑶その他，被害の拡大防止等のために必要と認められる者の3つです。第1の事業者内部（労務提供先）とは，雇用形態などにより異なる可能性があり，例えば，通常のサラリーマンであれば，雇用元の企業，役所などになり，派遣労働者が派遣先に関し通報しようとする場合には，派遣先の企業などになります。第2の行政機関は，通報対象である法令違反について，法的な権限に基づく勧告や命令など規制の権限をもつ各省庁等，都道府県なども含まれます。

最後のその他の事業者外部とは，具

体的な場面によって異なりうるのですが，通報の対象となる法令違反の発生や被害の拡大を防止するために必要と認められる者という形になっていて，報道機関，消費者団体，労働組合だけでなく，公害などの場合には被害者となりうる周辺住民なども含まれるようです。通報先によって要件も多少異なっていて，金銭が目的などの不正な目的でないことはすべてに一致していますが，行政機関とその他の機関については，さらに通報内容が真実であると信ずる相当な理由があることが要求されています。さらに，その他の主体，すなわち所属組織や規制機関以外の通報については，上記2つへの通報が解雇などの不利益処分など通報者にとって大きなリスクがある場合，通報がかえって隠蔽などの不正行為を助長したり，十分真摯に取り扱われないような場合に限定されています。

つまり，この法はまずは内部への通報を，それでもだめなら行政機関，最後の手段としてマスコミをはじめ外部の主体へというような序列をつけています。

アメリカ・オーストラリアなどの医師倫理規定

例えば，アメリカ医師会の倫理規定*6では，9.031条で健康上の理由から医師として安全な医療を提供できなくなっている医師（Impaired）や，能力に欠けたり非倫理的な行動をしている同僚医師について，病院内の担当部署（院内の健康保持や回復に関するプログラム）や院内の資格審査委員会（Peer Review body），州資格付与機関（state licencing or disciplinary board）などに通報すべきであるとしています。このような通報を推奨する背景にあるのは，患者，家族，同僚に対する誠実さ（compassionate and respectful attitude）であるとされています。

その他の国でも，例えば，オーストラリア医師会の倫理規定*7は，同僚医師の評判を不用意に傷つけるコメントは戒めながらも（2.1-c項），同僚医師に非行や，医師として不適切な行為が疑われる場合（suspected unethical or unprofessional conduct）には，適切な機関に通報するように求めています。また，Victoria州の免許付与機関であるMedical Practitioners Boardは，非行事例以外にも，医療への従事に支障をきたすような病を患っている際には医師を含め誰であれMedical Practitioners Boardに通報できることになっています。想定されているのは，薬物やアルコールの中毒，精神疾患またはパーキンソン病などの器質病などです。このような通報がなされた場合，中立的な医師による診断を経て，強制的な契機を低減しつつ当事者の医師との話合いを重視し，患者の安全を確保すると同時に医師としての活動を保障するすべを探求することになります。数としては多いわけではありませんが，Victoria州では，医師のアルコール・薬物その他の中毒や病を理由とする通報が年間100件弱ありますし，その他の能力を問題とする通報の中でも懲戒手続につながる事件の中でかなりの部分は，被害にあった患者だけでなく，医師や病院経営者からのものです。大切なことは，上記の非行の場合と同様，医師の病に関しても同僚医師が気がつく場面が多いため，それらの同僚医師や病院内の直属の上司，病院幹部などからの通報も推奨しています。それらの通報については，その通報が善意（in good faith）になされる限り，法的責任を免除されています。

この事例の解決の仕方

さてここで設問の事例にもどって考えてみると，必ずしも現行の法律ではなく，むしろ将来の政策論になりますが，理想的にはまずもって医師会，医学会などの専門家としての自律組織が，国民の健康や安全を守ることを医師専門家としての本来の役割として位置づけ，その上で同僚医師が病や訓練不足その他何らかの理由で安全な医療の提供ができない場合のとるべき方策について議論し一定のルールの策定をしておくことが望ましいように思います。つまり，患者の安全を守るために医師が同僚の医師の問題点にも積極的に行動するという宣言をしておくことは，社会に対する姿勢を明確化することによってより大きな信頼の獲得の契機になるように思えますし，個々の医師たちに対しても具体的な場面に遭遇した際の行動規範として大いに参考になると思います。上記の公益通報者保護法や諸外国の例をみると，実際の通報の手順としては，まずは当該同僚医師と直接の話合いが理想ですが，それが無理な場合には，その医療機関での直接の上司や管理者などと話合いの機会をもつべきでしょう。それが，公益通報の場合と同様何らかの理由で内部通報することによって通報医師に大きなリスクが降りかかってくるような場合には，厚生労働省などの行政機関や，専門医を認定する医学会などの専門機関に通報することも考えられます。そのような手段が尽くされたにもかかわらず十分納得できる結果が得られない場合には，報道機関や患者本人への直接のコンタクトもありえないわけではありませんが，そのような通報を得た医療機関，行政機関は患者の安全確保を担う主体として責任をもって迅速に対処することが緊要だと思います。そのことが当該患者だけでなく，被害の拡大防止によって当該医師も守ることにつながり，ひいては，社会からの信頼の醸成にも役立つように思われます。

＊1　樋口範雄・医療と法を考える（有斐閣，2007）107頁～128頁

＊2　前掲注1・53頁～67頁

＊3　公益通報者保護制度については，以下のウェブサイトなどが参考になる。「公益通報者保護法と制度の概要について」（http://www5. cao. go. jp/seikatsu/koueki/gaiyo/index. html）

また，櫻井稔・内部告発と公益通報（中公新書，2006），内閣府国民生活局企画課編・公益通報関係裁判例集（商事法務，2006）も参照。

＊4　東京地判平7・11・27判時1562・126

＊5　東京地判平16・7・26判時1886・65，東京高判平17・11・9判タ1236・278，最判平18・7・6判例集未登載。

＊6　American Medical Association, Code of Medical Ethics, http://www. ama-assn. org/apps/pf_new/pf_online?category=CEJA&assn=AMA&f_n=mSearch&s_t=&st_p=&nth=1&

＊7　Australia Medical Association, AMA Code of Ethics, http://www. ama. com. au/web. nsf/doc/WEEN-6VL8CP.

例えば，Victoria州の資格付与機関の最新の年次報告書は，http://medicalboardvic. org. au/pdf/AR_2006. pdf で参照できる。

〔岩田　太〕

5　医療事故報告と看護師の職業上の倫理

設　問　88

私はある総合病院で勤務する看護師です。夜間勤務の際に，小児救急の患者が肺炎で運ばれてきて入院することになりました。医師の指示で点滴をしましたが，薬剤量を誤って医師の指示の倍の量を投入してしまったためか，患者の様態が急変し意識不明の状態となり，3カ月後に転院先で亡くなってしまいました。自分のミスが原因の可能性が強いので，患者さんのご家族に謝罪したい気持ちはありますが，直接謝罪すべきでしょうか。他にどのようなことに留意すべきでしょうか。

医療契約の性質と看護師の役割

診療行為をめぐる医療専門職，医療機関と患者の関係は，法的には一般に医療契約であるとされ，その当事者は，個人の開業医であれば当該医師であり，病院などの場合は病院が当事者となって，診療にあたる医師は，診療契約の履行補助者であるとか，病院の代理人であるとされています。看護師は個人の開業医ないしは病院に被用者として，開業医や担当医の診療行為（つまり，診療契約の実施）の補助をします。そして，看護師は，診療行為に関しては基本的に医師の指示・監督の下，医師の補助を行うことになっています（医師17条，保助看5条・37条)。

つまり，看護師がその専門性や独自性を発揮する場面は，診療行為に関しては少ないというのが法律上の建前となっているのです。遺族が訴える場合にも，医師の補助者としての看護師の過失が問題にされるという形をとります。その過失が認められる場合も，看護師の雇用主たる医師や病院が，被用者の看護師を十分監督していなかったなどの理由から責任（使用者責任）を負います。このように，通常は，患者と看護師には直接の契約関係はないといえます。そして，診療の中心的役割は医師が担うため，治療についての説明は医師によってなされることになっています。ただし，医療法1条の4第2項は，医師などとともに看護師にも，医療の提供にあたって患者が理解できるよう適切な説明をすることを求めていますし，後に述べる看護師の倫理綱領も同様です。

しかし，看護師が独自に法的な責任を負う場合がないかというとそんなことはありません。注射薬剤，血液型の取り違えなど基本的なミスによって，患者に重大な傷害を負わせた場合には，刑事責任（業務上過失致死傷罪）を問われ，罰金などの刑罰が科される場合が少なくありません。医師よりもそのような単純なミスを犯す可能性が高い仕事の特性も関連してか，看護師の方が刑事責任を問われる確率は高いと考えられています。1999（平成11）年1月から2004（平成16）年4月までの間に刑事事件で起訴された112名のうち，医師は58名であるのに対し，看護師は32名，公判請求が行われた36名のうち9名が看護師となっています*1。

民事責任の方も，過失があれば不法行為責任を負うのはもちろん，医師や病院が損害賠償を支払った場合にも病院から求償される可能性も残ります。

もちろん，看護師としての資格が取り消されるなどの行政処分の可能性もあるので，単に，法律上，看護師は患者と直接の契約関係に立つことがないというのは，何ら，看護師の免責を意味するものではないのです。

事故時の対応　看護師が自ら医療ミスをしてしまった場合には，医療専門職者として，事故に対する対応のため，また，再発防止のための原因究明や対策，さらに，患者および患者の家族などへの説明・謝罪が的確になされるよう積極的に取り組む必要があります。このようなことは，ミスが発生した場合に，法律的にも医療側に説明義務が課されていることなどからも説明できます。つまり，医療者は，治療の開始および過程だけでなく，治療が終わったあとにも，とりわけ結果が思わしくなかったり，それがミスの結果である可能性がある場合，経緯と原因等をきちんと調査し，その上で患者や遺族に対して説明することが法的にも求められると考えられます。

例えば，医療者側のミスであることが判明しているにもかかわらず，それとは違った説明をすることは悪質であると判断されて，慰謝料が追加されたり，説明義務違反として独自に慰謝料を認めたりされる場合があります。民事上の責任だけでなく，刑事法によっても，カルテの改ざんなどの隠蔽行為はミス自体とは独自の法的な責任が追及されます（刑104条〔他人の刑事事件に関する証拠を隠滅した場合等〕・155条〔公文書偽造〕・156条〔虚偽公文書作成〕・169条〔偽証〕など）。さらに，刑事処分だけでなく，行政上の懲戒の対象になりえます。また，多くの病院で医療安全対策として事故の報告制度などがとられている場合には雇用上の義務として，さらに，後に述べる医療者の倫理的な義務としても，そのような方向で行動する義務があると考えられます。

まず，診療記録については，医師や助産師には法律上その作成および保存の義務が課せられていますが，特定機能病院以外の看護師にはそのような法的な義務は課せられていないようです（医師24条，保助看42条）。しかし，診療においては詳細な記録をとっておくことが医学上重要であるといえますし，実際，看護記録は重要な役割を果たします。事故が起こった場合には，診療行為の適正さを証明するためにも，看護記録を含め診療記録がしっかりとしたものであることが大切だと考えられています。事故の内容やその後の経過などについて記載が不十分であったり記載自体がない場合には診療記録自体の信用性を失い，事故の法的責任を負う結果にも直結しうるのです。事故の際には，通常以上に正確かつ詳細な記録が求められるといえます。

詳細な記録とは何かについて，アメリカなどでは，以下のような基本ルール（やるべき5原則とやってはいけない3原則）が提唱されています。まず，記載してあることが当然の前提とされるものとして，(1)客観的で臨床的に関連した事項を，(2)正確，かつ，(3)適時に，(4)読みやすく，しかも，(5)不足なく記載してあることが重要だとされます。さらに，やってはいけないこととして，①改ざんやその疑いをうけるようなこと，②他人への非難，③患者への偏見や感情的な表現，だとされています*2。

医療安全対策のための報告制度

医療ミスの報告制度としては，医療機関内で状況を把握しそれを医療安全向上に役立てることが必要であると同時に，医療機関の外に報告し，そこでの事例の分析を報告した医療機関だけでなく他の医療機関の安全向上に役立てることが構想されてきました。病院外の報告制度には，ヒヤリ・ハット報告と重大事例報告の2類型があります。ヒヤリ・ハット事例収集は，2001（平成13）年10月からはじめられ，重大な被害を与えなかったミスの事例を厚生労働省（2004〔平成16〕年4月からは㈶日本医療機能評価機構）が，任意かつ匿名で収集し，医療事故につながりうる要因を分析し，医療安全をめざす活動が行われています。また，国立病院・療養所，特定機能病院，臨床研修病院などに対しては，事故情報（患者の死亡または傷害事例で，⑴誤った医療または管理を行ったことが明らかなもの，および，⑵ミスは明らかではないが，行った医療または管理に起因するもの，さらに，⑶医療機関内における事故の発生の予防および再発の防止に資する事案）の報告が義務づけられています。このような中，看護師がミスをした場合にも，同じミスを発生させないために，院内および院外への報告が求められています。院内では，前述のようにまず看護日誌などにどのような過程でミスが起こったかの詳細かつ正確な記録をとっておくことが必要です。それと同時に，院内のミス報告制度などによって上司などにミスの事実を伝え，事故に対する対応を行うと同時に，再発防止につなげることが重要です。

看護師の倫理

わが国では，実際に医療事故が発生した場合，患者に十分に説明したり謝罪がなされているか否かについて包括的な調査はこれまでなされていません。諸外国の例をみると，率直な説明や謝罪がなされているという積極的な調査結果は必ずしも多くありません。患者側がミスの事実の情報，謝罪さらに精神的なサポートを欲しているにもかかわらず，医療者が十分その願いに応えていないという調査もあります*3。

医療倫理として考えた場合，事故が発生したと考えられる場合，患者や家族に対して事情を説明し，謝罪するのが大切であることに大きな反対はないといえますし，事故隠しや偽装などは当然のことながら厳に慎むべきです。近年では，病院の方針としてもそのような方針を明示する例が多くなっています*4。

看護師の倫理としても，大きな違いはありません。日本看護協会「看護者の倫理綱領」（http://www.nurse.or.jp/nursing/practice/rinri/rinri.html で入手可能）（2008年1月7日時点）では，「看護者は，対象となる人々に対する忠実義務を有し，築かれた関係によって生まれる看護者への信頼感や依存心に誠実に応えるように努める」，「……治療及び看護が阻害されているときや，不適切な判断や行為に気づいたときは，人々を保護するために働きかけたり，あるいは他の適切な手段によって問題を解決したりするように行動する。……看護者は，自己の実施する看護について，説明を行う責任と判断及び実施した行為とその結果についての責任を負う」と述べています。アメリカでも，率直さや真実を述べることは，患者と看護師の信頼関係の基礎であり，隠蔽などは信頼に対する重大な裏切りというとらえ方がされています。意図的な隠蔽はいうに及ばず，事故が起こったことを認識直後に認めず，そのことによって対処策が遅れること，そして，そのことを上司に報告するのを怠ることなどは，弁解できない重大な倫理違反であると考えられています*5。なぜなら，ミス自体は不注意から起こりえますが，そのミスを隠すことは明らかに意図的な作業であり，もはや，不注意では済まされないからです。

また，実践的な考慮からも率直な謝罪が勧められています。多くの被害者は医療者がミスを起こしたことを率直にしかも真摯に謝罪すれば，ゆるすといわれていますし，むしろ，率直な説明がなされないため，真実を明らかにするために被害者をコストのかかる訴訟へ追いやってしまうといわれています。

看護師の明らかなミスの場合の謝罪については，理想的には，ミスを犯した本人が率直に謝罪することです。さらに重要なことは，病気や傷害と闘っている患者と家族はそれだけでも大きな精神的な負担を抱えることが多いのに，さらに医療ミスのために傷害が重大化しているわけですから，ストレスがそれによってさらに拡大しないようなサポート体制を作ることも必要です。真摯かつ率直な説明と謝罪は，法的な観点ばかりでなく，看護師の倫理としても本質的な義務であることを十分意識することが大切です。

＊1　飯田英夫・刑事医療過誤Ⅱ（判例タイムズ社，2006）

＊2　中島＝児玉・ヘルスケアリスクマネジメント（医学書院，2000）108頁

＊3　See, e.g., Gallagher et al., Patients' and Physicians' Attitudes Regarding the Disclosure of Medical Errors, 289 JAMA 1001-1007 (2003).

＊4　国立大学医学部附属病院長会議編・医療事故防止のための安全管理体制の確立に向けて「提言」（日総研出版，2001）136頁～140頁

＊5　Mary E. Foley, The Case & Commetary : Infused, not Ingested (available at http://www.webmm.ahrq.gov/case.aspx?caseID=108) (November 2005) (last visited on Jan. 7, 2008). See also American Nurses Association, CODE OF ETHICS FOR NURSES WITH INTERPRETIVE STATEMENTS (American Nurses Association, 2001) (available at http://www.nursingworld.org/mods/mod580/cecdefull.htm) (last visited on Jan. 7, 2008).

《参考文献》

＊良村貞子・アメリカにおける医療過誤と看護婦の責任（北大図書刊行会，2002）

〔岩田　太〕

第7部

出生をめぐる問題

Ⅰ　生殖補助医療

Ⅱ　人工妊娠中絶

Ⅲ　重症障害新生児の問題

1 生殖補助医療と法（国内問題としての事例）

設問 89

A 産科医の周囲では次のような 2 つの問題が生じています。法律的にはどうなるのか助言を求めています。

⑴　卵子提供のケース

B さんは 53 歳の女性です。50 歳になって素晴らしいパートナーに出会えたので，彼の子どもが欲しいと思いました。パートナーと相談し，卵子提供を受けパートナーの精子を用いて体外受精で妊娠し，双子を帝王切開で出産しました。彼に頼んで，出生届を市役所へもっていったところ，すぐには受理してもらえませんでした。自分がお腹を痛めて出産した子ども達なのに出生届を受理してもらえないのは納得がいきません。

⑵　代理母（いわゆる借腹タイプ）のケース

C さんは 45 歳の女性です。45 歳になって素晴らしいパートナーに出会えたので，彼の子どもが欲しいと思いました。40 歳の時に筋腫の手術を受けて，その時，妊娠は危険だといわれたので，パートナーと相談し，自分の卵子を採取してもらい，パートナーの精子と体外受精させ，代理母にお願いし双子をもうけました。区役所に出生届を出しましたが，不受理となりました。遺伝的には自分達の子どもなのに出生届を受理してもらえないのは納得がいきません。

人工生殖と法

本設問は，国内でこのようなことが生じた場合法的にどうなるかを論ずる形になっていますが，実際には，後に述べるように，わが国では，今のところ，日本産科婦人科学会の自主規制により，国内でこのような事態が生ずることは稀であると思われてきました。B さんや C さんのような人は，海外でそれぞれの手段が認められているところへ渡航し，子どもをもうけることに成功して日本へ帰ってきたときの法律問題が争われているのです。この点は，〔**設問 90**〕を参照してください。

ところが，50 代後半の閉経後の女性が，娘夫婦の受精卵を子宮に入れて妊娠，2005（平成 17）年春に出産していたことが公表されるなど*1，実は，設問のような事例が稀ではあっても国内で生じうることが明らかになりました。

ここでは，人工生殖に関する法のあり方につき，国内でどのような議論が行われてきたかを説明します。

人工生殖とは，一般に，人為的な方法の助けを借りて行う生殖をいいます。助けを借りるので生殖補助医療という言葉も使われます。

設問では女性の方に問題があるケースを取り扱っていますが，男性の側に問題のあるケースもあります。むしろ後者の方が，医療的にも対処が容易であり広く行われてきました。代表的な例が人工授精であり，わが国においても 1949（昭和 24）年に最初の人工授精子が誕生したとされています。夫の精子を用いる場合を配偶者間人工授精（AIH，Artificial Insemination by Husband），夫以外の男性の精子を用いる場合を非配偶者間人工授精（AID, Artificial Insemination by Donor）と呼びます。このうち後者については，「誰が父か」という問題を直ちに提起するわけですが，この半世紀近くにわたってほとんど紛争もなく，明示的な法的対応がなされないままで，子は夫婦の嫡出子として届けられ，既成事実として子は夫婦の子とされてきました。後者の場合も，外からみただけでは，夫婦の間で妻が出産して子が生まれているからです。

ところが，その後の生殖技術の進展は，女性に問題がある場合でも医療的に対処することを可能にしました。(1)妻の体内での受精が難しい場合に対処する体外受精，(2)夫の精子を他の女性に人工授精して出産してもらい，生まれた子を夫婦が自分の子として育てる方法（これが従来の，あるいは初期の代理母です），(3)夫の精子と他の女性の卵子とを体外受精し，その胚を妻に移植して出産する方法（借卵型出産，設問の(1)の例です），(4)夫の精子と妻の卵子を体外受精し，できた胚を他の女性（代理出産母，あるいは新たなタイプの代理母，設問の(2)のケースです）に移植して生んでもらう代理出産というようなことが急速に現実化しました。そこで，今度は「誰が母か」が問われるようになり，わが国も含めて世界的に人工生殖の問題をいかに扱うべきかが大きな問題となっているのです。

女性に問題があるこれら4つのケースのうち，(1)と(3)は妻が出産する場合（逆にいえば子宮があって産めるケース）であるのに対し，(2)と(4)は妻以外の女性が出産しています（子宮摘出などで妻が子を産めないケース）。男性の場合の人工授精と異なり，外部からみても誰が出産したかがすぐにわかり，その点で外見上大きな違いがあります。

しかし，遺伝的なつながりの点では，(1)と(4)は遺伝上も夫婦の子であるのに対し，(2)と(3)は女性と子には遺伝的なつながりがありません。もっぱら父とだけ遺伝的なつながりがあることになります。この点は，外部からはみえにくい違いになります。

2つの法的課題

さて，これらの問題を法的にみると，問題は大きく2つに分かれます。1つは，賛否はともあれ，様々な人工生殖の方法で生まれた子の法的地位をどのように扱うかという問題です。子の父は誰か，母は誰かということがその中心となります。

しかし，もう1つ別の問題があります。それは，このような生殖技術の進展をどう評価するかという問題です。もしもそれを否定的に評価するのであれば，どこでストップさせるのか，そのための実効的な法律上の手段は何かということが課題となります。

これら2つの点は実際には完全に切り離すことができません。例えば，人工生殖に否定的な評価を下すだけでなく，その歯止めの手段の1つとして子の法的地位の定め方を考えようという人が出てきます。例えば設問の2つのケースで，いずれも出生届を受理せず，子を夫婦の子と認めない，あるいは少なくとも妻の子とは認めない（妻を母と認めない）という取扱いをすれば，人工生殖を行おうとする人たちへのディスインセンティブ（妨害要素）になります。しかし，その場合，すでに生まれた子の福祉は犠牲になる可能性があり，子ども自身はどのようなプロセスで生まれたかに責任がない以上，正義を追求する法の立場からみてそれでよいのかという疑問が生じます。さらには，男性に問題がある場合に何らの措置もしないで，女性の場合だけ問題にすることにも疑問が生ずることになります。法は平等も追求しているはずだからです。

生殖医療技術は認められるか

1994（平成6）年，生命倫理の研究者として著名な㮊島次郎・米本昌平氏はその共同論文の中で，わが国の法の状況につき，「生殖技術の対象を婚姻カップルに限り，代理出産・卵提供は行われず，精子の第三者からの提供さえもごく一部の施設でしか行っていないという，西欧諸国に比べて厳しい規制が，制度的なコントロールなしに実現している」と述べていました。「制度的なコントロール」とは法規制を指します。つまり，法がないのにうまくいっている状態が半世紀以上続いてきたというのです。ところが，この2人も今後はそれでは済むまいと予想していました。設問にあるような事例がまさに生じてきたからです。しかも相変わらず法はなく，設問で登場する市役所も区役所も明確に法がそれを命じているから出生届の受理を拒否したわけではありません。むしろ，本当は，対処に困っているという状況です。

そこで2つの動きが生じました。1つは，法律を作ろうという動きです。まず厚生労働省が人工生殖技術の進展の当否を論ずるため，1998（平成10）年に厚生科学審議会先端医療技術評価部会の下に「生殖医療技術に関する専門委員会」を設置し，専門委員会は「精子・卵子・胚の提供等による生殖補助医療のあり方についての報告書」を2000（平成12）年12月にまとめました。それを受けて，厚生科学審議会の下に生殖補助医療部会が設置されたのが2001（平成13）年6月，そして，2003（平成15）年4月，「精子・卵子・胚の提供等による生殖補助医療の整備に関する報告書」が公表される運びとなったのです。他方で，法務省は，人工生殖技術によって出生した子の法的地位を明確にするため，法制審議会の中に，生殖補助医療関連親子法制部会を立ち上げ，2001（平成13）年から審議を開始しました。しかし，2003（平成15）年以降，どちらの部会も活動を停止しているのが現状です。言い換えれば，法律を作ろうという動きはスタートしたものの頓挫しているのです。

このような法の間隙を埋めてきたのが，日本産科婦人科学会の会告です。会告とは，産科婦人科学会の自主ルールです。例えば，2006（平成18）年4月に改定された「非配偶者間人工授精に関する見解」では，(1)この方法以外の医療行為によっては，妊娠の可能性がないあるいはこれ以外の方法で妊娠をはかった場合に母体や児に重大な危険がおよぶと判断されるものを対象とすること，(2)被実施者は法的に婚姻している夫婦で，心身ともに妊娠・分娩・育児に耐え得る状態にあるものとすること，(3)治療にあたっては，感染の危険性を考慮し，凍結保存精子を用いる。同一提供者からの出生児は10名以内とすること，(4)精子提供者のプライバシー保護のため精子提供者は匿名とするが，実施医師は精子提供者の記録を保存するものとすること，(5)営利性の排除などが定められています。

本設問と直接関係するものとしては，2001（平成13）年に，当面，近親者からの卵子提供は認めないという方針が明示されたこと，さらに，2003（平成15）年4月には次のような「代理懐胎に関する見解」が出されています。

① 代理懐胎について

代理懐胎として現在わが国で考えられる態様としては，子を望む不妊夫婦の受精卵を妻以外の女性の子宮に移植する場合（いわゆるホストマザー）と依頼者夫婦の夫の精子を妻以外の女性に人工授精する場合（いわゆるサロゲイトマザー）とがある。前者が後者に比べ社会的許容度が高いことを示す調査は存在するが，両者とも倫理的・法律的・社会的・医学的な多くの問題をはらむ点で共通している。

② 代理懐胎の是非について

代理懐胎の実施は認められない。対価の授受の有無を問わず，本会会員が代理懐胎を望むもののために生殖補助医療を実施したり，その実施に関与してはならない。また代理懐胎の斡旋を行ってはならない。

理由は以下の通りである。

(ア) 生まれてくる子の福祉を最優先するべきである

(イ) 代理懐胎は身体的危険性・精神的負担を伴う

(ウ) 家族関係を複雑にする

(エ) 代理懐胎契約は倫理的に社会全体が許容していると認められない

つまり，国内では，この会告によって，産科医は，設問の(2)（ホストマザー）のケースには対応できないことになっているわけです。設問(1)の卵子提供は，近親者以外からの提供を認める見解が出されていますが，近親者以外で提供してくれる人をみつけるのは容易ではありません。このため，Bさんや C さんのような立場の人が，海外に出かけて子どもをもうけるという事例が近年報道されるようになってきました。

子の地位はどうなるか

さて，仮に日本国内でBさんやCさんの望みどおりの医療行為が行われ，子どもができたとしても，さらに問題は残ります。それは，生まれた子の法的地位──赤ちゃんとBさんやCさん（さらにBさんやCさんのパートナー）との間に親子関係が認められるか──の問題です。これは，出生時だけではなく，離婚や相続など血縁や婚姻関係が問題になる場面で常に問題となりうる点です。しかし，日本ではまだこの人工生殖術が行われるようになってから日が経っていないためか，出生直後の出生届の場面で，市役所が届けを受理するか否かという形で問題が表面化しているようです。

日本法では，従来，母については認知の必要はなく分娩の事実で母と認めるという解釈がなされてきました。この生んだ母こそ母だという原則は，ここで述べているような分娩の母と遺伝上の母が異なりうるような事態が生ずる前にできたルールです*2。この原則が，分娩の母と遺伝上の母が分裂した新たな事態にまで適用されるのかが問題ですが，仮に，そのルールが適用されたとして，以下，考えてみます。何らかの形で母子関係が肯定されたら，これを前提に母の配偶者が父と推定される，というのがこれまでの親子関係を確定のしかたですから，まず母子関係が問題とされます。

これをもとに設問の(1)の例を考えてみます。産んだ母こそ母ですから，Bさんと赤ちゃんとの間に遺伝上の血縁がなくとも，Bさんと生まれた赤ちゃんとの間には母子関係が成立します（パートナーと赤ちゃんとの間にも，彼がBさんの配偶者であれば父子関係の推定が成り立ち，未婚の場合にも彼が認知すれば父子関係が成立します)。日本産科婦人科学会も，一定の要件の下で卵子提供による出産自体は認めていることも考え合わせると，この結論に法的な問題はないことになります。したがってこの事例では，市役所の担当者は通常は出生届を受理することになります。ただし，53歳という，通常は出産できると思われない年齢の女性から出生届が出されると，市役所としては，これが真正な出生届かを問題にせざるをえません。しかし，このケースでは，出生証明書などにより，あらためて日本の病院でBさんが生んだという事実を示せば，市役所も出生届を受理することでしょう。

難しいのは設問の(2)の方です。すでにこちらは裁判になっています。2005（平成17）年に最高裁判決が出たのは*3，海外で，夫の精子を使い，人工授精その他の方法で別の女性に妊娠してもらって子が生まれたケースです(子宮も卵巣も摘出した女性では夫の子を得るためにはこの方法しかないからです)。最高裁は，生んだ母が法律上の母であるとして，不受理処分を適法と判断しました。

しかし，設問(2)のCさんのケースは事実関係が異なります。このケースでは，双子と夫婦の間に遺伝上の関係があることは明らかであり，東京高裁は，2006（平成18）年9月に，出生届を不受理とした品川区の処分を違法とする決定を下しました*4。その後，2007（平成19）年3月最高裁はこの決定を履しました*5。

今のところ，海外で合法的に代理母による代理出産のできるところがあり，その手続を利用して子をもうけた場合，日本法の下では母子関係は否定されることになりました。

＊1　朝日新聞2006・10・16朝刊
＊2　最判昭37・4・27民集16・7・1247
＊3　最決平17・11・24判例集未登載（朝日新聞2005・11・25朝刊による）
＊4　東京高決平18・9・29判時1957・20
＊5　最決平19・3・23民集61・2・619

《参考文献》

＊櫛島＝米本「先進諸国における生殖技術への対応―ヨーロッパとアメリカ，日本の比較研究」ジュリ1056号（1994）130頁
＊樋口範雄「人工生殖と親子関係」ジュリ1059号（1995）129頁
＊大村敦志「生殖補助医療と家族法：立法準備作業の現状を踏まえて」ジュリ1243号（2003）12頁
＊樋口範雄「人工生殖で生まれた子の親子関係」法教322号（2007）132頁

〔木戸浩一郎・樋口範雄〕

2 生殖補助医療（海外での代理出産）

設問 90

(1) 初期の代理母のケース

私は 45 歳の女性です。45 歳になって素晴らしいパートナーに出会えたので，彼の子どもが欲しいと思いました。40 歳のときに筋腫の手術を受けて，その時，妊娠は危険だといわれたので，パートナーと相談し，海外の不妊センターで卵子提供を受け，パートナーの精子と体外受精させ，代理母をお願いし，双子をもうけました。当地の日本領事館へ出生届を出しましたが，不受理となりました。きちんと代理出産契約を結び，私たちが生まれた子を育てることに卵子提供者も代理母も同意しているのに，なぜ出生届を受理してもらえないか，納得がいきません。

(2) 代理出産（借腹タイプ）のケース

私は 45 歳の女性です。45 歳になって素晴らしいパートナーに出会えたので，彼の子どもが欲しいと思いました。40 歳のときに筋腫の手術を受けて，その時，妊娠は危険だといわれたので，パートナーと相談し，海外の不妊センターで自分の卵子を採取してもらい，パートナーの精子と体外受精させ，代理母をお願いし，双子をもうけました。当地の日本領事館へ出生届を出しましたが，不受理となりました。遺伝的には自分たちの子どもなのに出生届を受理してもらえないのは納得がいきません。

人工生殖と外国法

この設問の(2)は，〔設問 89〕の(2)のケースでＣさんが海外で希望の医療行為を受けた場合に，どのような法的問題が生ずるかという問題です。これも一種の代理母ではありますが，このケースでは，卵子は依頼者の女性のものですから，遺伝的なつながりが依頼者夫婦と子にあることになります。しかし，人工生殖の最初の時期には，このような形態ではなく，出産を引き受けた女性が卵子も提供し，体外受精で作られた受精卵を体内に戻して出産する形の代理母がありました。このケースが(1)の例です。この場合，女性は出産すると同時に遺伝的なつながりももっているので，代理母というより，母そのものではないかという議論がありました。しかし，surrogate mother（代理母）と呼ばれたのは，(1)の形態の方が古くから存在したので，現在，英語では(1)の場合を surrogate mother，(2)の場合は gestational mother（懐胎だけの母）と呼んで区別することがあります。

確認すると，依頼者の女性と子との間に，(1)では遺伝的つながりがないのに対し，(2)では遺伝的つながりがあります。

海外には，このいずれの形の代理出産についてもはっきり合法と認める国がいくつかあります。そこでは，日本では適法とされるか明確でない代理出産契約が一定の要件のもとに有効とされ，契約に基づき，依頼者女性と赤ちゃんとの間に母子関係を発生させ，代理母と赤ちゃんとの間の母子関係をないものとする法的手続が定められています。依頼者女性は分娩せず，さらには生まれた子との間に遺伝関係もない場合でも，養育する意思のある女性として，初めから赤ちゃんとの間に親子関係が認められるのです。国や地域によっては，裁判所等での手続を経て母となろうとする人の名前が母親の欄に記された出生届が作成されます。

では，それを日本ではそのまま認めることになるのでしょうか。

2つの裁判

この問題につき最高裁は，近年相次いで判断を下し，(1)，(2)いずれの生殖補助医療についても，依頼者女性と子との親子関係を否定し，出生届は受理されないとしました。これらの裁判は，社会的にも注目を浴び，下級審の高等裁判所でも判断が分かれました。以下では最高裁の結論をみるに先立ち，2つの高等裁判所の判断を素材に，この裁判の論点がどこにあったのかをみてゆくことにします。

設問の(1)と同じような事実関係が問題になった裁判で，大阪高裁は2005（平成17）年，地方自治体による出生届の不受理を認める決定を下しました*1。すなわち大阪高裁は，依頼者女性と子との間に母子関係は認められず，明石市による出生届の不受理は合法だと判断したのです。この決定は，同じ年に最高裁によって支持されました*2（以下，この裁判を(1)事件とよびます)。

これに対し，設問の(2)と同じ事実関係を扱った裁判では，東京高裁は2006（平成18）年の決定で*3，代理出産を依頼し双子をもうけた夫婦による出生届を受理しなかった品川区に対し，双子は夫婦の子だとして，出生届を受理するよう命じたのです。しかしこの決定には抗告がなされ，最高裁は東京高裁の判断を覆し，品川区の出生届けの不受理を合法とする決定を下しました*4（以下(2)事件)。

高等裁判所での判断の違いは何に由来するのでしょうか。(2)事件では，依頼者夫婦と赤ちゃんとの間に遺伝的つながりがあったのに対し，(1)事件では遺伝的つながりがなかったことによるのでしょうか。そのような見方もまったく間違いとはいいきれないのですが，この2つの判決を比べてみると，実際には法や裁判所が，この医療技術をめぐる紛争の展開に追いついていない状況が浮き彫りになるのです。段階を追ってみてみましょう。

準拠法選択と母子関係

生まれた赤ちゃんと女性との母子関係を法的に考える場合，この設問のように海外で人工生殖が行われたケースでは，まず日本法を適用するか外国法を適用するかが問題になります。このような国境を越えた紛争で，日本の裁判所がどの国の法律により結論を導くべきかについては，「法の適用に関する通則法（以下法適用通則法と略す)」という法律が存在します*5。

法適用通則法28条1項は，「夫婦の一方の本国法で子の出生の当時におけるものにより子が嫡出となるべきときは，その子は，嫡出である子とする」と規定しています。嫡出である子とは，婚姻関係にある男女間に懐胎・出生した子，と従来から定義されています。

(1)事件で大阪高裁は，依頼者女性が赤ちゃんの母かについて，法適用通則法28条によれば依頼者女性の本国法，すなわち日本法が適用になるべきで，したがって日本法によれば分娩者でない依頼者女性と子との間の母子関係は否定されるとしました。他方，分娩女性や卵子提供者が赤ちゃんの母かについては，彼女らの本国法，すなわち外国法（具体的にはアメリカ合衆国カリフォルニア州法）が適用になり，そこでは代理出産契約が有効なので，これにより親子関係が否定されるとしました。つまり，この事件では，赤ちゃんには法律上の親が存在しないとされたのです。

赤ちゃんに法律上の親がない，という一見すると驚くべき結論について，実は(2)事件の東京高裁も同じ理由から同じ結論に達していたのでした（この事件での外国法はアメリカ合衆国ネヴァダ州法だったものの，内容はカリフォルニア州法とほぼ同じでした）。2つの判決の結論の違いは，この争点に関する結論の違いではなかったのです。

外国の裁判の効力　(1)事件と(2)事件では，いずれも赤ちゃんの生まれた土地の裁判所で，父子関係と母子関係を確定する裁判の手続がとられていました。この手続により現地の裁判所（(1)事件の場合はカリフォルニア州裁判所，(2)事件ではネヴァダ州裁判所）は，代理出産契約を含む関係書類を精査した結果，依頼者夫婦があらゆる意味において赤ちゃんの法律上の親であることを確認する判決を下していました。2つの事件の結論は，この外国裁判所の判決に日本の裁判所がどのような効果を与えるかによって分かれたのです。

外国の裁判の効力について，民事訴訟法118条は，それを有効とする要件をいくつか挙げています。

2つの事件で問題となったのは，この第3号，すなわち外国裁判所の判決が「日本における公の秩序又は善良の風俗」に反しないかでした。

(2)事件で東京高裁は，ネヴァダ州裁判所の判決を有効だとしました。東京高裁は，日本の法制度の制定時に自然懐胎以外の方法による出産が想定されていなかったからといって，人工生殖技術のすべてがわが国の法制度に受容できないわけではないとした上で，さらに以下のような理由をあげています。①赤ちゃんと依頼者夫婦との間に血縁関係がある，②依頼者夫婦が子をもうける手段は代理出産しか残されていなかった，③代理出産の申出が対価目的ではなくボランティア精神に基づいていた，④代理母夫婦が親子関係も養育も望まず，依頼者夫婦が赤ちゃんを養育することを強く望んでいる，⑤わが国には代理母契約を明らかに禁止する法律上の規定もないし，また代理出産を否定する社会通念も確立していない，⑥ネヴァダ州裁判所が代理出産契約だけでなく，依頼者夫婦と赤ちゃんの血縁関係や当事者の意思や希望も考慮した上で判決を下している，⑦外国の裁判を原則として承認することが国際的な裁判秩序の安定に寄与する。ネヴァダ州裁判所の判決は有効ですので，その効力が日本でも認められ，そこで確認された日本人依頼者女性（およびその配偶者）と赤ちゃんとの間の親子関係が肯定されるというのです。

これに対し(1)事件で大阪高裁は，カリフォルニア州裁判所の判決は無効と判断しました。そこでは以下のような理由があげられています。①母子関係の決定は分娩という客観的な基準の方が明確に決すことができる，②経験上，女性は，子を懐胎し，胎内での子の成長を実感しつつ分娩に至る過程において，出生してくる子に対する母性を育むことが指摘されている，③代理出産は，人をもっぱら生殖の手段として扱い，第三者に懐胎・分娩による多大な危険性を負わせるもので，人道上問題がある，④代理懐胎を依頼した夫婦と代理懐胎を行った女性との間で生まれた子をめぐる深刻な争いが生ずる危険性を胚胎している。カリフォルニア州裁判所の判決は無効ですから，日本法では，人工生殖の始まる前から分娩した女性が母であるとされていたので，日本人依頼者と赤ちゃんの親子関係が否定されます。

法の混迷

このように，(1)事件の大阪高裁は依頼人女性と子との親子関係を否定したのに対し，(2)事件の東京高裁はこれを肯定しました。この結論の違いは，2つの事例の事実関係，すなわち日本人依頼者と赤ちゃんとの血縁関係の有無によるのでしょうか。

それぞれの判決が複数の論拠を挙げていますので，それぞれよく比べてみましょう。すると，(1)事件での大阪高裁の理由づけを，(2)事件の事実関係に適用すると，ネヴァダ州裁判所の判決は公序良俗に反し無効になることがわかります。(1)事件での大阪高裁の理由づけは血縁関係の有無に関わりなく成り立つからです。逆に，(2)事件での東京高裁の理由づけをみても，赤ちゃんと依頼者夫婦との間の血縁関係の項目を除けば，(1)事件の事実関係でもカリフォルニア州裁判所の判決は有効となります。翻って日本の議論状況をみても，血縁関係のある代理出産は認められるが，血縁関係のない代理出産は許されない，とする議論は，これまでほとんどありません。したがって，血縁関係の有無が外国判決の公序良俗を左右するという論理は，実ははなはだ怪しいことになります。要するに，2つの判決の結論の違いは，それぞれの裁判所の裁判官が代理出産に同情的か否定的かに求められるのです。

以上からは，日本の裁判所にとって，新たな医療技術の展開や，紛争の国際的な広がり，また社会的な議論の状況を前にして，論理的に一貫した対応をすることが極めて難しかったことがわかります。本設問では，日本人夫妻がアメリカでアメリカ在住の女性に代理母を依頼した事件を扱っていますが，事例はいくらでも複雑になりえます。依頼者側の国籍（例えば日本人と外国人のカップルかもしれません）や婚姻関係，代理母側の国籍や婚姻関係により，どの国の法律が適用になるか変わってきます。代理母のいる国で代理出産が合法か非合法か，あるいは法律の規定がなされているのか，さらに，その国での親子関係の判断基準や判断手続（届出，判決などいろいろありえます）などにより，それぞれの国の法律に基づく結論が変わってきます。その結論を日本の裁判所が有効と認めるかも争われるでしょう。このように，本件の相談に対する答えを出すには，様々な要素を考慮する必要があり，かつそれぞれの要素に関して法がどのような答えを出すのか，極めて不透明です。代理出産で生まれた子は，場合によっては代理母の子になるかもしれませんし，また法的に親のない子になってしまう可能性もあります。また，大阪高裁と東京高裁とで解釈の一致をみた法適用通則法28条も，実際には従来の解釈では立ち行かない状況に至っているとの指摘もなされています。

最高裁判決

こうした中で最高裁は，(1)事件と(2)事件のいずれにおいても，母と子の親子関係を否定し，出生届の受理を拒んだ市役所・区役所を支持する判断を下しました。

(2)事件の最高裁の判断が公刊判例集に掲載されています。この中で最高裁は，実親子関係は身分関係の中でも最も基本的なもので，様々な社会生活上の関係における基礎となるとともに，子の福祉にも重大な影響を及ぼすので，一義的に明確な基準によって一律に決める必要があることを強調しました。そして，代理出産の依頼人の女性と子との親子関係を認めた判決は，わが国の法秩序の基本原則ないし基本理念と相容れないとして，民事訴訟法118条3号でいう「公の秩序」に反し，日本では効力をもたない，としたのです。この結果，日本法が適用され，親子関係は否定されたのです。

一義的な親子関係の確定を強調する最高裁の態度は，大阪高裁や東京高裁が代理出産の是非を詳細に論じたのとは一線を画すものといえるでしょう。むしろ最高裁は，代理出産に伴う諸問題に関する社会一般の倫理的感情をふまえて，医療法制，親子法制の両面にわたる検討が必要だとして，国会の立法による速やかな対応を促しました。

最後に最高裁は，法適用通則法によっても，依頼者夫婦と子との親子関係は，依頼者夫婦の本国法である日本法で判断され，したがって親子関係があるとはいえない，と結論しました。

このような最高裁判決を前提とすると，設問の答えは，(1)，(2)のいずれも，日本法が適用になる以上，代理出産依頼人の女性と子との親子関係は認められないことになります。

最高裁判決の限界

最高裁の結論をみると，日本では代理出産で生まれた子と依頼者との親子関係は，それがいかなる国で行われようと，常に否定されることになります。しかし，母子関係を一義的に決めることが子の福祉にかなう，という最高裁の論理を，そのまま受け取ってよいのかは，疑問の余地があります。

これまでみてきた裁判では，区役所の出生届の不受理が正当と認められたとしても，夫婦が子の実質的な親として育て続けるだろうことを，誰も疑わないでしょう。しかし，うまくいっている関係でも将来何が起こるかわかりません。夫婦が将来離婚すれば，子の監護権が争われ，夫が，女性に法律上母でないから双子を引き渡せと主張するかもしれません。(1)，(2)いずれの設問でも，夫は子と遺伝的つながりのある唯一の男性であり，男性が遺伝関係を根拠に認知すれば，夫の側が一方的に強い立場に立つ可能性があります。あるいは，依頼者夫婦が子を放棄した場合はどうなるでしょうか。親子関係を否定した最高裁判決を前提とすると，養育の責任を負ってくれる人は誰もいないことになります。

ここでみた裁判が，日本での代理出産の現状においては，特殊なものだということにも注意が必要です。実は日本では，すでに少なからぬ代理出産のケースで，日本人夫婦は，妻が懐胎したことにして出生届と戸籍登録がなされているといわれます。実は，正式の出生届が出されれば，日本の市役所等で代理母による出産かどうかを知るすべはないのです。(1)事件は，女性が余りにも高齢であり，(2)事件は，女性が有名人で子宮摘出を公表し，いわば正正堂々とネヴァダ州の手続を利用し，帰国後，区役所に出生届を提出した，という事情でたまたま代理出産の事実が発覚したにすぎないのです。

代理出産を隠す形で出生届が出されても，将来，代理出産の事実が何らかのきっかけで明らかになれば，親子関係が法的に覆される可能性があります。この子が成長する過程で，例えば両親あるいは親子の間に不和が生じた，あるいは相続をめぐって争いが生じたという場合に，思わぬ紛争が生ずる可能性が残されています。

このように事例が変われば，子の福祉の問題は，大きく事情を変えることになります。その場合には，最高裁も異なる判断を下す可能性があり，また子の福祉を真剣にとらえるのであればそのようにすべきだとの議論にも説得力があるように思われます。

法の役割と限界　最高裁は，裁判の限界と立法の必要性を説き，国会による立法を促しました。しかし，これまでの立法への動きは，分娩した女性を母とする従来の民法解釈を維持する，というものでした。最高裁は，皮肉にも，海外での代理出産により日本人依頼者と子の親子関係を認めた東京高裁の判断を覆したことで，立法の気勢をそいでしまったともいえるでしょう。

その上で，代理出産に対する否定的な判断から，そのまま代理出産により生まれた子と，依頼者の女性との親子関係とを否定する結論を導く考え方，またそれに沿った立法論には，再考の余地があります。生殖技術の規制と，生殖技術で生まれた子の親子関係とは，確かに関連し，影響しあう問題です。しかし，だからといって，生殖技術を規制するために，血縁関係や養育意思のある女性と子との親子関係を否定し，法的に親のない子を放置してよいということにはなりません。

分娩した女性を母とする民法上のルールは，分娩から血縁の事実が明らかな時代のものです。人工生殖技術の発展という新たな事情を前に，従来のルール・解釈がその本来の目的にそぐわないのであれば，子の利益など個別的要因を考慮し，個々の事例に即した判断が求められるといえるでしょう。

確かに，親子関係が法的に確定しないと子の福祉や社会生活が不安定となる局面はあり，法の明確化が必要な場合もあるでしょう。しかし，人工生殖のように技術の進展と人々の考え方が揺れ動くことが予想される分野で，固定的な法を作れば問題が解決すると楽観的な考えに走ることもできません。具体的妥当性を離れた固定的，一般的なルールを作ることが，個々の子の福祉に反する場合もあることを十分に銘記する必要があります。

＊1　大阪高決平 17・5・20 判時 1919・107
＊2　最決平 17・11・24 判例集未登載
＊3　東京高決平 18・9・29 判時 1957・20
＊4　最決平 19・3・23 民集 61・2・619
＊5　法の適用に関する通則法は，従来の法例という法律を全面改正したもので，2007（平成 19）年 1 月 1 日から施行されています。⑵事件の最高裁決定以外は法例によって判断された事件ですが，問題となる法例 17 条 1 項と法適用通則法 28 条 1 項では，実質的に規定内容は同じですので，以下では法適用通則法にそろえて解説します。

《参考文献》

＊早川吉尚「国境を越える生殖補助医療」ジュリ 1243 号（2003）34 頁
＊織田有基子「代理出産における親子関係」樋口＝土屋編・生命倫理と法（有斐閣，2005）305 頁所収
＊佐藤やよひ「人口生殖の母子関係の準拠法の決定について」同 318 頁所収
＊佐藤寛「渉外的代理母出生子の国籍」同 333 頁所収
＊樋口範雄「人工生殖で生まれた子の親子関係」法教 322 号（2007）132 頁

〔木戸浩一郎・溜箭将之〕

1　人工妊娠中絶（未成年者の場合）

設　問　91

私は産婦人科の開業医です。16歳の女子高生が来院され，妊娠中絶を希望されました。パートナーは同級生で17歳ということでした。

同意書の署名をいただきたいのですが，本人はもとより，パートナーも未成年のため，親御さんへ説明して同意をいただこうと考えていますが，本人たちは両親へ告知することは拒絶しています。どのようにすればよいでしょうか。

優生保護法から母体保護法へ

1996（平成8）年，批判の強かった優生保護法が改正され，その名も母体保護法に変わりました。

この法律の第1条では，「この法律は，不妊手術及び人工妊娠中絶に関する事項を定めること等により，母性の生命健康を保護することを目的とする」としています。優生保護法では，堂々と「この法律は，優生上の見地から不良な子孫の出生を防止するとともに，母性の生命健康を保護することを目的とする」とあり大きな変更です。

妊娠中絶に関する条項は，次のように変更されました。

(優生保護法)

「第14条①　都道府県の区域を単位として設立された社団法人たる医師会の指定する医師（以下指定医師という。）は，左の各号の一に該当する者に対して，本人及び配偶者の同意を得て，人工妊娠中絶を行うことができる。

一　本人又は配偶者が精神病，精神薄弱，精神病質，遺伝性身体疾患又は遺伝性奇形を有しているもの

二　本人又は配偶者の四親等以内の血族関係にある者が遺伝性精神病，遺伝性精神薄弱，遺伝性精神病質，遺伝性身体疾患又は遺伝性奇形を有しているもの

三　本人又は配偶者が癩疾患に罹っているもの

四　妊娠の継続又は分娩が身体的又は経済的理由により母体の健康を著しく害するおそれのあるもの

五　暴行若しくは脅迫によって又は抵抗若しくは拒絶することができない間に姦淫されて妊娠したもの

②　前項の同意は，配偶者が知れないとき若しくはその意思を表示することができないとき又は妊娠後に配偶者がなくなったときには本人の同意だけで足りる。

③　人工妊娠中絶の手術を受ける本人が精神病者又は精神薄弱者であるときは，精神保健法第20条（後見人，配偶者，親権を行う者又は扶養義務者が保護義務者となる場合）又は同法第21条（市町村長が保護義務者となる場合）に規定する保護義務者の同意をもって本人の同意とみなすことができる。」

その要点は次のようなことです。

(1)　人工妊娠中絶には，指定医の認定と，本人および配偶者の同意が必要である。

(2)　中絶の許される場合は，本人とそれに近い者が精神病・遺伝性疾患を患っている場合，ライ疾患の場合，

身体的・経済的理由で母体の健康を著しく害するおそれのある場合，そして強姦等により妊娠した場合である。

(3)　配偶者の同意については，一定の場合に省略することができる。

(4)　本人が精神病者・精神薄弱者である場合，本人の同意がなくとも別の人の同意で十分とされる場合がある。

これが新しい母体保護法では次のように変わりました。

(母体保護法)

「第14条①　都道府県の区域を単位として認定された社団法人たる医師会の指定する医師（以下「指定医師」という。）は，次の各号の一に該当する者に対して，本人及び配偶者の同意を得て，人工妊娠中絶を行うことができる。

一　妊娠の継続又は分娩が身体的又は経済的理由により母体の健康を著しく害するおそれのあるもの

二　暴行若しくは脅迫によって又は抵抗若しくは拒絶することができない間に姦淫されて妊娠したもの

②　前項の同意は，配偶者が知れないとき若しくはその意思を表示することができないとき又は妊娠後に配偶者がなくなったときには本人の同意だけで足りる。」

優生保護法と比べて，一目瞭然，その違いが明らかです。

(1)　条文が短くなり，精神病・遺伝疾患・ライ病の記述が消えたこと。

(2)　当然，他人の同意を本人の同意とみなすこともできなくなったこと。

しかし，存続した部分もあります。

(ア)　人工妊娠中絶には，指定医の認定と，本人および配偶者の同意が必要である。

(イ)　中絶の許される場合は，身体的・経済的理由で母体の健康を著しく害するおそれのある場合，そして強姦等により妊娠した場合である。

(ウ)　配偶者の同意については，一定の場合に省略することができる。

未成年者の場合

設問に返ると，母体保護法では，未成年者に関する記述がいっさいないことがわかります。未成年者が結婚している場合，配偶者の問題が出てきますが，今回の設問では無関係です。

したがって，母体保護法上は，親の同意はむろんのこと，親に通知すら必要とされていません。ただし，未成年者が医療を受ける場合，そもそも同意能力があるかという問題がありますが，従来，未成年であっても15歳程度で同意能力はあると解されてきたので，法律上，それも問題がありません。さらに，母体保護法の指定医になるには都道府県医師会からの指定を受ける必要があるとされていますが，指定基準や関連の指針で，母体保護法とは別に，親の同意を得ることや親への通知をするようにと定める規定もないようです。

実際の状況を考慮すると，設問のように，未成年者が親に知らせないでくれということはよくあることです。それを断れば，逆に闇で処理することにもなりかねず，このようなルールにしてあることには十分意味があります。

アメリカでは未成年者が中絶を行う場合，親の同意が必要か，少なくとも通知をすることを強制してよいかが，憲法問題として争われました。わが国とは国情が異なるといえばそれまでですが，わが国に問題がないかといえばそうではなく，中絶以前の性教育・避妊教育，ピルの問題など，問題は山積しています。

〔木戸浩一郎・樋口範雄〕

2 人工妊娠中絶（配偶者の同意）

設 問 92

私は産婦人科の開業医です。36歳の婦人が来院され，妊娠中絶を希望されました。同意書の署名をいただきたいのですが，夫とは別居されており，離婚交渉中とのことで，夫へ告知することは拒絶されています。どのようにすればよいでしょうか。

なお友人の産婦人科医は，夫の署名捺印を記した書面をもってきた女性に中絶手術を行ったところ，後に，夫からクレームがきたという話をしていました。どうやら，その女性が夫の署名捺印を勝手に行って同意書面を作成したようです。このようなケースでも，医師には責任があるのでしょうか。

母体保護法14条　わが国では，妊娠中絶を刑法の堕胎罪で禁止しながら（刑212条以下），実際には母体保護法で大きな例外を認めています。母体保護法14条では，一定の要件を満たす場合（最も重要なものは経済的理由により母体の健康を著しく害するおそれのある場合），指定医が本人および配偶者の同意を得て妊娠中絶手術を行うことができると明記しています。したがって，配偶者がある場合，その同意を得ることは法律上の要件の1つとなっているのです。

この規定が，何を目的とするのかについては議論のあるところです。考えられるのは次のようなことでしょう。

(1)　子は女性だけで生まれるわけではないから，当然，男性にも中絶するか否かの決定に参加する権利がある。

(2)　中絶は重大な決定であり，父となるはずの男性に同意権を与えて，慎重になすべきである（つまり，男性には，女性に中絶を思いとどまらせる役割が期待されていることになる）。

(3)　生まれるはずだった子が中絶されることになる前に，その子の権利を代弁することのできる人は，直近の存在である男性である。

他にもあるかもしれません。しかし，手嶋豊教授も，これらの議論は「女性の自己決定権に比較してほとんど顧慮されていない」と認めています*1。実際，上記のような議論にはいくつもの欠陥があります。

①　子が女性だけで生まれるわけでないのは事実でも，その相手は配偶者とは限らない現実があります。この立論からは，子の父である男性という要件は導くことができても，14条が定めているように配偶者の同意を導くことはできません。

②　しかし，女性が婚姻している場合，民法では原則として配偶者が父になります。したがって父となるべき配偶者の関与が必要だという第2の議論が出てくるわけですが，それでもその配偶者が真実の父でない場合には，この議論はやはり弱いものとなります。真実の父でないことを知って，中絶に同意しようとする配偶者が出てくるのを法が期待するのもおかしいでしょう。

③　配偶者が真実の父でもある場合，通常の夫婦関係であれば，法律で配偶

者の同意を定めなくとも，配偶者間で相談するに決まっています。そうできないのにはそれなりの事情があるはずです。夫婦関係が冷たくなっているのに強姦同様の行為の結果であったり，あるいは日常的に暴行が行われて離婚を考えていたりというような深刻なケースも十分にありえます。

④　そうだとすると生まれるはずだった子の利益の代弁者として，配偶者がふさわしいかは何ともいえないことになります。

⑤　妊娠については，女性と男性は対等の立場にありません。産みの苦しみを味わうのは女性だからです。配偶者であれ，婚姻関係にない男性であれ，女性に産めとか産むなとか強制することはできないことです。いわんや，法律が男性の立場に立って強制に力を貸すのは問題です。

しかし，実際には，優生保護法から母体保護法への改正の際にも，配偶者の同意要件は生き残りました。ただし，例外規定も前法からそのまま引き継ぎました。

配偶者の同意のいらない場合　母体保護法14条2項は，次の3つの場合に，配偶者の同意は不要と明記しています。

(1)　配偶者が知れないとき

(2)　配偶者がその意思を表示することができないとき

(3)　妊娠後に配偶者がなくなったとき

しかし，これらの例外はいずれも多数の場合にあてはまるようなものではありません。ただし，一般に，医師が戸籍謄本と写真付きの身分証明書を要求して真の配偶者が同意しているかを確認することはないといわれます。したがって，設問のように後に夫からクレームが来るというような事例が生ずることになります。医師としては，例えば，女性が男性を伴って来院し，妊娠中絶を求め，そばにいた男性がその場で署名捺印したら，その男性が本当の配偶者かどうかを調べることは難しいでしょう。本当の配偶者の同意がなくとも妊娠中絶が行われるケースも少なくないということです。

そして，そのような実務の背景には，先に述べたような配偶者の同意要件を疑問視する主張に相当程度説得力があると，医師も（そしておそらく社会の多数も）考えているということがあります。

設問のケース　設問のケースを取り上げましょう。以上のような法と実務の現状を背景にして考えると，まず，冒頭の産婦人科医の場合，36歳の婦人に対しては，母体保護法では配偶者の同意が要件となっていることを説明しなければなりません。しかし，離婚交渉中ということが事実なら，妊娠中絶の話を配偶者に伝えれば，配偶者はそれを離婚交渉の道具にしかねません。離婚原因が夫の暴力にあるような場合には，もっと危険なケースまで想定されます。したがって，簡単に，配偶者に告知して同意書をとるようにということが適切か否かは疑問です。

医師としては，難しい局面に立たされています。母体保護法の下で中絶を適法に行う医師としては，まずは，配偶者の同意が要件となっており，このケースが同意不要の例外にあたらない限り配偶者の署名捺印が必要ですと告げて帰さざるをえません。しかし，それを説明した上で，わが国の実情として，本当の配偶者の同意があるか否かにつき厳格な証明手続が求められているわけでもないため，その要件が満たされないケースでも中絶手術が行われるケースもあるという現実を指摘するだけなら，違法行為の教唆とまではいえないでしょう。

設問中のもう1つの事例も，今の問題に関連する困難な課題です。本当の配偶者の同意がないのに中絶手術をしたというクレームが夫からきたらどうするかというわけですが，問題は，夫の署名捺印を記した書面をもってきた女性患者を信頼したことが適切であったか否かにかかります。仮に，配偶者の同意要件が厳格なものと解されており，中絶手術の際に配偶者も同席し，その場で自署捺印するというような手続が求められていたとすれば，医師の側に過失があることになります。しかし，現状はそうではありません。したがって，この医師には過失はなく責任を問われることがないと考えられます。

中絶の現状

個々のケースで中絶することがやむをえない選択肢とされる場合は少なくないでしょう。しかし，2005年度の統計では中絶件数は29万件弱で，ようやく30万件を割ったといわれます。この数字は年々減少の傾向をみせているわけですが，それでも2005（平成17）年の出生数が106万人であることを考えると，相当の割合にあたります。そのうち未成年者の中絶は1割強の3万件程度であり，成人のケースが大多数を占めています。

女性にとって，中絶という事態は望ましくないものです。中絶の件数を減少させるためには，一方で避妊手段の女性からのアクセスを拡充することと，他方で中絶をしないで生まれた子を代わって育ててくれる里親や養子縁組制度の充実が必要です。単に中絶を禁止し刑罰で威嚇すれば中絶がなくなるとは，もはや誰も考えていないでしょう。そのように考えてくると，配偶者の同意要件についても，それがなぜ必要なのか，それを法律で強制することに意義があるのかを再検討する必要があります。

配偶者の同意が，中絶を妨げる方向で働くことを期待されているという見解がありますが，本当にそのような役割を果たすか否かはわかりません。ちなみに，アメリカでは配偶者については同意を求めることはもちろん，事前の通知を義務づける法律も違憲とされています。仮に，離婚交渉中の配偶者に暴力で迫られて妊娠したケースで，中絶を考えている女性がいたとします。この場合，裁判所に訴えれば，配偶者の同意を得ることを強制する法律は，日本法の下でも違憲とされるか，あるいは母体保護法に対し別の限定解釈をしてくれる可能性があります。しかし，問題は，中絶については裁判に訴える余裕がないことです。22週を過ぎれば中絶できなくなるのですから（1990〔平成2〕年当時の厚生省通知による），数日の間に裁判の結果が必要ですがそれは無理です。司法上の判断を求めることのしにくい法律だということです。

そうだとすると，配偶者の同意要件を変えていく方法は2つしかなく，1つは，将来の法改正であり，今1つは，同意要件につき極めて厳格な証明手続を求めないという実務での対処だということになります。

＊1　手嶋豊・医事法入門（有斐閣，2005）93頁

〔木戸浩一郎・樋口範雄〕

障害新生児の治療中止

設 問 93

大学病院で新生児医療を行う医師です。重度の障害をもって生まれた未熟児が，生後数週間目で腸閉塞を起こしました。手術すれば，助かる可能性が高く，すぐにでも手術したいと思っています。しかし，子どもの両親は，子どもが重度障害である事実をなかなか受け入れられないようで，この手術に同意してくれません。このような場合，医師としてはどうすべきでしょうか。

親による治療拒否とは

医師が患者に対し，医療を行う際には，基本的に患者の同意が必要とされます。同意するために必要な能力を備えていない新生児では，通常，親権者である親が子どもに代わって，同意をすることになります（代諾と呼びます）。

重度の障害を負って子どもが生まれてきた場合，両親には心構えができておらず，正常な判断能力を失ってしまうこともあるでしょう。障害について十分な知識もなく，経済的・体力的な負担や，障害児をもつことへの漠然とした不安などから，将来に悲観的になることも少なくないはずです。

しかし，障害者であることを理由に生きる可能性を絶たれることは，生命の質を差別することにもつながります。また，障害をもって生きることが幸福であるか，の決定は本人にしかできず，その子の存在により，周囲の者にも幸福がもたらされると考える立場もあります。これらの立場からは，治療拒否は許すべきでないという結果になるでしょう。

重症障害新生児に対する治療ガイドライン

近年，わが国では，重症障害新生児に対する治療ガイドラインに関する研究*1が行われました。

この報告書では，生命維持に必要な治療の差控えや中止基準の明示は，個別性と倫理性の極めて高い事柄であるため，治療指針的なガイドラインの作成は困難であるとし，代わりに，両親と医療スタッフの話合いのガイドラインが作られました。

このガイドラインでは，子どもの最善の利益を優先し，両親がそのような意思決定ができることを支援することを目的としています。このガイドラインによれば，医師と両親が，何が子どもにとっての最善の利益であるかを話し合う場を提供することが，医師のできることであるといえるでしょう*2。

親の治療拒否に対する医師の対応

子どもに必要とされている治療を親が拒否する場合，医師としてはどのような対応をすべきなのでしょうか。親と医師の方針が食い違った場合が問題となります。

このとき，確認しておくべきことは，親が医師の治療提案を拒否しても，必ずしもここで想定する治療拒否にはあたらない場合があります。なぜなら，治療によっても救命の見込みが低く，侵襲性の高い治療のような場合には，自然に委ねる，また，現状の治療を維持するという判断も尊重されるべき1

つの方針であるからです。一方で，標準的な治療で，早急に行えば救命・延命の可能性が高いのに，両親がその治療を拒絶するような場合には，医師として話合い以上の別の対応がとれないか，が問題となります。

まず，現行の制度を利用した法的対応としては，民法および児童福祉法によるものが考えられます。すなわち，(1)親権喪失宣告の申立て（民834条，児福33条の6），および審判前の保全処分による親権者の職務執行の停止と職務代行者の選任，(2)特別代理人の選任（民826条1項・860条の類推適用），(3)児童福祉法上の一時保護（児福33条）および措置承認（同27条・28条）制度の利用＊3です。

しかし，栄養失調の放置など児童虐待にあたるケースであればまだしも，本問のようなケースではいずれの方法も制度運用上および法解釈上，利用することは困難であるとの指摘もあります。わが国において，「親による治療拒否」に法的対応を行うためには，児童相談所長による親権喪失宣告の申立てを含め，児童福祉法上の制度を整備し実効性を確保する必要がある＊4との意見が出されています。

そこで，医師としては，可能な限り両親を説得しつつ，病状の悪化をくいとめる現状維持の努力を行うことしかできないと思われます。1973年に，アメリカでダウン症の子どもが十二指腸炎を起し，両親が拒否したまま子どもが死亡した事例や，日本でも交通事故で出血した小学生の子どもの輸血を，両親が宗教上の理由により拒絶し子どもが死亡した事件がありました。医師と両親の十分な話合いにより，子どもの最善の利益が実現されることを願うばかりです。

＊1　田村＝玉井編著・新生児医療現場の生命倫理（メディカ出版，2005）21頁〜23頁，27頁

＊2　重症度に応じた医学的対応について言及するものとして，非公式なガイドラインがあります（仁志田のガイドライン）。イエール大学のDuff教授の論文（Raymond S. Duff, Guideline for Deciding Care of Critically Ill or Dying Patients. Periatrics, 64, 17-23, 1979）の3分類を参考に，新生児の治療程度を，重症度により病名別に4段階に分類する。それに応じて，A：すべての治療を行う，B：一定以上の治療は行わない，C：現行以上の治療をせず，一般的養護に徹する，D：治療を中止する，までを分けています。仁志田博司「予後不良児の対応に関するガイドライン作成におけるいわゆる仁志田のガイドラインの意味」前掲注1・6頁〜8頁，仁志田博司「新生児医療におけるMedical - Decision Makingの現状」日本小児科学会雑誌90巻3号（1986）519頁

＊3　石川稔「家族法のなかの子ども」ジュリ増刊総合特集・子どもの人権（1986）147頁，同・子ども法の課題と展開（有斐閣，2000）254頁，樋口範雄・親子と法（弘文堂，1988）158頁

＊4　前掲注1・158頁〜162頁

〔畑中綾子〕

第8部

臓器移植・終末期医療

Ⅰ　脳死問題と臓器移植
Ⅱ　終末期医療

1 脳死移植と遺族の承諾

設問 94

数日前，夫が脳死状態になりました。夫は常日頃「他人様の役に立って死にたい」と話しており，「遺書」と題する手紙文に「脳死になったら，心臓を含む全部の臓器を提供したい」と記し残してありましたが，臓器提供の意思表示カードは所持していませんでした。私は，夫自身に臓器提供の意思があった以上希望どおりにしてあげたいと医師に話しています。しかし，昨日病院に駆けつけたばかりの遠方に住む息子は，「そんなことしたくない」といっています。夫の臓器提供に問題はあるのでしょうか。

脳死と臓器移植　わが国における死体からの臓器移植は，生体からの移植に比べると，歴史は比較的古いものの数としてはあまり多くありません＊1。しかし，とりわけ脳死体からの提供の場合，心臓その他生体間では難しいとされる臓器の提供が可能となること，生体間ではドナーへのリスクが問題となることなどから，その需要は高いといえます。

死体からの臓器提供の特徴は，臓器摘出時にドナー本人の意思確認を行いえないことです。臓器摘出の影響はドナーの生死に関わりうるドラスティックなものであるため，摘出の可否に関する判断は厳格かつ適正であることが要求されます。しかし，死体からの摘出の場合，そもそも臓器摘出の決定を誰がどのように行うかという大きな問題から考えてゆかなければなりません。臓器の移植に関する法律＊2（以下，「臓器移植法」）は，この難問を立法的に解決するべく制定され，ドナー本人の過去の明確な意思表示と提供時の遺族の承諾に重要な役割を担わせることにしました。しかし，未だ多くの問題が残されています。

臓器移植法に基づく臓器摘出の要件　臓器移植法に基づき，移植のために臓器を死体（脳死体を含む）から摘出するには，①死亡した者が，生存中に，臓器を移植術に使用されるために提供する意思を書面により表示していること，および②その旨の告知を受けた遺族が当該臓器の摘出を拒まない，または遺族がないこと，の2つが必要とされます（臓器移植6条1項）。また，ドナー本人および家族の脳死判定に従う旨の書面による意思表示が，臓器摘出の前提として必要になります（臓器移植6条3項）。この他，脳死判定基準や手続の詳細については，臓器移植法とともに，厚生省令による「臓器の移植に関する法律施行規則」，および厚生省保健医療局長通知別紙による「『臓器の移植に関する法律』の運用に関する指針」（平成9・10・8健医発1329通知。以下，「ガイドライン」）によって定められています＊3。

(1) 書面による臓器提供の意思表示

本問の場合，脳死状態となったドナーは，有効な意思表示を行える15歳以上の成人男性です＊4。しかも，健康時に臓器提供の意思表示をしており，

「脳死になったら，心臓を含む全部の臓器を提供したい」と「遺書」と題する手紙文に記しています。したがって，脳死判定に従う旨の意思表示および臓器提供の意思表示を書面により的確に行っているといえます。書面は通常「臓器提供意思表示カード」や「臓器提供意思表示シール」である場合が多いと考えられますが，本問のような場合であっても，書面に明確に記されていれば問題はありません。

⑵ **遺族の承諾**　臓器移植法では，臓器摘出の要件として，ドナー本人の生存中の意思表示に加えて，遺族の承諾（法律上厳密には「臓器提供を拒む意思表示をしないこと，または拒まないという意思表示をすること」）をも要求しています。これは，死体の不可侵という問題が，死後の平安を願う死者本人の気持ちとともに，遺族の個人的感情にも結びついていることから，本人と遺族の双方の世界観・価値観を強く考慮するべきであるとして定められたものです。したがって死者本人と遺族の双方の承諾がある場合に限り，死体からの臓器の摘出が認められ，その摘出行為につき刑法上の死体損壊罪（刑190条）の違法性が阻却されると考えられています。

しかし，現実には，承諾権者の範囲や承諾のあり方などについて判断の難しい場面が出てきます。現行法は，医師が作成する臓器摘出に関する記録に「当該遺族が臓器の摘出を拒まない旨を表示した書面」の添付が必要であるとして，遺族が臓器の摘出に承諾した場合についてのみ規定を置いていますが*5，実際には，遺族の意見が分かれた場合や事後的に事実を知らされた遺族が異議を唱えた場合など，様々な場面が想定されます。立法者は，法令で画一的にその範囲や順位を規定することは承諾に係る運用を硬直化すると懸念し，個々の事案に即した判断を行うべきと考えていました*6。そこで，本問のような場合にどのように判断するべきか，個別に考える必要が生じてくるのです。

承諾権者としての「遺族」の範囲

本問のケースでは，ドナーの配偶者は臓器提供に同意していますが，別居している成年の子は反対しています。

そこで，遺族および家族の範囲に関する事項について定めているガイドライン第2をみてみると，そこでは，「遺族」の範囲については，個々の事案に即し，慣習や家族構成等に応じて判断すべきとしています。そして，その際の指針として，「原則として，配偶者，子，父母，孫，祖父母及び同居の親族の承諾を得るものとし，喪主又は祭祀主宰者となるべき者において，前記の『遺族』の総意を取りまとめるものとすることが適当である」と述べています。

したがって，本問の場合，まず妻と子がよく話し合って「遺族の総意」を形成する必要があります。しかし，それでもなお，「総意」がまとまらない場合には，摘出はできないと考えるべきでしょう*7。また，配偶者と子以外の親族から臓器提供に対する異論が出された場合には，その状況等を把握し慎重に判断すべきことが，同様にガイドラインで定められています。ただし，医師や移植コーディネーターからどの範囲の親族にまで情報を提供すべきであるかについての定めはありません。この点については，今後，ガイドライン等で明確にしてゆく必要があるでしょう。

遺族の承諾をめぐる法的問題

臓器移植法において，ドナー本人の意思表示と遺族の承諾の双方を必要としたことは，本人に臓器提供の意思があったとしても，遺族が拒めば本人の提供意思は貫徹されないことを意味します。このように，ドナーが脳死状態となった後に，家族の意思を優先させることは，法的には2つの問題と関わっています。

第1に，いかなる根拠で家族は決定権限を有するのかという問題です。脳死移植の場合には立法的解決が図られましたが，同様の問題は，終末期医療における患者のリビング・ウィルと家族の位置づけ（⇨〔設問99〕）に関して残されたままになっています。また，死体からの臓器移植に特有の事情として，死体に対する処分の決定権者を考えるにあたり，死体の法的性質をどう理解するかという第2の問題があります。

死体を所有権・埋葬権の対象としてのみ考えるならば，遺族に処分の決定権が与えられますが，近時の医療技術の進歩に鑑みると，この考え方は現実にそぐわないように感じられます。そこで，人格権の対象としてとらえる立場が出てきましたが，この考え方については，さらに複数の法律構成がありえます。まず，死者の残存する人格権と考える場合には，死者本人の意思表示が最大限尊重されることになります。また，死者を追慕する遺族固有の人格権としてとらえる場合には，決定権は遺族にあるものの，その遺族の決定はやはり死者本人の意思に沿ったものとして構成されることになります。したがって，人格権の問題として考えた場合，いずれにしても，本問のように死者本人の臓器提供の意思表示が明確である場合には，本人の意思をできるだけ反映させるような運用が望まれることになるはずです。医療技術の進歩とドナー本人の要望の複雑化という現状，および家族に決定権限を与えることの効果（遺族の気持ちに配慮する必要がある一方で，いたずらに決定に関する負担を遺族に負わせるべきでないとも考えられます）を十分に検討した上で，より広い視野からの再検討が必要といえるでしょう。

＊1　国内外の臓器移植に関する情報は，http://www.medi-net.or.jp/tcnet/（トランスプラント・コミュニケーション）でみることができる。

＊2　臓器移植法は死体からの臓器移植を規律する法律であり，生体間移植については規定していない。

＊3　関連法令および通知は，厚生労働省法令等データベースシステム（http://wwwhourei.mhlw.go.jp/hourei/）でみることができる。

＊4　ガイドライン第1は，臓器提供に係る意思表示について，15歳以上の者の意思表示を有効なものとしている。

＊5　臓器の移植に関する法律施行規則6条2項2号

＊6　厚生省保健医療局臓器移植法研究会監修・逐条解説 臓器移植法（中央法規出版，1999）47頁

＊7　中山＝福間編・臓器移植法ハンドブック（日本評論社，1998）69頁

《参考文献》

＊宇都木＝塚本編・現代医療のスペクトル（向学社，2001）257頁〔岩志和一郎〕

〔石川優佳〕

2 臓器移植――提供者への医師の責任

設　問　95

A医師は，腎不全のBさんへの腎臓移植手術を行いました。提供者（ドナー）はBさんの友人Cであり，2つある腎臓の1つを提供したのです。ところが，A医師の過失により移植手術は失敗し，Bさんにとっては無益な手術という結果になりました。その後，A医師は，Bさんからの訴えとは別に，ドナーであるCさんからも訴えられています。この場合，A医師は，Cさんに対しても責任を負うものでしょうか。

本件の論点　腎臓は2つあって1つでも生存に支障がないため，生体間での移植を行うことが可能です。そこで，設問のように，善意のドナーが腎臓を1つ提供し，レシピエントがそれによって命を助けられることが珍しくありません。

ところが，移植手術がうまくいかなかった場合，とりわけ医師の過失によって手術に失敗した場合，医師は誰に対し責任を負うものでしょうか。もちろん，この場合，責任をとるといっても，失われた腎臓の回復や手術のやり直しはできないので，法律上は金銭による損害賠償だけが問題になるのです。その際，医師が賠償責任を負う相手方は，レシピエントだけか，あるいはドナーに対しても責任があるか，これがこの設問の趣旨だと思われます。

先　例　本設問に似た事例は，すでに裁判で争われています。23歳の慢性腎不全患者が，その父から腎臓移植を受けることになりました。1994（平成6）年に手術が行われたのですが，移植された腎臓への血流は再開したものの利尿がみられず，医師は利尿のための措置をとりつつアルブミン溶液を投与しました。しかし，その効果が現れず，アルブミン溶液投与中止の指示を出すべきところそれを怠るなどしたため，患者は肺水腫を発症し死亡してしまったという事件です。

裁判所では，術後管理における注意義務違反（つまり過失）が認定され，死亡した患者に対する賠償責任がまず認められました。具体的な金額は5400万円余でした。次に問題となったのは，臓器を提供した父に慰謝料を認めるか否かでした。父は，移植手術が成功し息子であるレシピエントが回復するのを強く願っているからこそ手術を受けたのであり，この期待が医師の過失により損なわれた以上，父に対しても賠償責任があると主張しました。

これについての裁判所の判断は，第1審と控訴審とで見解が分かれました。第1審の東京地裁はこの主張を全面的に認め，819万円の賠償を命じたのですが，東京高裁はこれを覆し，ドナーとしての賠償は認められないと判示しました*1。

ただし，この事件の場合，父には何ら賠償が認められなかったわけではありません。民法711条は，不法行為（例えば本設問のような過失による行為）によって近親者（配偶者や親子）が死亡した者に対しては慰謝料請求が認められているため，それに基づく慰謝料は認められています。しかし，ドナーが父ではなく，今回の設問にあるように友人であるCのケースでは民法711条は適用されません。またドナーが父であっても，レシピエントが死亡していないケースであれば，やはり民法711条の適用はないことになります。

先例の考察　先に紹介した東京高裁判決は，「失われた臓器のドナーとしてその臓器の喪失それ自体の賠償を受けることはできない」と明言しています。したがって，本設問の回答も一見して明らかなようにみえます。Bさんは死亡しているわけではなく，しかもCさんとの間に近親者の関係はないので，民法711条も無関係となり，A医師は，ドナーであるCさんから訴えられたとしても賠償責任を負うことはないという結論になりそうです。

しかし，少し視点を変えてみると，事はそれほど単純ではありません。

(1)　先の判決の例では，不幸にして患者は死亡してしまいました。だからこそ，民法711条により近親者である父に慰謝料が認められるのです。高裁判決でも，いったん「ドナーとしての賠償は受けることができない」といいながら，他方では，「親が子の健康の回復や命の救済を願い，自分の腎臓の1つを提供したドナーであるときには，親が子を失ったことによる精神的苦痛は，そのような提供をしていない親がその子を失う場合の精神的苦痛よりも大きいというべきであろう」と述べて，一般論として，慰謝料の中にドナーとしての精神的苦痛分を加算することを認めているのです。

そうだとすれば，裁判所は，やはり一定の限度でドナーとしての賠償（慰謝料の加算）を認めていると解することもできそうです。本設問のように，患者が死亡していないケース，ドナーが近親者でないケースで，簡単にCさんからの訴えは認められないとするのは早計ということにもなりえます。

もちろん，民法711条が適用される場合だけが例外であり，死亡と近親者という要件が2つそろう場合だけ特別にドナーという要素も加味して慰謝料を計算してよいというのが判決の趣旨であり，それ以外の場合には適当な条文がないから認めないものだと解することもできます。しかし，このようないい方は「法律がそうなっているから（たまたま民711条があるから）」というだけにとどまるのであり，それ以上の説明（なぜこのような法になっているのかの説明）がないので，誰でもが納得のいく理由にはなりません。

(2)　先の判決は「診療契約は，患者自身のみが決定することができる事柄であって，親やドナーであっても，患者と医療機関との間の診療契約の当事者となることはできない」という趣旨のことを述べています。これは，父側の主張のうち，医療機関とドナーとの間の契約には，腎臓が息子に移植されて機能を果たすはずだというドナーの期待に基づき，「レシピエントに適切に移植する」という内容が含まれているという議論に反論する部分であり，「レシピエントに適切に移植する」という部分は，レシピエントとの契約内容にしかならないものだという趣旨です。その際に持ち出された理由づけが，患者の自己決定権です。

この理屈は，法律の素人にも，自己決定権万能と考えない法律家にとっても理解しにくいものです。レシピエントとドナーと医療機関が，三者で，臓器移植が適切に行われるための合意をすることが，患者の自己決定権を阻害するとは考えにくいからです。

(3) では，仮に，医師の過失を犯した責任はすべてレシピエントに対する損害賠償で償われていると考えたらどうでしょうか。患者が死亡していないケース（先の判決の例では，手術が失敗したが死亡せず，また元の人工透析に戻ったケース），ドナーが近親者でないケース（親子でなく，本設問のように友人がドナーである場合）であっても，当のレシピエントに対し十分な賠償責任がすでに認められているから，それに加えてドナーへ賠償を認めるのは二重の責任を医師に負わせるという議論になります。

しかし，腎臓移植はたとえ過失がなくともすべて成功するわけではありません。だから，患者にとって，医師の過失によって失敗に終わり元の人工透析に復帰することになった場合であっても，「この手術は，本来は成功したはずであり，しかもその腎臓が患者のその後の一生の間ずっとうまく機能するはずだった」ということを主張・立証し，それに対応する内容の損害賠償をとるのは難しいと思われます。そうだとすると，慰謝料も，たとえ認められても多額のものとはなりえないでしょう。手術の失敗の後，元の透析の状態に復帰するだけだからです。

他方で，ドナーの方は実質的な損害を被っています。腎臓が1つ失われているからです。もちろん，手術が過失なく，しかし不成功に終わった場合でも，腎臓は提供済みになりますから，それと同じことだということもできます。しかし，健康な体を傷つけて臓器を提供したからには，少なくとも過失がないような移植手術を期待することは当然であり，それが損なわれた場合の慰謝料は，レシピエントに認められる慰謝料とはやはり別種のものと観念することもできそうです。

(4) 以上の考察は，究極的には，A医師は誰に対して義務を負うのかという問題に行き着くことになります。仮にA医師が手術前からBさんの主治医だった場合，自分の直接の患者であるレシピエントだけに対し義務を負うのか，それとも移植の場合には当然に想定されるドナーに対しても一定の注意義務を負うのかという問題です。A医師が移植だけに関わっているケース（Bさんの担当医ではなかったケース）では，Bさんだけに義務を負うとすることがより難しくなるでしょう。

この点では，脳死体移植などのケースのように，ドナーが誰かわからない場合との比較衡量も必要になるかもしれません。そのような場合，匿名のドナーに責任を負うべくもないというのであれば，制度としてバランスを欠くように思われますが，医師の責任を全うさせるため，匿名のドナーに代わって臓器移植を仲介したネットワークなどへの注意義務を課すことも考えることができます。

問題は，適切な注意義務を尽くした移植医療を実現するため，どこまでの責任を医師に負わせるべきかということです。先例ではドナーへの注意義務を否定するようにみえますが，問題はなお残っているという状況だと考えられます。

＊1 東京地判平12・2・28判時1732・87，東京高判平13・2・6判時1742・102

《参考文献》

＊評釈として寺沢知子・判評513号(2001) 21頁（判時1758号183頁）など

〔樋口範雄〕

3 臓器移植に関する法と外国での移植

設　問　96

多額の募金などを得て，外国で心臓移植手術などを受ける人がいます。例えば，次のような報道をみました。「米国で多臓器移植手術成功　茨城のＡちゃん」「生まれつき腸が機能しない重病をもち，多臓器同時移植を受けるため渡米した茨城県のＡちゃん（11カ月）が18日午前（日本時間），手術を受け，無事成功したことがわかった。Ａちゃんの両親は救う会のホームページに『言葉では言い表せないくらいの感謝を感じている』と喜びの声を寄せた。今後は集中治療室で治療する予定という」。

でも，そもそもなぜ，日本ではそのような手術をすることができないのでしょうか。

はじめに

日本においても，心臓移植手術などの臓器移植を受けることがまったくできないわけではありません。しかし，後述するように，心臓移植を必要とする小児患者は現在の日本の制度のもとでは臓器提供を受けることができないため，外国に出かけて手術を受けることがあり，また成人の患者も，実際には日本では臓器移植の機会を得られないことが多いため，外国での手術をする場合があります。以下では，臓器移植をめぐる法制度と臓器移植の現状について説明することによって，設問へのお答えとしましょう。

臓器移植をめぐる法制度

現在の日本においては，「臓器の移植に関する法律」（以下，「臓器移植法」または「法」といいます）が臓器移植に関する基本的な規律を定めています。この法律は，1997（平成9）年6月に制定され同年10月に施行されました。それ以前には，臓器移植に関する法律としては，1979（昭和54）年制定の「角膜及び腎臓の移植に関する法律」（その前身は，1958〔昭和33〕年制定の「角膜の移植に関する法律」です）がありましたが，この法律は臓器移植法の成立に伴って廃止されました。

臓器移植法，その施行規則（「臓器の移植に関する法律施行規則〔厚生省令〕〔以下，「臓器移植規則」または「規則」といいます〕），および厚生省（現厚生労働省）保健医療局作成のガイドライン（「『臓器の移植に関する法律』の運用に関する指針」〔平成9・10・8健医発1329通知。以下「ガイドライン」〕）は，臓器移植について，おおむね次のような規律をしています。

臓器移植法の目的は，その1条にあるように，「臓器の移植についての基本的理念を定めるとともに，臓器の機能に障害がある者に対し臓器の機能の回復又は付与を目的として行われる臓器の移植術（以下単に「移植術」という）に使用されるための臓器を死体から摘出すること，臓器売買等を禁止すること等につき必要な事項を規定することにより，移植医療の適正な実施に資すること」にあります。基本的理念として法が掲げるのは，(1)ドナーの意思の尊重，(2)臓器提供の任意性の確保，(3)移植術の適切な実施，(4)レシピエントの機会の公平です（法2条）。これらの理念を実現するために，法は，次のようなルールを定めています。

まず，臓器移植法において，「臓器」とは，人の心臓，肺，肝臓，腎臓，膵臓，小腸および眼球を指します（法5条，規則1条）。これらの臓器を，移植の目的でドナーの死体から摘出できるのは，ドナーが生前に臓器提供の意思を書面によって示しているときであって，遺族が摘出を拒否しない（または遺族がない）ときです（法6条1項。ただし，腎臓および眼球については，法の附則4条により，ドナーが提供の意思を書面で示していないときでも遺族の書面による承諾があれば，当面の間，摘出が可能です）。

ここにいう「死体」には，「脳死した者の身体」も含むとされています（法6条1項）。そして，その脳死の判定基準としては，「脳幹を含む全脳の機能が不可逆的に停止するに至ったと判定された」という，いわゆる全脳死の考え方がとられています（法同条2項）。また，脳死判定の基準と手続については，法，規則およびガイドラインが詳細な定めを置いています（法6条3項～6項・10条，規則2条・3条・5条，ガイドライン第4・第7など）。

臓器の提供やあっせん等を，対価を得て行うことは禁じられており（法11条），この禁止への違反は刑事罰（5年以下の懲役，500万円以下の罰金）の対象となります（法20条）。

臓器のあっせんを業として行うためには，厚生労働大臣の許可が必要であり，許可を得た臓器あっせん機関は，厚生労働大臣から一定の監督を受けることになります（法12条以下）。法12条は，営利を目的とするおそれがある者，およびレシピエントの選択を公平・適正に行わないおそれがある者には許可を与えないことを明記しています。実際には，このような許可を受けた臓器あっせん機関は，今のところ，後述の社団法人日本臓器移植ネットワークのみです。

法および規則には，臓器提供者の年齢制限は定められていませんが，臓器提供の意思表示の有効性について，ガイドラインは次のように定めており，結局，15歳未満の者による臓器提供は認められていないのが現状です。

「臓器の移植に関する法律における臓器提供に係る意思表示の有効性について，年齢等により画一的に判断することは難しいと考えるが，民法上の遺言可能年齢等を参考として，法の運用に当たっては，15歳以上の者の意思表示を有効なものとして取り扱うこと」（ガイドライン第1）。

したがって，例えば心臓移植を必要とする小児患者は，日本ではサイズの適合する臓器の提供を受けることはできないため，設問にあるように海外での移植を試みることになるわけです。

臓器移植の現状　日本における臓器移植のあっせんは，上記の日本臓器移植ネットワーク（以下「ネットワーク」といいます）が中心となって行われています。ネットワークが公表しているデータによって，臓器移植の現状を概観しておきましょう。

まず，2006（平成18）年6月末の時点での移植希望登録者数は，次のとおりです。

心臓82，肺121，肝臓115，膵臓138，腎臓11,450，小腸2。

これらの移植希望者に対して，実際

に提供される臓器の数は，極めて少ないのが現状です。例えば，心臓移植は，1998 年度から 2005 年度までの合計数が 33 例であり，年間数例しか実施されていません。したがって，希望者のうち実際に臓器移植を受けられるのは少数にしかすぎません。これまで心臓移植を希望して登録した者は累計で 240 名ですが，このうち実際に日本で移植を受けたのは 36 名のみです。残りの希望者のうち，現在でも登録中の者（82 名）以外はどうなったかというと，死亡した者が 83 名，登録を取り消した者（取消しの理由は不明）が 12 名いるほか，移植を受けるために海外渡航した者が 27 名います。移植を希望しても日本では提供臓器が少ないため，結局間に合わずに死亡する患者や，設問にあるように外国に行って移植を受けようとする患者が多いというのが現状であるといえましょう。ネットワークの提供する別の情報によれば，日本から外国に出かけて臓器移植を受けた患者の数は，1999（平成 11）年末までに心臓が 49 名，肝臓が 200 名余とのことです*1。ちなみに，海外での移植費用は，心臓でおよそ 3,300 万円，肝臓でおよそ 3,200 万円もかかるとのことです（同上参照）。

ネットワークでは，臓器提供を増やすためのいろいろな活動を行っているようですが，日本での臓器移植が今後どの程度普及するかはなお予断を許さない状況でしょう。

*1 (社)日本臓器移植ネットワーク・日本の移植事情（パンフレット，2006）6 頁

《参考文献》

*赤林朗編・入門・医療倫理 I（勁草書房，2005）第 15 章

〔早川眞一郎〕

行政処分と行政行為

医師に対する行政処分という場合，医師免許の取消しや業務停止処分を指すのですが，法律家は，行政処分という言葉をもっと広く用いる場合があります。例えば，最高裁は「行政庁の処分とは，所論のごとく行政庁の法令に基づく行為のすべてを意味するものではなく，公権力の主体たる国または公共団体が行う行為のうち，その行為によつて，直接国民の権利義務を形成しまたはその範囲を確定することが法律上認められているものをいう」と定義したことがあり（最判昭 39・10・29 民集 18・8・1809），この場合の，行政庁の処分とは，医師のケースでいえば，そもそも医師に医師免許を認める行為も含むのです。病院の開設を認める行為も行政処分です。したがって，法律家の考える行政処分は，「国民の権利義務を形成しまたはその範囲を確定する」行政庁の行為をすべて意味し，一般にこれを行政行為と呼んでいます。行政行為には，その対象となった国民からみて，有利なことも多いということです。

国民の権利義務に影響を与えるという意味では，医師免許の取消しは，まさに国民の 1 人であるその医師にとって大きな影響を与えるわけですから，行政処分に他ならないわけです。免許を認める行為も処分，取消すのも処分ですが，一般的な語感としては，処分という言葉を用いた場合にはむしろ不利な行為だけを連想するケースが多いようです。しかし，法律的には，有利不利を問わず，これらの行政行為（行政処分）は，法の下に，利害関係者には適正な手続を尽くして行われる必要があります。不服があれば，不服申立手続が備えられており，最終的には裁判で争うこともできます。

〔樋口範雄〕

1　安楽死・尊厳死・延命治療の中止

設　問　97

私の同僚の医師 A について相談します。彼が 10 数年来診療を続けてきた喘息患者の B さん（57 歳の男性）が気管支喘息の重積発作を起こし救急車で運ばれてきました。救命措置の結果，生命だけは助かったものの意識は回復せず，人工呼吸器を付ける状態となりました。2 日後に自発呼吸が回復し，人工呼吸器が外されたものの，深い昏睡状態は継続して，意識が回復する見込みは限りなく薄いと判断されました。その際，痰の吸引などのため気管内チューブは残されました。入院して 1 週間後には，ICU から一般病棟の個室に移されましたが，家族も「このままの状態でいさせるのは忍びない」というので，病態の急変時には心肺蘇生措置を行わない方針を伝え，家族も了承したそうです。その後，1 週間が経過した時点で，A 医師は，家族も了承していると判断し，気管内チューブを外したところ（抜管），患者の B さんが突然極めて強い苦悶の様子を示したため，鎮静剤だといって，看護師に筋弛緩剤を点滴注射させたため患者は死亡しました。

家族からは，この経緯を問題視する意向はその後も示されていませんが，私は医師としてどうしても納得ができません。A 医師の行為は法律上問題のない行為なのでしょうか。

安楽死から尊厳死へ

森鴎外は「高瀬舟」という短い小説で，江戸時代寛政の頃の弟殺しの顛末を伝えています。苦しい病に絶望し死のうとして死にきれなかった弟に頼まれ兄が殺してしまう話ですが，法的には罪となっても，兄がその行為を肯定し，むしろやるべきことをやった人として描かれています。このような安楽死は，少し前までは，家族が病者の苦しみをみかねてまさに安楽にさせるために殺すという形が一般的でした。

日本の法律では，安楽死を特に取り上げて，限られた範囲で適法とするものはありませんでしたが，かといってどんな場合も安楽死を殺人罪にすることで一致していたわけでもありません。法律家の間では有名な 1962（昭和 37）年の名古屋高裁判決 *1は，次の 6 つの要件を満たせば安楽死が適法になるケースがあると判示し，多くの法律の教科書もそれを引用してきました。

6 つの要件とは次のようなものです。

(1)　患者が不治の病でしかも死期が目前に迫っていること
(2)　患者の苦痛が甚だしく，何人もこれを見るに忍びない程度であること
(3)　もっぱらその苦痛を緩和する目的でなされたこと
(4)　患者が意思を表明できる場合にはその真摯な嘱託，または承諾があること
(5)　医師の手によることを本則とし，そうでない場合にはそれをやむをえないとする特別な事情があること
(6)　方法が倫理的にも妥当なものであること

しかし，少なくとも裁判上，この 6 要件を満たして適法とされた安楽死は

1件もありません。この当時は，もっぱら肉体的苦痛が問題とされていたこと，通常，患者は家で死亡しており，現在のように大多数の日本人が病院で死ぬようになったのはその後のことである点に注目する必要があります。医師の手によるのが本則であるといっても，そこに医師はいない場合が多く，また法律ばかりでなく医療倫理からしても安楽死に協力してくれる医師が多いとは思われないため，実際上，この6要件をすべて満たすのはほとんど不可能だったのです。したがって，安楽死といえば，家族が患者の苦痛をみかねて何らかの方法で殺してしまい，(1)，(4)，(5)などのどれかの要件を満たすことができずに殺人や嘱託殺人の罪に問われ，有罪となるものの，ただし，量刑の段階で相当の斟酌が加えられるというのが一般でした。

ところが，その後2つの点で事情が変わってきます。1つは，肉体的苦痛を緩和する医療の進歩です。あるいは，設問にもあるように，昔は助けられなかった人について，救命だけはできるが低酸素の状態が続いたために意識障害は残って，昏睡状態で生き続けるケースが増えたことです。ポイントは，医療の進歩により，そもそも肉体的苦痛という条件を満たさないケースが増えたということです。

もう1つの事情は，先にも述べたように，今では多くの末期の患者が病院にいることです。医師の管理の下にあるので，長期に及ぶ看護に疲れた家族と医師との関係がむしろ問題になってきました。

以上のような変化の結果，かつての安楽死の概念にぴたりと当てはまるケースの減少と，逆に新たなタイプの安楽死事件が登場するようになりました。肉体的苦痛ではなく，様々な管につながれて生命だけは続いているという状況の患者を，長期にわたって家族も医師もみつづけるという状況で，「自然なままで早く楽にさせてあげる」方がむしろよいのではないかという考えが，家族や医師の間に出てきて，医師が人工呼吸器の管を外したり，それ以上の行為で直ちに致死の効果のあるような薬剤を投与するという事態です。

折しも，1980年代以降，アメリカにおいて植物状態患者の人工呼吸器を外せるか否かが裁判で問題になり，一定の要件のある場合にそれを認める判決が出され，植物状態で生かされている患者の尊厳をむしろ尊重するものとして正当化されました。肉体的苦痛ではなく，精神的な苦痛，あるいは人間としての存在の意義を問題にした意味での苦痛に焦点が当てられるようになり，わが国の安楽死協会も尊厳死協会と名称変更するようになったのです。

医師の関与する裁判の始まり――東海大学病院事件

以上のような変化を背景に，医師が患者の死亡に関与する事例が登場するようになり，実際に裁判で争われる例が1990（平成2）年以降に出てきました。1991（平成3）年に起きた東海大学病院事件と，設問が参考にした1998（平成10）年の川崎協同病院事件がそれです。前者は，意識のなくなった状態の患者について家族が自然の状態で死なせてあげたいというので，医師が，(1)点滴や薬フォーリーカテーテルの撤去（治療行為の中止），(2)死期を早めるかもしれないがいびきを抑えるための鎮静剤等の投与（間接的安楽死と呼ばれる行為），さらに(3)塩化カリウム製剤等の注射（積極的安楽死と呼ばれる行為），という一連の行為の結果，死亡に至らしめたものです。このうち殺人罪の起訴の対象となったのは最後の(3)についてだけでしたが，1995（平成7）年，横浜地裁は，(1)と(2)についても，それが適法になされるための要件を明らかにしました*2。

それによれば(1)治療行為の中止（尊厳死）の適法要件は，①患者が回復の見込みのない末期状態にあること，②患者の推定的意思であり，それによって中止できる医療内容はすべての範囲に及ぶとされました。

また，(2)死期を早めるかもしれないという副次的効果はあるものの苦痛の緩和等が主目的とされる間接的安楽死の適法要件は，①耐え難い肉体的苦痛，②死期の切迫，そして③患者の推定的意思とされました。

そして，この事件で実際に問題になった(3)積極的安楽死の適法要件としては4つが掲げられました。

① 患者が耐えがたい激しい肉体的苦痛に苦しんでいること

② 患者は死が避けられず，その死期が迫っていること

③ 患者の肉体的苦痛を除去・緩和するために方法を尽くし他に代替手段がないこと

④ 生命の短縮を承諾する患者の明示の意思表示があること

これを名古屋高裁の6要件と比べると，医師の手によるのを本則とすることと，方法の倫理的妥当性が欠けているわけですが，多数の人が病院で死ぬようになった現実を背景にして，まさにこの事件のように医師が介在するようになったこと，そして医師の手によるなら方法の倫理的妥当性という条件は通常満たされるとして，わざわざ掲げなかっただけです。

裁判所は，これらの要件を東海大学病院事件に適用し，患者に肉体的苦痛が存在せず，明示の意思表示もなかったので，これらの要件を満たさないとして，殺人罪の成立を認め，家族の要望などの事情を斟酌して懲役2年，執行猶予2年という刑を宣告しました（控訴がなされず確定）。

横浜地裁判決の評価と影響

東海大学病院事件に関する横浜地裁判決は，医師が殺人罪に問われるはじめての安楽死裁判である点では重要ですが，今からみると，むしろ悪影響を及ぼしている可能性があります。安楽死に関する法律がないために，裁判所によるという意味で，唯一の公的な権威をもつものとして，そこでの判示が必要以上の効果をもったことです。

この判決は，地裁の判決にすぎないこと，先に掲げた3つの行為の中で(1)と(2)の部分については，実際に起訴されていないのに，その部分について一般的な要件論を展開しているので，法律家の間では単なる傍論（不要な議論）であること，という2つの点で，限られた効果しかもたないはずなのに，その後，安楽死・尊厳死問題を論ずる際には必ず引用されることになりました。

その結果，従来なら，安楽死・尊厳死について，まさに最後の(3)の段階の殺人行為だけが問題になってきたものが，(1)や(2)について殺人罪の適用を問題にする素地となった可能性があります。(1)や(2)については，法的には曖昧な状況にあり，それは，逆に医療の現実と変化に応じて解決していくほかなかったのですが，地裁とはいえ，公的機関が要件を示したため，その要件を満たさなければ違法とされ，警察や検察では殺人罪の適用を考えざるをえな

くなりました。

それが現実化したのが川崎協同病院事件であり，今度は，医師は，(3)ばかりでなく(1)の抜管についても起訴されたのです。これに対し，裁判所は，2005（平成17）年の1審判決では懲役3年，執行猶予5年[*3]としましたが，2007（平成19）年の東京高裁判決[*4]では，(1)について家族の要請があったとして，懲役1年6月，執行猶予3年という殺人罪では最低の刑を宣告しました。

しかし，問題は，(3)ばかりでなく(1)の部分も含めた一連の殺人行為と認定されたことであり，今後は，(1)だけの場合，つまり人工呼吸器を外すなど延命治療の中止をして患者が死亡した場合についても，常に殺人罪の嫌疑がかかるという状況が生まれたようにみえます。2006（平成18）年に大きな話題となった射水市民病院事件はまさにその象徴であり，人工呼吸器を外すなど7人の患者について治療中止行為を行った医師が捜査の対象となりました（ただし，今のところ起訴はされていません）。

そこで，医師の間からは，一定の延命治療の中止について殺人ではないという明確なルールの画定が求められ，厚生労働省も，2007（平成19）年5月21日，国のレベルでははじめて，「終末期医療の決定プロセスに関するガイドライン」を策定し，それに基づく通知を全国の病院に発しました。ただし，このガイドラインは，一定の治療中止行為は殺人にならないと明記するものではなく，その題名のとおり，治療中止を含む終末期医療における決定のあり方を定めるものです。

設問について　設問では，同僚の医師Aが，気管内チューブを外し，その後，筋弛緩剤を注射して患者を死亡させています。東京高裁では，この両方の行為について違法として殺人罪が成立するとしました。このうち，筋弛緩剤の注射行為については，殺人罪の成立を否定する要素はありません。肉体的苦痛がないと考えられること，明示の意思表示もないこと，そもそも死期が迫っているといえるかについても疑問が残ることなどから，これだけで殺人罪の成立が肯定されます。

しかし，気管内チューブを外した行為は，それと同列に扱うことはできません。横浜地裁判決[*5]では，末期状態であることと患者の推定的意思を問題にしていましたが，2007（平成19）年のプロセス・ガイドラインでは，むしろ，医師が1人でなくチームで判断したことと，十分な説明をした上での家族の了解により，それが患者にとっても最善の措置だとされる場合，医療倫理には反しないとされる可能性があります。

しかし，いずれにせよ，筋弛緩剤の注射という点で，A医師の行動は違法とせざるをえず，同僚医師の行為を告発するほかないと考えられます。

*1　名古屋高判昭37・12・22高刑15・9・674
*2　横浜地判平7・3・28判時1530・28
*3　横浜地判平17・3・25判時1909・130
*4　東京高判平19・2・28判タ1237・153
*5　前掲注2

〔樋口範雄〕

2 終末期医療とリビング・ウィル

設問 98

ガンの末期で余命2～3カ月と診断されているAさんは，本人の強い希望でガンであることの告知を受け，余命についても説明を受けています。残り少ない生を充実したものにしようと死への準備を進める中で，早晩訪れるであろう死の過程についても，主治医である私に単なる延命措置は望まないとはっきりとした考えを告げています。敬虔なクリスチャンでもあるAさんは，死に対して平常心で向き合っており，通常の患者があまり議論したがらない，死の場面での起こりうる選択肢についても積極的に私と話し合おうとしているほどです。そして，人工呼吸器は，たとえ末期の原因たるガンだけでなく，肺炎などを併発した場合などに対する治療で一時的に用いられる場合でも，望まないことを明らかにし，文書にしたいというのです。このような場合に，リビング・ウィルは作成すべきでしょうか，また，仮にリビング・ウィルなどを作成した場合，法的にはどのような問題点があるのでしょうか。

基本となる患者の意思と医療

救急医療や幼児の患者など意思がはっきりと明示できない場合は治療前に患者の同意を得ることは不可能である場合も多く，同意がないことによって治療を受けられないことは不合理となるため，同意がなくとも治療が可能な場合があります。また，感染症その他で他に被害が及ぶ可能性があれば，患者の同意がなくとも強制的に入院させられたり，治療を受けさせられたりする場合もあります。しかし，一般的にいって，医療を行う場合には患者の同意が必要です。そして，この同意原則から，患者は望まない治療を拒否できると考えられています。このような考え方の背景には，患者の自己決定権や自律性の尊重の原理があるとされ，仮に同意がないとすれば，少なくとも理論上は，刑法の傷害罪（刑204条以下）や民事上の責任を負うと考えられています。実際，宗教上の理由から輸血を拒否する患者に対して，その患者の考えを十分認識し，しかも，患者の意思に反しても輸血する可能性があったことをあえて伝えていなかった事件で，民事上の損害賠償が医療側に認められた事例もあります*1（⇨〔設問99〕）。

延命治療中止の要件

生死に関わる治療の中止が認められる場合については，〔設問99〕に詳しく説明されています。簡単にまとめると，以下のようになります。例えば，自律呼吸が困難になっている患者の人工呼吸器を取り外すなど，生死に関わる治療の中止を行った場合，患者が当該行為（治療の中止）によって死亡するため，刑法上殺人罪（刑199条）や同意殺人・自殺幇助罪（同202条）などに問われることがありえます。ただし，前述のようにそもそも治療を行うことについての正当化根拠として患者の同意が必要とされている以上，患者が同意しない，もしくは，開始後拒否した治療については，後述のように不確定の要素もありますが，少なくともこれまではよほどの事情がない限り治療を差し控えたもしくは中止した医師が刑事上の責任を問われることはなかったといえるでしょう。

そこで，治療の中止が認められる要件に関連して，東海大学病院安楽死事件*2では，治療行為の中止を認める理由として，患者の自己決定と，意味のない治療行為までを行うことはもはや義務ではないとの医師の治療義務の限界という2つの根拠を挙げています。そして，(1)回復の見込みがなく死が不可避の末期状態，(2)治療行為の中止を求める時点での患者の意思表示（もしくは，推定的意思）の2つを要件としてあげ，それを満たす場合には，すべての治療（措置）を中止できるとしています。具体的にどのような措置がどの時点で中止できるかは，死期の切迫の程度，当該措置の中止による死期への影響の程度等を考慮して，決定されることになります。

この判決の後に下された川崎協同病院事件*3では，気管支喘息重積発作によって低酸素性脳損傷になった意識不明の患者から気道確保のためのチューブなどを取り除いて死に至らしめたことが殺人であるとして争われました。そこでは，基本的には前記の東海大病院事件の枠組みに依拠しつつ，治療中止が認められる場合として，患者の意思と治療義務の限界という2つの場合を明確に位置づけた点，および，上記の2要件を判断する際には「疑わしきは生命の利益に」という原則に基づいて慎重に判断すべきことなどが明確化されました。ただ，注意が必要なのは，東海大病院判決は医師が塩化カリウムなどを注入したいわゆる積極的安楽死の起訴をめぐるものであり，しかも，両者とも下級審の判決であり，かつ，両者とも有罪となった事件であることです（後者は上訴がなされて，2006〔平成18〕年2月に判決が下されました*4。家族の意思もないのに，勝手に医師が単独で治療の中止を行ったと判断した第1審判決の部分は否定し，家族の承諾の存在を認めて，第1審の懲役3年，執行猶予5年から懲役1年6月，執行猶予3年に減刑を行いましたが，有罪そのものは維持されました）。すなわち，今後最高裁を含め別の判断が下る場合もありうるし，また，これまで，実際にこの種の事件で無罪となった事件がないため，上記のような要件を満たせば本当に無罪となるかについては確定的なことはいえないのです。とはいっても，現段階では裁判所の立場を知る上では有用な判決なので，その限界を認識しつつ，参考とすべきでしょう。

リビング・ウィルの効果

本設問との関係から，特に重要なのは2つ目の要件である中止時点での患者の明確な意思の存在です。これは，法的に適切な延命治療の中止のためには，中止をする時点で患者が治療を望まない明確な意思があることが必要だということです。仮に設問の事例で患者が作成を望んでいる文書（リビング・ウィル）が作成されたとしても，患者が意識不明の状態になっている場合にはその時点での意思とはいえないとされています。リビング・ウィルは，通常実際に治療の中止を決定する時点より一定期間前に作成されるものなので，その間に患者の意思に変化が起こっている可能性があるためや，また，患者の考えていた状況と治療中止が問題となる状況が同じである保証がないためです。ただ，前記の判例では，治療中止時点での患者の意思がない場合には，患者の推定的な意思でも足りるとしており，その推定的な意思を判断する場合に，リビング・ウィルは有力な証拠となると考えられます。

ちなみに，現在日本では，このような文書（リビング・ウィル）に法的な効果が認められているわけではありません。したがって，上述のような本人の意思の推定のための証拠として用いられるにすぎないのです。リビング・ウィルに法的効果を認める法律を制定している諸外国では，そのようなリビング・ウィルが残されている場合に，それに従って患者の治療を中止したとしても，医療者に対する刑事上，民事上の責任を免責するなどして，患者の意思を尊重するしくみとなっています。日本ではこのような立法がないため，法的には，リビング・ウィルによって患者の意思を尊重することもできないだけでなく，また，リビング・ウィルに従った医療者，家族などを刑事責任などから完全に解き放つこともできない状態です。医療者によっては，リビング・ウィルをとれば，それに従うと殺人罪などの刑事上の責任のおそれがあり，逆に，それに従わない場合は患者側から民事の責任を問われるというおそれがあるため，あえてリビング・ウィルをもらわないようにしているということもあるようです。その是非はどうあれ，法的な効果が不明確というのが現代の日本の終末期医療に関わる法状況です。厚生労働省は，上記の問題点を完全には解決しないまでも，注目すべきガイドラインを公表しました[*5]。そこでは，主治医単独で判断するのではなく，複数の医師で決定することなどを重視しています。

終末期医療の現場では　実際の末期患者の治療をめぐる現場では，設問のように患者自身が明確な意思を残している場合は少ないとされています。これは，患者の自己決定をかなり重視するとされる諸外国でも同様で，アメリカなどでも治療中止が問題となる患者の大多数がその場合にどのような治療を望むか，また，望まないかについて明確な意思を残していないということです。

なぜかといえば，結局死の問題を考えることは，あまり快い問題ではなく，多くの人々は意識的，無意識的に何とかそのような問題を避けたいと考えていることを示しているのかもしれませんし，死の迎え方として，交通事故のようにある日突然死が訪れる場合や，長期にわたって意識のない状態が続く死の迎え方を十分想定せず，むしろ安易に，ガンなど最期の時点まで比較的患者の意識がはっきりしている状態を前提として考えること自体の限界を示しているのかもしれません[*6]。その意味では，患者自身が治療の中止について明確な意思を残したいとしている設問の事例は，限定的な重要性しかない可能性があります。むしろ，患者が明確な意思を表明していない場合，家族などの証言から患者の意思を推定したり，また，家族に判断を委ねる代諾を認めるべきか否かの方が，より現実的な問題であり，〔**設問99**〕の方がより困難かつ現実の問題を突きつけているというべきかもしれません。

＊1　最判平12・2・29民集54・2・582
＊2　横浜地判平7・3・28判時1530・28
＊3　横浜地判平17・3・25判時1909・130
＊4　東京高判平18・2・28判例集未登載。評釈として，町野朔「患者の自己決定権

と医師の治療義務」刑事法ジャーナル2007年8号47頁などがある。
*5 「終末期医療の決定プロセスに関するガイドライン」(厚生労働省，平成19・5・21。http://www.mhlw.go.jp/shingi/2007/05/dl/s0521-11a.pdf)(2008年1月7日時点)
*6　池上直己「病院としての終末期ケアへの対応」病院65巻2号（2006）102頁～109頁

《参考文献》
*佐伯仁志「末期医療と患者の意思・家族の意思」ジュリ1251号（2003）104頁～108頁

〔岩田　太〕

判決の主文

〔設問102〕の解説でふれられている平成17年の横浜地裁判決を例にとって，判決の主文を説明してみましょう。判決文は判決の結論部分を述べる「主文」とその結論になぜ至ったかを説明する「事実及び理由」に分かれていることが普通です。

そこで，介護施設のデー・サービスを受けていた80代半ばの女性が，トイレの中で転倒し右大腿骨頸部内側骨折という重傷を負った事件で，介護施設の責任を認めた判決の主文は次のようになっています。

「主文

一　被告は原告に対し，1253万719円及びこれに対する平成15年5月4日から支払済みまで年5分の割合による金員を支払え。

二　原告のその余の請求を棄却する。

三　訴訟費用は，これを二分し，その一を被告の負担とし，その余を原告の負担とする。

四　この判決は，第1項，第3項に限り，仮に執行することができる」。

原告の請求は，4000万円弱でしたが，裁判所は，事故による治療費，入院雑費，近親者による介護料，入浴サービス料，器具リース料，家屋改造費，慰謝料，合理的な範囲の弁護士費用などを証拠に基づき積み上げて損害賠償金額を出しています。「平成15年5月4日から」5%の法定利息が付くことにされましたが，この日付は，訴状が被告に送達された次の日だとされています。5%は法律で定められた利率であり，一般の金利情勢からかけ離れていると疑問視する声もあります。

訴訟費用は原告・被告で折半とされています。実は敗訴者負担が原則ですが，本件では原告にも3割の過失ありとされたことが影響しているのでしょう。なお訴訟費用とは裁判にかかった費用ですが，弁護士費用は含まれていないのでそれほど高額にはならないのが普通です。

この事件は第1審で確定しましたが，上訴がなされた場合，原告はまだ金銭の支払を受けることができません。しかし，それでは原告に酷な場合もあるので，仮執行といってとりあえず被告から取り立てるのを認める場合があります。第4項はそういう意味です。

〔樋口範雄〕

3 リビング・ウィルと家族の意思

設問 99

私の父は，かねてから多発性骨髄腫で入院していましたが，現時点ではすでに意識はなく，点滴やカテーテル等によりいびきのような荒苦しい呼吸をしているのみです。病院では母が父にずっと付き添っていますが，私も近所に住んでいるため，家事育児のかたわら，頻繁に父を見舞っています。

昨日，主治医の先生から，父は余命数週間である旨告げられました。私は，昔，父が元気だった頃，延命治療はしたくないと話していたことを思い出したので，主治医の先生に点滴等を外してもらうようお願いしました。母も父の言葉をおぼろげに覚えていますが，「自分達が殺すようで恐い。親戚からも責められるかもしれない。」と動揺しており，どちらかといえば点滴を外すことに消極的です。しかし，苦しそうな父の姿をみるにつけ，私は父の希望どおり延命治療はやめるべきだと思っています。ただ，当時の父の日記を読み返してみたのですが，わずかに「病気で苦しむのは嫌だ」との一文をみつけられたのみでした。この延命治療の中止を主治医に頼むという私の考えは，正しい選択と考えてよいのでしょうか。

また，主治医の先生は，母が延命治療の中止に消極的であることは知っているのですが，母が非常に動揺していることから，最終的な家族の決断は冷静な私の口から聞きたいといっています。私の意見を主治医に伝えたら，それで決まるものなのでしょうか。

終末期医療における悩み

本問では，余命数週間となった意識のない患者の延命治療をめぐって，3人の人間がそれぞれに大きな悩みを抱いています。患者にとってもっとも身近な存在である妻は，延命治療の中止に伴う影響の大きさを恐れて，決断することができません。他方，患者の娘は比較的冷静ではあるものの，患者である父親の過去の発言のみをとらえて延命治療を中止しようとしています。しかし，父親の意思を明確に示せない点や母親と意見を異にしている点に不安を感じています。そして，患者の主治医もまた，家族の意見が分かれていることに戸惑いを感じているはずです。このように延命治療の中止の問題は，関係する当事者すべてを悩ませ，また，時として大きな「しこり」を残してしまう問題となっています。そこで，この延命治療の中止に関して法がどのように対処しているか，みてゆくことにしましょう。

治療の中止と自己決定権

まず，延命治療中止の問題の背後には，医学の飛躍的発展に伴う死期の延長という利益と患者の希望する生活の質（quality of life）の維持および尊厳ある死といった利益との対立が存在します。

医療を施すのは医師を中心とする医療関係者ですが，複数存在する医療行為のいずれを選択するかについて最終的な決定を下すのは患者本人です。個人の尊厳（憲13条）を保障するためには，生命・身体という人間にとってもっとも大切な利益について本人に決定権がなければならないからです。そこで，原則として，患者には医療上の自己決定権があり，医師は治療に際して患者の同意を得なければなりません（いわゆるインフォームド・コンセントが必要です）。他方，患者が医療を拒否するという決定をした場合にも，それが正常な判断能力を有する者の意思であるならば尊重しなければなりません（ただし，患者の選択が患者自身のためにならないとき，また必要とされる医療を拒否しているときなどには，医師は，単純に患者の決定に従えばよいというものではなく，患者に適切な情報を提供し，適切な医療を受けるよう説得する必要があります⇨〔設問83〕）。

患者に意識がない場合の法的取扱い

ところが，終末期医療においては，患者に意識がない場合も多く，そのような場合には患者の自己決定を尊重するというだけでは問題の解決にはなりません。そこで，意識のない患者の延命治療の中止をどのような根拠に基づいて認めることができるか，が次に問題となります。裁判所は，いわゆる東海大学病院安楽死事件*1において，治療の中止を検討する段階で患者の明確な意思表示が存在しないときには，患者の推定的意思によることを是認してよいとする考え方を示しています。そして，この推定的意思の認定については，患者自身の事前の意思表示がある場合とない場合とに分けて考えています。事前の意思表示がある場合には，それが治療行為の中止が検討される段階での患者の推定的意思を認定するのに有力な証拠となると考えます。他方，患者の事前の意思表示が何ら存在しない場合には，家族が，患者の性格，価値観，人生観等を十分に知っていて患者の意思を適確に推定しうる立場にあり，かつ必要な情報を得て十分な理解をして意思表示あるいは判断をするときには，家族の意思表示から患者の意思を推定することが許されると考えています。また，事前の意思表示がある場合にも，それが中止が検討されている時点と余りにかけ離れた時点でなされたものであるとか，あるいはその内容が漠然としたものにすぎないときには，同様に，家族の意思表示により補って患者の推定的意思の認定を行う必要があるとしています。そこで，本問の場合についても，患者の事前の意思表示と家族の意思表示のそれぞれについて検討したいと思います。

延命治療を拒否する事前の意思表示

本問では，日記等には記載はありませんでしたが，患者本人が過去に延命治療に否定的な意見をもっていたことを身近にいた家族が証言しています。このような場合，本人の意思の推定にあたって考慮すべきことは，過去の一時点における意思と現時点での推定的意思との間にズレが生じている可能性があるという点です。患者が事前に延命治療に否定的な意見を表明していたとしても，時の経過とともに気持ちが変わることはあります。したがって，時間的に遠い時点でなされた事前の意思表示を現時点での患者本人の意思とみなすことには慎重でなければなりません。また，書面に記すことは必要ではありませんが，口頭の意思表示に比べると，より強い意思の表れと考えられることが多いでしょう*2。これに対して，口頭である場合や書面であっても日記のように他人に知らせることを予定していないものの場合には，一時的な意思である可能性もありうることを考えて，推定的意思を認定する証拠としては慎重に扱わなければなりません。また，過去の時点で予測していた状況と現在の状況が異なっている可能性もあるため，患者本人が事前にどのような場面を想定して延命治療を否定しようとしたのかを明らかにすることも必要でしょう。本問の場合には，患者本人が健康だった頃の漠然とした内容の口頭での意思表示であったことから，認定に際しては患者の推定的意思を家族の意思表示により補う必要があるケースであると思われます。

家族の代行判断——悩み再来

患者の推定的意思を家族の意思表示によって補うとしても，本問のように患者にとってもっとも身近な家族間で意見の不一致がある場合には，どのように対応するべきでしょうか。家族の判断が患者本人の意思を推測し補う役割を果たしていると考えるのであれば，必ずしも家族全員の同意を要求する必要はないと思われます。しかし，患者のことをもっともよく知っていて本人の意思をよく推測できる者，つまり本問の場合には，頻繁に見舞いに通っている患者の妻と娘の2人からは意見を聞くべきでしょう。ところが，妻にも娘にもそれぞれの言い分と問題点があります。本問の妻は，患者と同居して面倒をみてきた者であり，その意味では患者のことをもっともよく知っている者です。しかし，「親戚から責められるかもしれない」と，患者本人の意思以外の要素を判断の材料に加えてしまっています。しかも，その要素が妻自身の利害関係に絡んでいることは大きな問題でもあります。他方，娘の方は患者の意思のみを尊重しようとしていますが，患者の現時点での推定的意思は，患者の価値観・人生観等から総合的に認定すべきことを考えるならば，過去の一時点での一言をとらえて決定的な証拠とするのは早計かもしれません。そこで，従来，このような場合には，主治医は妻と娘の2人が家族としての統一した考えを形成するまで待つしかありませんでした。そしてこのことは，結果として，家族間で意見の不一致がある場合には延命治療を続けるとの消極的選択を意味しています。患者は望まない生の強制を受けるかもしれず，つらい決断を迫られた家族には深刻な対立が生じるかもしれません。そして，延命治療を行う主治医も孤独な役割を担い続けることになります。また，同様の問題は，家族間で意見の不一致がある場合に限らず，家族が決断に躊躇している場合一般に生じうる問題です。したがって，何らかの形で患者の家族の判断に関わる負担を軽減するためのシステム作りをしなければ，終末期医療における悩みは尽きることがありません。

プロセス・ガイドライン

このような状況，そしていくつかの大きな事件とそれに基づく社会的論議を踏まえ，2007（平成19）年5月，厚生労働省は延命治療の中止に関するルールについて，国のレベルでのはじめてのガイドラインを策定しました。「終末期医療の決定プロセスに関するガイドライン*3」（以下，「プロセス・ガイドライン」）と題するこのガイドラインは，医師・看護師・ソーシャルワーカーなどの医療・ケアチームが，終末期にある患者とその家族を支える体制を作りつつ，患者・家族・医療従事者が終末期医療とケアを行うための決定のプロセスを示すものとなっています*4。

プロセス・ガイドラインの要点は，次の3点にまとめられます。(1)医療サイドではチームで判断するのを原則とすること。(2)患者サイドでは患者の意思を何よりも尊重すること。(3)緩和ケアの充実化。そして，これらの3原則に基づいて，終末期医療の決定のための「プロセス」を明確化するという柔軟な指針が作られているのです。したがって，このガイドラインには，法的責任の免責を明らかにするような画一的な効果はありません。あくまでも，話合いと決定に至る手続を定めたものにすぎません。しかし，プロセス・ガイドラインが，誰もが合意できることを確認した内容である以上，この「国の指針」を遵守し，慎重な決定プロセスを経ることが望ましいといえるでしょう。

プロセス・ガイドラインによる解決法——本問のケース

このプロセス・ガイドラインは，患者の意思が確認できない場合の判断方法についても，一定の指針を与えており，以下のような手順で判断すべきとしています*5。

「①家族が患者の意思を推定できる場合には，その推定意思を尊重し，患者にとっての最善の治療方針をとることを基本とする。

②家族が患者の意思を推定できない場合には，患者にとって何が最善であるかについて家族と十分に話し合い，患者にとっての最善の治療方針をとることを基本とする。

③家族がいない場合及び家族が判断を医療・ケアチームに委ねる場合には，患者にとっての最善の治療方針をとることを基本とする」。

また，このような手続を尽くしても，治療方針の決定に際して，患者，家族，医療・ケアチームの間で合意に至らない場合には，例外的に，複数の専門家からなる委員会（以下，第三者委員会）を設置し，治療方法等についての検討および助言を行うことが必要とされています*6。

したがって，本問のように患者の推定意思が明らかとはいえず，また家族内でも意見がまとまらないケースでは，第三者委員会での検討・助言を仰ぐことになるでしょう。ただし，この第三者委員会は，第三者の目で状況を判断し，助言の形で一定の結論を当事者に提示するという役割を果たすものであり，決定機関ではありません。家族と医療・ケアチームは，第三者委員会の助言を受けた後，あらためて合意形成に向けて話し合うことが必要となります。そこで，仮に本問の主治医が「最終的な家族の決断は娘さんから聞きたい」と話していたとしても，それは，このようなプロセスの中での発言ととらえるべきです。もし意見がまとまらないのであれば，家族間の意見が不一致である旨を告げ，第三者委員会の設置を要請することになります。そして，第三者委員会の助言を前提に，あらためて合意形成に向けての努力が図られることになるのです。

*1　横浜地判平7・3・28判時1530・28
*2　アメリカの多くの州では，リビング・ウィル（生前発効遺言）と呼ばれる書面によって事前に延命治療の拒否について意思表示しておく制度を法律上設けており，リビング・ウィルに従って医師が延命治療を中止した場合の免責を認めています。わが国でも，日本尊厳死協会が中心となって同様の書面の作成を普及させようとしていますが，法律上は未だリビング・ウィルとしての特別な法的効

果は認められておらず，このような書面があった場合でも本人の意思の推定のための証拠としてのみとらえられています。

＊3 「終末期医療の決定プロセスに関するガイドライン」は，http://www.mhlw.go.jp/shingi/2007/05/s0521-11.html でみることができる。

＊4 プロセス・ガイドラインの成立経緯，目的，内容等については，後掲・樋口「終末期医療とプロセス・ガイドライン」参照。

＊5 プロセス・ガイドライン 2(2)

＊6 プロセス・ガイドライン 2(3)

《参考文献》

＊樋口範雄「終末期医療とプロセス・ガイドライン」法教 323 号（2007）144 頁

＊大内＝岩田＝佐伯「末期医療のあり方——延命治療に関する判断枠組み」ジュリ 1251 号（2003）97 頁

＊手嶋豊・医事法入門（有斐閣，2005）192 頁

〔石 川 優 佳〕

フグ毒と医療過誤訴訟

フグは下関では縁起を担いでフク（福）と呼びます。11 世紀の中国の詩人蘇東坡は，「フグの味は一死に値する」と述べたといいますから，昔から，おいしいものだが毒のあることはわかっていたようです。今でも実際に，毎年何人かフグ中毒で死亡事故が起こり，報道されます。畔柳達雄『医療事故と司法判断』（判例タイムズ社，2002）には，フグ中毒の事例で医師が訴えられた事件が紹介されています。もちろん，医師がフグを処方（？）したというのではなく，フグ中毒の患者が運び込まれた後の処置が悪く，訴えられたというものです。そこで紹介されている事件では，大晦日の夜，調理師の義兄が調理したフグ肝などの料理を一家で食べたところ 3 時間後 6 名にしびれなどの症状が発生し，そのうちの 1 人が一命はとりとめたものの低酸素性脳損傷という重症に至ったものです。

2 人の医師が関与し，地裁は前の医師の処置に過失あり，逆に高裁は後の医師に過失ありと判断しました。その事実認定の微妙さと，その事例では過失相殺その他の理由による減額をまったくしていない点が，先の著書では疑問点として指摘されています。リスクがあるという意味ではフグも医療に共通しますが，「医療の味も一死に値する」と考えるような医療者が本当に死なないよう考えていく必要もあります。

〔樋 口 範 雄〕

第9部

様々な患者をめぐる問題

Ⅰ　未成年
Ⅱ　高齢者
Ⅲ　精神障害者
Ⅳ　その他

1 未成年者の同意

設問 100

私は医師ですが，手術等の医療行為をするにあたり，患者に説明をしてその同意を得ることが必要なことは知っています。患者が幼い子である場合にはどのようにしたらよいでしょうか。また，患者が中学生や高校生の場合にはどのようにしたらよいでしょうか。

未成年者の取扱い　設問のとおり，医療行為をする際には，一般に，患者からいわゆるインフォームド・コンセント――その医療行為につき，説明を受けて理解した上で，同意をすること――を得る必要があります。患者が成年者であって正常な判断能力を有する場合には，そのインフォームド・コンセントを得る相手方は，当然その患者自身になりますが，患者が未成年者であったり，成年者であっても正常な判断能力を欠いていたりする場合には，誰を相手にして説明し誰から同意を得たらよいのかについて，難しい問題が生じます。

以下では，患者が未成年者である場合についてのインフォームド・コンセントについて考えてみましょう。

日本では，20歳未満の者は原則として未成年者です（例外として20歳未満であっても婚姻した者は成年者とみなされます〔民753〕)。そこで一口に未成年者といっても，新生児や乳児のように，医療行為について理解することも判断することもまったくできない者から，19歳の大学生や会社員のように，成人とほぼ同様の理解・判断能力をもつ者まで，様々な段階があります。したがって，患者が未成年者である場合のインフォームド・コンセントのあり方を一律に扱うのは適切ではないと一般に考えられています。つまり，その患者の実際の理解能力・判断能力を前提とし，それに応じた取扱いをするのが原則であるといえましょう。

それでは，より具体的にはどのようにしたらよいのでしょうか。

判断能力のない未成年者の場合　新生児や乳児のように判断能力がまったくない未成年者の場合には，患者本人への説明や患者本人からの同意には意味がありませんから，その子の親権者からインフォームド・コンセントを得るのが原則です。

子の父母がそろっていて婚姻しているときには，父と母の両者が親権者ですので（父母が共同で親権を行使することになっています)，その場合には父と母の双方に説明をして双方から同意を得るのが本来の方法です。もっとも，父母の一方が他方に実際の行為（医師との対話や同意の手続等）を任せることも少なくありませんから，父母の一方のみが医師のもとに現れて説明を受けた上で同意をしたときには，他方が反対していることがうかがわれるなど特別の事情のない限り，親権者からの同意があったものと考えてよいでしょう。

ただし，親権者からのインフォームド・コンセントの取得については，いくつか難しい問題があります。

まず，父と母の意見が食い違うことがありえます。例えば，父親は手術に同意しているが母親が反対しているような場合です。そのような場合には，医師としては両者を相手にして医療行為について丁寧に説明をし，子にとって最も利益であると思われる判断に父母が一致して到達するよう促すことが必要でしょう。それでも父母の意見が一致せずに，予定している医療行為に対して一方が反対しているときには，結局，親権者からの同意が得られないものとして取り扱わざるをえないものと思われます。

では，このような場合や父母が一致して反対している場合など，医師が予定している医療行為について親権者からの同意が得られないときには，どうしたらよいでしょうか。この点については，成年者の患者について本人のインフォームド・コンセントが得られない場合とは若干異なる要素があることに注意する必要があります。成年者の場合には，たとえその不同意が客観的・常識的にみて本人の利益にならないようなときでも，十分事情を理解した上での自己決定であれば，医師は最終的にはその患者の決定を尊重するしかありません。これに対して，自らは判断できない子（新生児・乳児等）の医療行為について，親権者が有する判断権は，あくまでも本人の最善の利益を図るために行使することが要請されているのであって，自己決定だからその判断内容のいかんを問わずに尊重すべきであるということにはなりません。例えば，極端な例でいえば，手術しなければ確実に死亡する病状の幼児の父母が，その子は自分たちの生活の邪魔になるので死んだ方がいいと考えているために手術に同意しないときに，そのような父母の態度は，自己決定という理屈で正当化されるものではありません。このように，児童虐待に相当するような極端な場合には，児童相談所に通報するなどして，家庭裁判所の手続によってその父母の親権を剥奪して後見人を選任してもらい，その後見人から同意を得るというのがオーソドックスな対処方法です。もっとも，父母の双方または一方が同意をしないことが上記のように明らかに子の利益に反し虐待に相当するというような場合は現実にはおそらく少ないでしょうし，またもしそのような場合にあたるとしても，オーソドックスな対処方法をとっている時間的余裕がないことが多いでしょう。したがって，実際問題としては，医師が，その医療行為をしないことが明らかに子の利益に反すると考えるときには，専門家としての見識をもって父母とさらによく話し合って説得することが必要になるものと思われます。

なお，未成年者に親権者がいないときなど，家庭裁判所によって後見人（1名）が選任されることがありますが，その場合にはその後見人を相手にしてインフォームド・コンセントを得ることになります。

判断能力のある未成年者の場合

他方，患者が，例えば19歳の大学生や会社員のように，成年者とほぼ同様の理解・判断能力を有する未成年者である場合には，その患者自身を相手にしてインフォームド・コンセントを得るべきであり，それで足りる（すなわち，親権者等の同意を別途得る必要はない）と一般に考えられています。

問題は，何歳以上であればこのよう

に成年者と同様の扱いをすることができるかということです。この点については，明確なルールはありませんが，臓器移植のための臓器提供への同意に関して「『臓器の移植に関する法律』の運用に関する指針」（平成9・10・8健医発1329通知）が次のように定めていることが，1つの参考資料になります。すなわち，その指針（第1）によれば，「臓器の移植に関する法律における臓器提供に係る意思表示の有効性について，年齢等により画一的に判断することは難しいと考えるが，民法上の遺言可能年齢等を参考として，法の運用に当たっては，15歳以上の者の意思表示を有効なものとして取り扱うこと」とされています。臓器提供への同意と，ここで問題となる医療行為への同意とでは，性質が異なる側面ももちろんありますが，いずれも自己の身体の取扱いについて十分に理解した上で責任のある判断をすることができるかが問われているという点では類似しているともいえましょう。したがって，一応15歳を目安として，あとは，個別の事情をも考慮した上で判断するのが妥当なのではないでしょうか。なお実務では，未成年者とその親の両方からインフォームド・コンセントを得るという取扱いをすることもよくあります。

先に述べたように，この意味での判断能力がないと考えられる子については，基本的には，上記の新生児・乳児の場合と同様に，親権者や後見人からインフォームド・コンセントを取得することになります。もっとも，新生児や乳児と異なってそれなりの理解力が備わっている年齢層の子に対しては，状況に応じて，予定している医療行為について直接に説明をすることが望ましい場合が多いでしょう。

《参考文献》

＊手嶋豊・医事法入門（有斐閣，2005）199頁～202頁

＊畔柳達夫・医療事故と司法判断（判例タイムズ社，2002）117頁～141頁

〔早川眞一郎〕

民事と刑事の区別

「医療事故にあった被害者が起訴をして医師を訴え，裁判所は被告人である医師の有罪を認めた」。この文章には，3カ所の間違いがあります。

⑴起訴は「公訴の提起」を縮めた言葉で，日本の場合，公訴を提起するのは検察官に限られています。したがって，私的な訴訟を起こすのは「訴えを提起し」とだけいい，起訴という言葉は用いません。⑵同じく，民事訴訟では訴えられる人は被告といい，被告人とは呼びません。これは訴える人を原告というので，それに合わせているのです。これに対し，刑事事件で公訴を提起するのは検察官であり，刑事裁判で訴えられる人は被告人と呼びます。⑶民事事件で裁判所が行うのは有罪か無罪かの判断ではなく，原告が被った損害について，被告に損害の塡補を命ずるか否かの判断です。名誉毀損で謝罪広告を命ずる例もありますが，民事訴訟では，損害をどちらが負担すべきかを判断することが主眼であり，懲罰や謝罪を求める訴訟ではないと考えられています。

〔樋口範雄〕

2 未成年者への輸血

設問 101

私は外科医です。交通事故で両足を骨折した未成年者A（16歳）が，救急で私の病院に搬送されてきました。大量に出血していましたが，輸血をして適切な治療を行えば，命が助かることはほぼ確実に思われました。そこで，Aの両親であるBおよびCに治療方法について説明をしたところ，BおよびCは宗教上の理由により，Aへの輸血を拒否しました。私はAにも状況を話して輸血を受けるよう説得しようとしましたが，意識がぼんやりとしているAは，話の意味をあまり理解できていない様子です。私は，Aに輸血をすることができるでしょうか。

宗教上の理由による輸血拒否

設問のケースでは，未成年者へ輸血を行うことは，原則として許されるものと考えられます。

宗教上の理由により輸血を拒否した事案としては，「患者が，輸血を受けることは自己の宗教上の信念に反するとして，輸血を伴う医療行為を拒否するとの明確な意思を有している場合，このような意思決定をする権利は，人格権の一内容として尊重されなければならない」と述べた有名な最高裁判決が存在します*1。その事案では，肝臓ガンに罹患していた成年患者が，宗教上の信念からいかなる場合にも輸血を受けることは拒否するとの固い意思を有しており（患者は医師に対して，自分は輸血を受けることができないこと，および輸血をしなかったために生じた損傷に関して医師および病院職員などの責任を問わない旨を記した免責証書なる書面を予め渡していました），かつ輸血を伴わない手術を受けることができると期待して被告病院に入院したことを，医師は知っていました。しかし，宗教団体の信者の輸血拒否の意思を尊重し，できる限り輸血は行わないとしながらも，輸血以外に救命手段がない事態に至ったときは患者およびその家族の諾否にかかわらず輸血するという被告病院の方針を，医師は患者に説明しないまま，肝臓ガンの摘出手術を施行し，結局，その手術中に救命の必要から輸血を行うに至りました。

裁判所は，医師が被告病院の方針の説明を怠ったことは，「（患者）が輸血を伴う可能性のあった本件手術を受けるか否かについて意思決定をする権利を奪ったものといわざるを得ず，この点において（患者の）人格権を侵害したもの」であると判断しています。つまり，患者に対する十分な説明を怠ったことが，患者の自己決定の機会を奪うことにつながった，ここに被告病院の責任が存在する，と考えられているわけです。

未成年者への輸血の可否

最高裁の事案では，患者本人が信者かつ成年者で，宗教上の理由に基づき輸血を拒否する旨の意思表示も明確に行われており，また入院から手術まで約1ヵ月の期間がありました。

しかし，設問のケースは，患者が未成年者（16歳）であり，輸血拒否の明確な意思表示もなく，また交通事故によるケガの手当という緊急救命行為の場面です。

まず，患者が未成年者である点はどのように考えればよいでしょうか。

日本の民法では，未成年者について，原則として，親が親権者という法的立場から，子である未成年者の監護教育を行う権利義務を有するものとされています（民820条）。また，未成年者が法律行為を行う場合には，その法定代理人（多くの場合は親）の同意を得る必要があります（民5条1項）。病院で治療（手術も含む）を受けることについては，明示的にせよ，黙示的にせよ，患者と病院との間で診療契約が結ばれることが求められ，このような契約の締結は（身上）監護の範囲内にあり，かつ法律行為にあたりますから，未成年者たる患者と病院との間の診療契約締結には，親の同意が必要となります。

では，例えば，親が，その信仰上の理由から，子に輸血を受けさせたくないと考え，輸血を含む治療行為に同意を与えないとする行為は認められるでしょうか。子は親の所有物ではなく，親とは別個の法的主体である以上，親が独自の判断で子の命を危険にさらすことは許されません。親は，自分の信条はどうであれ，子の救命に必要な治療行為を受けさせるべき権利義務を有しているものと考えられます。

しかし，一口に未成年者といっても，現在の日本の民法では，0歳児から19歳までの人間がそこに含まれるわけですから（民4条），これをこのような場面で一律に扱うことには無理があるでしょう。そこで，医師（病院）の治療の必要性や治療行為の内容および結果等について理解でき，その治療行為を受けるかどうかの判断ができる年齢かどうかで分けて考えるのが適切であると考えられます。その場合，何歳で区切るのが妥当かという点は，明文規定もなく難しい問題ですが，民法が，養子縁組の際の承諾能力（民797条1項）や，遺言能力（民961条）を15歳以上の者に認めている，すなわち，15歳に達した者は，一般に，自分のことについて合理的な判断をなしうると法が考えていることは参考になるでしょう。また，臓器移植に関しても，臓器移植法の運用に関する指針は，「臓器提供に係る意思表示の有効性について，年齢等により画一的に判断することは難しいと考えるが，民法上の遺言可能年齢等を参考として，（臓器移植）法の運用に当たっては，15歳以上の者の意思表示を有効なものとして取り扱うこと」としています*2。このようにみてくると，おおよそ15歳以上の者が何らかの理由で輸血を拒否する場合には，後述のように，書面による明確な意思表示の存在を条件に，その輸血拒否の意思を尊重すべきであろうと考えられます。

ただし，15歳以上の子と親権者との間に意見の対立がある場合には難しい問題が生じます。つまり，親権者は輸血を受けさせたいが子が輸血を拒否している場合や，その逆の場合です。このような事案につき，現在のところ，日本において確定した判例や見解があるわけではありません。けれども，前者の場合は，前述のとおり，未成年である患者と医師（病院）と病院の診療契約の締結には，患者の親（法定代理人）の同意が必要とされるため，未成年患者が単独で，無輸血の治療行為を内容とする診療契約を病院と結ぶことはできないことになります。また，後者，例えば親が輸血を認めない宗教団体の信者であるが，子は信者でないという場合も，本人が輸血を望んでいる以上，同意権者にすぎない親が病院との間で無輸血の診療契約を結ぶことは，利益相反行為（民826条1項）に該当し，または親権の濫用行為（民834条）に相当するでしょう。以上のことから，病院側としては，15歳以上の子とその親権者が一致して輸血拒否を希望している場合以外は，輸血を行うことを原則とするのが適切であると考えられます。

輸血拒否の意思表示　さて，輸血拒否の意思表示はどの程度明確にされている必要があるでしょうか。これについても明確な基準はありませんが，先の最高裁判決の事案では，患者の意思を書面にして医師に渡していました。臓器提供の意思表示は，書面において表示されている必要があります（臓器移植6条1項）。輸血拒否もまた命に関わる重要な事項であり，その意思表示の存在が客観的に示される必要があるものと考えられますから，臓器提供の場合と同様，書面にしておくべきでしょう。したがって，輸血拒否の意思を記した書面が存在しない場合には，患者に輸血を拒否する明確な意思はないと解するのが妥当と思われます。

さらに，緊急で搬送されてきた患者については，患者に輸血拒否の意思表示があるかないかを丹念に確認する時間的余裕はなく，以前に同じ病院において診療したことがあるなど特別の事情がない限り，輸血の可否の判断に迷う場合の増えることが予想されます。しかし，その場合も患者の側から積極的に反対の意思表示が書面によって示されない限り，病院側は輸血を行い救命措置を執り行うべきでしょう。

＊1　最判平12・2・29民集54・2・582
＊2　「『臓器の移植に関する法律』の運用に関する指針」（平成9・10・8健医発1329通知）

〔織田有基子〕

1 高齢者の転倒

設問 102

私は，大学病院の内科病棟に勤めるリスクマネージャーです。先日，70代の前立腺ガンの患者が転倒し，大腿部を骨折する大怪我をしてしまいました。

病院では，歩行器の使用や，特に転倒の危険性の高い方にはナースコールをお願いしています。しかし，非常に自立心の強い患者さんで，自力で歩き，転倒してしまいました。私たちは，このような場合にも責任を負うのでしょうか。

また，このような転倒事故は，今後も起きる可能性があります。私たちは，病院として，どのように対処すればよいのでしょうか。

高齢者ケアの注意点

高齢の患者は，足腰の筋力が弱く，また，骨自体がもろいため，転倒した際に大きな怪我につながることがあります。そこで，多くの高齢者を抱える病棟では，食事の介助やトイレの付添いなど，多くのケアが要求されます。しかし，看護師が，1人ひとりの患者を見守ることは困難であり，患者自身に自己の力を過信しないよう注意を呼びかけ，ナースコールなどのお願いをするなどの措置をとっている病院が多いと思われます。患者がベッドから起き上がると自動でナースコールされる機械を導入する病院もあるようですが，すべての患者のベッドにつけるというのは難しいのが現状です。

また，認知症や徘徊癖のある患者の場合には，深夜の徘徊や転倒を防ぐために，身体を拘束する方法，いわゆる抑制をなすべきかも問題となります。

患者の転倒事故に対する病院の責任

近年，高齢者の転倒に関して，病院や介護事業者の責任を認めたいくつかの判決が出ています*1。

2005（平成17）年横浜地裁では，介護施設において，高齢女性がトイレの介助を断り，自力歩行の途中にトイレ内で転倒，骨折した事件で，介護職員Aは，高齢者Xが拒絶したとしても，Xを説得して介護する義務があり，AがXを1人で歩かせたのは安全配慮義務違反があるとして，Aを雇用している法人に損害賠償責任を認めました。ただし，高齢者Xにも，介護を断ったことで，事故の発生について過失があるとして，3割の過失相殺を認めました。

本判決で問題となった安全配慮義務とはどのように判断されるのでしょうか。上記にあげた判決では，患者の転倒の危険性と，転倒による結果大きな怪我につながることを介護者が予測しえたことをあげ，そうであれば，拒絶されたからといって直ちに1人で歩かせず，介護する義務があったとしています。また，患者に拒絶されることはあっても，介護を受けない場合の危険性とその危険を回避するための介護の必要性とを専門的見地から意を尽くして説明し，介護を受けるよう説得すべきであり，それでも介護拒絶の態度を示したという場合でなければ，介護義務を免れないと判示しています。

この判決は，介護施設での事例であ

り，各病院や病棟の機能によって，要求される義務の水準は異なるとも考えられます。ただ，各病院において，要求される安全配慮義務を果たしたというためには，患者の転倒の可能性と，それにより生ずる結果の重大性を医療・介護従事者が把握し，そのために必要な介助を行った，また，行う体制にあったといえることが必要でしょう。

病院の対策

では，具体的に病院として何をすべきなのでしょうか。上記の判決では，予見可能な危険性の防止という文言により，患者の転倒リスクを的確に把握し，適切な対応をすることを要求しています。この適切な対応とは，スタッフに転倒の可能性を予測させ，それを防ぐための教育を行っていることや，患者にナースコールのお願いをしていることなどがあたります。その上で，対応可能な環境を整えていることが要求されており，ナースコールを何度も無視したり，対応できないような勤務体制があれば，病院の責任が問われることも考えられます。

現在，様々な病院で，入院時に患者の転倒リスクを評価し，リスクマップやアセスメントシートを作成するという取組みを行っているようです。ある病院では，マップの作成で，転倒事故が減少したとまではいえないが，転倒しやすい患者群を把握し，看護の注意をどこに向ければよいか，の参考になったとの成果をあげたという評価もなされています。このような病院独自の取組みは，組織における安全対策として評価されるでしょう。また，事後的に，病院が転倒事故に対してどのような対応をとっていたのかを説明する根拠ともなります。

拘束具等による抑制について

それでは，転倒リスクの高い患者に対し，ベッドから動けないよう固定したり，薬を処方する方法で身体拘束を行う抑制はどのように考えるべきでしょうか。抑制は，病院の人手が足りないという問題と，患者の安全性を確保する目的の両面からなされるものですが，人道的ではない，との批判も多く，抑制を行わない高齢者ケアをめざす医療機関も増えています。また，厚生労働省によっても，身体拘束ゼロをめざす検討がなされています*2。しかし，病院によっては，予見される結果の重大性を考慮し，抑制を行うと判断することもあるでしょう。

高齢患者がベッドから転落して死亡し，患者の適切な看護を受ける期待権を侵害したとして，病院の責任を認めた判決*3の中で，病院が抑制帯を使用すべきであったかにつき，抑制帯は患者の身体の自由を拘束し，精神的苦痛が大きく，リハビリの妨げになることなどを指摘し，また，原告（患者の家族）が抑制帯の使用には消極的だったことも考慮して，病院側に抑制帯を使用すべき法的義務はないとしました。

抑制帯の使用は，患者の病状や性格によっても必要度が大きく異なりますし，その判断には，病院の裁量に委ねられています。転倒を100％防止することは困難ですが，転倒に備えた人員確保や，転倒しても大怪我にはつながらないような環境整備は，病院内部だけではなく，医療政策上の課題となっているといえるでしょう。

＊1　横浜地判平17・3・22判時1895・91，福岡地判平15・8・27判時1843・133，東京地判平15・3・20判時1840・20

＊2　「身体拘束ゼロ作戦推進会議」（厚生

労働省平成13・3)　　〔畑 中 綾 子〕
＊3　東京地判平8・4・15判時1588・117

症例報告と患者のプライバシー

〔設問41〕のような問題を鑑みて「症例報告を含む医学論文及び学会研究会発表における患者プライバシー保護に関する指針」が作成され，外科関連学会協議会で2004（平成16）年4月6日に採択されました。それによると以下のとおりです。

「(1)　患者個人の特定可能な氏名，入院番号，イニシャルまたは「呼び名」は記載しない。

(2)　患者の住所は記載しない。但し，疾患の発生場所が病態等に関与する場合は区域までに限定して記載することを可とする（神奈川県，横浜市など）。

(3)　日付は，臨床経過を知る上で必要となることが多いので，個人が特定できないと判断される場合は年月までを記載してよい。

(4)　他の情報と診療科名を照合することにより患者が特定され得る場合，診療科名は記載しない。

(5)　既に他院などで診断・治療を受けている場合，その施設名ならびに所在地を記載しない。但し，救急医療などで搬送元の記載が不可欠の場合はこの限りではない。

(6)　顔写真を提示する際には目を隠す。眼疾患の場合は，顔全体が分からないよう眼球のみの拡大写真とする。

(7)　症例を特定できる生検，剖検，画像情報に含まれる番号などは削除する。

(8)　以上の配慮をしても個人が特定化される可能性のある場合は，発表に関する同意を患者自身（または遺族か代理人，小児では保護者）から得るか，倫理委員会の承認を得る。

(9)　遺伝性疾患やヒトゲノム・遺伝子解析を伴う症例報告では「ヒトゲノム・遺伝子解析研究に関する倫理指針」（文部科学省，厚生労働省及び経済産業省）（平成13年3月29日）による規定を遵守する。」

ほとんどの医療関連雑誌においては投稿規定で上記を遵守するように明記されています。

〔外科関連学会協議会 加盟学会〕　日本外科学会，日本気管食道科学会，日本救急医学会，日本胸部外科学会，日本形成外科学会，日本呼吸器外科学会，日本消化器外科学会，日本小児外科学会，日本心臓血管外科学会，日本大腸肛門病学会，日本内分泌外科学会，日本麻酔科学会

〔本指針に賛同している学会〕　日本肝胆膵外科学会，日本血管外科学会，日本喉頭科学会，日本呼吸器内視鏡学会，日本乳癌学会，日本腹部救急医学会

〔木戸浩一郎〕

2 高齢者虐待の可能性と患者の保護

設問 103

最近，ある高齢の女性が階段から足を滑らしたため骨折したとして診療所を訪れてきました。この患者はそれ以前にも何度か不自然な怪我をして診療所を訪れていたため，不審に思い虐待の可能性について尋ねましたが，即座に否定した後，治療も終わっていないのに，診療所を出ていってしまいました。身体のあちこちにあったあざの痕などからいって虐待の可能性が高いと思います。この患者はその後診療所に来ていません。どのようにすべきでしょうか。

本設問の論点

急速な高齢者社会を迎えている日本においては，特別養護老人ホームにおける虐待や，介護に疲れた子が認知症などの親を殺害してしまうという事例が後を絶ちません*1。特に高齢者虐待に対しては，老人介護の現場だけではなく，社会全体としても大きな課題があるといえましょう。

さて，医師には患者の情報を守る守秘義務が課されていますが，同時に，患者の情報を守ることは必ずしも患者本人のためにならないばかりでなく，社会的にも弊害が大きい場合があるため，患者本人の同意がない場合であっても，秘密を開示することのできる例外が設けられています。この設問では，まさに医師の守秘義務と，別の法律による高齢者への虐待の通告義務との関係をどのように考えるべきかが焦点です。結論を先取りすれば，法律上の問題としては，医師の守秘義務を理由に，高齢者の虐待の通告をためらうべきではありませんが，虐待の兆候についての学習，また，被害の切り出し方，対応策などについて多くの準備が必要です。

法律上の守秘義務とその例外

医師，助産師を含めサービスの受け手の秘密を守る要請の高い専門職は，「正当な理由がないのに……業務上取り扱ったことについて知りえた人の秘密」を漏らした場合には，被害者の親告により6月以下の懲役または10万以下の罰金が科せられる可能性があります（刑134条。看護師については保助看42条の2・44条の3)。この他，民事上の責任によって損害賠償を命じられたり，さらに，行政法上の責任として懲戒を受ける可能性があります。

ただし，第三者の利益を保護する場合などを含め「正当な理由」があれば，他の法律によって患者の情報を開示することが義務づけられている場合でなくとも，また，たとえ本人が同意していなくとも開示することが可能です。近年成立した個人情報保護法，および，それに基づく「医療・介護関係事業者における個人情報の適切な取扱いのためのガイドライン」(厚生労働省，平成16・12・24）も同様の取扱いをしています。個人情報保護法23条は，患者本人の同意を得ないでも，例えば，(1)法令に基づく場合，(2)人の生命・身体または財産の保護に必要な場合には，開示を認めています。ここで問題となっている高齢者に対する虐待に対する通告は，後に説明するように，このような例外に当てはまると考えられます。

高齢者虐待防止法と通報義務

高齢者は身体的にも精神的にも弱い立場に置かれることも多く，また，その介護を担う家族などには大きな負担となることもあって，近年高齢者に対する虐待の問題が顕在化しています。これは先進国共通の問題で，例えば，アメリカでは，毎年200万件を超える高齢者虐待が報告されているそうです*2。最近の日本の調査でも，福祉サービス関係者の約4割が身体的虐待や世話の放棄の場面に遭遇しており，心理的な虐待に至ってはそれを上回る件数が報告されています*3。また，日本の高齢者人口の伸び率は急激で，2005年には65歳以上の人口が2532万人（全人口の20.1%）であるものが，2015年には3277万人，その中でも75歳以上の後期高齢人口の増加率は著しく，現在1142万人から2015年には1574万人になると推計されており，先進国の中でも群を抜いています。さらに，後期高齢者の割合の増加に伴って，認知症高齢者の割合も急激に増加しており，現在の149万人から2015年には250万人へ増加するとみられています。後述のように，後期高齢者や認知症の高齢者は，虐待の被害者になりやすいため，問題の深刻化が懸念されます。

高齢者虐待の問題には，多くの場合その生活の基本の部分で依存する介護者が，同時に加害者であるという難しさがあります。この種の問題に対しては，加害者への刑事的な制裁だけでなく，むしろ，被害者の救済とともに加害者への支援（社会福祉的介入）も必要です。日本における全国調査*4では，虐待被害者の特性として，75才以上（平均81.6歳）の女性（76.2%）が被害に遭いやすく，しかも，虐待被害を通報する確率が低いという結果が出ています。被害者も生活面，心理面で虐待者に依存していたり，子どもからの虐待を認める事を恥じたり，報復をおそれることが多いようです。虐待の背景には，介護の疲れ，高齢認知症者の言動の混乱と病状に対する理解不足，介護に対する他の家族の無関心など，介護者の孤立，重い介護負担があるといわれています。また，虐待者自身，アルコール中毒，結婚生活上の問題や，長期にわたる経済的困窮を抱えていたりする場合も多いようです。加害者になりやすいのは，被害者の息子（32.1%），嫁（20.6%），配偶者（20.3%），娘（16.3%）の順です。

そのような状況に対処すべく，2005（平成17）年に高齢者虐待の防止，高齢者の養護者に対する支援等に関する法律（平成17法124）が成立しました。まず，この法律は，対象となる高齢者を65歳以上と定義し（2条1項），家庭で起こる養護者によるものと，施設などで起こる虐待として，⑴身体的暴行，⑵養護を著しく怠ること（ネグレクト），⑶心理的虐待，⑷性的虐待，⑸経済的虐待（2条4項・5項），という5つの類型をあげています。そして，家庭であれ施設であれ，虐待を発見し，生命身体に重大な危険がある場合には，市町村への通報義務が定められ（7条1項），それ以外の場合も通報の努力義務を課しています（同条2項）。ちなみに，施設の従事者には施設で虐待を発見した場合に通報義務が課せられています（21条1項・2項）。

医師には，虐待被害者に遭遇する機

会が高いため，報告によって早期発見を可能とし，事態の深刻化を未然に防止するため，その役割に大きな期待がかけられています。つまり，上記の通報義務に加え，医師には早期発見の努力義務が課せられています（5条）。そして，刑法などによる守秘義務を理由として，虐待の通報をためらってはならないとされています（7条3項）。

さらに，この法律は通報の対象となる虐待を，必ずしも虐待が100％確実であるものだけではなく，虐待を受けたと「思われる」場合であって，その判断に相当の理由がある限り，通報をすべきだというのが法律の立場です。これは，同種の早期発見と通報の奨励をしながら，本人の意思も重視する，配偶者からの暴力の防止及び被害者の保護に関する法律（平成13法31）との大きな違いです（6条）。配偶者からの暴力については被害があるとはいえ一般の成人であるために，本人の意思を重視せざるをえないという態度をとるのに対して，高齢者については，児童虐待の場合同様，より保護の必要性が高いということで，本人の意思を問題とせず，通報の義務およびその努力義務などを課しているのだと考えられます（児童虐待の防止等に関する法律〔平成12法82〕5条・6条）。

ちなみに，通報が行われた場合には，市町村が虐待対策の1次的な責任部門となり，以下のような手立てが想定されています。まず，虐待の事実について，市町村は立入りを含め調査ができます（高齢虐待11条）。調査にあたって警察への援助を求めることもできます（同12条）。さらに，被害者の生命身体に危険がある場合には，一時保護や（同9条・10条），虐待者の面会制限が可能です（同13条）。虐待は，介護に伴う大きなストレスも背景にあることなどから，養護者に対する支援として，相談，指導，助言などを与え，短期の居室の確保などの策をとることも可能です（同14条）。介護保険によって整備された地域包括支援センターなどを中心にしながら，支援と被害者の救済とを図っていくことになります（同16条・17条）。

このような複雑な背景をもつ高齢者に対する虐待の問題は，慎重に取り扱う必要性とともに，深刻化しないため早期発見の重要性を認識しておく必要があります。一般論としていえば，まずは，虐待の兆候について学んでおくことや，虐待の問題をどのように切り出すかについてのコミュニケーションのあり方についても一定の準備が必要だと思います*5。前述のように，被害者が虐待を否定する場合も多いことを考えれば，安易に虐待を持ち出すことによって，本設問のように必要な治療さえ拒否するという事態へと追い込む可能性もあります。虐待に対しては，医療だけでなく，福祉サービスなど総合的な対策を要するため，医師としてできることの限界も認識しながら，高齢者虐待が社会に存在することを念頭に，保健師，社会福祉士，ケアマネージャー，民生委員などの福祉の専門家などとの連携のあり方などを事前に探っておくことも必要です。病院であれば高齢者の虐待が疑われる場合にどのような対処を行うべきか話し合っておく必要もあるでしょう。

＊1　例えば，「猶予判決受けた夫自殺」朝日新聞2006・1・31夕刊21頁，「夜勤の男性職員が特養入居者に性的暴言」朝日新聞2006・8・6朝刊31頁。

＊2　熊谷文枝・アメリカの家庭内暴力と虐待（ミネルヴァ書房，2005）231頁

＊3　多々良紀夫編著・高齢者虐待（中央

法規，2001）
＊4　医療経済研究機構「家庭内における高齢者虐待に関する調査」（2004）
＊5　「市町村・都道府県における高齢者虐待への対応と養護者支援について」（厚生労働省老健局，平成18・4）（http://www. mhlw. go. jp / topics / kaigo / boushi/060424/index. html）（2007年9月18日時点入手可能）

〔岩田　太〕

人間の痛みとホスピス

かつて安楽死が問題になった事例では，肉体的苦痛が中心でした。「苦しいから楽にさせてくれ」と瀕死の人が叫ぶ場合，肉体的な苦痛に耐えかねてのことが多かったからです。文字どおり，苦痛から安楽な状態にというのが安楽死でした。

しかし，人の痛みは肉体によるばかりではありません。「胸が痛い」という場合，その辛さは「心の痛み」が肉体的な痛みのように痛むことを指す場合が少なくありません。肉体的苦痛と同様に，精神的な苦痛もまた大きな問題です。

このように，わが国では，人間の痛みを問題にする場合，肉体的苦痛と精神的苦痛に分けて考えることが多かったと思われます。ところが，近年，終末期医療の場面で特に「スピリチュアル・ペイン」（spiritual pain）と呼ばれる痛みの重要性が強調されるようになってきました。それに対するケア，「スピリチュアル・ケア」の意義を，長年，ホスピスの医師として働かれてきた小澤竹俊先生が紹介しています（木村利人＝折茂肇編著・クリエイティブ・エイジング〔ライフ・サイエンス，2006〕153頁以下）。　それによれば，終末期を迎えて自らの存在の意味と生きる意味を見失う人が少なくないこと，その人たちの感じている痛みは，スピリチュアル・ペインであり，単に精神的苦痛と訳せないようなものだというのです。人は，将来を考えて生きる「時間存在」であり，他者との関係の中で生きる「関係存在」であり，他の人に頼らざるをえない場合でもなお他者に自ら委ねる「自律存在」として生きているものですが，終末期を迎えて，このいずれかの感覚を失ってしまうというのです。例えば，時間存在を失えば，死の先には何もないと思うようになり，しかもそれに耐えられない苦痛を感ずる人がいます。そこでは，天国や浄土という宗教的アプローチによるケアや，先立った人たちとの再会の希望などがケアとして考慮され，存在の安定を図るためのケアの重要性が語られています。

〔樋口範雄〕

1　精神医療（強制入院）

設問 104

精神科医Ａのもとへ，次のような問合せがありました。Ｂの弟Ｃが精神障害者で，是非，入院させたいのだが，どうすればよいかというのです。弟のＣは35歳ですが，父母とともに生まれた実家にいます。しかし，Ｃが手を付けられない状況になることがあり，そのようなときには，父母も高齢になっておりもはや手の施しようがないというのです。現在の法律の下で，精神病者の入院にはどのようなものがあり，それぞれの要件はどのようなものなのでしょうか。Ｃを入院させることはできるのでしょうか。

精神医療に対する考え方

精神医療は，本来，精神に病を抱える人を対象とするので，場合によっては本人が望まない医療を強制する局面がある点で，他の医療とは大きく異なる性格をもっています。もっとも，精神医療だけが特殊ということでもなく，感染症を理由とする強制隔離なども同じことになります。

その強制的な介入を正当化する根拠と方法には，従来，2つの対立軸があるといわれてきました。1つは，ポリス・パワー（福祉権能）とリーガル・モデル（法的介入モデル）という組合せです。例えば，公権力を行使して強制入院させるのは，政府に公共の福祉を図る権能が委ねられているからだと考えて，その代わり，そのための手続や要件を法によって規制し，人権保護を図ろうとするものです。いま1つは，パレンス・パトリエ（親代わりの国）とメディカル・モデル（医療モデル）の組合せです。これは，公権力の行使が正当化されるのは，患者本人のために強制力を行使するからであり，患者の利益を保護するための強制入院は医療のため（患者を治療するため）だと考えるものです。どちらかといえば，前者は，患者本人よりも社会全体の利益を重視し，後者は患者のための制度として精神医療における強制的制度をみようとするということができます。

しかし，どちらかに偏ることができるかは疑問です。治療のない人権保障も人権保障のない治療もどちらも問題であるとして，両者を適切に組み合わせる工夫が必要とされます。もっとも，それがまさに難問ですが。

ただし，医師の立場は明快です。医師は，自分の患者のために医療を行うのが本義ですから，自傷のおそればかりでなく他害のおそれがある場合に強制的な介入に協力することなど，患者本人以外の人の利益にも配慮はすべきですが，第1の立脚点は，患者のためになるか否か，いかなる医療が提供できるかを考えて行動すべきです。

精神病者に関する法の歴史

精神病者に関するわが国の法制度は，1900（明治33）年の精神病者監護法に始まるとされます。看護ではなく監護です。この法律では，患者の親族を監護義務者と定めた上で，医師の診断書を添え警察署を経て地方長官に許可を得るという条件の下で，患者を私宅や病院に監置することが認められました。治療の手だてを講じないまま，家に閉じこめておくことが法的にも公認されたのです。

1919（大正8）年になると，精神病院法が制定されます。この法律は公立病院として精神病院を設置することを義務づけたものですが，実際には，期間を指定して適当と認める既存の私立精神病院を代用することが認められ，結局，公立の精神病院の設置は進まないままになりました。

戦後の1950（昭和25）年に制定されたのが精神衛生法です。もちろん上記2法は廃止されました。その特色は次のようなものです。

⑴　都道府県に精神病院設置義務があること。ただし，指定病院制度を併置して，従来の精神病院にも存続が認められました。

⑵　自傷他害のおそれのある患者は強制的に「措置入院」ができること。ただし，その場合の費用は公費負担。

⑶　保護義務者の同意による「同意入院」，精神病者の診断のための「仮入院」についての規定も置かれましたが，これらはやはり強制的な契機を含む入院制度でした。

そして1984（昭和59）年の宇都宮病院事件が起こります。この事件は，職員が入院患者をリンチで死亡させ，職員ばかりでなく院長も逮捕される事態になりました。精神病者への人権侵害の実態が明らかにされ，1987（昭和62）年の精神衛生法の改正と精神保健法への名称変更につながります。精神保健法は，本人の同意による任意入院制度を柱として掲げ，入院の必要性・処遇の妥当性を審査する精神医療審査会制度を設けるなど，大きな変更を加え，それがさらに改正されて，1995（平成7）年以降，現在の精神保健福祉法になるわけです。

精神保健福祉法の下での精神医療

精神病院の数は1965（昭和40）年に725だったものが，2004（平成16）年には1,076に増加しています。2004年の統計では，病床数は26万1,806，病床利用率は93％で，24万2,853人が入院しており，その他に4万9,072人が外来で診療を求めます。2004年度でみると，年間では22万8,065人（1日平均623人）が新規に入院する一方で，退院も22万9,896人（1日平均628人）がしています。1991（平成3）年の数字では，34万9,190人が入院していたので，明らかに，新しい法律の下で，入院が減少していることがわかります。この現象が，精神疾患の減少によるものなら一番よいのですが，精神疾患自体は増加していると思われますから，数字の変動はむしろ制度の変更によるものだと考えられます。

精神保健福祉法では，保護者の制度があります。保護者には，精神障害者の後見人または保佐人，配偶者，親権者，扶養義務者がこの順番でなることとされています。後見人や保佐人がついていなければ配偶者が保護者になる，配偶者もいなければ親権者がなるが，成人であれば，もはや親権を行う者というわけにもいかないので，扶養義務者のうち家庭裁判所が選任した人が保護者になるというわけです。

保護者には様々な義務が課されています。⑴精神障害者に治療を受けさせること，⑵財産上の利益を保護すること，⑶後述する医療保護入院の同意を与えることなどです。かつては自傷他害行為を行わないよう監督する義務も明示されていましたが，保護者の負担があまりに重いと批判されて1999（平成11）年の改正で削除されました。

さて，そこで現行法の下での入院制度ですが，これには様々な種類のものがあります。任意入院，措置入院，緊急措置入院，医療保護入院，応急入院，そして仮入院です。

様々な入院制度

⑴ 任意入院 1987（昭和62）年の法改正以来導入されたもので，精神障害者本人の意思に基づく医療という基本的考え方に立つものです。任意入院は自由意思に基づく入院ですから，原則として退院の自由も認められています。ただし，入院中に一定の行動制限がかかることは認められており，また指定医が診察して本人の保護のため必要だと判断されると，退院を求めても72時間以内は退院させないこともできます。また，任意入院の同意には，「積極的に拒んでいない状態を含む」とされている点にも注意が必要です。

⑵ 措置入院 自傷他害のおそれのある精神障害者に対し，都道府県知事の権限で強制的に入院させるものをいいます。その申請は誰でもできるところが注目されます。一般人，警察官，検察官，保護観察所所長，精神病院管理者など誰でも可能です。なお配偶者などの保護者は医療保護入院という制度を利用することが想定されています。申請を受けた知事は，2名以上の指定医の診察を実施し，自傷他害のおそれありという判定を待って，強制的に入院させます。その際には，患者ばかりでなく，現に保護している人にも手続への参加が認められ人権擁護の手段としています。さらに，定期的な病状報告や，退院請求をすることができる旨の告知が義務づけられています。ただし，入院期間の限定はありません。

⑶ 緊急措置入院 措置入院の手続を緩和し緊急事態に備えるための入院です。1人の指定医の診察と判断だけで強制的に入院させる制度です。時間の限定があり72時間までです。

⑷ 医療保護入院 保護者の同意と指定医の診察があると，精神障害者本人の同意がなくとも強制入院が認められます。指定の判定は，医療および保護のために入院の必要があるという内容で，措置入院などの自傷他害のおそれがあることを要件としていません。なお保護者となるべき優先順位の高い人がおらず，扶養義務者が候補者となり，しかも家庭裁判所の選任がまだという場合には，4週間を限度として，扶養義務者の同意によって入院させることもできます。

医療保護入院の乱用を防止するため，1999（平成11）年に法改正が行われ，指定医の判定事項として，精神障害のために任意入院が行われる状態にないと判定することも必須とされました。これは，同意能力があるなら任意入院によるべきだという意味です。

⑸ 応急入院 医療保護入院の要件を緊急事態につき緩和した制度です。保護者の同意を得ることができない場合であっても，指定医が，直ちに入院させなければ精神障害者の医療および保護を図る上で著しい支障があるとされる場合，やはり強制入院が可能です。ただし，応急入院をさせた旨の届出義務があり，期間は72時間以内に限定され，さらにこのような措置を行うことのできる精神病院が指定され限定されています。

⑹ 仮入院 これは1999（平成11）年に廃止された制度です。精神障害者であるか否かを診断するために1

週間以内で強制入院させるものでしたが，批判が強く，今では存在しません。

設問について　精神科医のAは，Bに対し，以上のような精神病院への入院制度を説明してあげる必要があります。その上で，次のような選択肢を示すことです。

(1)　弟Cの病状によりますが，まず任意入院が可能か否かを検討する必要があります。本人が入院するのが自分の利益になると判断してくれれば，それが一番です。

(2)　本人に同意能力がなければ，医療保護入院を考える必要があります。このケースの場合，後見人や保佐人がついておらず，配偶者もいないとすれば，扶養義務者が保護者となるのですが，そのためには家庭裁判所で選任してもらう必要があります。高齢の父母でなく，兄であるBが保護者に選任されれば，精神科医の診察を経て医療保護入院をさせることができます。また，家庭裁判所の選任を待つ間，応急入院も選択肢としてあります。

(3)　弟Cに自傷他害のおそれがあると精神科医が判断する場合には，措置入院という手段もあります。本人の権利を保護するための手続的保障制度を遵守した上で，都道府県知事に対し，A医師の属する精神病院の管理者から措置入院の申請をしてもらうことも可能です。緊急状態があるのなら，緊急措置入院という手段も考慮する必要があります。

《参考文献》
＊宇都木＝塚本編・現代医療のスペクトル（尚学社，2001）201頁〔宮下毅〕
＊大谷實・医療行為と法（弘文堂，新版補正第2版，1997）251頁

〔樋口範雄〕

精神科医と利益相反

ユネスコでは世界中の精神科医から医療倫理に関係して直面する事例を集め，ケースブックの形でそれに答える試みをしています。Teaching Ethics in Psychiatry : Case-Vignettes という小さな本がその成果で，その中に，スイスの医師から次のような問題提起がなされています（事例5番）。

「精神科医が，児童虐待の疑われる事件で児童の鑑定を依頼された。子どもに会っている中で母親から頼まれ，継続してその子の診察に当たることになった。半年後に，鑑定人として裁判所で証言するよう求められた。あらためて自分が，裁判所の鑑定人という立場と同時に子どもの医師でもあるという事実に思い当たった。この医師は裁判所で証言できるだろうか」。

選択肢は2つです。よき医師であれば両方の役割を果たすことができるというものと，子どもは医師を信頼して様々なことを語っているはずであり，それは裁判所でも証言することのできないものだという考えのいずれかです。

そこでは後者だという回答と，ただし，精神科医師のごく少ない国や地域ではその理想を実現するのは難しい場合もあるとコメントされています。

〔樋口範雄〕

2 精神障害者による院内外での自傷・殺傷事故

設　問　105

ある精神病院で，次のような事件が生じました。この場合，精神病院および担当医師の責任はどのようなものでしょうか。

(1) 入院していた患者Ａさんが，院内で自殺してしまいました。また，自殺が退院後であった場合には，なお通院を続けていたケースでも，法律的にはまったく別のことになるのでしょうか。

(2) 入院していた患者Ｂさんが，病院外で第三者に危害を加えてしまいました。この点も同じように，入院はしていないが通院中であったら別の話になるのでしょうか。なお，他害のケースでは，病院や医師ばかりでなく，患者の周囲の人（親や配偶者）の責任も問題になると思うのですが，いかがでしょうか。

精神障害者の自傷他害事例と裁判

精神障害者が自殺する自傷のケース，他人を殺傷する他害のケースについて，損害賠償を求める訴えは昭和50年代以降急増しています。自傷のケースでは，自殺した患者の遺族が病院や医師を訴えることになり，他害のケースでは，被害者（またはその遺族）が病院や医師，さらに患者の保護者またはその他の近親者を訴えるわけです。参考文献に掲げた辻教授の研究によると，戦前の裁判例はわずかに3件，戦後も昭和40年代までは合計3件にすぎなかったものが，昭和50年代に21件，60年代以降に15件と急増します。この論文は1996（平成8）年のものなので，その時点で最も新しい判決は1995（平成7）年のものでしたが，その後も，この種の訴訟はたびたび提起されています。以下，それぞれの類型ごとに，裁判の傾向を確かめておくことにします。

自傷のケース

辻教授の研究では，開放的処遇を受けている中で患者が自殺したケースでは，病院や医師の責任を否定する例が圧倒的に多く，肯定したものとしては，1982（昭和57）年の大阪高裁の事件*1があげられています。これはレクリエーション療法の一環で職員引率の下に他の患者とともに外出した患者が，帰路，駅のプラットフォームから飛び込み自殺をした事例であり，レクリエーション療法の意義と厳重な監視の必要性という2つの異なる視点の間で，裁判所は，なおいっそうの慎重な配慮を要求して医療者側の過失を認めたのです。重要な点は，これだけが例外で，他の事例では，自殺の予見可能性を厳密に要求して当該事案でそれを否定したり，開放的処遇自体に過失はなかったとして，病院や医師の責任を認めていません。通院中の自殺についても同様です。

より最近の事例を1つ紹介しておきましょう。2005（平成17）年の岡山地裁判決*2で，この事件では，うつ病で通院していた患者が自殺したケースについて，入院治療に切り替えるべきだったと遺族が主張して訴えました。しかし，裁判所は，自殺の抽象的危険性があったとしても，自殺を図る具体的で切迫した危険性まではないものと医師が判断し入院させる措置を選択しなかったことは不合理とはいえないとして請求を棄却しています。

このような傾向の背景には，結果的な責任を問うことが，開放型処遇の進展にマイナスであること，同じく強制入院の推進につながりかねないという危惧があると考えられます。

次に，閉鎖病棟に入院中，または保護室に収容中に自殺したケースについては，このような考慮の必要がありません。したがって，開放的処遇のケースに比べて，病院の責任が認められやすい傾向にあります。とりわけ，自殺のおそれがあるという理由で保護室に収容していながら，自殺されてしまったケースでは，自殺防止の措置が不十分であったとして賠償責任が認められています。ポイントは，自殺の予見可能性，具体的危険性がどの程度あったかということであり，それが大きいほど病院や医師の責任が重くなります。逆に，予見可能性がなければ，責任も否定されます。比較的最近の事例では，2004（平成16）年の広島地裁の判決*[3]があります。この事件では，5階の病室の窓ガラスを割って飛び降り自殺した事件で，遺族は窓ガラスに鉄格子がなかったことなどを主張し，病院の自殺防止策に不備があったと主張しました。しかし，裁判所は，閉鎖病棟への入院であっても，自殺の危険性の強い患者ばかりを入院させるわけではなく，そのような患者には保護室が用意されていたと指摘した上で，本件の患者について，自殺念慮・希死念慮が認められた時期もあるがその継続はなかったこと，実際に自殺行為に及ぶなど行動に移すこともそれまではなかったこと，その症状は全体としてみれば軽快に向かっていたこと，自己の病状を認識して内省していたこと等を総合して判断すると，自殺行為に出る具体的・現実的危険性があったとは認められないとして，請求を棄却しました。

他害のケース　まず，精神障害者が入院中，病院内で他害事件を起こした場合が問題となります。裁判例をみると，この場合の被害者は他の入院患者のケースが圧倒的ですが，比較的最近に診察室内で医師が殺害されるという事件が起きました。2004（平成16）年の福島地裁の判決*[4]では，病院が市立病院であったため設置管理者たる市の責任が問題となり，神経科の診察室では万一の場合に逃げる場所を確保するなどその構造に配慮する義務があったのにそれを怠ったとして市の賠償責任を認めました。これが私立病院であれば，同じ理屈で病院の責任が認められることになります。

被害者が同じ入院患者の場合には，病院は被害者たる患者に対し，そもそもその安全に配慮する義務を負います。したがって，被害者への賠償責任は常に認められるかといえば，裁判例は半半に分かれており，責任の有無を分けるものは，ここでも加害者たる精神障害者の他害行為が予見できるようなものであったか否かだとされています。そうだとすると，入院形態のうち（これについては，⇨〔設問104〕），自傷他害のおそれがあるという理由で強制入院が認められている措置入院では，予見可能性が認めやすくなるはずです。ただし，裁判では，入院形態だけで結論を出すのではなく，それも判断要素としながら，実際のケースでどこまで具体的危険性が認識できていたかを問題にしています。

次に，入院中の精神障害者が病院外で他害事故を起こした場合が問題です。いずれも外泊や無断離院している間に殺傷事故を起こすというケースです。辻教授は，2004（平成 16）年の論稿では，この場合について入院形態を分けて次のように分析しています。

(1) 任意入院のケース　公表裁判例はない。ただし，任意入院の場合，退院も自由とされており，また他害の予見可能性の点でも病院の責任を問うのは困難である。

(2) 医療保護入院のケース　2つの裁判例が紹介されており，一方は病院の賠償責任を否定し，他方は認めたものですが，認めた事例は，患者の他害傾向が明らかであり，外泊許可自体は過失がなかったとしてもそのまま帰院しなかったときに警察官に十分な内容の通知をしなかった点で過失ありとしたものです*5。

(3) 措置入院のケース　2つの裁判例が紹介されており，いずれも賠償責任が認められています。とりわけ，1996（平成 8）年には最高裁判決*6が出されて，措置入院中の精神分裂病患者が院外散歩中に無断離院をし，4日後に金員強取の目的で通行人を殺害した事件で病院を設置管理する県の責任が認められています。判決では，「前回無断離院した後も無断離院のおそれのある患者に院外散歩を含む作業療法を実施するについて特別の看護態勢を定めておらず，また，担当医師も，無断離院に関する要注意患者であるAを院外散歩に参加させるに当たり，引率する看護士らに対して何ら特別の指示を与えず，引率した看護士らも院外散歩中Aに対して格別な注意を払わなかった」と判示されました。

以上のことから，明らかに，入院形態が裁判の結果に影響を与えていることがわかりますが，それは，自傷他害のおそれを認定した上での入院か否かという要素が効いているということです。ポイントは，他害のおそれが事前にどの程度わかっていたかということにかかっています。

保護者や近親者の責任

精神保健福祉法の下では，保護者という制度があります。精神障害者に対し様々な形でサポートする義務のある者であり，後見人，配偶者，親権者など，誰がなるかについても法律で順位づけがなされています（⇨〔設問 104〕）。保護者の義務として，かつては自傷他害行為を行わないよう監督する義務も明示されていました。しかし，保護者の負担があまりに重いと批判されて 1999（平成 11）年の改正でこれは削除されたので，他害行為があった場合に被害者が保護者を訴えて賠償責任を追及しても勝訴は困難です。保護者が定まっていない場合に，他の近親者を訴えることも考えられますが，保護者になっていてなお責任がないとされたのに，保護者になっていないと責任が問われるというのもおかしなことです。

比較的最近の裁判例を紹介しておきます。2003（平成 15）年の東京高裁判決*7は，統合失調症で被害妄想のため隣人が常に嫌がらせをしていると思いこんだ患者が鉈で隣人を殺した事件を扱いました。刑事裁判では心神耗弱ながら刑事責任能力ありとされ，懲役 20 年の刑が確定していました。損害賠償請求の被告は，加害者本人（20 代で発病し，事件当時 47 歳の男性）とその母（76 歳）でした。他に姉 2 人がおりましたが，精神保健福祉法上，扶養義務者の中で誰が保護者になるかの選任は行われていませんでした。母とずっと同居していたわけです。判決では，母の責任について，精神障害者と同居してその生活の面倒をみているにすぎない扶養義務者についても，監督義務違反による不法行為が成立する場合がありうるとしながらも，精神障害者に対する扶養義務者の監督には限界があり，本件事件の発生を事前に具体的に予見することはできず，本件事件の発生前に，控訴人 A を入院させる措置をとるべき注意義務があったとはいえないとして責任を否定しました。判示の中では，精神保健福祉法において，保護者の監督義務が削除されたことにも言及されています。

設問について 以上の説明を前提に設問を考えてみましょう。

⑴ 患者 A さんが，自殺したケースです。精神障害者が自殺するケースは少なくないと思われます。しかし，その大半で，病院の責任は問題とされていません。入院中に自殺したケースでは，自殺のおそれが具体的に明らかでありながら防止策が不十分なケースで病院の責任が認められます。しかし，それは例外的であり，予見可能性や，精神医療における判断の難しさ，医師の裁量，開放的処遇の重要性など，責任を否定する要素がいくつもあります。退院後や通院中という入院中でない場合には，責任を肯定するのはもっと難しいと考えられます。

⑵ 入院していた患者 B さんが他害行為を行ったケースです。この場合にも他害行為の具体的な予見可能性がポイントとなりますが，措置入院のケースでは，自傷他害のおそれがあるからこそ強制入院が認められており，比較的責任が認められやすいといえます。なお，保護者や近親者の責任は否定するのが最近の傾向です。

その場合における被害者の保護としては，犯罪被害者等給付金の支給等に関する法律が 1980（昭和 55）年に制定され，2001（平成 13）年に改正されて給付金額の引上げが行われました。そのような公的給付の充実による以外は，個人が自らの生命に保険をかけるなど自衛策を講ずる他はないと考えられます。

＊1 大阪高判昭 57・10・27 判タ 486・161
＊2 岡山地判平 17・10・21 LEX/DB 文献番号 28102161
＊3 広島地判平 16・3・31 LEX/DB 文献番号 28092014
＊4 福島地判平 16・5・18 判時 1863・91
＊5 東京地判平 10・3・20 判時 1669・85
＊6 最判平 8・9・3 判時 1594・32
＊7 東京高判平 15・10・29 判時 1844・66

《参考文献》

＊辻伸行「精神障害者による殺傷事故および自殺と損害賠償責任（1～5）」判評 444 号～448 号（1996）
＊辻伸行「精神障害者による他害事故と損害賠償責任」町野朔編・精神医療と心神喪失者等医療観察法（有斐閣，2004）190 頁

〔樋 口 範 雄〕

3 精神医療（精神科病院内での患者の暴力）

設 問 106

A医師の勤める精神科病院で，患者のBさんが看護師のCさんを殴るという事件が発生しました。看護師のCさんは，すでに2度殴られたり蹴られたりする経験をしていたのですが，看護師として，自分の対応が悪かったのだろうかと考え，看護師としての自己の能力を疑い自信を失って，そのことを話せなかったのです。ところが，今回は，歯が折れるほどのけがをしてこのようなことが明るみに出たのです。A医師の属する精神科病院としては，どのように対処すべきでしょうか。法律的にみると，どのようなことが考えられるでしょうか。

精神科病院内での暴力　精神科病院と暴力というテーマについて，これまで法律関係者が主として想定した場面は，患者に対する暴力でした。1984（昭和59）年の悪名高い宇都宮病院事件*1では，職員が入院患者にリンチを加えて死亡させるという事態が明らかになり，精神衛生法の改正にまで発展しました。1991（平成3）年に国連総会において採択された「精神疾患を有する者の保護およびメンタル・ヘルス・ケアの改善のための諸原則」でも，もっぱら患者の保護が考えられています。

もちろん，現在でも，患者の権利と患者の治療をいかにして確保するかが重要な課題であることは変わりません。しかし，近年，もう1つの暴力問題が脚光を浴びるようになってきました。大きく取り上げられるようになったのは21世紀になってからです。

看護者に対する暴力について早くから積極的に対応してきた東京武蔵野病院の報告によれば，院内で暴力事故に関する報告を義務化したところ，2000（平成12）年に8件，2001（平成13）年に11件，2002（平成14）年に11件，2003（平成15）年に15件という数の事件が報告されるようになりました。精神医療分野での専門誌でも，特集を組むなどしてこの問題が取り上げられるようになったのです。

その中で，この問題がわが国だけの問題でないことが明らかにされ，アメリカやカナダでは，包括的暴力防止プログラムを工夫して病院全体でこの問題に対処していることが紹介されました。暴力を受けそうになったときどのように対応するかを，それが発生するような状況をいかにして回避するか，暴力が大きな結果とならないように護身術的な対応を含めて教えるなど，組織としての対処をしようというのです。

法律上の論点　通常，法の役割は事後的なものが多く，その対応にも自ら限界があります。事後的な対応は，刑事制裁，民事賠償，その他ということになります。

(1) 刑事制裁　患者のBさんが精神科病院へ入院していることだけで直ちに刑事責任能力がないことにはなりません。歯が折れるほどの暴力はもちろん傷害罪になりえます。ただし，結局はBさんの責任能力の有無が重要になります。実際には，大きなけがに至らないなら，刑事事件にしない場合が多いでしょう。これも，精神医療が直面する，犯罪者として対するか，病者として対するかという困難な課題の一端を示す例です。

⑵ **民事賠償**　被害者のCさんが加害者のBさんを訴えて金銭上の損害賠償を求める可能性があります。暴力は明らかな不法行為だからです。ただし，暴力行為が病気のために生じたものであるとされ，不法行為責任を問う能力がないとされるなら，やはり賠償責任も認められないことになります。もっとも，一般論としては，刑事責任が追及できない場合でも，民事上の責任能力があるとされることはありえます。

⑶ **その他の救済**　それ以外の法的な対処法としては，患者に退院を求めることが考えられます。しかし，任意入院の場合であっても，患者が治癒していない場合に退院を求めることはできないと考えられています。また，被害者のCさんが負傷した場合，それは明らかな労働災害ですから，労災の補償を請求することは可能です。さらに，職員への安全配慮義務が尽くされていないとして，病院を訴えることもできます。民事賠償を求める場合，労災補償で得た金額は差し引かれますから，それ以上の損害がある場合に，この手段に訴えることになります。

以上のような説明から明らかなように，精神病院で現実に生じている大多数の暴力事件について，法的に対処できる範囲は狭く，かつ最大の問題点は，そこに医療の観点が何もみえないところです。例えば，そのような患者は入院を断ることができるか，あるいは退院を求めることができるかという問題の立て方は，それ自体が，医療の放棄です。

この問題で何よりも大事なことは，暴力行為の発生を予防することです。それができない場合でも，次善の策として，実際に暴力行為が発生しかけたときに，医療従事者に一定の身体介入技術（護身術に近いもの）の心得があれば，それ以上に大きな事件にしないことができます。それらはいずれも医療の範疇に入り，法の出番はないようにみえます。しかし，法もまた，医療のとろうとしている方向性を支援し，医療に協力することが考えられます。

暴力の防止と法

まず，法では安全配慮義務が問題になります。安全配慮義務を負う主体は病院，この場合は精神科病院です。問題は，誰の安全に配慮するかという点であり，安全配慮義務とは，そもそも雇用契約における使用者が被用者に対して負う義務を指すものです。本設問との関係でいえば，病院が看護師などの医療従事者に対して負うのが安全配慮義務です。職場の安全を図る義務のことです。ところが，近年，安全配慮義務は雇用関係（雇用契約）を超えて，同様に相手方の安全に配慮すべき関係にも適用されるようになってきました。典型的な例が，入院患者に対する病院の義務です。例えば，患者が院内感染で死亡したとすると，患者への安全配慮義務が問題とされます。したがって，病院は，医療従事者と患者の双方に安全配慮義務を負うことになります。

そうだとすると，この問題は法的にも新たなとらえ方をする必要があります。つまり，現象は医療従事者と患者とが被害者と加害者という形で現れているのですが，実は，両者は相互に対立するものではなく，ともに，病院に対し，安全配慮，言い換えれば事故防止を求める権利があるということです。医療のミスという意味での医療事故防止は今やすべての病院の課題であり，リスク・マネジメントもその文脈で語られます。本設問の課題とする状況も，一種の医療事故とみることもできます。患者と医療従事者のために，事故の予防策として何ができるかにつき病院全体で取り組むべき義務が法的にも措定されることになるのです。

この関係で注目されるのは会社法や法人一般に関する法の世界で問題とされているガバナンス論です。会社については，コーポレート・ガバナンス論と呼ばれます。医療法人も法人である限り，あるいは法人化していなくとも，病院が組織である限り，組織体をいかに適切に運用していくか，そのためのしくみは何かを探求することが必要なのは同様です。ガバナンス論では，その目標は，組織体の健全性と効率性を向上させるところにあります。会社でいえば，健全性とは，適法性を確保することであり，法的に問題とされる事態の防止が軸になり，コンプライアンス体制の構築などがその中心となります。効率性とは，会社の目的である営利性の追求のために，いかなる組織を作ることが合理的かという問題になります。

病院にあてはめると，やはり健全性と効率性が大事であることは変わりません。このうち，病院の健全性は，病院の安全性と言い換えることができます。精神科病院の場合，医療の質のチェックの中に患者による暴力の問題も取り込み，コーポレート・ガバナンス論で健全性確保のためにどのような手法が考えられているかを検討すべきです。理事会のあり方，安全確保のための監視体制のあり方など，学ぶべき点は多々あります。

福島の事件　本回答の最後に，比較的最近に福島の市立病院で起きたショッキングな事件を紹介しておきます*[2]。1998（平成10）年，神経科外来の診察室で診察中，統合失調症の患者が医師を包丁で刺殺するという事件が起きました。医師には，配偶者と子，さらに両親も健在であり，これら遺族が原告となって損害賠償請求訴訟が提起されました。加害者である患者と同席していたその母も被告とされましたが，ここでは市立病院の設置管理者である市を被告とした部分に注目します。

原告は，次のように述べて市の責任を主張しました。

⑴　統合失調症の患者に自傷他害の症状がありうることは広く知られており，病院の神経科外来でこのような事件が起きるのは予見可能であった。

⑵　それにもかかわらず，市はこのような事故を防止する体制をとっていなかった。まず，診療には医師1名と看護師1名であたることになっていたが，実際には看護師は2名しかいなかったため，当日の診療も，医師が1人であたるほかなかった。看護師不足は，被告が刃物を持ち込むのをチェックすることを不可能にしていた。さらに，診察室の構造は，医師が部屋の一番奥に位置して診察する構造になっており，患者からの加害行為があった場合，医師の逃げ場がない状況であった。危険が発生した場合に通報する装置（非常ベル）も設置されていなかった。

裁判所は，本件事件後間もなく，庶務課に通じる押しボタン式のブザーが診察室の医師用の机の脇に設置され，医師が患者と対面する場合，机をはさんで対面するようになり，医師がいる側に通路ができ，患者から襲われても通路に逃げ出すことが可能になったことや，看護師が3名態勢となり，診察に立ち会うことが可能となったことを指摘した上で，「診察室の配置を決定するにあたり，そこで勤務する医師等の安全のために，逃げる場所を確保し，患者からの加害行為を避けることができるようにする義務があるにもかかわらず，それを怠った過失があるというべきである」と述べて市の責任を認めました。

設問について　本設問については，まず，病院内における患者の暴力事件の実態を明らかにし，医師や看護師など診療にあたる医療従事者の中での現状認識を共有する必要があります。特定の看護師がその看護技術の拙劣さのために被害者となるわけではなく，もっと普遍的な課題である点を認識するということです。その上で，病院管理者を巻き込んで，安全確保の体制をどのような形で構築するのがよいかを検討すべきです。この病院だけの問題ではないので，他の病院等でどのような対策を講じているかを学ぶ必要もあります。その際の視点として重要なのは，守るべきは医療従事者の安全ばかりでなく，それは患者を加害者にしないための工夫でもあることです。

＊1　宇都宮地判昭60・3・8判タ548・291
＊2　福島地判平16・5・18判時1863・91

《参考文献》

＊鈴木＝吉浜編著・暴力事故防止ケア（精神看護出版，2005）
＊包括的暴力防止プラグラム認定委員会編・医療職のための包括的暴力防止プログラム（医学書院，2005）
＊樋口範雄「病院での暴力とリスク・マネジメント」精神科治療学21巻9号(2006)

〔樋口範雄〕

航空機内の迷惑行為

航空機の中で乗客がフライト・アテンダント等に暴力やセクハラまがいの行為をする例が増加しているといわれ，2002（平成14）年に国土交通省は「機内迷惑行為防止に関する行動指針」を策定しました。そこでは乗客の様々な「迷惑行為」に対し毅然とした対応をとることが強調され，拘束・降機という手段や，可能な限り刑事・民事責任を追及することが明記されています。さらに，2003（平成15）年には航空法を改正し，50万円以下の罰金刑を科すことができるようにしました（150条5号の3。2004〔平成16〕年施行）。具体的な行為類型としては省令で8つのタイプが掲げられ，トイレ内の隠れ喫煙や電子機器の使用と並べて「乗務員の職務を妨害し，航空機の安全の保持等に支障を及ぼすおそれのある行為をすること（セクハラ，暴言など）」が掲げられています。

「お客様」扱いできない例があるという現実を写しているわけですが，入院患者についても同じような指針や法律が必要になるような事態は避けたいものです。

〔樋口範雄〕

4 精神医療と医師法20条

設問 107

精神科医のAのところへ，知り合いを通して紹介されたBが相談に来ました。Bの配偶者Cは，数年前から，自宅に盗聴器や隠しカメラが取り付けられ，自分が監視されているというようになり，それは何らかの犯罪グループが自分をターゲットにしているからであるとして，警察署へ赴き，盗聴器を外してくれるよう依頼するなどの行動を重ねてきたそうです。患者本人を連れてくることはできそうにない状況であり，A医師は，妄想型の統合失調症と判断して，症状を緩和するための薬を処方し，患者の夫であるBにもたせました。その際，副作用の説明を行い，病状が少しでも軽快して患者本人が来られるようになるならすぐに連れてきてくださいと告げました。

しかし，Bは，その薬を配偶者にうまく飲ませることに失敗し，かえってCは，自分を診察もせずに統合失調症と決めつけたA医師は人格権を侵害したとして損害賠償請求をしてきました。A医師はどのようにすればよかったのでしょうか。

医師法20条

この設問で，原告であるCが依拠しているのは医師法20条です。この規定は，医師が自ら診察しないで治療をしたり診断書や処方せんを交付することを禁じているからです。これを一般に対面診療の義務といいます。そしてその違反には50万円以下の罰金刑が定められています。本件では，明らかにA医師はCを診察していません。夫の話を聞いただけで，統合失調症との診断を下し，さらに薬の処方までしているのです。明らかな法律違反にみえます。

本件では，Cは実際には薬を服用していないこと，また医師法20条に違反することが直ちにCの権利を侵害しCからの損害賠償請求を基礎づけるか否かには疑問があることなど，医師側にとって有利な事情もあります。しかし，医師法20条をみる限りは，それでも医師に勝ち目はなさそうです。

2000（平成12）年の千葉地裁の判決

これとまったく同様の事実の下で，千葉地裁は，原告の請求を退ける判断を下しました*1。裁判における事実認定では，実際に，医師は患者を診察することなく統合失調症の診断を下し，薬を夫が入手できるよう処方せんを交付したことが正当と認められています。

その上で，医師法20条との関係につき，診断と処方の2つを分けて次のように判示しています。

(1) 診断（病名告知）について

患者の家族が病識のない患者を受診させることができないために，やむなく家族だけで精神科医を訪れて助言を求めることの多い精神病医療の実体に鑑みるならば，精神科医が，患者の家族等の相談に乗ってその訴えを聞き，その内容から判断した予想される病名を相談者らに対して告知することまでをも禁止しているものではない。

ただし，精神科の領域においても患者本人を診察しないで行う診断はできる限り避けることが望ましいこと，また，できる限りいわゆるインフォームド・コンセントが貫かれるべきであることを考えると，仮に，医師の診断（病名の告知）が誤ったものであり，かつ，これを断定的に述べた結果として原告が何らかの具体的な不利益を被ったとの事実が立証される場合には，不法行為となる余地がある。しかし，本件においては，そのような事実は何ら立証されておらず，かえって，診断は正しいものであったことが認められるので問題がない。

⑵ 処方（診察なき治療および非告知投薬）について　これは，形式的にみれば，医師法20条に違反する行為であり，かつインフォームド・コンセントの原則に違反する行為であるようにみえる。

しかし，証拠によると次のようなことが認定できる。

① 非告知投薬は日本における精神病の治療においては非常に広い範囲で行われており，また，その中には本件のように患者本人を診察しないで行われるケースも相当含まれていること。

② ことに病識のない精神病患者が治療を拒んでいる場合には，患者を通院させることができるようになるまでの間の一時的な措置として，患者に気づかれることなく服用させることの可能な水薬が処方される例がままあること。

③ その処方は，家族等の訴えを十分に聞き，かつ，保護者的立場にあって信用のおける家族に副作用等について十分説明した上で慎重に行われていること。

④ 病識のない精神病患者に適切な治療を受けさせるための法的，制度的なシステムが十分に整っていない日本の現状においては，このような患者を抱えた家族には民間の精神科医以外に頼る場所がなく，このような患者に対して診察や告知をしないで行う投薬を一切拒否することは患者とその家族にとって酷な結果を招くこと（残された手段は強制的な入院治療しかないが，これは事実上困難な場合が多く，また，医師と患者の関係を破壊するのでその後の治療に悪影響を及ぼす場合が多いこと）。

したがって，近年わが国において精神医療でもインフォームド・コンセントの尊重や，国連の原則など国際的な精神病者の人権保護の動きがあることに配慮しつつも，なお次のような限定的な要件の下では，医師法20条違反にあたらず，したがって不法行為にもならないと考えられる。その要件とは，以下のとおりである。

㈠ 病識のない精神病患者が治療を拒んでいる場合であること。

㈡ 患者を通院させることができるようになるまでの間の一時的な措置であること。

㈢ 相当の臨床経験のある精神科医が家族等の訴えを十分に聞いて慎重に判断したこと。

㈣ 保護者的立場にあって信用のおける家族に副作用等について十分説明した上で行われること。

以上のように述べて，千葉地裁判決は，これらの基準を適用すると，設問のような事例ではいずれの要件も満たすので，「特段の事情のない限り」医師法20条にも違反せず，不法行為にもならないとして，訴えを棄却したのです。

残る問題点 したがって，この千葉地裁判決に従う限り，法的にみてA医師の行動に問題はありません。ただし，千葉地裁も次のような判示を付け加えている点は忘れてはなりません。

「もっとも，医師の指示に従って行われた非告知投薬の結果患者に重大な障害（たとえば薬物の副作用による後遺症等）が発生したり，非告知投薬の結果患者に何らかの問題行動等が発生し家族が当該医師の助けを求めたのに医師が適切な措置を執ることを怠ったような場合については，前記特段の事情があると判断される余地がありうると思われるので，非告知投薬，ことに患者本人の診察を経ないそれについては，精神科医は，十分に慎重であるべきといえよう」。

したがって，夫からの情報が不十分で（あるいは医師の聞き方が不十分で），適切な薬の処方が行えず，重大な障害が患者に発生したり，その後に問題行動が生じた場合には，いわば眠っていた20条が復活して，その違反と不法行為の成立がありうるというわけです。極端なことをいえば，夫の述べていることがすべて虚偽ということもないではありません。しかし，医師が自らのリスクだけを考えて，家族からの訴えに耳を貸さなくなるようでも困ります。判決ではこのような但書を付けていますが，実際には，医師法20条を形式的に解釈するのではなく，精神医療の実態を踏まえて，患者と家族にとって酷にならないような結論を導こうとしている点に注目すべきです。

＊1　千葉地判平12・6・30判時1741・113

《参考文献》

＊樋口範雄・医療と法を考える（有斐閣，2007）86頁

〔樋口範雄〕

心神喪失者等医療観察法

2001（平成13）年の大阪教育大附属池田小事件（児童8人が殺害された事件）を機に2003（平成15）年に制定され2005（平成17）年から施行されている法律です。目的は，「心神喪失等の状態で重大な他害行為……を行った者に対し，その適切な処遇を決定するための手続等を定めることにより，継続的かつ適切な医療並びにその確保のために必要な観察及び指導を行うことによって，その病状の改善及びこれに伴う同様の行為の再発の防止を図り，もってその社会復帰を促進すること」（1条）です。この法律の下では，裁判官と精神保健審判員（精神科医）の合議により，精神障害の下で殺人等の犯罪を犯した人について，指定医療機関への入院もしくは通院という処遇が決められます。保護観察所におかれた社会復帰調整官による医療観察を行い，再発防止を図ろうとするものですが，無期限の入院となる可能性もあり，医療に名を借りた保安処分に他ならないという批判もあります。

〔樋口範雄〕

1 美容整形とインフォームド・コンセント

設問 108

Xは鼻の整形手術をしてもらおうと美容整形外科医のYのもとを訪れました。Xとしては，鼻の付け根の部分が出っ張って段になっているのが長年気になっており，それを削ってもらいたいという希望でした。ところが，Y医師は，鼻を削るのではなく腰の部分からの皮膚移植で段を目立たせないようにした方がよいと強く勧め，「専門家の自分に任せてくれれば可愛くしてあげる」というので，Xは十分には納得しないままその日に手術をすることにしました。しかし，案の定，結果はXの満足するものとはならず，XはYを訴えることになりました。美容整形手術の場合に，一般の医療と比べて，インフォームド・コンセントの取り方など，何か相違があるものなのでしょうか。

美容整形は医療か

美容整形について一般に法律家は厳しい目でみています。何しろ，それが医療であるかについて議論が分かれているのですから。税との関係でも，美容整形手術にかかった費用を確定申告して医療費控除を求めても認められないことになっています。

それは一般の医療が病気の治療や将来の病気の予防に向けられているのに対し，美容整形においては，疾患があるわけではないという違いによります。しかし，例えば重症のやけどを負った患者に対し，やけどの治療とともに，やけどの跡ができるだけ残らないようにすることは明らかに医療行為です。やけどではなく先天的に同じような跡が皮膚にあるならそれを取り除くのも同様です。そうすると線引きが難しいことになり，何が疾患であるか，何が医療であるかについて見解は分かれることになります。

確実なことは，美容整形も医師によって行われることが義務づけられている点であり，その限りで医療であることに間違いはありません。

美容整形手術の特殊性

ところが，美容整形の特殊な性格は，医療過誤訴訟に関する法律論に大きな影響を与えています。以下にまず美容整形手術の特徴をまとめてみます。

(1) 施術の必要性に乏しいこと。美容整形では，医学的には疾患がないので，これをしなくとも患者の健康が害されることはありません。むしろ，手術のリスクを考えれば，わざわざリスクのある行為を行うことになります。一般の医療の場合，例えば，手術をしないと患者が死亡するというようなケースでは，施術の必要性が重視されて，場合によっては患者の同意がなくとも（意識不明のケースなど）緊急手術が正当とされます。また，手術の選択肢が複数ある場合には，救命の可能性の高いものを選択する必要があるため，医師の専門家としての判断が尊重されることになります。患者の自己決定は重視されますが，それに加えて，医師の裁量権や判断にも一定の配慮がなされて当然ということになります。

美容整形では施術の必要性が乏しい

とされるため，一般の医療と異なるアプローチが適用されることになります。

(2) 施術の緊急性が乏しいこと。必要性と同様に緊急性も乏しいことが美容整形手術の特色になります。一般の緊急手術では，たとえ患者に意識があっても手術内容を詳しく説明する余裕がないかもしれません。しかし，美容整形手術では十分に時間をかけて説明することが可能なはずです。

(3) 施術の結果が成功したか否かが，患者の主観的な判断にかかること。胃ガンの手術なら悪性腫瘍を取り除いたか否かが成功か否かの決め手になります。それは客観的に明らかになる事実でもあります。ところが，美容整形の場合，より美しくなりたいという希望がどの程度かなえられたかは，患者の主観的判断によらざるをえません。そこで，不満が生じやすく，実際にも美容整形をめぐる裁判は少なくありません。客観的な基準がないと，裁判所も苦労することになります。

(4) 美容整形については，客観的な成功・不成功の基準が曖昧なためもあって，医師の側で過度の期待を抱かせるような説明をする傾向があること。一部の医師についてのことですが，美容整形に関する訴訟をみると，事前の説明の際に，手術に伴う危険性を十分に知らせず，逆に結果がすばらしいことを宣伝して，後に紛争になるケースが少なくありません。一般の医療であれば，胃ガンの手術で「絶対治りますよ」と医師が患者に伝えても，それが100％確実なことでないことは患者自身が知っています。それでも手術を受ける決心をします。しかし，美容整形の場合の患者は，現状より美しくなることを100％望んでおり，それが実現しないようならそもそも手術はしないわけです。第1点で述べたようにどうしてもしなければならないという必要性に乏しいからです。そのような事情は，逆に医師の側で過剰な宣伝をする誘因につながります。そこまで宣伝しないと，患者は来ないという可能性があるからです。

特殊性が法律論に与える影響

美容整形手術についての以上のような特殊性は，法律的にも一般の医療と異なる扱いをさせることになりました。一般に医師の患者に対する義務は，診断・治療・説明の3つに分かれますが，どの側面でも医師に厳しい態度がとられています。

(1) 説明義務の加重。設問のもとになった事件で，裁判所は「手術前に治療の方法・効果・副作用の有無等を説明し，患者の自己決定に必要かつ十分な判断材料を提供すべき義務がある」と述べた上で，患者が慎重に対処するよう「説明と手術を日を変えて行なうという位の慎重さが要求されて然るべきである」といっています。言い換えれば，通常の医療における医師の裁量論の適用がなく，もっぱら患者の自己決定権の尊重が重要となるため，説明内容も患者の意思決定に必要なあらゆる情報として広くなり，説明方法も患者が理解できるような形が求められ，さらに時間的にも十分余裕をもたせて患者の決定を待つ必要があるというのです。

(2) 検査と手術自体の注意義務。ここでも，手術自体の必要性および緊急性に乏しいという事情のため，検査も十分に行うべきであり，手術自体を実施する際にもマイナスの結果の可能性を考えてできる限り慎重かつ小刻みに段階を経るような過程をとるべきだとされています。

設問の事例　設問のもとになった事件では，手術の結果，患者は，鼻が腫れたり，腰部が痛んだり，さらに鼻が大きく不釣り合いになったと感じて2度の再手術を受けました。さらに腰部の傷跡も予想以上に目立ったためサウナにも海水浴にも行けなくなったと主張し，1994（平成6）年に，請求額が慰謝料300万円，弁護士費用60万円のところ，慰謝料40万円，弁護士費用5万円を認める判決が出されました*1。この金額をどのように評価するかは必ずしも容易ではありません。判決では，不明な点は患者の方でも問いただすべきだったとか，自らもより慎重に対処しえたのではないかと指摘されています。それが賠償額に反映している点を考えると，美容整形手術に関する事件では，医師に厳しい態度と同時に，賠償額の認定では患者にも一定の責任を求める態度がうかがわれます。

＊1　広島地判平6・3・30判時1530・89

《参考文献》

＊広瀬美佳「鼻美容整形術についての術前説明義務」唄＝宇都木＝平林編・医療過誤判例百選（有斐閣，第2版，1996）186頁

＊松井和彦「美容整形施術における医師の説明義務」修道法学21巻2号（1999）343頁

＊吉野孝義「美容整形」判タ686号（1989）125頁

〔樋口範雄〕

医学教育のあり方

法律学の分野では，近年，法科大学院（ロー・スクール）が作られ，実務に即した法曹養成がめざされています。そこでは，法律の条文だけでなくそれを解釈し実際に適用したcase（判例）に着目した教育が行われています。考えてみると，医学でもcase（症例）は教育の基本にあり，法学教育と医学教育では共通する部分も多いものです。

しかし，黒川清『大学病院革命』（日経BP社，2007）を読むと，アメリカのメディカル・スクールでのケース・スタディの意味が，わが国の法律学で考えられている単なる判例研究以上のものであることがわかります。例えば，ハーバードでの教育の基本は「症例に基づいて主体的に勉強する」，「生涯にわたって勉強する方法を身につける」ところにあり，1年生の課題として「15歳の少女が妊娠した。中絶したいが，親にはいいたくないという。あなたが医師ならどうするか」が示され，1日目はグループ分けして議論，2日目はその結果を全体で議論，それによって明らかになった論点をさらに調査して3日目，4日目と続く様子が描かれています。その経過の中で，妊娠という症状と経過，避妊法，エイズの問題，中絶に関する法と倫理，親の関わり方まで幅広く議論がなされるのです。「実践的」という言葉の意味をわが国でも考える必要がありそうです。

〔樋口範雄〕

2 獣医師への損害賠償

設 問 109

私ども夫婦は，血統書付の犬（メス）を家族の一員として可愛がって育ててきました。犬の健康状態も良好でした。しかし，この犬は避妊手術を近所の動物病院で受けた2日後に死亡してしまいました。死亡の原因は手術の際，獣医師が誤って左右の尿管を卵巣動脈と一緒に結紮（けっさつ）したことにあるようです。このような場合，私たちは獣医師の法的責任を問うことができますか。

獣医師法と獣医師の法的責任

近年，ペットブームがますます高まるにつれて，ペットの病気やケガの治療をめぐるトラブルも目立ってきています。設問のように，手術の対象が人間ではなく動物の場合であっても，当該手術行為に過失のあったことが認められるならば，その行為を行った獣医師に損害賠償責任が生ずるものと考えられます。

獣医師法（昭和24法186）によれば，獣医師には，獣医師国家試験に合格し，所定の手続を経て，農林水産大臣の免許を受けた者のみがなることができます（3条以下参照）。獣医師でない者は獣医師またはこれに紛らわしい名称を用いることができません（2条）。そして，獣医師のみが，飼育動物の診療を業務とすることができます（17条）。ここにいう「飼育動物」とは，一般に人が飼育する動物を意味し（1条の2），17条は，牛，馬，めん羊，山羊，豚，犬，猫，鶏，うずら，その他獣医師が診察を行う必要があるものとして政令で定めるものと規定しています。また，獣医師は，医師に類似した責務，例えば，無診察治療等の禁止（18条）や，応招義務（19条1項），診断書等交付義務（19条2項），保健衛生指導義務（20条），診療簿等の記載および保存義務（21条）などを負っています。もっとも，医師法17条が「医師でなければ，医業をなしてはならない」と定めていることから，医師とは別個の資格に基づく獣医師の業務は，法律上は「医業」とは別のものとして考える必要があるでしょう。しかし，そうではあっても，動物の診察・治療行為は，当事者（主として動物の飼主等と獣医師）の間の診療契約の締結によって開始され，その債務の不履行によって生じた損害については，その不履行につき過失のある側が賠償責任を負い（民415条），あるいは動物の診察・治療行為における過失行為によって損害を与えた者が不法行為に基づく賠償責任を負う（同709条）ことは，人間に対する医療行為の場合と変わりないものと考えられます*1。

先 例

さて，設問のケースは犬ですが，猫の事案で，獣医師の避妊手術ミスを認定し，当該獣医師が開設している被告動物病院の損害賠償責任を認めた判例があります。子猫のときに30万円で猫のブリーダーから譲り受けた，優秀な血統を有するショーキャットで，数々の入賞歴を有する猫（5歳）が，被告動物病院において避妊手術を受けて翌日退院し，その2日後，猫の様子がおかしいことに気づいた原告（猫の飼い主）の妻が，被告病院に電話をしたものの連絡がつかなかったため，近所の別の訴外動物病院に連れて行ったところ，すでに猫は死亡していたという事案です。裁判所は，原告の妻の依頼を受けて猫を解剖した訴外動物病院の詳細な証言を採用し，避妊手術を行った獣医師が尿管を卵巣動脈とともに誤って結紮したことがその猫の死亡原因であると認定し，その上で，当該獣医師の行為は診療契約上の注意義務に違反する行為であり，かつ過失ある行為であるから，獣医師は債務不履行責任および不法行為責任を負うとして，財産的損害50万円，慰謝料20万円，医療費等（手術費，その後の治療費，訴外病院における猫の解剖費用）3万2,500円，弁護士費用20万円の支払を獣医師に命じました*[2]。

なお，慰謝料の算定につき，上記判決は「原告がペットとして家族の一員ともいうべき愛情を注いでいた当該猫が，被告の医療ミスにより，突如命を奪われたことに対する精神的苦痛は小さくな」いと述べるにとどまっていますが，近年では，当該動物と飼主との関係，飼育状況などを，より詳細に考慮する判決がみられます*[3]。逆に，当該動物が愛玩用ではなく，商品として飼育されていた事案において，診療契約上の債務不履行（獣医師による陣痛促進剤の不適切な投与）に基づき，財産的損害に対する賠償は認めたものの，精神的損害については「原告が（当該動物）の死亡により精神的苦痛を受けたことは考えられるが，これに対して別途金銭的給付をもって償うべきほどのものと認めることはできない」として一蹴した判決もあります*[4]。

また，人間に対する診療の場合と同様，獣医師とペットの飼主との間の関係にも，自己決定権や説明義務が存在することを明確に示した判決が登場しています。例えば，ペットである飼い犬が動物病院で死亡し，飼い主が動物病院に対し債務不履行責任または不法行為責任に基づく損害賠償を求めた事案において，裁判所は，「ペットは，財産権の客体というにとどまらず，飼い主の愛玩の対象となるものであるから，そのようなペットの治療契約を獣医師との間で締結する飼い主は，当該ペットにいかなる治療を受けさせるかにつき自己決定権を有するというべきであり，これを獣医師からみれば，飼い主がいかなる治療を選択するかにつき必要な情報を提供すべき義務があるというべきである。そして，説明義務として要求される説明の範囲は，飼い主がペットに当該治療方法を受けさせるか否かにつき熟慮し，決断することを援助するに足りるものでなければなら」ない，と述べています*[5]。

人間とペットとの関わり合い方の変化は，このように，法律の世界にも影響を与えてきているようです。

*1　例えば，大阪地判平9・1・13判時1606・65（評釈として，吉田眞澄・リマークス17号76頁），最近では，東京地判平19・3・22 LEX/DB文献番号28131026など。

*2　宇都宮地判平14・3・28 LEX/DB文献番号28070865

*3　東京地判平16・5・10判時1889・65，名古屋高金沢支判平17・5・30判タ1217・294

*4　前掲注1・大阪地判平9・1・13

*5　前掲注3・名古屋高金沢支判平17・5・30，なお，医師が飼い主に対し虚偽の事実を告げた事案として，前掲注1・東京地判平19・3・22参照。

〔織田有基子〕

設問一覧

【設問1】私は医師ですが，医療に関して様々な法律問題に関係する場面があります。一般に，医師はどのような法律に気をつければよいのでしょうか。医師に関係する法とは，そもそもどのような法律があるのでしょうか。 ……………………………………………2頁

【設問2】患者の権利法を作る会では，次のような目標を掲げています。

「日本の法律のどこを探しても患者の権利という言葉を見つけることはできません。……

けれど，医療の主人公は，その医療によって病（やまい）を治そうとする患者その人にほかならず，患者には自分で自分の受けるべき医療を選択し，決定する権利があります。このことは国際的にも広く認められているところです。

ところが，法律に『患者の権利』が明記されていない日本では，残念ながら，この『患者の権利』は十分には守られていない，それどころか気付かれていないことさえあります。……

そこで，私たちは，『患者の権利法』を日本にもつくろう！　とよびかけ，もっとみんながそれぞれ持っている『患者の権利』について考えようと提案しています」。

患者の権利は，法律ではどのように守られているのでしょうか。法律で「患者の権利法」を作る必要があるのでしょうか。 ……………………………………………………5頁

【設問3】医師と患者の関係を法的にみると契約関係だと聞いたことがありますが，それはどのような意味をもつのでしょうか。例えば，契約であるなら，契約の自由が認められて，ちょうど患者がどの病院に行くかを選べるように，医師も患者を選べることになりそうですがそう考えてよろしいでしょうか。契約の自由は，診療内容についても自由に取決めできることを意味しているのでしょうか。

さらに，契約には義務も伴うはずですから，患者が医療費の支払をしない場合などでは，診療をやめることや退院を求めることもできるのでしょうか。 ………………………9頁

【設問4】A医師はB生命保険会社の嘱託医です。保険加入のためCさんが受診し，肺に問題のあることがわかりました。この場合，A医師はCさんに対し，診断結果を教える責任があるのでしょうか。B保険会社に健康診断の結果を正確に知らせれば十分でしょうか。法律的にはCさんに対し何らかの義務を負っているのでしょうか。そもそも，A医師とCさんの間の関係はどのようなものなのでしょうか。 ………………………………13頁

【設問5】(1)　私は保険会社と契約をしている医師です。高額の生命保険に加入希望の男性がいて，その健康診断を依頼されました。腫瘍マーカー等で前立腺ガンの疑いがあることがわかり，保険会社に通知しました。保険加入は認められなかったようです。ところが，1年後に，その男性が前立腺ガンで死亡し，健康診断でわかっていたはずなのにそれを知らせてくれなかったという理由で私を訴えてきました。私には法律上何らかの責任があるのでしょうか。

(2)　私はある会社の嘱託医です。医務室に定期的に勤務しその会社の社員の健康管理にあたっています。ある時，具合が悪いといって医務室にきた男性を診察し，レントゲンや血液検査をしたところ，肺に重篤な病のある可能性が強いことがわかりました。会社の人事部に通知し，精密検査を受けさせるよう連絡しました。ところが，何らかのミスで，こ

の情報が本人に伝わらず，死亡した後になって，遺族から私の診察ミスか，少なくとも説明義務違反があるという訴えがなされました。私には法律上何らかの責任があるのでしょうか。 ……16頁

【設問6】A医師は呼吸器を専門とする医師で公立病院に勤めています。最近次のような経験をしました。患者のBさんの肺に腫瘍が発見され，それが良性のものか悪性のものかの判断が困難で，部分切除の手術を行いました。その際に，インフォームド・コンセントを得る過程において，悪性である可能性を疑っているものの，良性の可能性もあることをBさんに伝えました。手術自体には問題がなく，術後の経過も良好でしたが，摘出した腫瘍部分の病理検査結果が判明し，良性のものであったことがわかりました。退院前の説明の際，結果的に良性の腫瘍について手術をしたことになったので「申し訳ありませんでした」と言葉を添えました。
後日，公立病院を監督する自治体の医療監督部から電話が来ました。Bさんから，誤診があったのではないかという相談があったというのです。しかも，A医師の申し訳ないという言葉で，そのような疑いが生じたというのです。A医師はこのような場合，どう対応すべきだったのでしょうか。 ……20頁

【設問7】A医師の属する病院に，ガン治療に関する多施設共同研究に加わってほしいとの依頼が来ました。参加を求められたA医師は，それを倫理委員会にかけるようにと言われました。臨床研究に関する倫理指針というものがあり，医学研究のためには倫理委員会の審査が必要であるという話を聞いたことがありますが，A医師には，その詳しい内容はわかりません。この場合の倫理委員会はどのような構成で何を審議するものなのでしょうか。 ……23頁

【設問8】A医師は知人のB医師から，B医師の所属するC大学病院の倫理委員会で委員になってくれるよう頼まれました。1カ月に1度，委員会に参加して，C大学病院の医師たちが行う臨床研究の審査や，病院で生ずる倫理的な問題の審査に加わってほしいというのです。引き受けてもいいと思っているのですが，倫理委員会の委員には，その決定につき何らかの責任を伴うものでしょうか。その他，倫理委員会の委員になるについて，何か気をつけておくべき点はあるでしょうか。 ……26頁

【設問9】A医師は，ピアスを付けるため耳に穴を開けるよう患者のBさんに依頼されました。これは，医療といえるのでしょうか。しかし，医療でないとすると，今度は，医師以外の人もできることになります。Bさんが，医師ではない友人のCさんに依頼して同じことしてもらった場合，Cさんの行為は法律上どのように評価されるのでしょうか。
おそらく，医療行為とは，医師にしかできないとされているものでしょうが，そもそもどのような行為が医療行為とされるのでしょうか。 ……30頁

【設問10】私（A）は腰痛の治療のため，B治療院を訪れ，Bからカイロプラクティック療法の施術を受けました。ところがBが施術中，私は急激な腰の痛みと足の痺れを感じ，施術直後から，歩行が困難な状態となってしまいました。私はBに誠意ある対応を求めたのですが，Bは，自分は医師や柔道整復師のような免許をもっていないので，彼らのような治療を期待するのは筋違いであるなどといって聞く耳をもちません。カイロプラクターになるのに本当に資格はいらないのでしょうか。また，それなりの治療を期待していた私はBに損害賠償を求めることはできないのでしょうか。 ……34頁

【設問 11】私は柔道整復師という国家資格をもち，接骨院を開業しています。打撲や骨折の状況をより的確に診断し治療に役立てるため，患部のエックス線撮影をしてきましたが，その資格がないのではというクレームがきました。しかし，何か失敗したこともなく，むしろ適切な診療のために役立っており，クレームも患者からではありません。にもかかわらずクレームをつけてきた知り合いの診療放射線技師はやめなければ警察に告発するといっています。どうしたらよいのでしょうか。 ……37 頁

【設問 12】私はA国生まれのA国人です。私は，A国の医科大学を卒業して医学士の学位を取得し，A国内の病院で数カ月間研修医として勤務した後，日本へやってきました。日本ではまず，日本語学校へ通って日本語を勉強し，その後約6年間，ある医科大学の研究生として医学の勉強をしました。私は，日本でも医師の資格を取りたいと思います。外国人の私でも日本の医師国家試験を受験できますか。 ……41 頁

【設問 13】⑴ 県庁の所在する町で，眼科診療所を開設している医師です。夕方の診察時間終了間際に，30歳くらいの女性が，高熱を出して痙攣している生後半年くらいの乳児を抱えて飛び込んできました。まったくはじめてみる患者とその家族です。小児は扱ったことがありません。専門外を理由に診療を断ることができますか。このような場合に医師はどのように対応するべきですか。

⑵ 自宅に隣接した場所で内科・小児科医院を開業している医師です。診療時間を終えて，8時頃から訪ねてきた友人と酒を飲みながら歓談していたところ，10時過ぎに近くのマンションに住む，数年前腎臓結石の治療をした60歳の男性が，下腹部の激痛を訴えて自宅を訪れました。飲酒してかなり酔っていたので，玄関を開けずに家人を通じてこの地域で開設されている夜間診療施設へ行くように指示しました。このような対応は間違っていますか。 ……44 頁

【設問 14】A医師が自宅でくつろいでいたところ，知合いのB医師から電話がかかってきました。B医師は，専門は異なるものの大学でA医師の後輩にあたる人です。電話は，B医師のもとに受診してきた患者Cの件についてで，B医師はその症状を説明し，むしろA医師の専門分野に近い病気の症状を呈しているようなので，助言を求めたいということでした。A医師はどのように対応すべきなのでしょうか。

同様のケースで，電話がB医師からではなく，患者Cから直接かけられてきた場合についてはどうでしょうか。 ……46 頁

【設問 15】法人病院の勤務医である私が，ベテラン看護師Aに対して，入院中の急性骨髄性白血病患者の血中カリウム補給のため，塩化カリウム注射液20 mlの点滴静注を指示したところ，看護師Aは，はじめてペアを組んだ新人看護師Bに，さらに「塩化カリウム剤の混注」と指示しました。ところが看護師Bは，誰にも投与法を確認しないまま，点滴チューブに取り付けられた三方活栓から，塩化カリウムを希釈しないで直接注入してしまいました。その結果，患者は高カリウム血症による急性心機能不全に陥り，みんなが駆けつけて救急蘇生処置を行ったにもかかわらず，間もなく死亡しました。

患者の夫から死亡診断書の交付を求められました。上司に相談したところ，病死と書けばよいといわれましたが，それでよいのでしょうか。 ……50 頁

【設問 16】⑴ 大学病院に心疾患で入院治療を受けていた70歳の男性患者が，年末から年始に掛けて帰宅が許され，12月28日朝主治医の診察を受けて，昼頃に家に帰りました。

同日夜半，症状が急変して救急車で入院していた大学病院の救急救命センターに運ばれましたが，病院に着くと同時に死亡していました。救命センターの医師は外見上取り立てて異常はなく，急性心不全による死亡との意見でした。

この場合に，死亡診断書ないしは死体検案書を誰が記載するのですか。主治医が記載する場合，死後の診察を必要としますか。

⑵ 私は内科の開業医です。肺末期ガンの患者・家族が在宅治療を希望するので，3日ごとに往診して診療していました。金曜日の午後往診したところ，微熱があるが大きな変化がなかったので，解熱剤を与え，次は月曜日午後と考えていたところ，月曜日の朝布団の中で息が絶えているのを家族が発見して私のところに連絡がありました。このような場合に，私は主治医として死亡診断書を書くことができますか。書くとすれば，どうする必要がありますか。

⑶ 死亡診断書の作成・交付について，どんな法律問題がありますか。 ………53頁

【設問17】「カルテ開示」，「カルテの証拠保全」，「カルテの改ざん」という言葉を聞きますが，「カルテ」とは，どういうものをいうのですか。医師法24条に規定する「診療録」と同じですか。「レントゲン写真」とか「麻酔記録」等と関係ありますか。 ………56頁

【設問18】大学病院でゼネラル・リスク・マネージャーをしている医師です。 ……60頁

先日，私の所属する病院で，手術から数日後，当初予見しなかった形で患者が亡くなりました。この手術で，担当医師に過失があったかは，明らかではありません。ただ，患者が死亡したという事実をうけ，病院としては，医師法21条に基づいて，警察へ異状死として届出をすることにしました。

しかし，遺族に警察への届出を説明したところ，「警察には届け出ないでほしい」との申出がありました。仮に死亡の原因が，医師の過失であったとしても，訴えることはしないから，警察に届け出るのはやめて欲しいとまでいっています。

私たちは，どのように対応すべきでしょうか。 ………………………………………60頁

【設問19】看護師のAは，入院患者のBさんを担当しています。Bはたびたび痛みを訴えてナースコールをし，駆けつけるとそれほどの痛みでなくて，鎮痛剤の投与にまで至らないことも少なくないのです。そこで，他の患者も抱えて忙しいA看護師は，ナースコールのたびに看護記録に記すことを怠るようになりました。その後，Bさんの病状が急変し死亡するに至りました。しかも死因に疑問を抱いた遺族が病院を訴えることになりました。A看護師は，看護記録に不備があると問題になると考えて，ナースコールの回数をできる限り思い出して書き加えました。看護記録は，法的にみてどのような意義を有しているのでしょうか。 ………………………………………………………………………63頁

【設問20】手術をすることが多い医師です。手術の前に患者から商品券などの提供を受けることがありますが，受け取ってよいものでしょうか。退院後にお礼という名目で金品を受け取ることはどうでしょうか。 ………………………………………………………66頁

【設問21】A医師は病院を開設しようと考えていますが，医療法人を病院の開設の主体にすることを有力な選択肢として考えています。個人で病院を開設する場合と比べ，医療法人による場合には，どのようなメリットがありますか。 ……………………………70頁

【設問22】A医師は病院を開設しようと考えています。そして，A医師個人ではなく，医

療法人を病院の開設の主体にすることを有力な選択肢として考えています。法人には社団法人と財団法人という2種類があると聞きましたが，この場合，どちらを選択すればよいのでしょうか。 ……73頁

【設問23】Aは，持分の定めのあるB医療法人の社員でしたが，このたび退社し出資持分の払戻しを受けることになりました。B医療法人の定款には，退社に際しては「出資額に応じて」払戻しをする旨の定めがあります。出資持分は，どのような基準により評価されますか。他方，B医療法人は，出資額限度法人に移行することを検討しています。出資額限度法人とは，どのような医療法人ですか。移行には，どのような手続が必要でしょうか。
……76頁

【設問24】医療法人における理事長と病院長の法的地位には，どのような違いがありますか。また，理事長と病院長と両者が存在する医療法人において，両者は法律上どのような関係に立つのでしょうか。 ……79頁

【設問25】A医療法人は，近年，患者数の減少等により収支が急速に悪化し，直近の会計年度では医業収益が医業費用を下回るいわゆる赤字決算に陥りました。A医療法人の理事長である甲は，間もなく70歳を迎え，また，病院の運営が順調でないこともあって，引退を考えていますが，後継者となるべき適切な者がいません。

そこで甲は，病院の売買等の仲介業者を通じて病院施設等の売却先を探していたところ，事業の拡大を計画しているB医療法人を紹介されました。A医療法人とB医療法人は交渉を重ね，病院施設等の承継に関し基本的事項について合意するに至りました。

A医療法人からB医療法人に病院施設等を承継するためには，どのような方法が考えられますか。それぞれの方法の利害得失を説明してください。なお，A医療法人は持分の定めのある社団であり，定款には，持分の払戻しおよび残余財産の分配を「出資額に応じて」行うと定められています。 ……82頁

【設問26】Aさんは，ある慢性の病気を患っています。これから長く付き合わなければいけない病気ですから，腕のよいお医者さんにかかりたいですし，それだけでなく患者にちゃんと応対してくれる，コミュニケーションのできる病院を選びたいと思っています。インターネットで病院の評判を調べたり，職場の同僚によい病院がないか聞いたりして，それなりに参考になる情報は集めました。しかしこういった情報も，主観的な印象だったり，もしかして間違っている可能性があったりと，やはり不安が残ります。どこか公的で中立的な機関が何か客観的な情報を提供していないでしょうか。 ……85頁

【設問27】私は，医療に関して素人ですが，病気や怪我の人の病院選びの一助になればと思って，ネット上に病院や医師の評判を実名で書き込むことのできる掲示板を設置しました。ところが，いくつかの病院や医師から，そのような掲示板の設置は遠慮してほしい，掲示板を撤去しなければ訴訟も辞さない，という申出や批判を受けました。このような掲示板を設置していると，何らかの法的責任を問われる可能性があるでしょうか。
……88頁

【設問28】私は診療所を経営している内科医です。最近，医業に関する広告規制が緩和されたと聞き，自分の診療所について週刊誌およびインターネットのホームページ上で広告したいと考え始めました。以下のような内容の広告を掲載することは可能でしょうか。

(a) 診療所の治療成績
(b) 月に一度，招聘している日本消化器病学会認定の消化器病専門医である先輩医師の紹介
(c) 消化器病専門医である先輩医師がピロリ菌の除菌療法を紹介する談話を載せた新聞記事の引用
(d) 公衆衛生（胃潰瘍予防）の観点から，ピロリ菌を減らすといわれている健康食品を紹介すること ……92頁

【設問29】2005（平成17）年4月から個人情報保護法が全面施行され，医療現場にも大きな影響を与えています。そもそも基本的な視点に立ち返って，個人情報保護法が医療分野に適用される際に，最も重要なポイントは何なのでしょうか。また，従来，カルテは誰のものかというような議論が盛んになされてきましたが，個人情報保護法は，医療情報は患者のものだと明確に記しているのでしょうか。それとも，カルテを作成した医師や看護記録を作成した看護師のものだとしているのでしょうか。 ……98頁

【設問30】(1) 私の父は，地方の中都市で皮膚泌尿器科の診療所（医院）を開設していました。過日，交通事故で急死して，私を含めて跡を継ぐものがおりません。沢山の患者さんの診療録が整理して保存されていますが，どのように処理したらよいのですか。
(2)「診療録」とは別に検査データ，エックス線写真など，様々な患者さんの記録がありますが，それらはどうしたらよいでしょうか。 ……101頁

【設問31】A医院では，急にA医師が亡くなり，直ちに跡を継ぐ子もいなかったために，知合いのB医師に医院を継続してもらうことにしました。その際，A医院に現在かかっている患者や，今は患者としてきていないがA医師が過去に診察した人たちの記録はどのように処理すればよいのでしょうか。
同様のことは，病院を売却する場合や合併の場合にも生ずると思われますが，患者の医療記録についてはどのような処理がなされるのでしょうか。 ……105頁

【設問32】X医師は，従業員1000人のY株式会社の産業医（常勤嘱託）として勤務し，医務室で，軽い疾患の診療や健康診断などの業務を行っています。
(1) Y株式会社でバスの運転手として勤務しているAさんが胸痛を訴えて医務室を訪れました。X医師がAさんの心電図をとってみると虚血性心疾患の所見があったので，精査加療の目的で他の大病院に紹介状を書き，Aさんに早急に診療を受けるように促しました。その上で，バスの運転手としての乗務中に発作を起こす可能性があるため，X医師は人事部に報告し善処を促そうとしましたが，Aさんはバスの乗務の継続を希望しているとして，X医師が人事部に報告することを拒否しています。X医師はどのように対処したらよいでしょうか。
(2) Y株式会社の事務職であるBさんが，腹痛や倦怠感，抑うつ感などを訴えて医務室を訪れました。身体疾患の有無を精査するために他の大病院に紹介したところ，過労とうつ状態である以外には特に身体疾患は見出せないとの返書をもって，再度Bさんが医務室に来診しました。Bさんに就労状況をきいてみると，1カ月の残業時間が100時間を超す状態が1年近く継続しており，最近は厳しい上司の下で新規の業務に従事しているため，帰宅後もよく眠ることができず，自殺という考えが心をよぎることもあるといっています。BさんはX医師が人事部に報告することを拒否していますが，X医師はどのように対処したらよいでしょうか。

(3) Y株式会社の管理職であるCさんについて，X医師は，Y株式会社が実施する定期健康診断の一環としてCさんの胸部レントゲン写真を読影したところ，肺ガンを疑う陰影が発見されたため，要精密検査との意見をCさんに知らせました。Cさんは，近く執行役員に昇進する可能性があるので，健康に懸念があることを人事部に話さないでほしいとX医師に依頼しています。一方，人事部からはCさんの健康診断の結果を知らせてほしいとの問合せがありました。X医師はどのように対処したらよいでしょうか。

……108頁

【設問33】 患者さんが医療内容について疑問をもったとき，診療情報提供（カルテ開示）を求めてくることも増えてきました。また，患者さんの代理人の弁護士が，証拠保全の申立てを行って診療情報を取得し，話合いや民事の賠償請求を検討することもあります。

A病院は電子カルテを導入していますが，診療記録等を紙に記載していた頃とは勝手が違っていて戸惑うことも少なくありません。電子カルテだけでなく，診療に関連したデータの保存や患者さんへの情報提供についても，どこにどれだけのデータがあるのか，把握できていないこともしばしばあります。カルテ開示や証拠保全に対応するのは，事務職員であることが多いので，A病院のB事務長は，電磁的記録を含めた個人情報管理について，院内のマニュアルを作ろうとしています。どのような問題点があるのでしょうか。

……112頁

【設問34】 個人情報保護法が成立して，その中で自分の情報が正確かどうかを確認する権利が盛り込まれたという話を新聞で知ったのですが，病院のカルテなどは含まれるのでしょうか。 ……116頁

【設問35】 A病院に通院しているBさんは，自分の属している保険組合にレセプトの開示請求を行いました。

Bさんがレセプトをみたいと思う理由はいくつかあります。まず，Bさんは自分の病名について正確なことを知らされていないのではないかと考えています。医師に聞けば，やはり同じ回答が返ってくるでしょうし，また，医師を疑っているような印象も与えたくありません。他には，A病院の別の医師について診療報酬の不正請求の記事を新聞でみたので，自分のレセプトもみたくなったということがあります。しかし，そもそも自分に関する情報なので，何か理由をつけないとみることができないのかという点自体，疑問に思っています。レセプトの開示について，現在はどのような取扱いがなされているのでしょうか。 ……119頁

【設問36】 10代後半のHIV陽性である男性患者が通院しています。彼には恋人がいるのでHIV感染のリスクを考え，そのリスクを恋人と話し合うこと，また，感染リスクを抑えるために避妊などの方法をとるようアドバイスしていますが，本人はあまり乗り気ではありません。このような場合，医師としてどのようなことができるのでしょうか。どうしても患者が説得に応じてくれない場合には，患者の恋人に直接伝える義務はあるでしょうか。 ……124頁

【設問37】 老人病院の院長をしていますが，最近2名の入院患者の様態が急変し亡くなってしまいました。そのほかにも原因不明で様態が悪くなっている10数名の入院患者がいます。病院内では院内感染の可能性が囁かれているのですが，まだはっきりしたことはわからない状態です。このような状況の時に，亡くなった患者および患者の家族，その他の

患者，さらに，通院してくる患者に対し，どこまで情報を提供すべきでしょうか。
　もちろん，保健所などに報告すべきだと思いますが，保健所に報告すればマスコミに筒抜けになり，経営上の問題に直結しかねません。どのように対処することがよいのでしょうか。 ……128 頁

【設問 38】 普通自動車同士が正面衝突して大破する交通事故が発生し，一方の自動車の運転手の A さんは意識不明の重体に陥り，救急車で B 医療法人の開設する C 総合病院に搬送されてきました。救急当直の D 医師は，採血して緊急の血液検査を指示しました。A さんの呼気から酒の臭いがしたため意識障害の鑑別診断に必要だと考えて，D 医師は他の項目とともに血中アルコール濃度も測定するように指示したところ，泥酔に相当する濃度のアルコールが検出されました。
　警察から C 総合病院に対して，A さんの血中アルコール濃度を教えてほしいという照会がきています。病院としては，A さんの個人情報保護の観点から問題にならないか，懸念しています。どのように対応すればよいでしょうか。 ……132 頁

【設問 39】 同棲相手と口論になり，ナイフによって右腰背部に刺創を負った女性患者 A さんが，B 医療法人の開設する C 総合病院に搬送されてきました。出血が多く，意識は清明であったものの少し興奮し，「自分でナイフを刺した」「痛くないの，帰らせて」「彼に振り向いてほしくて刺したのに」などと述べていました。刺創が腎臓に達していると必ず血尿が出ることから，救急当直の D 医師は A さんに尿検査を勧めたところ，A さんが強く拒むので，とりあえず CT 検査等の画像診断を実施したところ，腎臓のそばには空気が入っており，腹腔内の出血はなさそうであったものの，急性期のためいまだ出血していないことも十分にありうると考えられました。D 医師は A さんに，採尿が必要であることを 30 分間にわたって説得を続け，結局，止血のため縫合手術をすること，麻酔をすること，麻酔中は採尿のためにカテーテルをいれることを説明した上で，麻酔をかけました。D 医師は麻酔下で縫合手術を行うとともに，導尿管（カテーテル）を挿入して採尿し，A さんの言動から薬物による影響の可能性もあると判断して薬物検査を実施したところ，覚せい剤の陽性反応が検出されました。D 医師は，駆けつけた A さんの両親に対して事情を説明した上で，A さんの尿から覚せい剤の陽性反応が出ていると警察に通報しました。警察官が駆けつけて D 医師に事情を聞きたいといっています。C 総合病院の E 院長としては，患者さんの個人情報をどこまで話してよいものか，そもそも警察に通報してよかったかどうか，判断がつかずに困っています。どうしたらよいでしょうか。 ………136 頁

【設問 40】 ⑴　私は精神科の医師です。患者の A さんに，抗うつ剤 X を処方しています。この薬は抗うつ剤として定評のあるもので長年使い慣れているものです。処方の段階で A さんには，その効果ばかりでなく副作用も十分に説明しましたが，新しく使い始められた抗うつ剤 Y については何の説明もしませんでした。
　ところが，この新しい抗うつ剤 Y は，値段が格段に安いにもかかわらず，抗うつ剤 X と少なくとも同じ程度の効果がありそうだということがわかってきて，臨床試験が行われ始め，私にもそれに参加しないかという話がありました。喜んで参加するつもりですが，その臨床試験では，従来の標準薬である抗うつ剤 X を処方する被験者群と新たな抗うつ剤 Y を処方する被験者群をランダムに分けて，被験者ばかりでなく研究者である医師もどちらが処方されているかがわからないようなスキームを作るとともに，この臨床試験がそのような内容のものであること，その時点でわかっている抗うつ剤 X の効果と副作用，抗うつ剤 Y について知られている情報，例えば期待される点と可能性のあるリスクにつ

き，被験者に対し丁寧に説明をします。
そこで，あらためて臨床の場面では新しい抗うつ剤Yについて何の説明もしていなかったことに疑問を感じるようになりました。私の長年の臨床態度は間違っていたのでしょうか。
(2) さらに，この抗うつ剤Yについて，発展途上国の医療に協力している私の友人Bからは次のような相談もきました。その国では，抗うつ剤Xは価格が高いために富裕層だけにしか処方できないそうです。ところが抗うつ剤Yが出現し，その値段が格段に安いため同国でも臨床試験が行われ始めました。ただし，そこでは，まったく薬を処方せずプラセボ（偽薬）の与えられる被験者群と，抗うつ剤Yを処方される被験者群をランダムに分けた形で試験が行われているというのです。つまり，プラセボにあたった被験者には，実際には何ら治療が行われないままなのです。日本では，臨床試験に参加した被験者が何ら治療を受けない状態になることはありません。したがって，その国の臨床試験に参加することは，不平等な感じがし医師の倫理に反すると思うというのです。どのように考えるべきでしょうか。 ……142頁

【設問41】私（A）は顔面に比較的珍しい皮膚疾患を患い，民間病院の皮膚科のB医師の治療を受けて治癒しました。最後の診療の時に，B医師は「患部の写真を学会報告の症例報告に使わせて下さい。医学の向上のためであって，外部に漏れて迷惑を掛けるようなことはありません」というので，病気だったときの顔の写真が出回るのは嫌だと思ったのですが，B医師にはお世話にもなったので仕方なく承知しました。ところが，数カ月後，ある週刊誌で「こんな恐い病気も治せる」という記事を読んでいたら，なんと私の顔のスライド写真が載っていました。その記事は，C雑誌記者が皮膚科学会におけるB医師の報告内容を書いたものでした。私は，学会の場における利用だけで外部には出ないという前提で承諾したのであり，週刊誌上の利用は承諾していません。B医師およびC記者に責任を追及したいと思うのですが，これは可能でしょうか。 ……146頁

【設問42】私は脳神経外科の医師です。製薬会社から依頼されて，重篤な脳梗塞用の新薬の臨床試験を実施しようと考えています。臨床試験では，通常，被験者となる患者から同意を得て実施していますが，今回は，意識不明で担ぎ込まれる患者を被験者とする必要があります。患者の同意の点は，どのようにしたらよいでしょうか。 ……150頁

【設問43】大学病院に勤めるA医師は，すでに市販されている薬品について，薬効が確認されているものとは別個の効果があるか否かについての研究に参加することにしました。この研究は，薬品の効果を研究するベンチャー企業の研究部門と共同で行うもので，プロトコル（試験実施計画書）の要点は，A医師の勤める大学病院の現在および過去20年分の患者のカルテを検討することになっています。個人情報保護法はこのような学術研究にも適用になるものでしょうか。適用になる場合に，留意すべき点はどのようなことでしょうか。 ……154頁

【設問44】私は，大学病院に勤務する脳神経外科を専門とする医師です。現在，パーキンソン病の治療の研究をしており，ES細胞を用いた再生医療の研究を始めたいと思っています。本研究の目的は，ES細胞から脳の神経伝達物質であるドーパミンを産生する細胞を作成することです。これがうまくいけば，将来は，ドーパミン産生細胞が減少することで起こるパーキンソン病の人に，作成した細胞を移植して治療できる可能性があります。当面は基礎研究のみで，人間に応用することは考えていないのですが，樹立したES細胞

を提供してもらって基礎的な研究をする場合でも，動物の細胞等を用いた研究とは違う配慮が必要なのでしょうか。 ……160 頁

【設問 45】私は医学部に所属し，研究室では動物実験などを行っています。近年，動物愛護の意識も高まり，動物実験を行う施設に対して反対運動なども起こっているようで，動物の取扱いに対する社会の目も厳しくなっているといわれます。法的にはどのようなことに気をつけなければならないでしょうか。 ……163 頁

【設問 46】私は病理医です。入院していた患者 A が死亡し，それが稀な症例であったために，A の遺族にお願いして病理解剖を行いました。プレパラート標本を作り，その後の教育や研究に利用していましたが，ある時，遺族からプレパラート標本をすべて返却するようにという希望が出されました。理由は明確でなく，どうやらこの事例をめぐって医療過誤の疑いをもった遺族がその後の交渉がうまくいかないので，それならプレパラート標本を返却せよといってきたと推測されます。このような要望に応える法律上の義務はあるのでしょうか。そもそも，これらの標本や，細胞，臓器に関する法律の考え方はどのようになっているのでしょうか。 ……166 頁

【設問 47】私は，大学病院に勤務する医師です。膵ガンのように，発見されたときには進行している病気について，早期に発見できる診断方法を開発したいと思っています。それには，採血だけで簡便に調べられるような，血液中のマーカーがあれば便利です。そこで私は，過去 5 年に当院にかかった膵ガン患者の血液と臨床データを調べて，膵ガンの早期診断法を検討することにしました。ところが同僚から，「当初の目的とは違う目的で血液を使用するのだから，患者や家族から同意を取り直さないといけないのではないか」といわれました。患者さんの多くはすでに亡くなられていますし，膵ガンはそれほど多い病気ではなく，新たに血液を採取するのでは研究になりません。どうしたらよいでしょうか。
……171 頁

【設問 48】A 医師は，急性虫垂炎の患者 B の手術をしましたが，手術後，B は急死してしまいました。死亡原因を明らかにするために，B の遺族の承諾を得ることなく，死後針組織病理診断（ネクロプシー）を行って死因を究明するため，遺体に針を穿刺し肝細胞を採取しました。肝細胞は大学病院の病理学教室の C 医師のもとに送られました。A 医師らは，腹膜炎から敗血症性ショックに至った原因が，単なる虫垂炎ではなくライ症候群ではないかという疑いをもったからです。ところが，後にこれを知った遺族から，このような組織の採取自体が違法であるとして慰謝料請求とともに，採取した組織の返還が求められました。このような場合，A 医師および病理学教室の C 医師はどのようにすべきだったのでしょうか。 ……175 頁

【設問 49】医療裁判を経験した勝村久司さんの本を読みました。そこでは，高校の先生である著者が結婚し最初に授かった子どもが死産で終わった経緯が語られ，1 審で敗訴したこと，控訴審で逆転勝訴するまでのことがつづられています。
その中で，患者側からみて，医療裁判になぜ勝てないかを分析したところがあり，看護記録の改ざんやそもそも記録をなかなかみせてもらえない事情などの他に，専門家である医師に素人の患者が対峙し，裁判官も医療のことは知らないので鑑定医の意見に頼りがちにならざるをえないという医療裁判の構図が記されています。その本の解説では，もっと明確に「裁判は一方的に被告に有利なようにできている。……医療にせよ，司法にせよ，

およそ制度と名のつくものはすべて，既得権を持つ者に有利なように作られている」と指摘されています。いったいそれはどうしてなのでしょうか。 ……………………180 頁

【設問 50】日本では医療事故による損害賠償は過失なければ賠償なしという法理のもとで処理されていると聞いたことがありますが，そうですか。そのような法制度のもとで，医療事故被害者の早期救済を目指した紛争処理制度にはどのようなものがありますか。また現在，実際にどのような運用がなされているのでしょうか。 ……………………185 頁

【設問 51】私（A）の夫Bは，夜間，自動車を運転中に電柱に衝突し，腹部をハンドルで強打しました。車に同乗していた私は救急車をすぐ呼んだのですが，夫を受け入れてくれる病院はなかなか見つからず，しばらくして，ようやく救急病院Cに搬送されました。しかし夫を診察したのは脳神経外科医Dであり，Dは，夫の腹部をレントゲンで撮影し，数時間経過観察をしたのみで，ベッドが満床だといって夫を帰宅させました。ところが帰宅後夫の容体は急変し，再度搬送されたC病院で外傷性腹膜炎によって死亡してしまいました。病院がなかなか見つからなかったことにも，また専門外のD医師が行った診察にも納得ができない私は，何らかの法的な救済を求めることができるでしょうか。
……………………………………………………192 頁

【設問 52】未熟児として出生した子が，保育器で酸素を投与されたため，網膜症にかかり失明しました。数年後，子の出生当時にはすでに，未熟児網膜症の治療法（光凝固法）が存在していたことを知りました。そこで，最新の治療を施してくれなかった病院に対して，損害賠償請求をしたいと思いますが，このような請求は認められるでしょうか。最新の治療を受けることが難しかったとしても，型どおりの対応しかしてくれなかった病院に対しては，誠実な治療をしてほしかったという憤りを感じています。そのような気持ちを裁判所は受け止めてくれるのでしょうか。 ……………………195 頁

【設問 53】私は総合病院の勤務医です。近時，医療の分野は専門分化が進んでいるので，私の診療科に来られる患者にも，私の専門をみて受診される方が多くいます。このような専門化と患者の期待により，私の法的義務が重くなったり軽くなったりすることはあるのでしょうか。 ……………………198 頁

【設問 54】中堅病院に勤める内科医です。私の担当する患者に慢性関節リウマチ患者が多数おり，痛止めの消炎鎮痛剤を処方しています。患者の中には，胃炎や胃潰瘍を併発している方もおり，消炎鎮痛剤とともに胃薬も一緒に処方しています。しかし，現在の保険診療制度のもとでは，「胃潰瘍の患者に消炎鎮痛剤」は禁忌であり，保健適用外の投薬になるとききました。今後，病院が保険適用外の投薬を見合わせるとの判断をした場合，患者は，薬なしで痛みに耐えなければならず，大変気の毒です。
それでも適用外の投薬であるとして，鎮痛剤の投薬を控えるべきなのでしょうか。
……………………………………………………202 頁

【設問 55】私は地方都市で勤務する内科医です。弁護士さんと話したときに，医師が患者に提供すべき医療の水準は，医療慣行とは同じではないということを聞き，心配になりました。この地域での他の医師がしているのと同じ治療をしていても，大都市の病院や大学病院でのレベルの治療ではないということで，訴えられてしまうのでしょうか。また，周りの医師を参考にするだけでは不十分とすれば，どのようなことに気をつければよいので

しょうか。私は週60時間から80時間働くことも珍しくない状況で,「医師の研鑽義務」といっても全分野の医学雑誌を網羅的に読むなどとても考えられません。いったいどのようなものを読んで把握しておけば安心できるのでしょうか。 ……………………205頁

【設問56】 私の子ども（1歳）はぜんそく治療のため病院に入院しました。その病院は完全看護体制をとっており，家族であっても面会時間以外の付添いは認められていませんでした。ある日，私は子どものために玩具を持参し，それを担当看護師に渡して帰りました。子どもはその玩具で遊んでいるうちに，それによって鼻と口が塞がれて窒息状態となり，その後蘇生措置はとられたものの，四肢の麻痺，精神遅滞などの後遺障害が残って，介護なしでは日常生活が送れない状態になってしまいました。私は，病院や医師，あるいは看護師に対して，損害賠償を求めることができますか。 ……………………210頁

【設問57】 私は公立病院に勤務する看護師です。私が配属されている病棟では，寝たきりの患者さんが多くいます。中には寝返りさえ打てない患者さんもいます。そのような患者さんが「褥瘡」（じょくそう）にならないように，内規では3時間に一度は看護師が寝姿勢を変えてあげることになっていますが，実際には人手が足りず，とてもそのような頻度ではできていません。また，中には入院してきた時点ですでに軽い「褥瘡」となっているケースもあります。その場合には悪化させないためにさらに頻繁なケアが必要ですが，やはり人手不足のため，それもできていません。このような患者さんやその家族から「褥瘡」ができたとして訴えられ，看護義務違反とされることがあるのでしょうか。
……………………214頁

【設問58】 私は内科の開業医です。先週の木曜日に8歳の男の子が私の診療所に診察を受けにきたので，私は風邪だとして薬を処方し，家に帰しました。今日は月曜日ですが，早朝にこの子が母親に連れられて駆け込んできて，週末に体調が急に悪化したというのです。点滴をしたところある程度落ち着いたのですが，どうも容態が改善する兆候がみえないうちに夕方になりました。心許ないのですが，もう一晩様子をみて，必要であれば明日総合病院に入院し，精密検査ができるよう紹介状を書きたいと思っています。しかし，患者の容態が急変するのではと気が気ではありません。法的にはどうなっているのでしょうか。
……………………217頁

【設問59】 A医師は自治体の提供する健康診断への協力を依頼されました。これとは別にA医師の属する病院では，いわゆる人間ドックのサービスも提供しています。前者の場合と，後者の場合とで，医師の法的責任に何らかの相違があるのでしょうか。
　実はA医師の属する病院では，つい最近，次のような事件が起きました。人間ドックの受診者について，レントゲン検査で肺に円形の陰影が発見され，CT検査に進んで経過をみようという判断をした後，わずか3カ月後に死亡したという事件があり，病院が訴えられているのです。人間ドックの場合に，医師や病院はどのような義務を負うのでしょうか。 ……………………220頁

【設問60】 私（A）は，ここ数年，左半身の痺れや頭痛があり，B大学病院で脳動静脈奇形（AVM）と診断されました。B病院のC医師は，このままだと脳出血のおそれがあるといい，奇形部分の摘出を勧めました。私は，危ない手術なら先延ばしにしたいと医師にいいましたが,「危険はないわけではありませんが，手術が失敗するのはとても低い確率です」とCが答えたので，その言葉を信じて手術を受けました。ところが，Cの説明に

よれば，手術中の予想もつかぬ出血によりAVMの摘出は失敗し，私は下半身不随となってしまいました。その後，専門書を調べると，AVMの摘出手術は難易度が高く，かなりの危険を伴うと書かれてあります。私はB病院に損害賠償を求めることができるでしょうか。 ……223頁

【設問61】 医師は，手術をする前には，患者に対し，その手術の内容やリスクについて説明すべきことは知っています。その場合，説明は口頭ですべきでしょうか。それとも書類を渡せばよいでしょうか。患者の承諾については，承諾書を作成しなければなりませんか。また，手術のリスクはどの程度まで説明する必要があるでしょうか。例えば，手術に伴う輸血により肝炎に感染する危険性は何%などというところまでも説明する必要があるでしょうか。 ……226頁

【設問62】 乳ガンと診断されました。医師が，ガンの転移を防ぐために乳房を切除しなければならないというので，命には代えられないと思って手術を受けることにしました。ところが，手術後しばらくしてから，乳房を切除せずにガンの治療を行う方法があったことを知り，その方法で治療を受けたかったという思いでいっぱいです。せめて，そのような治療方法があることを教えてくれなかった医師に対して，損害賠償の請求をしたいと考えていますが，そのような請求は可能でしょうか。 ……229頁

【設問63】 A医師の担当している患者Bさんは，心臓の病で末期といえる状況にあります。A医師は，この事実をBさんまたはその家族に告げないといけないと感じていますが，微妙な問題であるだけに，誰に対しどのようにして告げるのがよいか迷っています。Bさんは75歳で意識ははっきりしていますが，検査などにも怖がる様子をみせるような女性です。配偶者はすでに亡くなられています。48歳の長男がおられることは知っていますが，忙しくてほとんど病院に来られる様子はなく，A医師も一度会ったきりで，病院にはもっぱら長女が頻繁に訪れています。 ……232頁

【設問64】 私は，地方の市民病院に勤める神経内科医Aです。激しい頭痛，悪心，および嘔吐を訴えて前々日に研修医Bの，前日には内科医Cの診察を受けた患者を引き継ぎました。B医師およびC医師は，CT写真の読影に従い，くも膜下出血を対象疾患から外しておりました。私は，カルテの記載を確認した上，CT写真の読影と所見を考慮した結果，緊張性頭痛を最も強く疑いました。しかし，脳が浮腫状であること，項部硬直の疑いを認められること，軽度の炎症の疑いもあることから，髄膜炎またはくも膜下出血の可能性を考慮して腰椎穿刺による髄液検査を一応勧めました。しかし，患者はこの検査を拒絶しています。そのため，緊張性頭痛の疑いに基づいて処方しようと考えておりますが，万一患者がくも膜下出血で翌日突然死亡した場合，法的責任を負うかと思うと不安です。医師としては，どのような点に気をつけたらよいでしょうか。 ……236頁

【設問65】 2002（平成14）年11月，東京慈恵会医科大学付属青戸病院で，前立腺ガン摘出のため，「腹腔（ふくくう）鏡手術」を受けた男性（60歳）が1カ月後に死亡する事故があり，2003（平成15）年9月になって警視庁に3人の医師が逮捕されました。この手術法は高度先進医療とされ，患者の体への負担が少ないものの，手技の難度が高く，熟練した技術が求められるのに，未熟な医師が担当したことが原因であるとされたのです。

先駆的な治療方法を実施する場合，法律的にみると，通常の医療とどのような相違があるとみなされるのでしょうか。 ……240頁

【設問 66】A 医師はある大学病院の皮膚科の医師です。狭心症で入院治療を受けていた 67 歳の患者 B さんが退院後，市販の風邪薬を服用したところ，身体全体に赤い斑点が生じ，皮膚粘膜や目に病変のあるスティーブンス・ジョンソン症候群と診断され，再度入院してきました。この病気は薬疹の一種であり，プレドニンなどのステロイド剤を投与するのですが，感染症に対する強い警戒が必要になります。入院後も症状の改善がみられず，全身の痛みを訴えた B さんは，「もう死にたい。何もしなくていい。家に帰りたい。」と言い出しました。同じ頃，臀部に緑色汚染が見られ，A 医師は緑膿菌感染を疑い，皮膚に処置していたガーゼの一部を切除し，細菌培養検査で確定診断を行うことにしました。しかし，確定診断を得るには 1 週間近くを要し，その間，B は強い痛みの伴う塗り薬の患部塗布やガーゼ交換などを拒否し，「処置は受けない，家に帰りたい。」と言い続けたため，プレドニン投与とシーツ交換だけしか行えない状態でした。

A 医師は B の息子 C さんと連絡を取り，治療を受けるよう説得するよう依頼しましたが，そうこうしているうちに B は死亡してしまいました。緑膿菌感染を確認する結果が届いたのはその翌日でした。A 医師としては，どのように対処すればよかったのでしょうか。 ……244 頁

【設問 67】A 医師は大学病院に勤務する医師です。担当の患者が死亡し，死亡原因には複数の可能性があるとは感じたものの，その中で最も有力な急性心筋梗塞が死因だと判断しました。そして，その死因に基づく説明を遺族にしました。病理解剖までは考えませんでした。ところが，遺族はこの説明に納得していなかったらしく，A 医師および病院を訴えることになりました。A 医師としては，このような場合，病理解剖を提案しなければならないのでしょうか。 ……247 頁

【設問 68】大学病院の外科医です。私どもの病棟で，肝移植を受けた患者が，手術から 2 日後に意識不明となり，現在も昏睡状態が続いています。病院では，事故調査委員会を設置して調査した結果，合併症と判断し，その旨ご家族にもご説明しました。しかし，患者の家族は，手術中にミスがあったのではないかとして，病棟にある患者に関連するすべての記録を開示するよう，求めてきています。診療録や検査記録などは，すでにお渡ししましたが，事故調査に関連した書類についても，この要求に応じるべきなのでしょうか。 ……250 頁

【設問 69】入院していた祖母が亡くなりました。数日前に見舞いに行ったときは比較的元気そうだったので驚いています。付き添っていた叔母の話によれば，何かの点滴をした後に，急に容態が悪化してあっという間に亡くなったということでした。医療ミスがあったのではないかとも思うのですが，病院は急に心臓の調子が悪くなって亡くなったという以上に説明をしてくれません。真実を知るためにはどうすればよいでしょうか。 …257 頁

【設問 70】子どものじんましんがひどくなったためある病院に治療にいきました。そうすると医師は「注射を打ちましょう」といって看護師さんに指示をしました。看護師さんが注射をしているときに子どもが「気持ち悪いからやめて」と嫌がった直後に意識を失いました。病院側の説明によると，何らかの理由で心停止し，そのため低酸素脳症が発生したといいます。今後の予後は厳しく一生寝たきりになるということです。

単なるじんましんの治療だったものがこんなことになり，しかも病院側は治療にミスはなかったとしか説明してくれないので，本当の原因もわからず，とても納得ができません。どのような責任が問えるでしょうか。 ……260 頁

【設問 71】 法律家による医療事故の裁判の座談会などで「証明妨害」という言葉を聞くことがありますが，どういうことですか。 ……264 頁

【設問 72】 証明妨害は不法行為にならないのですか。 ……269 頁

【設問 73】「医療裁判は鑑定人裁判ともいえる」といわれることがあります。A 医師は大学の産婦人科教室の教授ですが，今回，ある病院で出産時に子どもが死亡し患者が訴えている事件で鑑定を依頼されました。A 医師は，鑑定を依頼されるのははじめてのことなので，それがどのような意義をもつのか，どれだけ大変なことなのかがわかりません。
　医療裁判において鑑定人になるとは，何を意味するのでしょうか。 ……273 頁

【設問 74】 私（A）が経営する病院で，脳外科の B 医師が行った手術の直後に脳出血によって患者 C が死亡する事件が起こり，C の遺族は，私の病院に損害賠償を求める訴訟を提起しました。裁判所に提出された医師 D による鑑定意見は，B の手術中の操作が C の死亡の原因であるとはいえないというものでした。ところが，裁判所はこの鑑定意見を採用せず病院に損害賠償の支払を命じました。医学の専門家である医師の鑑定が，なぜ医学の素人である裁判官によって排斥されてしまうのでしょうか。私には納得ができません。 ……276 頁

【設問 75】 20 歳の誕生日を迎えた娘が，成人の記念にはじめて献血を行いました。しかし，その際判明した娘の血液型が，私たち夫婦との親子関係の存在を疑わせるものだったので，その後いろいろ調べたところ，どうやら，出産病院において赤ん坊の取り違えが生じた可能性が高いことがわかりました。私たちは，病院に対して損害賠償を求めることができますか。 ……279 頁

【設問 76】 私の夫 A は，海外で心臓移植手術を受け，帰国後 B 病院に通院して免疫抑制剤の投与等による術後管理を受けていました。しかし，B 病院の C 医師が誤って少なめの免疫抑制剤を投与しつづけたところ，夫は心臓移植後に伴う拒絶反応によって死亡してしまいました。せっかく莫大な費用をかけて夫がいったんは元気になったのにと思うと，私はこの医療過誤を許すことができません。しかし，一般に心臓移植を受けた患者の生存率は，かなり低いそうです。私は B 病院に損害賠償を求めることができるでしょうか。 ……282 頁

【設問 77】 私（A）は左手首を粉砕骨折したため，B 病院に入院し，C 医師の手術を受けましたが，その後も手首は上手に動かず，強い痺れや痛みが残りました。しかし C 医師は，再手術をしようとはせず，退院後も私の症状は好転しません。私が C 医師に不満を述べたところ，「後遺症はあなたが骨折したこと自体によるものである」といわれました。私はこのような説明では到底納得できません。私は B 病院に損害賠償を請求できるでしょうか。 ……285 頁

【設問 78】 盲腸の手術を受けることになりました。聞くところによると，手術の前には手術同意書というものを差し入れるのだそうですが，それはどのような内容のものでしょうか。患者は，手術同意書に署名捺印すると，医療ミスがあった場合にも，患者が予め同意していたという理由で，病院に対して損害の賠償を求めることなどができなくなるのでしょうか。 ……288 頁

【設問 79】医師国家試験に合格しました。昨今の医療事故訴訟に関する報道などをみていると，自分も将来，どんなに気を付けていても損害賠償請求を受け，損害賠償義務を負わされるのではないかと不安になります。そのような場合に備えて，保険に入るべきだということを聞くのですが，そのしくみはどのようなものでしょうか。 ……………………290 頁

【設問 80】A 医師は，インフルエンザの予防接種を行っていました。接種者の１人である１歳のＢに接種したところ，翌日，Ｂは死亡してしまいました。接種の際に付き添ってきたＢの母親Ｃは，問診票に風邪の症状やアレルギーなどはない旨記載しており，看護師による問診でもこの点を確認していました。しかし，後にわかったところによると，Ｂは間質性肺炎と腸炎に罹患しており，軟便を除けば外見からは異常のみえにくい症状だったのです。Ｃは訴えを提起し，A 医師の問診が不十分であり，体温測定・視診・聴診・打診などを行わなかったため，子のＢが死亡したと主張しています。

予防接種事故について，法はどのような定めをしているのでしょうか。 ………293 頁

【設問 81】私は日頃から冷え性に悩む 50 歳の主婦です。私は，冷え性によく効くという漢方薬を，医者の処方によって約２年間服用していましたが，全身の倦怠感や嘔吐などの症状が現れたため，別の病院で検査を受けた結果，腎障害があるとの指摘を受けました。そこで腎障害の治療を続けましたが，４年後には，血液透析を必要とする状態に至りました。実は，この漢方薬は海外で製造され日本の業者が輸入したものです。私は，この輸入業者に対して製造物責任法に基づき損害賠償を求めることができますか。 ………297 頁

【設問 82】私は消化器科の医師です。胃の調子が悪いという患者の胃のポリープを採取して病理組織検査をしたところ，悪性の腫瘍の疑いが出ました。担当医として，たまたまその結果を知ったので，病院の職員を通じて検査結果の説明のための来院を促したのですが，約束の時間になってもその患者が現れません。病院の職員が患者に連絡をしたところ，体調に問題はないので来院しないとのことでした。しかし，検査結果から判断する限り，少なくとも再検査の必要があり，手術の必要が生ずる可能性も濃厚です。このような場合，医師としてはどうすべきでしょうか。 ……………………………………………………………301 頁

【設問 83】私は，現在，慢性リンパ性白血病（Ⅱ期）の患者さんを受け持っている市立病院の内科医です。この数カ月間，抗ガン剤を用いた化学療法を行ってきましたが，症状が改善されたように思えたので，いったん治療を中止することにしました。私はこの方法が最善と考えており，患者さんに対しては，現在の治療法についての詳細な説明とともに，他の療法と比較した場合のそれぞれのメリット・デメリットを伝えました。しかし，患者さんは逆に，他の療法の方に強い関心をもってしまったらしく，より専門的な大学病院の血液内科でセカンド・オピニオンを得て来たいと言い始めました。

セカンド・オピニオンについては，何となくイメージすることはできますが，従来のように紹介状を書く場合との違いや具体的な手続，また，どのような法的問題があるのかについてはよくわかりません。セカンド・オピニオンという制度について教えて下さい。
…………………………………………………………………………………………303 頁

【設問 84】私は麻酔医として，最近ある前立腺ガン患者に対する「腹腔（ふくくう）鏡手術」に立ち会いました。主治医は，この術式がはじめてだったため，器具などのマニュアルを見ながら執刀していたほどだったため大変手間取り，結局患者さんは低酸素脳症から手術の１週間後に死亡しました。さらに，主治医は，手術に際して患者には自分の経験不

足や危険性を十分伝えず，しかも必要とされる病院内の倫理委員会からの承認を得ていませんでした。主治医などは警察に逮捕されたり刑事責任を追及されたりするでしょうか。
……306 頁

【設問 85】最近，医療事故に関連して，ミスをした医師や看護師に対する処分等が以前よりずっと厳しくなったという話を聞きました。それは本当でしょうか。また，それが仮に本当だとした場合に，同じようなミスをした人がかつては処分されなかったのに，今は処分されるというのは，不平等な取扱いのような気がするのですが，いかがでしょうか。
……310 頁

【設問 86】前記〔設問 84〕の不慣れな術式を行ったために患者が死亡した事例において，その手術に立ち会った麻酔医に対し医師免許剥奪などの行政処分が行われる可能性はあるでしょうか。麻酔医自身は，同じ医者として，執刀医のやり方に憤慨しています。
……313 頁

【設問 87】私の同僚医師は，これまでに心臓カテーテル挿入で何度か失敗し，その結果出血多量によって 2 名の患者が亡くなっています。その度ごとに患者の家族にははっきりとミスがあったことは謝罪せず，原因不明のアクシデントとして説明しているようです。この同僚の医師はこのままではきっとまた同様のミスを起こすように思いますが，私はどうすべきでしょうか。懲戒を求めて医師会，学会，厚生労働省（医道審議会）などに報告すべきでしょうか。 ……316 頁

【設問 88】私はある総合病院で勤務する看護師です。夜間勤務の際に，小児救急の患者が肺炎で運ばれてきて入院することになりました。医師の指示で点滴をしましたが，薬剤量を誤って医師の指示の倍の量を投入してしまったためか，患者の様態が急変し意識不明の状態となり，3 カ月後に転院先で亡くなってしまいました。自分のミスが原因の可能性が強いので，患者さんのご家族に謝罪したい気持ちはありますが，直接謝罪すべきでしょうか。他にどのようなことに留意すべきでしょうか。 ……322 頁

【設問 89】A 産科医の周囲では次のような 2 つの問題が生じています。法律的にはどうなるのか助言を求めています。

(1) 卵子提供のケース

B さんは 53 歳の女性です。50 歳になって素晴らしいパートナーに出会えたので，彼の子どもが欲しいと思いました。パートナーと相談し，卵子提供を受けパートナーの精子を用いて体外受精で妊娠し，双子を帝王切開で出産しました。彼に頼んで，出生届を市役所へもっていったところ，すぐには受理してもらえませんでした。自分がお腹を痛めて出産した子ども達なのに出生届を受理してもらえないのは納得がいきません。

(2) 代理母（いわゆる借腹タイプ）のケース

C さんは 45 歳の女性です。45 歳になって素晴らしいパートナーに出会えたので，彼の子どもが欲しいと思いました。40 歳の時に筋腫の手術を受けて，その時，妊娠は危険だといわれたので，パートナーと相談し，自分の卵子を採取してもらい，パートナーの精子と体外受精させ，代理母にお願いし双子をもうけました。区役所に出生届を出しましたが，不受理となりました。遺伝的には自分達の子どもなのに出生届を受理してもらえないのは納得がいきません。 ……328 頁

【設問 90】(1) 初期の代理母のケース
私は45歳の女性です。45歳になって素晴らしいパートナーに出会えたので，彼の子どもが欲しいと思いました。40歳のときに筋腫の手術を受けて，その時，妊娠は危険だといわれたので，パートナーと相談し，海外の不妊センターで卵子提供を受け，パートナーの精子と体外受精させ，代理母をお願いし，双子をもうけました。当地の日本領事館へ出生届を出しましたが，不受理となりました。きちんと代理出産契約を結び，私たちが生まれた子を育てることに卵子提供者も代理母も同意しているのに，なぜ出生届を受理してもらえないか，納得がいきません。
(2) 代理出産（借腹タイプ）のケース
私は45歳の女性です。45歳になって素晴らしいパートナーに出会えたので，彼の子どもが欲しいと思いました。40歳のときに筋腫の手術を受けて，その時，妊娠は危険だといわれたので，パートナーと相談し，海外の不妊センターで自分の卵子を採取してもらい，パートナーの精子と体外受精させ，代理母をお願いし，双子をもうけました。当地の日本領事館へ出生届を出しましたが，不受理となりました。遺伝的には自分たちの子どもなのに出生届を受理してもらえないのは納得がいきません。 ……………………………333 頁

【設問 91】私は産婦人科の開業医です。16歳の女子高生が来院され，妊娠中絶を希望されました。パートナーは同級生で17歳ということでした。
同意書の署名をいただきたいのですが，本人はもとより，パートナーも未成年のため，親御さんへ説明して同意をいただこうと考えていますが，本人たちは両親へ告知することは拒絶しています。どのようにすればよいでしょうか。 ……………………………339 頁

【設問 92】私は産婦人科の開業医です。36歳の婦人が来院され，妊娠中絶を希望されました。同意書の署名をいただきたいのですが，夫とは別居されており，離婚交渉中とのことで，夫へ告知することは拒絶されています。どのようにすればよいでしょうか。
なお友人の産婦人科医は，夫の署名捺印を記した書面をもってきた女性に中絶手術を行ったところ，後に，夫からクレームがきたという話をしていました。どうやら，その女性が夫の署名捺印を勝手に行って同意書面を作成したようです。このようなケースでも，医師には責任があるのでしょうか。 ……………………………………………341 頁

【設問 93】大学病院で新生児医療を行う医師です。重度の障害をもって生まれた未熟児が，生後数週間目で腸閉塞を起こしました。手術すれば，助かる可能性が高く，すぐにでも手術したいと思っています。しかし，子どもの両親は，子どもが重度障害である事実をなかなか受け入れられないようで，この手術に同意してくれません。このような場合，医師としてはどうすべきでしょうか。 ……………………………………………………344 頁

【設問 94】数日前，夫が脳死状態になりました。夫は常日頃「他人様の役に立って死にたい」と話しており，「遺書」と題する手紙文に「脳死になったら，心臓を含む全部の臓器を提供したい」と記し残してありましたが，臓器提供の意思表示カードは所持していませんでした。私は，夫自身に臓器提供の意思があった以上希望どおりにしてあげたいと医師に話しています。しかし，昨日病院に駆けつけたばかりの遠方に住む息子は，「そんなことしたくない」といっています。夫の臓器提供に問題はあるのでしょうか。 ……348 頁

【設問 95】A医師は，腎不全のBさんへの腎臓移植手術を行いました。提供者（ドナー）はBさんの友人Cであり，2つある腎臓の1つを提供したのです。ところが，A医師の

過失により移植手術は失敗し，Bさんにとっては無益な手術という結果になりました。その後，A医師は，Bさんからの訴えとは別に，ドナーであるCさんからも訴えられています。この場合，A医師は，Cさんに対しても責任を負うものでしょうか。　……351 頁

【設問 96】多額の募金などを得て，外国で心臓移植手術などを受ける人がいます。例えば，次のような報道をみました。「米国で多臓器移植手術成功　茨城のAちゃん」「生まれつき腸が機能しない重病をもち，多臓器同時移植を受けるため渡米した茨城県のAちゃん（11カ月）が18日午前（日本時間），手術を受け，無事成功したことがわかった。Aちゃんの両親は救う会のホームページに『言葉では言い表せないくらいの感謝を感じている』と喜びの声を寄せた。今後は集中治療室で治療する予定という」。

でも，そもそもなぜ，日本ではそのような手術をすることができないのでしょうか。
……354 頁

【設問 97】私の同僚の医師Aについて相談します。彼が10数年来診療を続けてきた喘息患者のBさん（57歳の男性）が気管支喘息の重積発作を起こし救急車で運ばれてきました。救命措置の結果，生命だけは助かったものの意識は回復せず，人工呼吸器を付ける状態となりました。2日後に自発呼吸が回復し，人工呼吸器が外されたものの，深い昏睡状態は継続して，意識が回復する見込みは限りなく薄いと判断されました。その際，痰の吸引などのため気管内チューブは残されました。入院して1週間後には，ICUから一般病棟の個室に移されましたが，家族も「このままの状態でいさせるのは忍びない」というので，病態の急変時には心肺蘇生措置を行わない方針を伝え，家族も了承したそうです。その後，1週間が経過した時点で，A医師は，家族も了承していると判断し，気管内チューブを外したところ（抜管），患者のBさんが突然極めて強い苦悶の様子を示したため，鎮静剤だといって，看護師に筋弛緩剤を点滴注射させたため患者は死亡しました。

家族からは，この経緯を問題視する意向はその後も示されていませんが，私は医師としてどうしても納得ができません。A医師の行為は法律上問題のない行為なのでしょうか。
……357 頁

【設問 98】ガンの末期で余命2～3カ月と診断されているAさんは，本人の強い希望でガンであることの告知を受け，余命についても説明を受けています。残り少ない生を充実したものにしようと死への準備を進める中で，早晩訪れるであろう死の過程についても，主治医である私に単なる延命措置は望まないとはっきりとした考えを告げています。敬虔なクリスチャンでもあるAさんは，死に対して平常心で向き合っており，通常の患者があまり議論したがらない，死の場面での起こりうる選択肢についても積極的に私と話し合おうとしているほどです。そして，人工呼吸器は，たとえ末期の原因たるガンだけでなく，肺炎などを併発した場合などに対する治療で一時的に用いられる場合でも，望まないことを明らかにし，文書にしたいというのです。このような場合に，リビング・ウィルは作成すべきでしょうか，また，仮にリビング・ウィルなどを作成した場合，法的にはどのような問題点があるのでしょうか。　……361 頁

【設問 99】私の父は，かねてから多発性骨髄腫で入院していましたが，現時点ではすでに意識はなく，点滴やカテーテル等によりいびきのような荒苦しい呼吸をしているのみです。病院では母が父にずっと付き添っていますが，私も近所に住んでいるため，家事育児のかたわら，頻繁に父を見舞っています。

昨日，主治医の先生から，父は余命数週間である旨告げられました。私は，昔，父が元

気だった頃，延命治療はしたくないと話していたことを思い出したので，主治医の先生に点滴等を外してもらうようお願いしました。母も父の言葉をおぼろげに覚えていますが，「自分達が殺すようで恐い。親戚からも責められるかもしれない。」と動揺しており，どちらかといえば点滴を外すことに消極的です。しかし，苦しそうな父の姿をみるにつけ，私は父の希望どおり延命治療はやめるべきだと思っています。ただ，当時の父の日記を読み返してみたのですが，わずかに「病気で苦しむのは嫌だ」との一文をみつけられたのみでした。この延命治療の中止を主治医に頼むという私の考えは，正しい選択と考えてよいのでしょうか。
また，主治医の先生は，母が延命治療の中止に消極的であることは知っているのですが，母が非常に動揺していることから，最終的な家族の決断は冷静な私の口から聞きたいといっています。私の意見を主治医に伝えたら，それで決まるものなのでしょうか。
……365 頁

【設問 100】 私は医師ですが，手術等の医療行為をするにあたり，患者に説明をしてその同意を得ることが必要なことは知っています。患者が幼い子である場合にはどのようにしたらよいでしょうか。また，患者が中学生や高校生の場合にはどのようにしたらよいでしょうか。 ……372 頁

【設問 101】 私は外科医です。交通事故で両足を骨折した未成年者 A（16 歳）が，救急で私の病院に搬送されてきました。大量に出血していましたが，輸血をして適切な治療を行えば，命が助かることはほぼ確実に思われました。そこで，A の両親である B および C に治療方法について説明をしたところ，B および C は宗教上の理由により，A への輸血を拒否しました。私は A にも状況を話して輸血を受けるよう説得しようとしましたが，意識がぼんやりとしている A は，話の意味をあまり理解できていない様子です。私は，A に輸血をすることができるでしょうか。 ……375 頁

【設問 102】 私は，大学病院の内科病棟に勤めるリスクマネージャーです。先日，70 代の前立腺ガンの患者が転倒し，大腿部を骨折する大怪我をしてしまいました。
病院では，歩行器の使用や，特に転倒の危険性の高い方にはナースコールをお願いしています。しかし，非常に自立心の強い患者さんで，自力で歩き，転倒してしまいました。私たちは，このような場合にも責任を負うのでしょうか。
また，このような転倒事故は，今後も起きる可能性があります。私たちは，病院として，どのように対処すればよいのでしょうか。 ……378 頁

【設問 103】 最近，ある高齢の女性が階段から足を滑らしたため骨折したとして診療所を訪れてきました。この患者はそれ以前にも何度か不自然な怪我をして診療所を訪れていたため，不審に思い虐待の可能性について尋ねましたが，即座に否定した後，治療も終わっていないのに，診療所を出ていってしまいました。身体のあちこちにあったあざの痕などからいって虐待の可能性が高いと思います。この患者はその後診療所に来ていません。どのようにすべきでしょうか。 ……381 頁

【設問 104】 精神科医 A のもとへ，次のような問合せがありました。B の弟 C が精神障害者で，是非，入院させたいのだが，どうすればよいかというのです。弟の C は 35 歳ですが，父母とともに生まれた実家にいます。しかし，C が手を付けられない状況になることがあり，そのようなときには，父母も高齢になっておりもはや手の施しようがないという

のです。現在の法律の下で，精神病者の入院にはどのようなものがあり，それぞれの要件はどのようなものなのでしょうか。Cを入院させることはできるのでしょうか。
……385頁

【設問105】ある精神病院で，次のような事件が生じました。この場合，精神病院および担当医師の責任はどのようなものでしょうか。

(1) 入院していた患者Aさんが，院内で自殺してしまいました。また，自殺が退院後であった場合には，なお通院を続けていたケースでも，法律的にはまったく別のことになるのでしょうか。

(2) 入院していた患者Bさんが，病院外で第三者に危害を加えてしまいました。この点も同じように，入院はしていないが通院中であったら別の話になるのでしょうか。なお，他害のケースでは，病院や医師ばかりでなく，患者の周囲の人（親や配偶者）の責任も問題になると思うのですが，いかがでしょうか。 ……389頁

【設問106】A医師の勤める精神科病院で，患者のBさんが看護師のCさんを殴るという事件が発生しました。看護師のCさんは，すでに2度殴られたり蹴られたりする経験をしていたのですが，看護師として，自分の対応が悪かったのだろうかと考え，看護師としての自己の能力を疑い自信を失って，そのことを話せなかったのです。ところが，今回は，歯が折れるほどのけがをしてこのようなことが明るみに出たのです。A医師の属する精神科病院としては，どのように対処すべきでしょうか。法律的にみると，どのようなことが考えられるでしょうか。 ……393頁

【設問107】精神科医のAのところへ，知り合いを通して紹介されたBが相談に来ました。Bの配偶者Cは，数年前から，自宅に盗聴器や隠しカメラが取り付けられ，自分が監視されているというようになり，それは何らかの犯罪グループが自分をターゲットにしているからであるとして，警察署へ赴き，盗聴器を外してくれるよう依頼するなどの行動を重ねてきたそうです。患者本人を連れてくることはできそうにない状況であり，A医師は，妄想型の統合失調症と判断して，症状を緩和するための薬を処方し，患者の夫であるBにもたせました。その際，副作用の説明を行い，病状が少しでも軽快して患者本人が来られるようになるならすぐに連れてきてくださいと告げました。

しかし，Bは，その薬を配偶者にうまく飲ませることに失敗し，かえってCは，自分を診察もせずに統合失調症と決めつけたA医師は人格権を侵害したとして損害賠償請求をしてきました。A医師はどのようにすればよかったのでしょうか。 ……397頁

【設問108】Xは鼻の整形手術をしてもらおうと美容整形外科医のYのもとを訪れました。Xとしては，鼻の付け根の部分が出っ張って段になっているのが長年気になっており，それを削ってもらいたいという希望でした。ところが，Y医師は，鼻を削るのではなく腰の部分からの皮膚移植で段を目立たせないようにした方がよいと強く勧め，「専門家の自分に任せてくれれば可愛くしてあげる」というので，Xは十分には納得しないままその日に手術をすることにしました。しかし，案の定，結果はXの満足するものとはならず，XはYを訴えることになりました。美容整形手術の場合に，一般の医療と比べて，インフォームド・コンセントの取り方など，何か相違があるものなのでしょうか。 ……400頁

【設問109】私ども夫婦は，血統書付の犬（メス）を家族の一員として可愛がって育ててきました。犬の健康状態も良好でした。しかし，この犬は避妊手術を近所の動物病院で受

けた2日後に死亡してしまいました。死亡の原因は手術の際，獣医師が誤って左右の尿管を卵巣動脈と一緒に結紮（けっさつ）したことにあるようです。このような場合，私たちは獣医師の法的責任を問うことができますか。 ……………………………………403頁

事項索引

あ 行

アクシデント・レポート……………253
アクセス権 ……………………252
安全配慮義務……110, 129, 210, 378, 390, 394
安楽死 ……………………357, 362
ES 細胞…………………160, 172
医業独占 …………………30, 39
医行為 ……………………30, 38
医師国家試験……………………41
医師への謝礼……………………66
異状死届出 ……51, 60, 131, 257, 261, 306
医道審議会 ……………311, 313, 316
射水市民病院事件 ………………360
医薬品の臨床試験の実施の基準に関する省令 ……………………150
医療過誤訴訟…………4, 63, 181, 273, 279
医療慣行 ……………………205
医療機能評価機構 ………85, 90, 253, 324
医療水準……193, 195, 199, 205, 217, 222, 282, 285, 316
医療的ケア……………………32
医療法人……………70, 73, 76, 79, 82, 105
インシデント・レポート……………253
インターネット……………………92
院内感染 ……………………128
インフォームド・コンセント………7, 12, 20, 23, 27, 36, 142, 148, 157, 166, 172, 182, 226, 232, 243, 249, 288, 304, 366, 372, 398, 400
宇都宮病院事件 …………………393
AED（自動体外式除細動器, Automated External Defibrillator）……………32
ADR → 裁判外紛争解決手続
遠隔医療……………………………49
延命治療 ………………357, 361, 365
応招義務……………………44, 403

か 行

開示請求権 ……………………250
カイロプラクティック………………34
覚せい剤 ……………………136
合　併 ……………………74, 84, 105
ガバナンス ……………………72, 75
カルテ……56, 98, 105, 115, 116, 121, 126, 154, 168, 171, 183, 303, 323
川崎協同病院事件 ……………358, 362
看護記録 ………63, 98, 183, 250, 265, 323
ガン告知 ……………………232, 301
患者の権利……………………5, 85
救急医療 ……………………192
行政解剖 ……………………258
行政処分 …………3, 40, 44, 183, 310, 313
強制入院 ……………………385, 392
業務上過失致死傷罪 ………………3
クローン人間 ……………………161
系統解剖 ……………………167
健康診断……………………13, 220
献　体 ……………………167
公益通報制度 ……………………317
広告規制……………………………92
公衆衛生 ……………………………2
高齢者虐待 ……………………381
個人情報保護法……7, 46, 56, 60, 98, 103, 106, 109, 116, 121, 125, 133, 138, 147, 154, 183, 252, 257, 317, 381
混合診療 ……………………202

さ 行

再生医療 ……………………160
在宅医療……………………7, 32
裁判外紛争解決手続（ADR） ……187, 188
産業医……………………16, 108

JCAHO(Joint Commission on Accreditation of Healthcare Organization)……86
慈恵医大青戸病院事件……240, 307, 311, 314
自己決定(権)……6, 12, 33, 36, 143, 168, 170, 219, 221, 223, 227, 229, 242, 245, 249, 251, 288, 304, 341, 352, 361, 365, 373, 375, 400, 404
自己情報コントロール権……99
GCP 省令 → 医薬品の臨床試験の実施の基準に関する省令
自傷他害……386, 389
死体解剖保存法……175, 248
死体検案書……50, 53
児童虐待……345, 373, 383
司法解剖……61, 258
死亡診断書……50, 53
謝　罪……20, 129, 316, 322
獣医師法……403
柔道整復師……37
出資額限度法人……78
守秘義務……13, 28, 47, 64, 104, 106, 108, 124, 133, 136, 146, 381
障害新生児……344
情報提供義務……17
証明妨害……264, 269
消滅時効……279, 299
症例報告……146
褥瘡(床ずれ)……210, 214
除斥期間……279, 299
人工生殖……328, 333
人工妊娠中絶……339, 341
人体試料……166, 171
信認関係……10
信認義務……147
診療契約……3, 9, 45, 109, 147, 199, 212, 216, 220, 234, 248, 261, 271, 273, 281, 322, 352, 376, 403
生殖補助医療……161, 328, 333
精神医療……385, 393, 397
製造物責任……297
セカンド・オピニオン……7, 21, 48, 230, 303
説明義務違反……16, 172, 182, 223, 229, 242, 247, 262, 323
善管注意義務……14
臓器移植……168, 348, 351, 354, 374, 376
尊厳死……357

た　行

代替医療……34
対面診療……48, 397
タスキギー事件……23
治　験……150
治験審査委員会……24
忠実義務……10
治療拒否……244, 344
電子カルテ……58, 112, 159
転倒事故……378
同意書……288
東海大学病院事件……358, 362, 366
動物実験……163

な　行

二重盲検法(double blind)……143
ニュールンベルグ裁判……23
人間ドック……220
妊娠中絶 → 人工妊娠中絶
ネクロプシー……175

は　行

ヒヤリ・ハット報告……324
美容整形手術……224, 400
病理解剖……166, 175, 247, 257, 262
広尾病院事件……55, 261
プライバシー……119, 124, 131, 138, 146, 156, 168, 173, 251, 263, 330
プラセボ(偽薬)……142
プロバイダー責任制限法……90

文書提出命令 ……………………250, 266
ヘルシンキ宣言 …………………144, 163
防御的医療 ……………………………239
母体保護法 ……………………339, 341

ま　行

未熟児網膜症 ………………195, 205, 286
名誉毀損…………………………88, 170, 318
モデル事業 ……………………………258
問　診 ……………………205, 222, 293

や　行

薬　害 …………………………………297
優生保護法 ……………………339, 342
輸血拒否 ……………………246, 361, 375
予防接種 ………………………………293

ら　行

利益相反…………………5, 15, 18, 28, 377
理事長……………………………………79
リビング・ウィル……………350, 361, 365
臨床研究に関する倫理指針…25, 26, 148, 155, 167, 172
臨床試験 ……………………142, 150, 154
倫理委員会 ………………23, 26, 156, 162
レセプト ……………………119, 184, 202

判例索引

大審院・最高裁判所

大判明 29・11・9 刑録 2・10・15 ………170
大判昭 4・12・4 刑集 8・609 ……………67
最判昭 36・2・16 民集 15・2・244 …197, 209
最判昭 37・4・27 民集 16・7・1247 ……332
最判昭 39・10・29 民集 18・8・1809 ……356
最判昭 44・6・25 刑集 23・7・975 ………91
最大判昭 44・11・26 刑集 23・11・1490
……………………………………149
最大判昭 44・12・24 刑集 23・12・1625
……………………………………256
最判昭 50・10・24 民集 29・9・1417 ……278
最判昭 51・9・30 民集 30・8・816 ………296
最判昭 53・9・7 刑集 32・6・1672 ………139
最判昭 54・2・23 民集 33・1・125 ………78
最決昭 55・10・23 刑集 34・5・300 ……139
最判昭 57・3・30 判時 1039・66 ………209
最判平元・12・21 民集 43・12・2209……281
最判平元・12・21 民集 43・12・2252 ……91
最決平 3・2・15 刑集 45・2・32 …………40
最判平 4・6・8 判時 1450・70 …………197
最判平 4・6・25 民集 46・4・400 ………287
最判平 6・2・22 民集 48・2・441 ………281
最判平 7・4・25 民集 49・4・1163 …246, 302
最判平 7・6・9 民集 49・6・1499
……………………197, 201, 209, 219
最判平 8・1・23 民集 50・1・1 …………209
最判平 8・9・3 判時 1594・32 …………392
最判平 8・10・29 交民 29・5・1272 ……287
最判平 9・2・25 民集 51・2・502 ………278
最判平 10・4・24 判時 1661・66 ………281
最判平 10・6・12 民集 52・4・1087 ……281
最判平 11・2・25 民集 53・2・235 ………284
最判平 11・3・23 判時 1677・54 ………278
最決平 11・11・12 民集 53・8・1787 ……256
最判平 12・2・29 民集 54・2・582
…………………………256, 363, 377
最判平 12・3・24 民集 54・3・1155 ……111
最判平 12・9・22 民集 54・7・2574 ……284
最判平 13・11・27 民集 55・6・1154
……………………………219, 231
最判平 13・12・18 民集 55・7・1603 ……123
最決平 14・6・25 LEX/DB 文献番号
28080287 …………………………213
最判平 14・9・24 判時 1803・28 ………235
最判平 15・11・11 民集 57・10・1446
……………………………219, 284
最判平 16・1・15 判時 1853・85 ………284
最判平 16・4・13 刑集 58・4・247
………………………55, 62, 259, 309
最判平 16・4・27(国賠関係)民集 58・4・
1032 ……………………………281
最判平 16・4・27(対会社関係)判時
1860・152 …………………………281
最決平 17・7・19 刑集 59・6・600 ………139
最判平 17・9・8 判時 1912・16 …………231
最決平 17・11・24 判例集未登載…332, 338
最判平 18・3・10 判時 1932・71 ………123
最判平 18・6・16 判時 1941・28 ………281
最判平 18・7・6 判例集未登載…………321
最決平 19・3・23 民集 61・2・619 …332, 338

高等裁判所

名古屋高判昭 37・12・22 高刑 15・9・
674…………………………………360
東京高判昭 54・4・17 行集 30・4・742 …78
東京高判昭 54・10・18 判時 942・17 …268
大阪高判昭 57・10・27 判タ 486・161 …392
名古屋高金沢支判昭 58・1・26 判タ
492・117……………………………278
名古屋高判昭 61・12・26 判時 1234・45
……………………………………197
東京高判昭 62・3・4 判タ 648・261 ……40
東京高判昭 63・3・11 判時 1271・3 ……300
東京高判昭 63・11・28 東高時報(民事)

39・9～12・98……………………287
東京高判平元・12・13 判時 1343・38 …287
東京高判平 6・1・24 判タ 873・204 ……305
広島高判平 6・2・7 判タ 860・226 ……287
大阪高判平 6・5・11 判時 1510・106 ……36
東京高判平 8・1・31 判タ 915・227 ……201
東京高判平 8・9・30 判時 1589・32 ……281
東京高判平 10・2・25 判時 1646・64 …249
東京高判平 11・5・31 判時 1733・37 …225
東京高判平 11・9・16 判時 1710・105 …225
東京高判平 12・5・11 判タ 1073・184 …123
東京高判平 13・2・6 判時 1742・102 …353
東京高判平 13・3・28 判時 1754・81 …222
東京高判平 13・6・14 判時 1757・51 ……43
東京高判平 13・7・18 判時 1751・75 …149
大阪高判平 13・7・26 判時 1797・51 …278
東京高判平 13・10・17 東高時報(民事) 52・1～12・16……………………213
東京高判平 14・1・31 判時 1790・119 …213
大阪高判平 14・3・15 民集 57・10・1512 ……………………219
福岡高判平 14・5・9 判時 1803・36 ……246
名古屋高判平 14・10・31 判タ 1153・231……………………239
東京高判平 14・12・25 判時 1816・52 …91
東京高判平 15・1・30 判例集未登載 …170
東京高判平 15・3・25 刑集 61・2・214 …312
東京高判平 15・5・19 高刑 56・2・6 ……55
東京高決平 15・7・15 判時 1842・57 …256
大阪高判平 15・10・24 判時 1850・65 …194
東京高判平 15・10・29 判時 1844・66 …392
広島高岡山支決平 16・4・6 判時 1874・69 ……………………256
東京高判平 16・9・30 判時 1880・72 …263
東京高判平 17・1・27 LEX/DB 文献番号 28101917 ……………………52
大阪高決平 17・5・20 判時 1919・107 …338
名古屋高金沢支判平 17・5・30 判タ 1217・294 ……………………404
東京高判平 17・11・9 判タ 1236・278 …321
東京高判平 18・2・28 判例集未登載 …364
大阪高判平 18・8・29 LEX/DB 文献番号 28112505 ……………………213
東京高決平 18・9・29 判時 1957・20 ……………………332, 338
東京高判平 18・10・12 判時 1978・17 …281
東京高判平 19・2・28 判タ 1237・153 …360
東京高判平 19・6・5 判例集未登載……309

地方裁判所

東京地判昭 39・9・28 下民 15・9・2317 ……………………149
旭川地判昭 45・11・25 判時 623・52 ……12
東京地判昭 53・8・3 判時 899・48 ……300
仙台地判昭 56・3・18 判タ 443・124 …222
名古屋地判昭 56・11・18 判時 1047・134 ……………………225
横浜地判昭 57・5・20 判タ 476・170 …228
福岡地小倉支判昭 58・3・29 判時 1091・126……………………281
神戸地判昭 58・12・20 判時 1127・132 …36
名古屋地判昭 59・2・23 判例集未登載 ……………………216
大阪地判昭 59・9・20 判タ 544・229 ……36
大阪地判昭 59・12・24 判時 1154・119 …36
宇都宮地判昭 60・3・8 判タ 548・291 …396
福岡地小倉支判昭 60・3・29 判時 1190・75……………………194
千葉地判昭 61・7・25 判時 1220・118 …194
横浜地判昭 61・9・26 刑集 45・2・42 ……40
東京地判昭 62・12・21 判時 1287・95 …287
福岡地判平元・4・20 判時 1342・107 …287
大阪地判平元・7・10 判時 1340・118……36
東京地判平元・11・28 判タ 722・264 …287
福島地いわき支判平 2・2・28 判時 1344・53……………………281
静岡地沼津支判平 2・12・19 判時 1394・137……………………222
大阪地判平 3・1・28 判タ 779・253 ……194
東京地判平 3・1・29 判タ 764・236 ……36
浦和地判平 4・3・2 判時 1441・125 ……201
神戸地判平 4・6・30 判時 1458・127 …194
東京地判平 4・7・31 判時 1458・94 ……287
東京地判平 4・8・31 判時 1463・102 …225

東京地判平 4・10・26 判時 1469・98 …222
神戸地尼崎支判平 4・11・26 判時 1479・73……281
京都地判平 5・11・26 判時 1476・3 ……281
新潟地判平 6・2・10 判時 1503・119 頁……225
京都地判平 6・2・25 判時 1524・93 ……287
広島地判平 6・3・30 判時 1530・89 ……402
新潟地判平 6・6・30 判タ 849・279 …281, 300
宇都宮地判平 6・9・28 判時 1536・93 …213
横浜地判平 7・3・28 判時 1530・28……360, 363, 368
前橋地判平 7・4・25 判時 1568・107 …209
東京地判平 7・9・19 交民 28・5・1358 …36
新潟地判平 7・10・5 判タ 904・193 ……213
大阪地判平 7・10・26 判タ 908・238 …228
東京地判平 7・11・27 判時 1562・126 …321
東京地判平 8・4・15 判時 1588・117 …380
東京地判平 8・6・21 判時 1590・90 ……225
那覇地判平 8・7・2 判時 1612・109 ……287
広島地判平 8・11・29 判時 1630・111 …281
大阪地判平 9・1・13 判時 1606・65 ……404
東京地判平 9・2・25 判時 1627・118…249, 259
東京地判平 9・4・28 判時 1628・49 …213, 216
東京地判平 10・3・20 判時 1669・85 …392
大分地判平 10・8・24 判タ 1009・231 …131
東京地判平 11・2・17 判時 1697・73 …127
東京地判平 11・2・24 判タ 1072・216 …194
東京地判平 11・2・25 判タ 1054・235 …123
東京地判平 11・5・10 交民 32・3・733 …36
東京地判平 11・9・24 判時 1707・139 …91
仙台地判平 11・9・27 判時 1724・114……204, 209
東京地判平 12・2・28 判時 1732・87 …353
千葉地判平 12・6・30 判時 1741・113 …399
東京地判平 12・10・5 判例集未登載……75
東京地判平 12・11・24 判時 1738・80 …170
大阪地判平 13・1・19 判時 1747・123 …284
札幌地判平 13・4・19 判時 1756・121 …246
東京地判平 13・5・30 判時 1780・109 …213
横浜地判平 13・9・20 判タ 1087・296 …312
東京地判平 14・1・16 判タ 1114・250 …209
大阪地判平 14・2・7 交民 35・1・206 ……36
宇都宮地判平 14・3・28 LEX/DB 文献番号 28070865……404
東京地判平 14・6・26 判時 1810・78 ……91
神戸地判平 14・8・27 判例集未登載 …194
東京地判平 14・8・30 判時 1797・68 …170
東京地判平 15・3・13 LEX/DB 文献番号 28081453……222
東京地判平 15・3・20 判時 1840・20 …379
東京地判平 15・5・28 判タ 1136・114 …127
福岡地判平 15・8・27 判時 1843・133 …379
東京地判平 15・11・18 金判 1191・46 …78
東京地判平 15・11・19 LEX/DB 文献番号 28090389……213
東京地判平 15・11・28 LEX/DB 文献番号 28090425……272
甲府地判平 16・1・20 判時 1848・119 …272
東京地判平 16・2・23 判タ 1149・95 …243
東京地判平 16・3・22 LEX/DB 文献番号 28095468……309
広島地判平 16・3・31 LEX/DB 文献番号 28092014……392
名古屋地判平 16・4・9 判時 1869・61 …300
東京地判平 16・5・10 判時 1889・65 …404
福島地判平 16・5・18 判時 1863・91…392, 396
東京地判平 16・7・26 判時 1886・65 …321
横浜地判平 17・3・22 判時 1895・91 …379
横浜地判平 17・3・25 判時 1909・130……360, 363
東京地判平 17・5・27 判時 1917・70 …281
東京地決平 17・6・14 判時 1904・119 …259
京都地判平 17・7・12 判時 1907・112 …263
岡山地判平 17・10・21 LEX/DB 文献番号 28102161……392
名古屋地判平 18・1・26 LEX/DB 文献番号 28110743……213
甲府地判平 18・5・30 LEX/DB 文献番号 28111262 ……65
東京地判平 18・6・15 判例集未登載 …309
福岡地判平 18・8・30 判時 1953・11 …281

東京地判平 19・3・22 LEX/DB 文献番号 28131026 ……………………404
東京地判平 19・6・27 判時 1978・27 …256
東京地判平 19・11・7 LEX/DB 文献番号 28132390 ……………………204

外国判例

Emmett v. Eastern Dispensary & Casualty Hospital, 296 F. 2d931 (D. C. Cir. 1967) ………………256
Tarasoff v. Regents of University of California, 551 P. 2d334 (Cal. 1976) (en banc) …………………127
Moore v. Regents of the University of California, 793 P. 2d479 (Cal. 1990) …………………170, 174

医療の法律相談　新・法律相談シリーズ
Know your law on medicine

2008年3月30日　初版第1刷発行

編　者　畔柳達雄
　　　　児玉安司
　　　　樋口範雄

発行者　江草貞治

東京都千代田区神田神保町2-17
発行所　株式会社　有斐閣
電話（03）3264-1314〔編集〕
（03）3265-6811〔営業〕
郵便番号 101-0051
http://www.yuhikaku.co.jp/

印刷・製本　大日本法令印刷株式会社

ISBN978-4-641-00645-4